U0310843

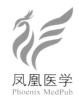
凤凰医学
Phoenix MedPub

Cervical Trauma
Surgical Management

颈椎骨折

主　编　[美] 罗伯特·F. 赫瑞（Robert F. Heary）
新泽西州脊柱外科中心主任
新泽西州立罗格斯大学神经外科学教授

主　译　邱　勇　朱泽章　刘　臻
校　审（以姓氏笔画为序）
　　　　毛赛虎　史本龙　乔　军　孙　旭　蒋　军
译　者（以姓氏笔画为序）
　　　　刘　盾　刘　浩　李　松　李　洋　吴志冲
　　　　何　中　周庆双　徐　亮　戴志成

江苏凤凰科学技术出版社·南京

Copyright © 2019 of the original English language edition by Thieme Medical Publishers, Inc., New York, USA.
Original title: Cervical Trauma by Robert F. Heary

江苏省版权局著作合同登记号　　10-2021-57

图书在版编目（CIP）数据

颈椎骨折 / (美) 罗伯特·F. 赫瑞主编; 邱勇, 朱泽章, 刘臻主译. —南京: 江苏凤凰科学技术出版社, 2023.3
ISBN 978-7-5713-3289-1

Ⅰ. ①颈… Ⅱ. ①罗… ②邱… ③朱… ④刘… Ⅲ. ①颈椎—脊椎病—诊疗 Ⅳ. ①R681.5

中国版本图书馆 CIP 数据核字 (2022) 第 200875 号

颈椎骨折

主　　　编	[美]罗伯特·F. 赫瑞
主　　　译	邱　勇　朱泽章　刘　臻
策　　　划	杨　淮
责 任 编 辑	程春林　王　云　徐祝平
责 任 校 对	仲　敏
责 任 监 制	刘文洋

出 版 发 行	江苏凤凰科学技术出版社
出版社地址	南京市湖南路 1 号 A 楼，邮编：210009
出版社网址	http://www.pspress.cn
印　　　刷	徐州绪权印刷有限公司

开　　　本	889 mm × 1194 mm　1/16
印　　　张	18.75
插　　　页	4
字　　　数	400 000
版　　　次	2023 年 3 月第 1 版
印　　　次	2023 年 3 月第 1 次印刷

标 准 书 号	ISBN 978-7-5713-3289-1
定　　　价	128.00 元（精）

图书如有印装质量问题，可随时向我社印务部调换。

原著者名单

A. Karim Ahmed, BS
MD Candidate
Department of Neurosurgery
Johns Hopkins School of Medicine
Baltimore, Maryland

Todd J. Albert, MD
Surgeon-in-Chief and Medical Director
Korein-Wilson Professor of Orthopaedic Surgery
Hospital for Special Surgery
Chairman Department of Orthopaedic Surgery
Weill Cornell Medical College
New York, New York

Fawaz Al-Mufti, MD
Associate Professor of Neurology, Neurosurgery and Radiology
Division of Neuroendovascular Surgery and Neurocritical Care
Westchester Medical Center at New York Medical College
Valhalla, New York

Ilyas Aleem, MD, MS, FRCSC
Assistant Professor
Department of Orthopaedic Surgery
Department of Neurosurgery
University of Michigan
Ann Arbor, Michigan

Paul A. Anderson, MD
Professor
Department of Orthopedics & Rehabilitation
University of Wisconsin
Madison, Wisconsin

Paul M. Arnold, MD
Professor of Neurosurgery
Carle Illinois College of Medicine
Carle Foundation Hospital
Urbana, Illinois

Tyler Atkins, MD
Resident
Department of Neurosurgery
Carolinas Medical Center
Charlotte, North Carolina

Jetan H. Badhiwala, MD
Resident
Department of Surgery
University of Toronto
Toronto, Ontario, Canada

Kelley E. Banagan, MD
Assistant Professor
Assistant Residency Director
Department of Orthopaedics
University of Maryland School of Medicine
Baltimore, Maryland

Edward C. Benzel, MD
Emeritus Chairman of Neurosurgery
Neurological Institute
Cleveland Clinic
Cleveland, Ohio

Amandeep Bhalla, MD
Director of Spine Trauma
Department of Orthopaedic Surgery
Harbor-UCLA Medical Center
Carson, California

Christopher M. Bono, MD
Professor, Executive Vice Chair
Department of Orthopaedic Surgery
Harvard Medical School
Massachusetts General Hospital
Boston, Massachusetts

Domagoj Coric, MD
Chief, Department of Neurosurgery
Carolinas Medical Center
Carolina Neurosurgery and Spine Associates
Charlotte, North Carolina

Bradford L. Currier, MD
Professor
Departments of Orthopedics and Neurosurgery
Director, Spine Fellowship Program
Mayo Clinic
Rochester, Minnesota

Colin T. Dunn, BA
Medical Student
Case Western Reserve University
Cleveland, Ohio

Frank J. Eismont, MD
Leonard M Miller Professor and Chairman
Department of Orthopaedic Surgery
University of Miami Miller School of Medicine
Miami, Florida

Sanford E. Emery, MD, MBA
Professor and Chair
Department of Orthopaedics
West Virginia University
Morgantown, West Virginia

Michael G. Fehlings, MD, PhD, FRCSC, FACS
Professor & Vice Chair Research
Department of Surgery
University of Toronto
Head
Spinal Program
Toronto Western Hospital, University Health Network
Toronto, Ontario, Canada

Domenico A. Gattozzi, MD
Resident
Department of Neurosurgery
University of Kansas Medical Center
Kansas City, Kansas

Alexander D. Ghasem, MD
Department of Orthopedic Surgery
University of Miami/Jackson Memorial Hospital
Miami, Florida

George M. Ghobrial, MD
Staff Neurosurgeon
Novant Health Forsyth Medical Center
Winston Salem, North Carolina

Joseph P. Gjolaj, MD, FACS
Assistant Professor
Department of Orthopaedics
University of Miami Miller School of Medicine
Miami, Florida

Rahul Goel, MD
Resident
Department of Orthopaedic Surgery
Emory University
Atlanta, Georgia

Gaurav Gupta, MD, FAANS
Assistant Professor
Department of Neurosurgery
Rutgers – Robert Wood Johnson Medical School
New Brunswick, New Jersey

Raghav Gupta, BS
Medical Student
New Jersey Medical School
Rutgers University
Newark, New Jersey

Christine Hammer, MD
Resident
Department of Neurosurgery
Thomas Jefferson University
Philadelphia, Pennsylvania

James S. Harrop, MD, FACS
Professor, Departments of Neurological and Orthopedic Surgery
Director, Division of Spine and Peripheral Nerve Surgery
Neurosurgery Director of Delaware Valley SCI Center
Thomas Jefferson University
Philadelphia, Pennsylvania

Robert F. Heary, MD
Director
Spine Center of New Jersey
Professor of Neurological Surgery
Rutgers, The State University of New Jersey
Newark, New Jersey

Fady Y. HIjji, MD
Resident
Department of Orthopaedic Surgery
Wright State University
Dayton, Ohio

Alan S. Hilibrand, MD, MBA
Joseph and Marie Field Professor of Spinal Surgery
Department of Orthopaedic Surgery
Jefferson Medical College / The Rothman Institute
Philadelphia, Pennsylvania

Randall J. Hlubek, MD
Resident
Department of Neurosurgery
Barrow Neurological Institute
St. Joseph's Hospital and Medical Center
Phoenix, Arizona

Jacob Hoffmann, MD
Resident
Department of Orthopaedic Surgery
McGovern Medical School, The University of Texas at Houston
Houston, Texas

Justin Iorio, MD
Department of Orthopedic Surgery
Hospital for Special Surgery
New York, New York

Megan M. Jack, MD, PhD
Resident
Department of Neurosurgery
The University of Kansas Medical Center
Kansas City, Kansas

Darnell T. Josiah, MD, MS
Assistant Professor
Department of Neurosurgery
University of Wisconsin – Madison
Madison, Wisconsin

I. David Kaye, MD
Assistant Professor
Department of Orthopedic Surgery
Thomas Jefferson University Hospital
The Rothman Institute
Philadelphia, Pennsylvania

Steven Kirshblum, MD
Senior Medical Officer and Director of Spinal Cord Injury
Services
Kessler Institute for Rehabilitation
West Orange, New Jersey
Professor and Chair
Department of Physical Medicine and Rehabilitation
Rutgers – New Jersey Medical School
Newark, New Jersey

Krishna T. Kudaravalli, BS
Department of Orthopaedic Surgery
Rush University Medical Center
Chicago, Illinois

Michaela Lee, MD
Resident
Department of Neurosurgery
George Washington University Medical Center
Washington, DC

Mayan Lendner, BS
Research Fellow
Spine
Rothman Orthopaedics
Philadelphia, Pennsylvania

Allan D. Levi, MD, PhD
Professor and Chairman
Department of Neurosurgery
University of Miami Miller School of Medicine
Miami, Florida

Steven C. Ludwig, MD
Professor and Chief of Spine Surgery
Director of Spine Fellowship
Department of Orthopaedic Surgery
University of Maryland School of Medicine
Baltimore, Maryland

Neil Majmundar, MD
Resident
Department of Neurological Surgery
Rutgers – New Jersey Medical School
Newark, New Jersey

Catherine A. Mazzola, MD
Department of Neurological Surgery
Division of Pediatric Neurological Surgery
Clinical Assistant Professor
Rutgers – New Jersey Medical School
Newark, New Jersey

Hamadi Murphy, MD, MS
Resident
Department of Orthopaedic Surgery
Southern Illinois University School of Medicine
Springfield, Illinois

Anil Nanda, MD, MPH, FACS
Professor and Chairman
Department of Neurosurgery
Rutgers – New Jersey Medical School & Robert Wood Johnson
Medical School
Peter W. Carmel M.D. Endowed Chair of Neurological Surgery
Senior Vice President of Neurosurgical Services, RWJBarnabas
Health
New Brunswick, New Jersey

Ankur S. Narain, MD
Orthopaedic Surgery Resident
Department of Orthopaedic Surgery
University of Massachusetts Medical Center
Worcester, Massachusetts

Michael Nosko, MD, PhD
Associate Professor
Department of Neurosurgery
Rutgers University – Robert Wood Johnson Medical School
New Brunswick, New Jersey

Mark L. Prasarn, MD
Chief of Spine Surgery
Department of Orthopaedic Surgery
University of Texas
Houston, Texas

Daniel K. Resnick, MD, MS
Professor and Vice Chairman
Department of Neurosurgery
University of Wisconsin School of Medicine and Public Health
Madison, Wisconsin

Samuel Rosenbaum, MD
Department of Orthopaedic Surgery
University of Michigan
Ann Arbor, Michigan

Michael K. Rosner, MD
Professor
Department of Neurosurgery
George Washington University School of Medicine and Health
Sciences
Washington, DC

Sudipta Roychowdhury, MD
Clinical Associate Professor of Radiology
Department of Radiology
Rutgers – Robert Wood Johnson Medical School
New Brunswick, New Jersey

Hanna Sandhu, BS
Medical Student
Sidney Kimmel Medical College at Thomas Jefferson University
Philadelphia, Pennsylvania

Rick C. Sasso, MD
Professor
Chief of Spine Surgery
Department of Orthopaedic Surgery
Indiana University School of Medicine
Indiana Spine Group
Indianapolis, Indiana

Arash J. Sayari, MD
Resident Physician
Department of Orthopaedic Surgery
Rush University Medical Center
Chicago, Illinois

Nicole Silva, BS
Medical Student
Department of Neurosurgery
Rutgers – New Jersey Medical School
Newark, New Jersey

Kern Singh, MD
Professor, Department of Orthopaedic Surgery
Co-Director, Minimally Invasive Spine Institute at Rush
Founder and President, Minimally Invasive Spine Study Group
Rush University Medical Center
Chicago, Illinois

Joseph D. Smucker, MD
Orthopaedic Spine Surgeon
Indiana Spine Group
Carmel, Indiana

Ryan Solinsky, MD
Spinal Cord Injury Medicine Physician-Scientist
Spaulding Rehabilitation Hospital
Instructor
Department of Physical Medicine & Rehabilitation
Harvard Medical School
Boston, Massachusetts

Michael P. Steinmetz, MD
Professor and Chairman Department of Neurosurgery
Cleveland Clinic Lerner College of Medicine
Cents for Spine Health
Neurologic Institute
Cleveland Clinic
Cleveland, Ohio

Assem A. Sultan, MD
Clinical Fellow of Spine Surgery
Center for Spine Health
McGovern Medical School
Cleveland, Ohio

Derrick Sun, MD
Assistant Professor
Department of Neurosurgery
UT Health San Antonio
San Antonio, Texas

Swetha J. Sundar, MD
Resident
Department of Orthopaedic Surgery
Cleveland Clinic
Cleveland, Ohio

Fadi B. Sweiss, MD
Resident
Department of Neurosurgery
George Washington University
Washington, DC

Nicholas Theodore, MD
Donlin M. Long Professor of Neurosurgery
Professor of Neurosurgery, Orthopaedics & Biomedical
Engineering
Director, Neurosurgical Spine Program
Johns Hopkins University School of Medicine
Baltimore, Maryland

Evan J. Trapana, MD
Resident
Department of Orthopaedic Surgery
Jackson Memorial Hospital and University of Miami Miller
School of Medicine
Miami, Florida

Alexander R. Vaccaro, MD, PhD, MBA
Richard H. Rothman Professor and Chairman, Department of
Orthopaedic Surgery
Professor of Neurosurgery
Co-Director, Delaware Valley Spinal Cord Injury Center
Co-Chief of Spine Surgery
Sidney Kimmel Medical Center of Thomas Jefferson University
President, Rothman Institute
Philadelphia, Pennsylvania

Scott C. Wagner, MD
Assistant Professor of Orthopaedics
Uniformed Services University of the Health Sciences
Department of Orthopaedics
Walter Reed National Military Medical Center
Bethesda, Maryland

Kelly H. Yom, BA
Clinical Research Assistant
Department of Orthopedic Surgery
Rush University Medical Center
Chicago, Illinois

致　谢

如果没有我的孩子们（Declan, Maren 和 Conor）的长期以来的支持，此书是不可能完成的，感谢他们理解我花了很多时间来完成这本书。

非常感谢我团队中 Yesenia Sanchez 和 Roxanne Nagurka 的支持，感谢他们为此书付出的精力和努力。感谢 Raghav Gupta，当时他还是一名三年级的医科学生，他为本书的出版所做的协助工作，他的付出我会铭记于心。

序

　　Robert Heary 在与 Thieme 的合作中积累了令人惊叹的关于颈椎创伤及其手术管理方面的专题著作。本书结构精美，图文并茂；书中呈现了大量十分有价值的知识，内容是无可挑剔的。尽管本书每个章节都由不同的作者撰写，但书的内容从一个章节无缝衔接到下一个章节，使得全书读起来就像由同一人撰写的一样流畅。该书全面涵盖了颈椎创伤领域的所有内容，这些内容以颈椎骨折为核心进行阐述。大多数这种类型的书只是摆在书架上，在出版几年内就过时了，但 Heary 编撰的这本《颈椎骨折》就不是这样了。我坚信至少在十年内，这本书将会一直是此方面最经典的书籍。这是编写团队精心准备和精雕细琢出来的。

　　如果我对每一章都做出总结，那就有失公允了。因为这样一来，作为读者的你就无法深入思考它的内容。本书精心设计的章节结构将有助于读者对术中内容进行深入挖掘和思考。

　　我对 Heary 医生和本书中那些成就斐然的作者们表示敬意。阅读本书是一种享受，可以为临床工作提供参考，反复阅读后你会发现这本书是真正的珍宝。

Edward C. Benzel, MD

俄亥俄州克利夫兰市克利夫兰诊所神经病学研究所神经外科学名誉主席

前　言

很高兴能够向各位脊柱外科同行们介绍《颈椎骨折》一书。很多情况下我们需要对涉及颈椎的创伤进行干预治疗。这本书涵盖了多种创伤损害以及详细、全面的干预治疗措施，所有损伤及干预措施均以颈椎骨折为核心展开。虽然本书的重点是这些损伤的手术治疗，但也包括非手术治疗，因为在某些情况下非手术治疗同样是理想的治疗方法。

来自神经外科和脊柱外科领域的杰出专家们提供了他们宝贵的治疗经验，这对于深入了解颈椎创伤尤其是颈椎骨折及其继发损伤的机制和处理措施十分必要。对颈椎创伤的基本了解需要对颈椎的解剖学和生理学有透彻的了解。此外，颈椎损伤还包括脊髓损伤、神经根功能障碍以及与脊柱不稳相关的疼痛性疾病，这些疾病的发生是有规律性的。

在过去的四十年中，颈椎区脊髓损伤的管理已经得到了很好的研究进展。不断更新的分类系统和管理指南，使脊柱外科医生能够与创伤外科和危重护理方面的同事一起为患者提供最佳的管理，以改善此类患者的长期疗效。

对上颈椎损伤（尤其是枕颈区域）及其治疗的详细描述，主要意义是理解何时进行手术治疗，这些不同的手术方法在本书的前几章阐述。在非手术治疗为首选的情况下，脊柱外科医生需要完全了解所采用的每种治疗方法的风险和收益，这些考虑因素在本书中也有相应章节进行了详细的论述。

Robert F. Heary, MD

新泽西州脊柱外科中心主任

新泽西州立罗格斯大学神经外科学教授

目　录

1 颈椎解剖

Ilyas Aleem, Samuel Rosenbaum, Bradford L. Currier

摘要

在对颈椎外伤患者进行诊疗时，全面了解颈椎的解剖十分必要。在手术暴露和治疗之前，必须对颈椎及其周边的三维关系有充分的了解。本章探讨了颅颈交界区和下颈椎的骨、韧带、椎间盘、肌肉组织和神经血管结构的解剖学。

关键词 颈椎解剖 颈胸交界处 枕骨大孔 寰椎 枢椎 下颈椎

1.1 颅颈交界区

颅颈交界区（craniovertebral junction，CVJ）的解剖十分复杂，由枕骨大孔、枕骨、寰椎、枢椎及其相关韧带、肌肉和神经血管结构等组成。这些结构组成了大脑和颈椎之间的过渡区域，因其兼具稳定性和活动性的特点，所以有别于脊柱的其他部位[1]。

1.1.1 颅颈交界区枕骨大孔和枕髁的骨性结构

枕骨大孔和枕髁

枕骨大孔是枕骨的一个椭圆形的开口，位于颅骨和脊柱之间的过渡区域（图 1.1）。枕后点和颅底点分别是枕骨大孔的后缘和前缘的中点。枕骨大孔的平均矢状面直径为（34.7 ± 2.5）mm[2]。枕骨大孔位于枕髁前外侧侧翼，形成双侧下关节突，可与寰椎关节相连[3]。外侧枕髁与寰椎侧块上侧面的上内侧凹关节面相连，使得枕骨大孔前半部分的颅骨可进行屈伸活动[3, 4]。在与寰椎的梯形侧块形成关节，在矢状位和冠状位上，枕髁外侧面凸向外下，关节面方向为向外和头尾侧倾斜[5]。平均髁间距离为 29.4 mm（26.2~37.0 mm）[5]。

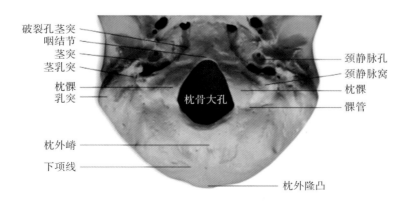

图 1.1 枕骨大孔及两侧的枕髁（转载经 Kim 等[6] 许可）

寰椎

寰椎（C1）是一个非典型脊椎，无椎体和棘突，外观呈环形（图1.2）[6]。它包括短的前弓和长的后弓，由两侧密集的皮质侧块相连。寰椎前缘有一个前结节，作为颈长肌的附着点。后结节是头后小直肌和枕下筋膜的附着点。头上斜肌、头下斜肌起源于C1横突，分别终止于枕骨基部和C2棘突。横突包含椎动脉通过的横突孔。侧块位于前弓和后弓的交界处，可为侧块螺钉的放置提供安全的锚定点。C1侧方的上关节面与枕髁上关节相连，下关节面与C2上关节面相连。C1侧块的后方是椎动脉沟。显露C1后弓时，建议暴露距离中线不要超过1～1.5 cm，以免损伤椎动脉。寰枕关节可使颈椎伸展、屈曲以及侧屈[7]。C1侧块螺钉置入有损伤椎动脉、颈动脉、舌下神经和C2神经根的风险[8]。双皮质螺钉的置入深度在轴向面约为19.3 mm，在矢状面约为20.9 mm[8-10]。C1侧块螺钉的理想进钉点是附着在侧块上的后弓内侧缘连接处，向上成10°～15°角，内侧成5°～10°角[11, 12]。侧块螺钉的置入高度为椎动脉沟下关节突底部至后弓顶的头尾距离约9.0 mm处，最小高度4.7 mm。在对50例头颈部CT研究中，Currier等发现颈内动脉（internal carotid artery，ICA）到C1侧块前部的平均距离为2.9 mm（范围为0～7.2 mm）（图1.3）[13]。此外，在12%的病例中，

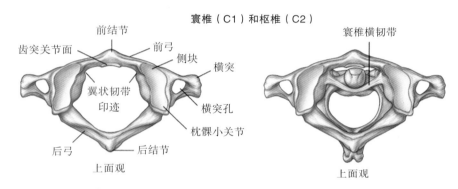

图1.2 矢状面上寰椎和枢椎解剖结构示意图（转载经 Drake RL, Vogl W, Mitchell AWM 许可，出自 Gray's Anatomy for Students. 2nd Ed. Elsevier；2010 ）

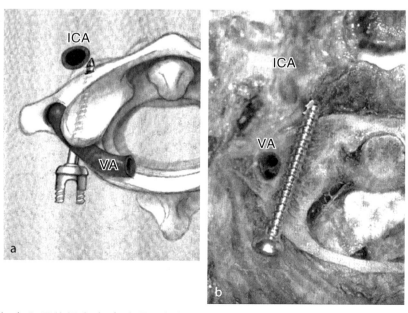

图1.3 示意图（a）和尸体标本（b）中显示矢状面上 C1 螺钉置入位置和颈内动脉（ICA）的位置关系。VA：椎动脉（转载经 Currier 等[13]许可）

ICA 靠近 C1 导致动脉损伤的风险很高。选择位于后弓下 1/3 处置钉，可以避免在侧块区域解剖时经常遇到出血的风险。然而，在使用这个进钉点之前，必须仔细评估术前影像学，以确保椎动脉沟尾端骨道足够放置螺钉[14]。

枢椎

枢椎（C2）之所以这样命名，是因为它的作用是作为寰椎的枢轴，允许头部旋转。与寰椎一样，枢椎也较为特殊，因其有独特的齿突（即从 C2 椎体向上突出的骨突）（图 1.2）。它一般长 1.0~1.5 cm，宽 1 cm，相对 C2 椎体向后倾斜 30°[15]。齿突关节的腹侧面与 C1 前弓后侧相连。横韧带从 C1 环一侧穿过齿突背侧横沟到 C1 环的另一侧，保证了齿突的稳定性。50% 的颈椎旋转发生在寰枢关节。C2 椎弓根平均高约 8.7 mm，平均宽度 5.8 mm，总体横向角 43.2°，是置入 C2 椎弓根螺钉的可靠选择[16, 17]。C2 椎弓根解剖学平均角为 10.4°，倾斜角为 28.4°。螺钉置入的安全位置是 C2 椎弓根后表面的上内 1/3 处。C2 椎弓根螺钉的安全轨迹是内聚 40°，头向 20°[18]。Chin 等对 C2 椎弓根螺钉的影像学分析发现，C2 峡部与螺钉进钉点之间沿椎板表面的平均距离为 8.1 mm，椎板上缘到起始点的平均距离为 5.7 mm[19]。C2 横突在侧面划定了横突孔的外侧缘，椎动脉在此上行至 C1 上沟内侧（图 1.4）。当通过 C2 椎弓根或峡部置入内固定存在解剖学或技术上困难时，经椎板螺钉固定是一种可靠的选择[20-22]。Saeti 和 Phankhongsab 在 200 例成人枢椎 CT 检查研究中描述了 C2 椎板的横径、长度和棘突椎板角[23]。他们发现，C2 椎板的平均内、外横径分别为 4.2 mm 和 6.6 mm[23]；C2 椎板平均长度为 37.3 mm，棘突椎板角平均为 56.4°。在另一项对 420 个 C2 标本的研究中，Cassinelli 等发现 71% 的标本的椎板厚度 ≥ 5 mm，93% 的标本的椎板厚度 ≥ 4 mm[24]。

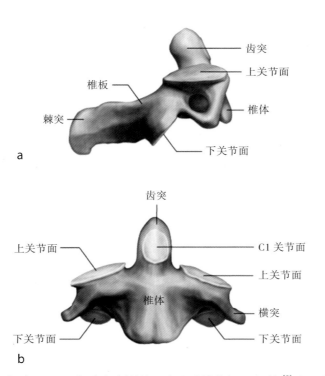

图 1.4　枢椎侧面（a）和正面（b）解剖结构示意图（转载经 Kim 等 [6] 许可）

1.1.2　颅颈交界区的韧带解剖

颅颈交界区的韧带成分可分为外层和内层两种[6,25]。外层韧带包括纤维弹性膜、黄韧带和颈韧带。颈韧带从枕骨隆突延伸至寰椎后侧和上颈椎棘突。内层韧带由覆膜、副寰枢韧带、十字韧带和齿状韧带以及寰枕前膜组成（图 1.5）。所有组成内层的韧带都位于硬膜前面[25]。

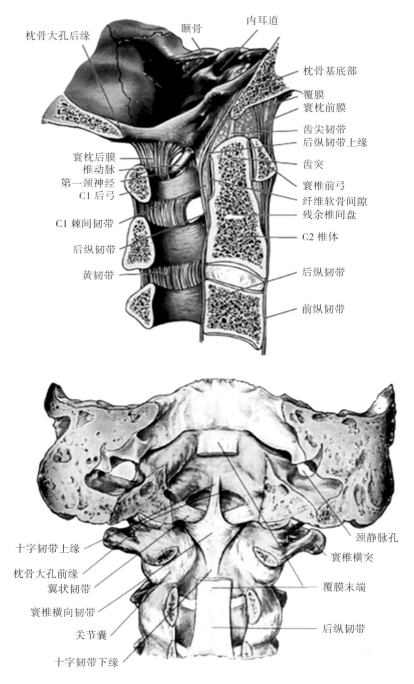

图 1.5　颅颈交界区解剖结构示意图：（上图）正中矢状切面颅颈交界区右侧位片；（下图）冠状面上颅颈交界区的后视图。去除覆膜部分，显露深层韧带组织

十字韧带

十字韧带，顾名思义，是由交叉于齿突后方的横向和垂直部分组成的。寰椎横韧带附着在两侧寰椎侧块内侧的一个小骨性结节上，在齿突后方拱起穿过寰椎环。当它横向在齿突后方穿过时，韧带向上下辐射附着于斜坡和 C2 体上[6]。寰椎横韧带是颅颈交界区最强的韧带，是寰椎的主要稳定体[26]。寰椎横韧带充当前后稳定体，使齿突保持垂直位置，从而使头部稳定旋转[3, 25, 26]。寰椎横韧带松弛或损伤可导致寰枢椎不稳定[27]。

翼状韧带

翼状韧带起始于齿突后表面的上部，并向外侧止于 C1 侧块（寰翼带）和枕部（枕翼带）[15]。翼状韧带在保持头部运动时的稳定中起着重要作用，对头部轴向旋转起主要的约束作用[25]。如果寰椎横韧带断裂，则由翼状韧带负责防止寰枢关节脱位。翼状韧带的损伤会导致轴向旋转进一步不稳定。

覆膜

覆膜是后纵韧带（posterior longitudinal ligament，PLL）的头侧延伸，头尾端附着于 C2 椎体和枕骨基底沟。覆膜头尾端附着非常牢固。它在预防齿突硬膜囊腹侧受压方面起着重要的次级稳定作用[6, 25]。覆膜由连接寰枕关节囊韧带（Arnold 韧带）的外侧部分（也称为副寰枢韧带）和与硬脑膜合并的中央部分组成[25]。上脚和下脚分别起源于穿过齿突处的横韧带，分别附着于枕骨大孔前方和齿突体[3]。

关节囊韧带和寰枕膜

关节囊韧带连接枕部和 C2 复合体。关节囊韧带跨越关节，确保在大范围的运动中保持关节的稳定性。寰枕关节的稳定性通过头侧延伸的前纵韧带（anterior longitudinal ligament，ALL）和黄韧带（分别称为寰枕前膜和寰枕后膜）加强。寰枕前膜和寰枕后膜分别从枕骨大孔延伸至寰枕前弓和寰枕后弓。它们对颅颈交界区稳定性的贡献很小[3, 25]。

寰枢副韧带和齿突尖韧带

寰枢副韧带和齿突尖韧带对颅颈交界区的稳定几乎没有作用[25]。寰枢副韧带连接寰椎侧块与枢椎体，并延伸至枕骨。齿突尖韧带，又称悬吊韧带，从齿突尖延伸至枕骨大孔前缘。它位于寰枕前膜和十字韧带之间，位于由一对翼状韧带形成的三角形空间内，此空腔内有结缔组织、脂肪和小静脉丛[6, 25]。

1.2 下颈椎解剖

1.2.1 骨性结构

C3~C6 椎体是典型脊椎，而 C7（以及 C1 和 C2）被认为是非典型脊椎，因为它有几个独有的特征导致颈椎在颈胸连接处发生转变。每个下颈椎均由前方的椎体、椎弓根和横突组成，椎体通过骨性结构与两侧侧块相连，以上结构形成了横突孔的前外侧壁和后内侧壁。侧块包含上、下关节面，并通过椎板与后内侧棘突相连。椎板和椎弓根共同形成椎弓（图 1.6）。

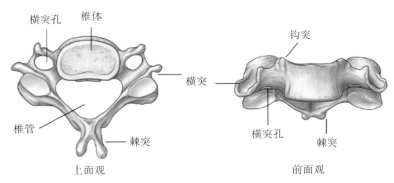

图 1.6　典型的下颈椎上面观及前面观结构解剖示意图（转载经 Kim 等[6]许可）

椎体

椎体由薄的皮质壳组成，壳内充满较软的松质骨。椎体上、下终板呈典型的鞍形，上终板矢状面为凸，冠状面为凹，下终板矢状面为凹，冠状面为凸。下面的前唇偶尔会与下一椎体的上终板重叠[28]。终板是椭圆形的，其宽度大于深度。上、下终板的宽度和厚度均从 C3 到 C7 逐渐增加。C3 处深度 15 mm，逐渐增加到 C7 处的 18.1 mm；C3 到 C7 宽度由 15.8 mm 增加到 23.4 mm。椎体后缘高度为 10.9～15.14 mm，从 C3～C7 保持相对稳定，而椎体前缘高度从 C3 的 14.37 mm 增加到 C7 的 14.97 mm[29, 30]。

钩突

钩突（也称为椎体钩或爪状突）是颈椎特有的上终板后外侧的一个关节突出物。它形成钩椎关节或 Luschka's 关节，和上位椎的下斜面形成关节。它通常位于椎体更靠后的位置，从 C3～C7 其高度和宽度增加。它在屈伸时充当前后运动的"导轨（guide rail）"，协助屈伸、旋转运动，有助于冠状面的稳定，并保护神经孔免受椎间盘突出物的伤害[31]。钩突有助于确定前路减压的外边界，并作为避免椎动脉损伤的关键骨性标志：横突孔内走行的椎动脉紧邻钩突。钩突的宽度（距横突孔的距离）为 3.5～6 mm[31-35]。

横突

与胸椎和腰椎相比，下颈椎的横突较为独特。它们从椎体后外侧突出形成横突孔，后者其中贯穿有椎动脉（通常在 C6 进入）和静脉丛（C7 进入）。横突始于椎体前方，从椎体向内延伸至前结节，前斜角肌、头长肌、颈长肌和腹横间肌均起源于前结节。C6 的前结节较大，称为颈动脉结节或 Chassaignac 结节。肋横突板连接前结节和后结节并在上有一个凹沟用于神经根走行。后结节是颈夹肌、最长肌、肩胛提肌、中斜角肌、后斜角肌和髂肋肌的起点[36, 37]。

椎弓根

椎弓根是连接椎体后外侧与侧块的圆柱形骨桥。它们由一个内部柔软如松质的皮质外壳构成。椎体切迹位于每个椎弓根的上、下侧面，形成神经孔。对椎弓根的形态学测量和尸体测量研究较多[38-46]。椎弓根平均长度从 C3 处的 5.2 mm 到 C7 处的 5.7 mm 不等，而从椎弓根后皮质到前皮质的椎弓根轴平均长度相对较为稳定，从 C7 处的 32.3 mm 到 C6 处的 34.2 mm（C3～C5 处于两者之间）。椎弓根平均宽度从 C3 处的 5.2 mm 增加到 C7 处的 6.6 mm，而 C3 至 C7 椎弓根平均高度较为稳定，C6 椎弓根平均高度 6.7 mm 至 C4 椎弓根平均高度 7.0 mm。C3～C5 的平均内侧椎弓根横向角度为 47°～49°，C6 为 44.2°，C7 为 38.7°。椎弓根平均矢状面相对于水平面的角度明显下降，从

C3 处的 14.2° 下降到 C6 处的 –3.27° 和 C7 处的 –1.9°[42]。

从颈椎前入路看，椎弓根是界定椎间孔边界的解剖学标志，术中看不到，这可能导致前路术中对椎间孔的减压不充分。有学者对 100 名患者 CT 检查发现，后终板谷（posterior endplate valley，PEV，减压节段尾端椎体的后缘）始终保持在距下颈椎椎弓根上方不超过 1 mm 处，是手术中较为精确的解剖学标志（图 1.7）[47]。

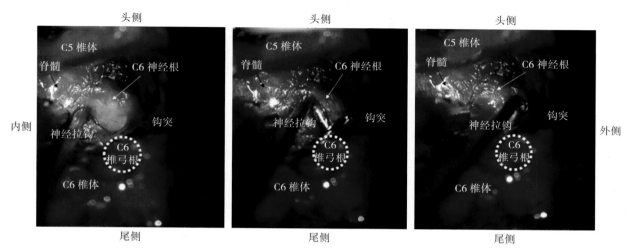

图 1.7　术中图像显示 C6 椎弓根、C6 神经根相对于钩突的位置

侧块

侧块是一个扁平的椭圆形骨柱，连接椎弓根与横突以形成完整的椎弓。它也作为颈椎的关节间部，上下关节面水平方向突出，并组成横突孔的后缘。由于侧块与椎动脉和颈椎神经根关系密切，其大小在侧块螺钉固定中至关重要[48, 49]。文献中已经重复使用 Roy-Camille 轨迹和 Magerl 轨迹测量侧块，结果各不相同[50-55]。侧块平均纵深为 8.6~15.7 mm，从 C3 到 C7 逐渐减小，尤其在 C6~C7 减小最为明显。

椎板和棘突

椎板从侧块的后内侧突出并与棘突相连接。从 C3 到 C7，颈椎椎板长度持续增加，C3 为 21 mm，C7 为 25.5 mm。椎板厚度从 C3 到 C5 逐渐降低，C5 是整个脊柱椎板中最薄的部位，随后椎板厚度再开始逐渐增厚（从 C5 的 1.9 mm 到 C7 的 6.3 mm）[56, 57]。棘突从椎板汇合处向后下方突出，从 C3 到 C6 呈双裂。它在 C7 处的皮肤上突出最为显著[58]。

1.2.2　关节、韧带和椎间盘

下颈椎复杂的椎间盘韧带解剖结构主要是为了维持颈椎稳定性和柔韧性。在颈椎和胸腰椎创伤分类系统中，后椎间盘韧带复合体被认为是脊柱稳定的关键组成部分。

前纵韧带

从颅底至骶骨，前纵韧带（ALL）沿椎体前缘向上或向下延伸。它在脊柱前部起着张力带的作用。它牢固地附着在椎体上，松散地附着在椎间盘间隙上[59]。尽管大多数图示显示其前方有侧缘，但它横向扫过颈长肌下方，并与后纵韧带连接，形成一个围绕椎体的连续层[60]。在 C1~C2 和

C2~C3 处，纤维在侧边变窄[61]。

后纵韧带

后纵韧带（PLL）在椎孔内沿椎体后部向上或向下走行。上面是覆膜的向下延伸部分。它附着在纤维环上，松散地附着在椎体上（与前纵韧带相反）。它在颈椎的厚度是胸腰椎的 3~5 倍，随着位置的下降，宽度和厚度都逐渐减小，这可能是导致椎间盘突出在腰椎更常见的原因[59, 60]。

椎间盘

椎间盘位于软骨终板之间，形成终板之间的纤维软骨关节。它的作用是提供减震与缓冲轴向负荷以及脊柱的灵活性[62, 63]。它包括一个厚的层状纤维外环（称为纤维环）和一个内胶状的髓核。纤维环由同心的层状环或片层组成，每层中平行的胶原纤维朝向垂直轴约 60°。髓核是由随机排列的胶原纤维和放射状的弹性蛋白纤维组成的胶质结构，周围主要是由多聚糖和水组成的细胞外基质。软骨细胞样细胞在基质中稀疏分布。终板由一层薄薄的（<1 mm）透明软骨组成[63]。一般而言，椎间盘间隙在中间外侧方向比前后方向更宽。椎间盘间距高度在 C4~C5 最低（平均为 3.3 mm），C5~C6 最高（平均为 4.3 mm）[62]。

黄韧带

黄韧带连接 C2 到骶骨的椎板。由于椎板本身的形状，它在颈椎形成一个倒 V 形。其宽度保持相对恒定，为 9~11 mm。其平均长度从 C2~C3 处的 10.3 mm 增加到 C7~T1 处的 17.5 mm[61]。

关节突关节和关节囊

关节突关节是由上椎体下关节突和下椎体上关节突之间的关节形成的滑膜关节。腰椎关节突关节通常相对于脊柱矢状面方向，而颈椎小关节突关节通常是相对于脊柱冠状面方向的，从 C3~C4 的后内侧方向向 C6~C7 的后外侧方向转变。这限制了颈椎的侧方运动，但却增加其他方向运动的活动度[64, 65]。软骨厚度沿关节面在中心位置增加，在周围位置减少，与下颈椎相比，上颈椎的软骨厚度始终较厚[66]。在关节内有类似半月板样的结构，被称为半月板、滑膜襞或关节内包涵体，是位于关节之间滑膜的延伸，该结构可保持颈椎活动的一致性，对关节起到润滑作用，并有可能在受伤后的慢性颈痛中发挥作用[67-70]。

棘间韧带

棘间韧带连接棘突。棘间韧带在颈椎发育的并不完全。这个薄的膜状结构起源于下棘突的整个上缘，并在上棘突的下缘附着位置不固定，上棘突上常有裂口或撕裂。从 C2~C3 到 C6~C7，棘间韧带的长度逐渐增加[61]。

棘上韧带和项韧带

棘上韧带连接棘突的尖端。这条韧带在颈椎中经常缺失，即便存在也较为薄弱。与棘间韧带相似，其长度从 C2~C3 到 C6~C7 逐渐增加[61]。项韧带由背侧纤维带或背缝组成，将 C7 连接到枕外隆凸，以及不太牢固地连接到 C6 以及腹侧中线隔膜，将背侧中线连接到颈椎棘突的尖端，并在上方连接到外侧的枕外隆凸和枕骨嵴。它不是真正的韧带，而是周围斜方肌、头夹肌和后方菱形小肌的腱纤维和前面的筋膜束或肌间隔汇合而成[71]。

1.3 颈部肌肉

1.3.1 前外侧肌群 [72~75]

浅肌层

位于前方浅层肌肉包括颈阔肌和胸锁乳突肌（sternocleidomastoid muscles，SCM）。颈阔肌是一种宽而薄的皮下肌肉，从胸上肌和三角肌筋膜延伸至下颌骨和下唇。它由面神经的颈支支配。它的作用是压低下唇、嘴角及下颌骨，并在颈部形成紧张的隆起。胸锁乳突肌起源于胸骨和锁骨的两个头部并斜插入乳突和上颈线。它由脊髓副神经（第XI对脑神经）支配，作用是使头部向同侧肩膀倾斜，并向对侧肩膀旋转。

深肌层

前深外侧肌可广泛分为前、外侧、舌骨上肌和舌骨下肌（图1.8）。舌骨上肌群由二腹肌、茎突舌骨肌、下颌舌骨肌和颏舌骨肌组成。一般来说，这些肌肉的作用是在吞咽时抬高舌骨。下舌骨肌群（带状肌）包括胸骨舌骨肌、胸骨甲状肌、肩胛舌骨肌和甲状腺舌骨肌。除了甲状舌骨肌受过C1的舌下神经支配外，所有的神经都受颈袢（C1~C3）支配。一般来说，它们在吞咽和说话时起到抑制舌骨和喉部的作用。椎前肌包括颈长肌、头长肌、头前直肌和头外侧直肌。头前直肌起源于C1侧块的前部和横突的根部，终止于枕骨前髁。它受C1~C2的腹支支配，作用是使头部在寰枕关节处前屈。外侧头直肌起源于C1侧块的上表面和枕骨颈突上的附着物。它同样由C1~C2的腹支支配，支配头部向外侧屈曲活动。头长肌起源于C3~C6前结节和位于枕骨基底部下表面的内嵌物。它受C1~C3的腹支支配，弯曲头部。颈长肌位于从C1~T3椎体的前部。它受C2~C6的腹支支配，弯曲颈部。

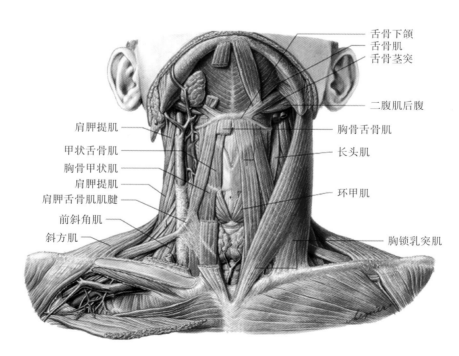

图1.8 颈部前方肌群（转载经 Standring S. 等许可，出自 Gray's Anatomy: The Anatomical Basis of Clinical Practice. 41 ed. New York: Elsevier Limited; 2016）

1.3.2　后方肌群[72-75]

浅层肌

颈后肌浅层包括斜方肌和肩胛提肌。斜方肌起源于颈韧带、颈上脊、枕外隆凸、C7~T1 棘突和棘上韧带。它附着于肩胛棘、肩峰和锁骨的外侧 1/3 处。它由脊髓副神经支配，在肩部活动时起稳定和移动肩胛骨的作用，并在肩胛骨稳定时辅助头颈部的伸展和侧屈。肩胛提肌起源于 C1 和 C2 的横突以及 C3 和 C4 的后结节。它附着于肩胛骨的内侧边缘，直接由 C3、C4 和 C5 通过肩胛骨背神经支配。肩胛提肌的作用是抬高肩胛骨的上角。

中层肌

中层肌群包括头夹肌和竖脊肌。头夹肌起始于乳突和上颈线外侧 1/3 以下的枕骨，以及 C7~T3 或 T4 的棘突（及其棘上韧带）上的附着物。它的肌腱纤维交错在颈韧带背中缝的中线处。它受第二背支和第三背支支配，起旋转头部到同侧和伸展头部的作用。颈夹肌起源于 C1 和 C2 的横突和 C3 的后结节，终止于 T3~T6 的棘突上。该肌肉由下颈背支支配，单侧作用于旋转上颈椎，双侧作用于伸展上颈椎。竖脊肌由棘肌、最长肌和髂肋肌组成，这些肌肉由颈背支支配。棘肌是竖脊肌中最内侧肌肉，在颈部肌群中较为薄弱，它是颈棘肌的一部分，从 C2~C4 的棘突延伸到 C7 的项韧带和棘突和头棘肌（从颈上和下颈线之间的枕骨延伸到 C7 和 T1 的棘突）。最长肌是竖脊肌的中间部分。头最长肌起源于乳突，通常插入 C5~T4 的横突。颈最长肌起源于 C2~C6 横突的后结节，终止于 T1~T4 或 T5 横突。髂肋肌是竖脊肌群最外侧的肌肉。颈髂肋肌起源于 C4~C6 的后结节并终止在第三至第六根肋骨。颈椎竖脊肌体积小，肌肉力量弱，确切功能尚不清楚。然而，胸腰椎区其他的竖脊肌呈同心性伸展脊柱，偏心性控制脊柱重力下的屈曲。

深层肌

后方深层肌肉分布在不同水平的棘突和横突之间。旋转肌、多裂肌和半棘肌统称为棘横肌群。除了半棘肌由 C2 经枕大神经和 C3 支配外，上述肌肉均是由颈背支支配的，根据起源，它们充当头部和脊柱的伸肌。多裂肌从棘突外侧的一节段延伸至以下节段的上关节面（可以在 2~5 节段以下的任何地方）。半棘肌是棘横肌群中最长的肌肉。颈半棘肌起源于 C2~C5 棘突，穿过多裂肌并终止于 T1~T5 或 T6 的横突。头半棘肌位于颈半棘肌之上，起源于颈上和下颈线之间的枕骨，并终止在 C4~C7 的上关节突和 T1~T6 或 T7 的横突。

1.4　颈椎神经与血管的解剖学

1.4.1　颈脊髓和脊膜

脊髓从枕骨大孔延伸至椎管，这是一条骨性通道，前面是椎体和椎间盘，侧面是椎弓根和侧块，后面是椎板和黄韧带。椎管大致呈三角形。在颈椎各节段，内外侧方向比前后方向更宽。从 C2 到 C7 的宽度相对固定，为 23~26 mm[30]。一项已发表的研究综述显示，脊髓在 C4 节段最宽（平均 13.3 mm），C1 节段细至 11.5 mm，C7 节段细至 11 mm[76-83]。脊髓被脑膜的三层结缔组织包围[82, 83]。软膜离脊髓最近，形成齿状韧带，依附于蛛网膜和硬脑膜，维持脊髓在空间中稳定。第二层是蛛网膜，它覆盖在软膜上，并与脑蛛网膜相连。在软膜和蛛网膜之间的有孔中间层形成了连接脊髓和蛛网膜的韧带网。脑脊液（CSF）进入蛛网膜下腔。硬膜是围绕脊髓的最外层，它附着于枕骨大孔上方、C2 和 C3 椎体后方以及后纵韧带。

1.4.2 脊髓血供和静脉回流

脊髓的主要血供来自节段动脉和纵向动脉（即脊髓前动脉和成对的脊髓后动脉）。脊髓前动脉支配脊髓的前 2/3 并沿前正中裂纵向伸展。它从颅部椎动脉分支的连接开始。脊髓前动脉的中央分支穿过脊髓并延伸到脊髓表面的软神经丛。成对的脊髓后动脉起源于椎动脉或椎动脉的后下小脑分支。它们比前面的小并且支配着脊髓的后 1/3[84, 85]。供应颈脊髓的节段动脉来自椎动脉、颈升动脉和颈深动脉[84, 85]。

脊髓静脉回流分为内引流、外引流和硬膜外引流[84, 85]，形成一个复杂的血管吻合网络，与外引流系统交汇。硬膜外系统由位于椎管内硬膜外的椎静脉丛和椎外静脉、颈深静脉和颈静脉组成的椎外静脉丛组成，这些静脉通过椎间静脉与之前的系统相连。该系统还可通过脊神经根的蛛网膜颗粒实现脑脊液的再吸收[86]。

1.4.3 脊神经和神经根

脊神经根在脊髓的前外侧沟（运动根或腹侧根）和后外侧沟（感觉根或背侧根）发出。这些神经根汇合形成背根神经和腹根神经。背根长度在 C5 处最短、T1 处最长[88]。腹侧和背侧根被它们自己的软膜包围，并在硬膜和蛛网膜的套管中走行，然后当它离开神经孔时与神经外膜融合并形成脊神经。背根神经节是背根的增厚部分，通常位于神经孔，其中包含许多感觉（传出）神经细胞体。神经根约占神经孔的 1/3，其余部分为脂肪和血管结构。随后神经根部融合，在神经孔内形成脊神经，然后分裂成背侧和腹侧支。窦椎神经（脊膜返神经）分支支配椎管的小关节、纤维环、后纵韧带和骨膜。在颈椎，神经根从对应的椎间孔上斜向穿出（C8 除外，C8 起源于 C7 和 T1 之间）[87-89]。

1.4.4 交感神经链

颈交感神经链位于颈动脉鞘后内侧至椎前筋膜深处，穿过颈长肌和头肌。当颈长肌从上至下向外侧发散时，交感神经干向相反的方向斜行，在 C6 内侧汇聚。颈长肌内侧缘至交感干 C6 处的平均距离为 10.6~11.6 mm。交感干本身长度一般为 2.7~3.3 mm，可扩大到 5.3~7.2 mm[90-92]。

1.4.5 椎动脉

椎动脉起源于锁骨下动脉，分为四段（图 1.9）[93]。V1 最常从 C7 横突前的锁骨下动脉上行进入 C6 横突孔。V2 是下颈椎最易受损伤的部分，包括从其进入 C6 孔经 C1 孔的动脉。V3 在 C1 弓上外侧弯曲并向上延伸至枕骨大孔。V4 是来自枕骨大孔的最后一节，在那里它与对侧椎动脉汇合成为基底动脉[94]。左侧椎动脉直径大于右侧椎动脉的占 42.9%，与右侧椎动脉直径相等的占 21.4%[95]。8% 的病例椎动脉不在 C6 孔，10% 的患者椎动脉发育不全，7.6% 的患者椎动脉向内侧移位（图 1.10）[94]。

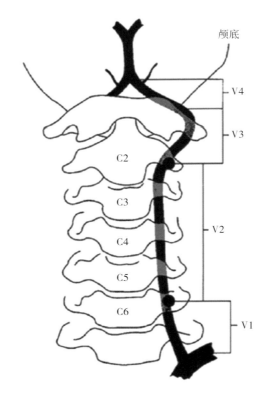

图 1.9　椎动脉的四个节段（转载经 Schroeder 和 Hsu 许可[93]）

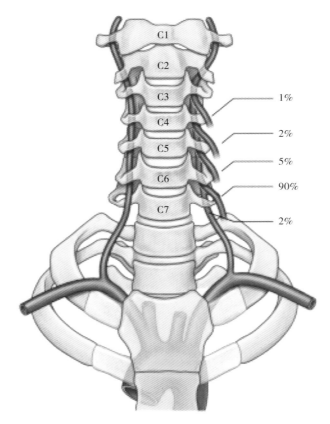

图 1.10　椎动脉解剖变异的发生率（转载经 Standring S. 等许可，出自 Gray's Anatomy: The Anatomical Basis of Clinical Practice. 41 ed. New York: Elsevier Limited; 2016）

参考文献

[1] White AAIII, Panjabi MM. The clinical biomechanics of the occipitoatlantoaxial complex. Orthop Clin North Am. 1978; 9(4): 867-878 PubMed

[2] Naderi S, Korman E, Citak G, et al. Morphometric analysis of human occipital condyle. Clin Neurol Neurosurg. 2005; 107(3): 191-199 PubMed

[3] Lopez AJ, Scheer JK, Leibl KE, Smith ZA, Dlouhy BJ, Dahdaleh NS. Anatomy and biomechanics of the craniovertebral junction. Neurosurg Focus. 2015; 38(4): E2PubMed

[4] Avci E, Dagtekin A, Ozturk AH, et al. Anatomical variations of the foramen magnum, occipital condyle and jugular tubercle. Turk Neurosurg. 2011; 21(2): 181-190 PubMed

[5] de Oliveira E, Rhoton ALJr, Peace D. Microsurgical anatomy of the region of the foramen magnum. Surg Neurol. 1985; 24(3): 293-352 PubMed

[6] Kim DH, Vaccaro AR, Dickman CA, Cho D, Lee S, Kim I. Surgical Anatomy and Techniques to the Spine. 2nd ed. Elsevier; 2013

[7] Panjabi M, Dvorak J, Crisco JIII, Oda T, Hilibrand A, Grob D. Flexion, extension, and lateral bending of the upper cervical spine in response to alar ligament transections. J Spinal Disord. 1991; 4(2): 157-167 PubMed

[8] Ma XY, Yin QS, Wu ZH, Xia H, Liu JF, Zhong SZ. Anatomic considerations for the pedicle screw placement in the first cervical vertebra. Spine. 2005; 30(13): 1519-1523 PubMed

[9] Gupta T. Cadaveric morphometric anatomy of C-1 vertebra in relation to lateral mass screw placement. Surg Radiol Anat. 2008; 30(7): 589-593 PubMed

[10] Wait SD, Ponce FA, Colle KO, Parry PV, Sonntag VK. Importance of the C1 anterior tubercle depth and lateral mass geometry when placing C1 lateral mass screws. Neurosurgery. 2009; 65(5): 952-956, discussion 956-957 PubMed

[11] Blagg SE, Don AS, Robertson PA. Anatomic determination of optimal entry point and direction for C1 lateral mass screw placement. J Spinal Disord Tech. 2009; 22(4): 233-239 PubMed

[12] Christensen DM, Eastlack RK, Lynch JJ, Yaszemski MJ, Currier BL. C1 anatomy and dimensions relative to lateral mass screw placement. Spine. 2007; 32(8): 844-848 PubMed

[13] Currier BL, Maus TP, Eck JC, Larson DR, Yaszemski MJ. Relationship of the internal carotid artery to the anterior aspect of the C1 vertebra: implications for C1-C2 transarticular and C1 lateral mass fixation. Spine. 2008; 33(6): 635-639 PubMed

[14] Kesman TJ, Currier BL. C1-C2 fusion: transarticular screws versus Harms/Melcher procedure. In: Jandial R, Garfin SR, eds. Best Evidence for Spine Surgery: 20 Cardinal Cases. Philadelphia, PA: Saunders Elsevier; 2012

[15] Tun K, Kaptanoglu E, Cemil B, Karahan ST, Esmer AF, Elhan A. A neurosurgical view of anatomical evaluation of anterior C1-C2 for safer transoral odontoidectomy. Eur Spine J. 2008; 17(6): 853-856 PubMed

[16] Kazan S, Yildirim F, Sindel M, Tuncer R. Anatomical evaluation of the groove for the vertebral artery in the axis vertebrae for atlanto-axial transarticular screw fixation technique. Clin Anat. 2000; 13(4): 237-243 PubMed

[17] Smith ZA, Bistazzoni S, Onibokun A, Chen NF, Sassi M, Khoo LT. Anatomical considerations for subaxial (C2) pedicle screw placement: a radiographic study with computed tomography in 93 patients. J Spinal Disord Tech. 2010; 23(3): 176-179 PubMed

[18] Gupta S, Goel A. Quantitative anatomy of the lateral masses of the atlas and axis vertebrae. Neurol India. 2000; 48(2): 120-125 PubMed

[19] Chin KR, Mills MV, Seale J, Cumming V. Ideal starting point and trajectory for C2 pedicle screw placement: a 3D computed tomography analysis using perioperative measurements. Spine J. 2014; 14(4): 615-618 PubMed

[20] Gorek J, Acaroglu E, Berven S, Yousef A, Puttlitz CM. Constructs incorporating intralaminar C2 screws provide rigid stability for atlantoaxial fixation. Spine. 2005; 30(13): 1513-1518 PubMed

[21] Lehman RAJr, Dmitriev AE, Helgeson MD, Sasso RC, Kuklo TR, Riew KD. Salvage of C2 pedicle and pars screws using the intralaminar technique: a biomechanical analysis. Spine. 2008; 33(9): 960-965 PubMed

[22] Matsubara T, Mizutani J, Fukuoka M, Hatoh T, Kojima H, Otsuka T. Safe atlantoaxial fixation using a laminar screw (intralaminar screw) in a patient with unilateral occlusion of vertebral artery: case report. Spine. 2007; 32(1): E30-E33 PubMed

[23] Saetia K, Phankhongsab A. C2 anatomy for translaminar screw placement based on computerized tomographic measurements. Asian Spine J. 2015; 9(2): 205-209 PubMed

[24] Cassinelli EH, Lee M, Skalak A, Ahn NU, Wright NM. Anatomic considerations for the placement of C2 laminar screws. Spine. 2006; 31(24): 2767-2771 PubMed

[25] Debernardi A, D Aliberti G, Talamonti G, Villa F, Piparo M, Collice M. The craniovertebral junction area and the role of the ligaments and membranes. Neurosurgery. 2015; 76 Suppl 1: S22-S32 PubMed

[26] Naderi S, Cakmakçi H, Acar F, Arman C, Mertol T, Arda MN. Anatomical and computed tomographic analysis of C1 vertebra. Clin Neurol Neurosurg. 2003; 105(4): 245-248 PubMed

[27] Spektor S, Anderson GJ, McMenomey SO, Horgan MA, Kellogg JX, Delashaw JBJr. Quantitative description of the farlateral transcondylar transtubercular approach to the foramen magnum and clivus. J Neurosurg. 2000; 92(5): 824-831 PubMed

[28] Clark CR, Benzel EC, Currier BL. Cervical Spine: The Cervical Spine Research Society Editorial Committee. 3rd ed. Wolters Kluwer Health; 2004

[29] Oh S-HMD, Perin NIMD, Cooper PRMD. Quantitative three-dimensional anatomy of the subaxial cervical spine: implication for anterior spinal surgery. Neurosurgery. 1996; 38(6): 1139-1144 PubMed

[30] Panjabi MM, Duranceau J, Goel V, Oxland T, Takata K. Cervical human vertebrae. Quantitative three-dimensional anatomy of the middle and lower regions. Spine. 1991; 16(8): 861-869 PubMed

[31] Hartman J. Anatomy and clinical significance of the uncinate process and uncovertebral joint: A comprehensive review. Clin Anat. 2014; 27(3): 431-440 PubMed

[32] Ebraheim NA, Lu J, Haman SP, Yeasting RA. Anatomic basis of the anterior surgery on the cervical spine: relationships between uncus-artery-root complex and vertebral artery injury. Surg Radiol Anat. 1998; 20(6): 389-392 PubMed

[33] Lu J, Ebraheim NA, Yang H, Skie M, Yeasting RA. Cervical uncinate process: an anatomic study for anterior decompression of the cervical spine. Surg Radiol Anat. 1998; 20(4): 249-252 PubMed

[34] Park MS, Moon S-H, Kim T-H, et al. Surgical Anatomy of the Uncinate Process and Transverse Foramen Determined by Computed Tomography. Global Spine J. 2015; 5(5): 383-390 PubMed

[35] Yilmazlar S, Kocaeli H, Uz A, Tekdemir I. Clinical importance of ligamentous and osseous structures in the cervical uncovertebral foraminal region. Clin Anat. 2003; 16(5): 404-410 PubMed

[36] Kawashima M, Tanriover N, Rhoton ALJr, Matsushima T. The transverse process, intertransverse space, and vertebral artery in anterior approaches to the lower cervical spine. J Neurosurg. 2003; 98(2) Suppl: 188-194 PubMed

[37] Nourbakhsh A, Yang J, Gallagher S, Nanda A, Vannemreddy P, Garges KJ. A safe approach to explore/identify the V(2) segment of the vertebral artery during anterior approaches to cervical spine and/or arterial repairs: anatomical study. J Neurosurg Spine. 2010; 12(1): 25-32 PubMed

[38] Chazono M, Tanaka T, Kumagae Y, Sai T, Marumo K. Ethnic differences in pedicle and bony spinal canal dimensions calculated from computed tomography of the cervical spine: a review of the English-language literature. Eur Spine J. 2012; 21(8): 1451-1458 PubMed

[39] Karaikovic EE, Kunakornsawat S, Daubs MD, Madsen TW, Gaines RWJr. Surgical anatomy of the cervical pedicles: landmarks for posterior cervical pedicle entrance localization. J Spinal Disord. 2000; 13(1): 63-72 PubMed

[40] Li Y, Liu J, Liu Y, Wu Y, Zhu Q. Cervical pedicle screw fixation at C6 and C7: A cadaveric study. Indian J Orthop. 2015; 49(4): 465-470 PubMed

[41] Liao W, Guo L, Bao H, Wang L. Morphometric analysis of the seventh cervical vertebra for pedicle screw insertion. Indian J Orthop. 2015; 49(3): 272-277 PubMed

[42] Liu J, Napolitano JTMS, Ebraheim NA. Systematic review of cervical pedicle dimensions and projections. Spine. 2010; 35(24): E1373-E1380 PubMed

[43] Ludwig SC, Kramer DL, Vaccaro AR, Albert TJ. Transpedicle screw fixation of the cervical spine. Clin Orthop Relat Res. 1999(359): 77-88 PubMed

[44] Onibokun A, Khoo LT, Bistazzoni S, Chen NF, Sassi M. Anatomical considerations for cervical pedicle screw insertion: the use of multiplanar computerized tomography measurements in 122 consecutive clinical cases. Spine J. 2009; 9(9): 729-734 PubMed

[45] Panjabi MM, Shin EK, Chen NCBS, Wang J-L. Internal morphology of human cervical pedicles. [Miscellaneous Article]. Spine. 2000; 25(10): 1197-1205 PubMed

[46] Shin EK, Panjabi MM, Chen NC, Wang JL. The anatomic variability of human cervical pedicles: considerations for transpedicular screw fixation in the middle and lower cervical spine. Eur Spine J. 2000; 9(1): 61-66 PubMed

[47] Alder JA. Ilyas; Popper, Joseph; Freedman, Brett; Nassr, Ahmad; Bydon, Mohamad; Yaszemski, Michael; Currier, Bradford. A Novel Anatomic Landmark to Assess Adequate Decompression in Anterior Cervical Spine Surgery: The Posterior Endplate Valley (PEV) AOSpine Fellows Forum; 2017; Banff

[48] Ebraheim NA, Lu J, Skie M, Heck BE, Yeasting RA. Vulnerability of the recurrent laryngeal nerve in the anterior approach to the lower cervical spine. [Miscellaneous Article]. Spine. 1997; 22(22): 2664-2667 PubMed

[49] Xu R, Ebraheim NA, Nadaud MC, Yeasting RA, Stanescu S. The location of the cervical nerve roots on the posterior aspect of the cervical spine. Spine. 1995; 20(21): 2267-2271 PubMed

[50] Barrey C, Mertens P, Jund J, Cotton F, Perrin G. Quantitative anatomic evaluation of cervical lateral mass fixation with a comparison of the Roy-Camille and the Magerl screw techniques. Spine. 2005; 30(6): E140-E147 PubMed

[51] Ebraheim NA, Klausner T, Xu R, Yeasting RA. Safe lateral-mass screw lengths in the Roy-Camille and Magerl techniques. An anatomic study. Spine. 1998; 23(16): 1739-1742 PubMed

[52] Merola AA, Castro BA, Alongi PR, et al. Anatomic consideration for standard and modified techniques of cervical lateral mass screw placement. Spine J. 2002; 2(6): 430-435 PubMed

[53] Mohamed E, Ihab Z, Moaz A, Ayman N, Haitham AE. Lateral mass fixation in subaxial cervical spine: anatomic review. Global Spine J. 2012; 2(1): 39-46 PubMed

[54] Sangari SK, Heinneman TE, Conti MS, et al. Quantitative Gross and CT measurements of Cadaveric Cervical Vertebrae (C3-C6) as Guidelines for the Lateral mass screw fixation. Int J Spine Surg. 2016; 10: 43 PubMed

[55] Stemper BD, Marawar SV, Yoganandan N, Shender BS, Rao RD. Quantitative anatomy of subaxial cervical lateral mass: an analysis of safe screw lengths for Roy-Camille and magerl techniques. Spine. 2008; 33(8): 893-897 PubMed

[56] Alvin MDBS, Abdullah KGBS, Steinmetz MPMD, et al. Translaminar screw fixation in the subaxial cervical spine: quantitative laminar analysis and feasibility of unilateral and bilateral translaminar virtual screw placement. Spine. 2012; 37(12): E745-E751 PubMed

[57] Xu R, Burgar A, Ebraheim NA, Yeasting RA. The quantitative anatomy of the laminas of the spine. Spine. 1999; 24(2): 107-113 PubMed

[58] Saluja S, Patil S, Vasudeva N. Morphometric Analysis of Sub-axial Cervical Vertebrae and Its Surgical Implications. J Clin Diagn Res. 2015; 9(11): AC01-AC04 PubMed

[59] Bland JH, Boushey DR. Anatomy and physiology of the cervical spine. Semin Arthritis Rheum. 1990; 20(1): 1-20 PubMed

[60] Hayashi K, Yabuki T, Kurokawa T, Seki H, Hogaki M, Minoura S. The anterior and the posterior longitudinal ligaments of the lower cervical spine. J Anat. 1977; 124(Pt 3): 633-636 PubMed

[61] Panjabi MM, Oxland TR, Parks EH. Quantitative anatomy of cervical spine ligaments. Part II. Middle and lower cervical spine. J Spinal Disord. 1991; 4(3): 277-285 PubMed

[62] Pait TGMD, Killefer JAMD, Arnautovic KIMD. Surgical anatomy of the anterior cervical spine: the disc space, vertebral artery, and associated bony structures. Neurosurgery. 1996; 39(4): 769-776 PubMed

[63] Raj PP. Intervertebral disc: anatomy-physiology-pathophysiology-treatment. Pain Pract. 2008; 8(1): 18-44 PubMed

[64] Pal GP, Routal RV, Saggu SK. The orientation of the articular facets of the zygapophyseal joints at the cervical and upper thoracic region. J Anat. 2001; 198(Pt 4): 431-441 PubMed

[65] Panjabi MM, Oxland T, Takata K, Goel V, Duranceau J, Krag M. Articular facets of the human spine. Quantitative three-dimensional anatomy. Spine. 1993; 18(10): 1298-1310 PubMed

[66] Yoganandan N, Knowles SAMS, Maiman DJMD, Pintar FA. Anatomic study of the morphology of human cervical facet joint. Spine. 2003; 28(20): 2317-2323 PubMed

[67] Farrell SF, Osmotherly PG, Cornwall J, Rivett DA. The anatomy and morphometry of cervical zygapophyseal joint meniscoids. Surg Radiol Anat. 2015; 37(7): 799-807 PubMed

[68] Farrell SF, Osmotherly PG, Cornwall J, Sterling M, Rivett DA. Cervical spine meniscoids: an update on their morphological characteristics and potential clinical significance. Eur Spine J. 2017; 26(4): 939-947 PubMed

[69] Inami S, Kaneoka K, Hayashi K, Ochiai N. Types of synovial fold in the cervical facet joint. J Orthop Sci. 2000; 5(5): 475-480 PubMed

[70] Yu SW, Sether L, Haughton VM. Facet joint menisci of the cervical spine: correlative MR imaging and cryomicrotomy study. Radiology. 1987; 164(1): 79-82 PubMed

[71] Mercer SR, Bogduk N. Clinical anatomy of ligamentum nuchae. Clin Anat. 2003; 16(6): 484-493 PubMed

[72] Grodinsky M, Holyoke EA. The fasciae and fascial spaces of the head, neck and adjacent regions. Am J Anat. 1938; 63(3): 367-408 PubMed

[73] Guidera AK, Dawes PJD, Stringer MD. Cervical fascia: a terminological pain in the neck. ANZ J Surg. 2012; 82(11): 786-791 PubMed

[74] Som PM, Curtin HD. Fascia and Spaces of the Neck. Head and Neck Imaging. 5 ed. Philadelphia, PA: Mosby; 2011:2203-2234

[75] Watkinson JC, Gleeson M. Neck. In: Standring S, ed. Gray's Anatomy: The Anatomical Basis of Clinical Practice. 41 ed. Philadelphia, PA: Elsevier; 2016:442-474

[76] Elliott HC. Cross-sectional diameters and areas of the human spinal cord. Anat Rec. 1945; 93(3): 287-293 PubMed

[77] Fradet L, Arnoux P-J, Ranjeva J-P, Petit Y, Callot V. Morphometrics of the entire human spinal cord and spinal canal measured from in vivo high-resolution anatomical magnetic resonance imaging. Spine. 2014; 39(4): E262-E269 PubMed

[78] Frostell A, Hakim R, Thelin EP, Mattsson P, Svensson M. A Review of the Segmental Diameter of the Healthy Human Spinal Cord. Front Neurol. 2016; 7: 238 PubMed

[79] Kameyama T, Hashizume Y, Ando T, Takahashi A. Morphometry of the normal cadaveric cervical spinal cord. Spine. 1994; 19(18): 2077-2081 PubMed

[80] Ko HY, Park JH, Shin YB, Baek SY. Gross quantitative measurements of spinal cord segments in human. Spinal Cord. 2004; 42(1): 35-40 PubMed

[81] Okada Y, Ikata T, Katoh S, Yamada H. Morphologic analysis of the cervical spinal cord, dural tube, and spinal canal by magnetic resonance imaging in normal adults and patients with cervical spondylotic myelopathy. Spine. 1994; 19(20): 2331-2335 PubMed

[82] Sherman JL, Nassaux PY, Citrin CM. Measurements of the normal cervical spinal cord on MR imaging. AJNR Am J Neuroradiol. 1990; 11(2): 369-372 PubMed

[83] Yanase M, Matsuyama Y, Hirose K, et al. Measurement of the cervical spinal cord volume on MRI. J Spinal Disord Tech. 2006; 19(2): 125-129 PubMed

[84] Bosmia AN, Hogan E, Loukas M, Tubbs RS, Cohen-Gadol AA. Blood supply to the human spinal cord: part I. Anatomy and hemodynamics. Clin Anat. 2015; 28(1): 52-64 PubMed

[85] Colman MW, Hornicek FJ, Schwab JH. Spinal Cord Blood Supply and Its Surgical Implications. J Am Acad Orthop Surg. 2015; 23(10): 581-591 PubMed

[86] Griessenauer CJ, Raborn J, Foreman P, Shoja MM, Loukas M, Tubbs RS. Venous drainage of the spine and spinal cord: a comprehensive review of its history, embryology, anatomy, physiology, and pathology. Clin Anat. 2015; 28(1): 75-87 PubMed

[87] Alleyne CHJr, Cawley CM, Barrow DL, Bonner GD. Microsurgical anatomy of the dorsal cervical nerve roots and the cervical dorsal root ganglion/ventral root complexes. Surg Neurol. 1998; 50(3): 213-218 PubMed

[88] Bogduk N. The clinical anatomy of the cervical dorsal rami. Spine. 1982; 7(4): 319-330 PubMed

[89] Zhang J, Tsuzuki N, Hirabayashi S, Saiki K, Fujita K. Surgical anatomy of the nerves and muscles in the posterior cervical spine: a guide for avoiding inadvertent nerve injuries during the posterior approach. Spine. 2003; 28(13): 1379-1384 PubMed

[90] Civelek E, Karasu A, Cansever T, et al. Surgical anatomy of the cervical sympathetic trunk during anterolateral approach to cervical spine. Eur Spine J. 2008; 17(8): 991-995 PubMed

[91] Ebraheim NA, Lu J, Yang H, Heck BE, Yeasting RA. Vulnerability of the sympathetic trunk during the anterior approach to the lower cervical spine. Spine. 2000; 25(13): 1603-1606 PubMed

[92] Yin Z, Yin J, Cai J, Sui T, Cao X. Neuroanatomy and clinical analysis of the cervical sympathetic trunk and longus colli. J Biomed Res. 2015; 29(6): 501-507 PubMed

[93] Schroeder GD, Hsu WK. Vertebral artery injuries in cervical spine surgery. Surg Neurol Int. 2013; 4 Suppl 5: S362-S367 PubMed

[94] Eskander MS, Drew JM, Aubin ME, et al. Vertebral artery anatomy: a review of two hundred fifty magnetic resonance imaging scans. Spine. 2010; 35(23): 2035-2040 PubMed

[95] Abd el-Bary TH, Dujovny M, Ausman JI. Microsurgical anatomy of the atlantal part of the vertebral artery. Surg Neurol. 1995; 44(4): 392-400, discussion 400-401 PubMed

2 脊髓损伤的分类

Ryan Solinsky, Steven Kirshblum

摘要

本章详细介绍了脊髓损伤的临床检查、评分、分类，以及最常用的评估方法——国际脊髓损伤神经分类标准（International Standards for Neurological Classification of Spinal Cord Injury，ISNCSCI）和美国脊髓损伤协会损伤量表（American Spinal Injury Association Impairment Scale，ASIAIS）。本章还介绍了脊髓损伤的分类和描述的推荐术语。对常见的不完全性脊髓综合征进行了详细的描述，包括脊髓中央管综合征、半切综合征、前脊髓综合征、后脊髓综合征和不完全性损伤。最后，评估脊髓损伤后残余的自主神经功能。

关键词 国际标准 运动评分 感觉评分 分类 脊髓损伤综合征 自主标准

2.1 引言

在出现脊髓损伤（spinal cord injury，SCI）后，准确的神经功能评估是至关重要的。目前评估脊髓损伤程度最准确的方法是按照国际脊髓损伤神经分类标准（ISNCSCI）进行的标准化神经系统检查[1]。本标准定义了临床医生在脊髓损伤评估中使用的常用术语，并描述了神经系统检查方法（附录 2.1）。脊髓损伤患者的查体和分类是两种不同的操作，因此将分别进行描述。所有检查都将记录在标准化评估量表中（图 2.1），可对感觉、运动和神经损伤平面进行有效分类，生成感觉和运动评分，以确定在临床上是否为完全性损伤，并对损伤进行分类。

ISNCSCI 开发目的是在临床检查时记录选定的神经检查项目，而不是将神经学检查的所有方面合并起来[2]。目前通过 ISNCSCI 对脊髓损伤进行评估的方法已被广泛用于各种研究的纳入 / 排除标准、结果评估，以及探索大样本 SCI 患者神经功能的预后。

2.2 查体

2.2.1 感觉检查

感觉检查是检查身体左右两侧各 28 个皮节的关键点（图 2.1），每个点均进行轻触觉和针刺觉（锐 / 钝区分）检查。肛门深压觉（deep anal pressure，DAP）也是检查的必要部分。

采用 0~2 分三级评分，以面颊部的正常感觉作为参照。轻触觉检查需要在患者闭眼或者视觉遮挡的情况下进行，使用棉棒末端的细丝触碰皮肤，接触范围不超过 1 cm。

0 = 感觉缺失。

1 = 感觉改变（感觉减退或过敏）。

2 = 正常或完整（与面部感觉类似）。

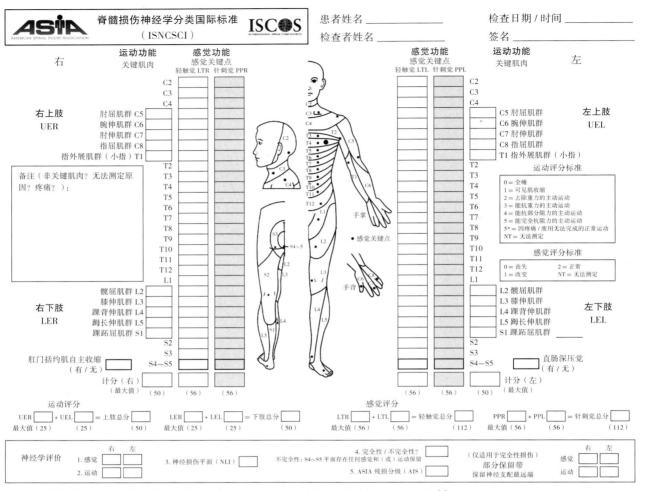

图 2.1　脊髓损伤神经学分类国际标准（ISNCSCI）工作量表（转载经过许可）[1]

针刺觉（锐/钝区分）常用打开的一次性安全别针的两端进行检查。

0 = 感觉缺失，无法区分针尖端和钝端。

1 = 感觉改变（感觉减退或感觉过敏）。

2 = 感觉正常，感觉与面部相同，能区分锐/钝。

如果由于不可抗因素（如烧伤、佩戴石膏、截肢等）导致无法进行感觉检查时，可在工作量表上标记为"不可测试"，也可以在工作量表的评论框中标记测试皮节内的另一个位置。存在可疑情况时，应以 10 次中 8 次正确为判定标准，因这一标准可以将猜测的概率降到 5% 以下。

在进行感觉检查时，一个重大陷阱是 C4 皮节远端范围的变异。C4 神经支配的皮肤可以延伸接近乳头线，使它很容易混淆 T3 神经支配的皮肤。根据国际标准，如果 T1、T2 皮节缺失，T4 皮节感觉减退，则 T3 皮节应当被认为缺失（即认为 C4 皮节延长）。

对于 S4~S5 皮节（肛门黏膜皮肤连接处外侧<1 cm）的感觉检查十分重要，因为这代表骶髓最尾端的功能。DAP 测试方法是将一根戴着润滑手套的手指插入肛门，按压肛门直肠壁，另一手指轻轻挤压肛门。询问患者是否能感受到指腹的压力，如始终能感知到压力，则在工作量表上记录为感觉存在（是），反之则为缺失（否）[4]。如果患者对 S4~S5 的针刺觉的鉴别以及轻触有完整的感觉，则在当前的 ISNCSCI 检查中不需要进行 DAP（但在下面描述肛肠检查的运动部分仍然需要）。

感觉检查的可选性项目包括关节运动觉和位置觉，以及对深部压觉/痛觉的感知，每一种都可以更好地描述脊髓损伤程度。该测试的详细信息可以在相关网站上查看。

2.2.2 运动检查

运动检查的必查部分通过检查10组关键肌肉的功能进行评估（图2.1，附录2.1）。推荐每块肌肉的检查应按照从上到下的顺序进行，从肘关节屈肌（C5测试肌肉）开始，以仰卧位检查踝关节足底屈肌（S1肌肉），以最大可能地评估脊髓损伤后肌力的变化。肌力分级记录在标准的工作量表上，从0~5分为六级，不需要使用"+"及"-"标记，尽可能地提高评分的可靠性[5]。

尽管每一块关键肌肉都对应一根神经根支配，但有些肌肉通常有两个神经根支配（如肱二头肌由C5和C6神经根共同支配）。如果某块肌肉的等级为3/5，则认为该肌肉有完整的头侧神经根支配，具有功能活动。初始分级为5/5的肌肉可被认为完全由脊髓神经根支配（图2.2）。

在进行徒手肌力测定（manual muscle testing，MMT）时，将关节放置在适当的位置，并在关节测试时保持稳定，尤其当关节部位肌肉无法抵抗重力时[1]。检查关键肌肉运动时需仔细排除其他肌肉代偿所带来的干扰，常见的包括前臂旋后模拟腕部伸展（C6）、肩外旋替代肘部伸展（C7）、腕部伸展与肌腱固定替代长指屈曲（C8），以及手指伸展表现为小指外展（T1）。如检查时引起收缩性痉挛，则可能导致检查结果不准确（例如，当进行屈肘时可触发肘部伸展性痉挛）。在下肢，也可能出现腹部或内收肌收缩（伴有或不伴有痉挛），髋关节屈曲和踝关节背屈可能引起脚趾伸展。推荐通过观看相关网站InSTeP视频教程来充分学习这些检查方法。

患者的临床状况可能会影响检查的准确性。一些患者伴随有疼痛或肌肉退变时，肌力检查可能只有4/5级。如果检查者认为排除以上因素患者肌力是正常的，则该肌肉应被评分为5*，以表明存在抑制因素，这些因素应记录在工作量表的评论框中。当患者由于任何原因没有完成测试，如痉挛状态、不受控制的阵挛、剧烈的疼痛、骨折引起的活动受限、认知功能障碍等，检查者应记录"NT"而不是具体的肌力评分数值。

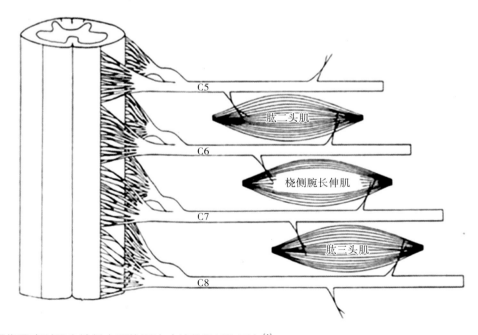

图2.2　损伤程度对肌肉神经支配的影响（转载经过许可）[1]

对于脊柱可能不稳定的患者，在进行 MMT 时必须小心。当检查新发的 T8 以下损伤的患者时，髋关节被动或主动屈曲不能超过 90°，因为这可能会对腰椎造成过大的后凸应力。在这种情况下，应当进行髋屈曲的等距评估。

肛门自主收缩（voluntary anal contraction，VAC）的检查方法是将戴着润滑手套的手指插入肛门，然后给患者指令为"像阻止排便一样收缩肛门挤压我的手指"。在工作量表适当的方框中，评分分为存在（是）或缺失（否）。在这个检查过程中，必须注意患者的配合度，需要注意区分患者听到指令后肛门是有意愿的配合指令收缩还是反射性的痉挛收缩；若仅在 Valsalva 动作时出现收缩则为反射性收缩，应记录为缺失。

一些非关键的备选肌肉（横膈膜、三角肌、腹肌、内侧腘绳肌和臀部内收肌）也可以用于测试，这对于确定脊髓某些区域的运动保留和运动不完全性的判断有一定意义，但不能用于运动指数评分。Beevor 征在特殊的临床情况下也有助于判断不同胸椎的失神经支配，尽管在胸/腰椎损伤的急性阶段不应进行这项试验。臀部内收肌虽然不是运动评分的一部分，但却是需要监测的重要肌肉，因为它们通常是最先恢复的下肢肌肉。除了 10 个关键肌肉外，非关键肌肉也会在有限的情况下进行测试。

尽管深肌腱反射测试不是 ISNCSCI 的一部分，但它可与肛门收缩和球海绵体肌反射一起定期评估，以确定脊髓休克的节段[6]和确定上、下运动神经元功能障碍。有文献报道，痉挛和自主评估也可以有助于更全面地了解患者脊髓损伤的程度。

2.3 术语

四肢瘫（tetraplegia） 与 quadriplegia 相比，推荐使用该术语，指由于椎管内的颈段脊髓神经组织受损而造成颈段运动和（或）感觉的损害或丧失。该术语不包括椎管外的周围神经损伤[1]。

截瘫（paraplegia） 指椎管内神经组织损伤后，导致脊髓胸段、腰段或骶段（不包括颈段）运动和（或）感觉功能的损害或丧失。术语四肢瘫痪（quadriparesis）和下肢不完全瘫痪（paraparesis）是不规范的表述，因为它们对于描述不完全性瘫痪的病变位置不够精确。

感觉平面 指具有正常（2 分）针刺觉（锐/钝区分）和轻触觉的最低脊髓节段。

感觉平面检测从由 C2 所对应的正常针刺觉和轻触觉（2 分）开始逐渐往远端进行检查，直到首先开始出现针刺觉（锐/钝区分）和轻触觉异常（<2 分）皮节。最先出现感觉异常皮节的上一正常皮节对应的脊髓节段即为感觉平面。

如果 C2 感觉异常，则将该感觉平面定为 C1[1]。如果直到 S4~S5 的感觉均完好，则感觉平面应记录为完整（"INT"），而不是 S4~S5。如果患者在面部测试时感觉不可靠，则应记录为"NT"，并在工作量表的适当区域记录"不能确定"（ND）。

感觉评分 提供了一种对感觉功能变化进行数据记录的方法，通过将所有皮节的评分相加来计算。如果"NT"被记录在任何水平上，那么就不纳入感觉评分计算。

运动平面 具有 3 级以上肌力的最低节段的关键肌肉所代表的脊髓节段，该节段以上所有肌肉肌力均为 5 级[1]，身体两侧运动平面可不在同一水平。在检查过程中如果一侧标记有"NT"并且这部分肌肉是用来确定运动平面，那么这一侧的运动平面的评估应当暂缓进行，并且在工作量表上记录为"ND"。

当临床上无法通过 MMT 对相应肌节（如 C5 以上、T2~L1 以及 S2~S5）进行神经功能评估，且相应肌节所对应的针刺觉（锐/钝区分）和轻触觉完好，则默认该肌节神经支配正常。例如，如果感觉平面在C4，而C5神经根支配区域肌力消失（或肌力＜3级），则运动平面默认为是C4。当患者两侧C5肌力≥3级且左侧感觉平面在C4而右侧感觉平面在C3时（C4皮节受损），则左侧运动平面为C5，右侧为C3。由于右侧C4皮节受损，推测C4肌节段也受损。因此，运动平面推测为C3，因为患者不符合关键肌群肌力（在本例中为C5肌肉）≥3/5的标准，且C4以上检查正常。在左侧，C4皮节正常，因此认为C4肌节正常，故左侧运动平面为C5。

对于与脊髓损伤无关的神经损伤的识别和记录也十分重要。例如，在既往有臂丛损伤的患者中，如出现胸椎水平损伤，应在工作量表中正确分类患者的脊髓损伤平面，正确的损伤平面是胸椎，而不是引起臂丛神经损害的颈椎。

运动评分 将各关键肌肉组的肌力评分相加。建议将运动评分分为两组：上肢一组，下肢一组[1,7]。运动评分提供了一种用数字记录运动功能变化的方法。如果"NT"已经被记录，那么运动指数评分就不再计算。

神经损伤平面（NLI） 用于评定美国脊髓损伤协会（ASIA）脊髓损伤量表（AIS）中对脊髓功能进行评级，指在身体两侧有正常的感觉和运动功能的最低脊髓节段，该平面以上感觉和运动功能正常（完整）。如果运动水平为C7，感觉水平为C8，则整体神经损伤平面（NLI）为C7。对于四肢瘫的患者，运动平面和上肢运动评分较NIL能够更好地反映脊髓功能以及损伤的严重程度[8]。这是因为感觉平面神经更靠近头侧，从而表现出更严重的神经损伤假象。

部分保留带 此术语只用于完全性损伤（AIS A级），指感觉和运动平面以下一些皮节和肌节保留神经支配[1]。保留感觉和（或）运动功能的最低节段即为感觉和运动部分保留带（zone of partial preservation，ZPP）。应记录每个ZPP的单个节段，而不是部分受神经支配的节段的整个范围。例如，在患有AIS A级四肢瘫的个体中，如果右侧感觉水平是C5并且某些感觉延伸到C8，则C8被记录为右侧感觉ZPP。对于ZPP描述，运动功能和感觉功能并不一致（如在T6损伤的情况下，T7感觉平面受损并不意味着T7运动功能一定受损）。如果没有ZPP（运动或感觉平面以下没有部分受神经支配的节段），则运动或感觉平面应作为ZPP进行记录[1]。对于不完全性损伤，ZPP并不适用，记录"NA"。

2.4 脊髓损伤的分类

在脊髓损伤的治疗中，使用一种标准的神经系统评估方法对于确定恢复程度和治疗措施的效果评价十分重要。基于骨性损伤模式、损伤机制、神经功能和预后结果[9-15]，目前已经开发了许多种脊髓损伤的分类方法[16,17]。其中ISNCSCI是目前评估脊髓损伤最有效和可靠的分类，被用于脊髓损伤模型系统数据库。利用这一模式已开发了一个计算机分类程序[18,19]。ISNCSCI由确定神经损伤平面和基于AIS评判脊髓功能完整性组成。

许多文献提出了具有挑战性的案例以及对分类的一些潜在改进[20-25]。然而，目前的分类标准自2015年以来一直未变。其他的量表和检查技术也被报道过[26-29]，其中一些分类标准（如NASCIS）中使用了额外的肌肉群进行评估[29]。El Masry等发现ASIA和NASCIS运动评分系统在评价患者运动损伤和功能恢复方面效果类似[30]。目前研究已证实，对于神经系统完全性损伤的患者，ISNCSCI的评价效果总体上是有效并且可靠的，并且对神经损伤动态变化过程的评价效果也较为敏感[25,31-37]。

脊髓完全性损伤的定义是骶尾部节段感觉和运动功能的丧失（即鞍区无保留），而不完全性损伤是指损伤平面以下包括最低段骶节（S4~S5）有感觉和（或）运动功能的部分保留（鞍区保留）。鞍区保留是指身体两侧肛门皮肤黏膜交界处（S4~S5皮节）感觉保留，包括针刺觉（锐/钝区分）

和轻触觉，以及通过肛门自主收缩（VAC）评估运动功能和肛门深压觉（DAP）。如果上述感觉/运动有任一残留，哪怕是身体一侧有残留，则代表存在鞍区保留，应视为不完全性损伤。

根据这一定义，颈椎 SCI 患者躯干甚至腿部可以有感觉和运动功能，但除非存在鞍区保留，否则均应被归类为"完全性"损伤伴有较大部分保留带（ZPP）。当存在鞍区保留时，患者运动功能恢复的可能性较大[9]。

1992 年美国脊柱损伤协会标准委员会采纳了通过是否有鞍区保留对是否为完全性损伤的分类标准[10]。在此之前，如果损伤平面以下 3 个节段以下的运动或感觉功能存在，则被认为是"不完全性损伤"。而鞍区保留的定义则提供了一种更为客观稳定的分型标准，因为随着损伤时间的推移，很少有患者从不完全性损伤转变为完全性损伤[9]。

AIS 系统将脊髓损伤分为五个等级（表 2.1，表 2.2）。

AIS A 级　感觉和运动完全消失，为完全性损伤，无鞍区保留（S4~S5 任一皮节的锐/钝感觉辨别或轻触觉均消失），没有 VAC 和 DAP。此时，在工作量表中记录一个 ZPP。对于完全性损伤患者，工作量表应记录为"N–O–O–O–O–N"——VAC 部分为"N"代表"no"，4 个"O"代表身体两侧 S4~S5 的轻触或锐/钝感觉辨别，最后[3]一个"N"代表"no"，表示无 DAP[2]。

AIS B 级　运动完全性损伤而感觉为不完全性损伤。鞍区 S4~S5 大部分节段保留感觉功能，但不保留运动功能。身体任何一侧运动平面以下无 3 个节段以上的运动功能保留。

AIS C 级　不完全性运动损伤。患者最远端的肛门自主收缩功能存在或患者满足不完全性感觉损伤标准（鞍区感觉或 DAP 存在），且运动功能低于同侧运动水平 3 个节段以上。残余的运动功能评估包括关键肌和非关键肌肌力（表 2.3）或通过 VAC 判断感觉的完整性。对于 AIS C 级的患者，单个 NLI 以下的关键肌肉中超过一半的关键肌肌力小于 3 级[3]。

对于鞍区感觉保留的患者，如果损伤平面以下 3 个节段的关键肌均无肌力时，为了区分 AIS B 级和 AIS C 级，应当检查损伤平面以下至少 3 个节段的非关键肌肌力。如任何肌肉存在功能时均应记录在工作量表中。

AIS D 级　如上所述，为不完全性运动损伤。神经损伤平面以下的关键肌至少有一半（或更多）的肌力等级≥3 级。

值得注意的是，可通过低于单个 NLI 的运动分数区分 AIS C 级和 AIS D 级，通过身体两侧的运动平面区分 AIS B 级和 AIS C 级。

使用运动平面来区分 AIS B 级和 AIS C 级是为了避免患者可能在尾端某一平面恢复感觉，从而将 AIS 从"C 级"调整为"B 级"的情况。例如：患者最初有 C5 的运动平面和 C4 的感觉平面，S4/S5 鞍区有感觉保留，C6~C8 仅有一些运动保留，则该患者符合 AIS C 级，因为 C8 运动平面比 C4 感觉平面低 3 个节段。如果随着时间的推移，患者在 C5 皮节恢复正常感觉（没有其他变化），则感觉平面变为 C5，此时由于 C8 运动层面和感觉平面相差不足 3 个节段，患者将从 AIS C 级变为 AIS B 级。这样一来，尽管神经功能有所改善，但评分结果却显示为"恶化"。之所以不适用运动水平是因为该评定方法是独立于感觉平面的。

AIS E 级　神经系统标准化检查的所有组成部分都是正常的。E 级是在随访时使用的，表示患者脊髓损伤后目前已恢复到了正常的功能状态。如果在最初的测试中没有发现神经系统存在损害的表现，那么 AIS 就不适用于这类患者。

对于儿童患者，WeeSTeP 中对检查项目和方法进行了详细描述。对于 6 岁以下儿童，由于患者认知能力不足以及对复杂的检查过程耐受性不足[38-41]，因此在低龄儿童中进行 ISNCSCI 检查较为困难，甚至有些 8 岁的患儿也无法配合查体[38,40]。

随着 ISNCSCI 分类的定期更新，我们鼓励读者访问美国脊髓损伤协会官方网站获取学习最新的分类标准。

表 2.1　美国脊髓损伤协会脊髓损伤分级（AIS）

AIS A 级（完全性损伤）	鞍区 S4~S5 无任何感觉或运动功能保留
AIS B 级（不完全性感觉损伤）	神经平面以下包括鞍区 S4~S5 无运动但有感觉功能保留，且身体任何一侧运动平面以下无 3 个节段以上的运动功能保留
AIS C 级（不完全性运动损伤）	患者最远端（S4~S5）的肛门自主收缩功能存在或患者满足不完全性感觉损伤标准［最远端鞍区（S4~S5）轻触觉、锐/钝区分或 DAP 存在］，但身体任意一侧在运动损伤平面以下 3 个节段以上残有运动功能。通过这 3 个以上运动节段的关键或非关键肌功能来确定不完全性运动损伤状态。对于 AIS C 级的患者，单个 NLI 以下的关键肌只有不到一半的肌肉肌力≥ 3 级。
AIS D 级（不完全性运动损伤）	神经平面以下有运动功能保留，且 NLI 以下至少有一半（或更多）的关键肌肌力≥ 3 级
AIS E 级（正常）	使用 ISNCSCI 检查所有节段的感觉和运动功能均正常，且患者既往有神经功能障碍，则分级为 E 级。既往无 SCI 者不能评为 E 级

缩略语：AIS，ASIA 损伤评分量表；DAP，肛门深压觉；ISNCSCI，脊髓损伤神经学分类国际标准；NLI，神经损伤平面；SCI，脊髓损伤；VAC，肛门自主收缩[1]。

表 2.2　AIS 对脊髓损伤进行分类的步骤

a. 确定右侧和左侧的感觉平面
- 按照量表中最上面开始逐次向下进行感觉平面评估，直至出现评分为"1"或者"0"
- 上一平面即为感觉平面

b. 确定右侧和左侧的运动平面
- 运动平面为最远端关键肌肌力≥ 3/5，并且该节段以上所有肌群肌力均达到 5/5
- 对于无肌节可供检查的区域，若平面以上可以检查的运动功能是正常的，则该运动平面与感觉平面视为在同一平面

c. 确定神经损伤平面
- 步骤 a 和 b 中确定的最高的感觉和运动平面

d. 确定损伤为完全性还是不完全性（有鞍区保留）
- 鞍区保留：骶尾末段有感觉或运动功能，包括锐/钝区分或 S4~S5 节段的轻触觉、VAC 或 DAP

e. 确定 AIS 等级
  1. 是否为完全性损伤？（如：没有鞍区保留）
     如果是：AIS＝A 级；记录 ZPP（如有）
  2. 如果为不完全性损伤，运动功能是否为不完全性损伤？
     - 否：AIS＝B 级（AIS B 级指无肛门自主收缩功能或感觉不完全性损伤伴身体一侧运动平面以下有 3 个节段以上的运动功能保留）
     - 是：有肛门自主收缩功能或感觉不完全性损伤伴身体一侧运动平面以下有 3 个节段以上的运动功能保留
  3. 如果运动功能不完全性损伤，神经平面以下 50% 以上关键肌肌力是否≥ 3 级？
     如果否，则 AIS＝C 级；如果是，则 AIS＝D 级
  4. 如果所有节段的感觉和运动功能均正常，则 AIS＝E 级
     注：AIS E 级适用于既往有脊髓损伤，现已恢复正常，在随访检查时使用该分级。初次检查无神经功能障碍，则患者神经功能是完好的，AIS 分级系统并不适用于此类患者

缩略语：AIS，ASIA Impairment scale，ASIA 损伤评分量表；DAP，deep anal pressure，肛门深压觉；LT，light touch，轻触觉；SCI，spinal cord injury，脊髓损伤；VAC，voluntary anal contraction，肛门自主收缩；ZPP，zone of partial preservation，部分保留带。

表 2.3　ISNCSCI 分类中用于区分 AIS B 级和 AIS C 级的非关键肌

主要运动功能	神经平面
肩关节：屈、伸、内收、外旋、外展、内旋 肘关节：旋后	C5
肘关节：旋前 腕关节：屈曲	C6
手指：近端指间关节的屈伸 拇指：桡侧外展、屈曲、伸展	C7
手指：掌指关节屈曲 拇指：垂直于手掌的对掌、内收、外展	C8
手指：食指外展	T1
髋关节：内收	L2
髋关节：外旋	L3
髋关节：伸展、外展、内旋 膝关节：屈曲 踝关节：内翻、外翻 脚趾：跖趾和趾间关节的伸展	L4
踇趾和其余四趾：远侧趾间关节和近侧趾间关节的屈曲、外展	L5
踇趾：内收	S1

2.5　不完全性脊髓损伤综合征

各种临床脊髓损伤综合征已被提出，包括中央管脊髓、脊髓半切、前脊髓、后脊髓和不完全综合征。除中央管综合征外，这些综合征大多数自提出以来基本未变。马尾和脊髓圆锥综合征对于理解脊髓损伤也很重要，但这并不在本节的探讨范围内。

中央管综合征（central cord syndrome，CCS） 是最常见的不完全性损伤综合征，占所有创伤性脊髓损伤的 9% 和不完全性损伤的约 50%。CCS 的特点是运动无力，上肢比下肢更严重，并伴有鞍区保留[42, 43]。在损伤水平有下运动神经元（LMN）衰弱和感觉丧失，病变水平以下有上运动神经元（UMN）麻痹。除了运动无力，其他特征还包括膀胱功能障碍和病变水平以下的各种感觉丧失。CCS 最常见于患有颈椎病的老年人，他们遭受过伸性损伤，如跌倒、机动车碰撞等。然而，CCS 也可在任何年龄发病，这主要与其他的病因、易感因素和损伤机制有关。

目前认为该损伤机制是骨性结构退行性变造成前后压迫脊髓，在已经狭窄的椎管出现过伸时黄韧带向内凸出对脊髓造成损伤[42-47]。在伴有或不伴有骨折或脱位的患者中，CCS 起初发病机制被认为是由脊髓中央出血引起。然而，随后的研究并没有支持这一观点。相反，这种病变被认为主要是由于白质病变，并可能进一步累及灰质（当伴有上肢 LMN 时）[44, 45]。

早期认为由于上肢纤维位于脊髓运动束的中心位置而下肢位于外周位置，因此上肢比下肢受到的影响相对更大[42, 46]。然而这一观点受到了挑战，最近的研究发现皮质脊髓束的不成比例分布有利于手和上肢功能活动，因此对皮质脊髓束的任何损伤都会导致这些区域的症状更加突出[48]。外伤性 CCS 的确切诊断标准尚不明确，对于分级所需的上肢无力或下肢保留程度目前尚缺乏共识[49, 50]。

研究表明，上肢和下肢之间的运动差异程度并不能预测康复。相反，AIS 仍然是最能预测康复的[51]。CCS 通常预后良好[47, 52-54]。典型的恢复模式首先发生在下肢并且在很大程度上发生在下肢，其次是肠道和膀胱功能、上肢（近端），最后是远端手部功能。步行功能恢复、日常生活活动（ADL）以及肠道和膀胱功能的预后取决于患者的年龄，与年轻患者相比，老年患者的预后不太乐观[53,54]。50 岁以下的患者比老年患者更容易恢复独立行走能力（87%~97% vs 31%~41%）。年轻患者和老年患者在独立膀胱功能（83% vs 29%）、独立肠道功能（63% vs 24%）和穿衣能力（77% vs 12%）方面也存在类似差异。然而，对于初始神经系统检查（72 小时内）分类为 AIS D 级四肢瘫的患者，即使对于年龄＞50 岁的患者，独立行走恢复的预后也非常好[55]。

交叉麻痹 一种与上肢麻痹或瘫痪具有相似临床特征的综合征，但对下肢的影响极小[56-61]。这通常发生在 C1 和 C2 骨折，其次是发生在延髓交界处的脑干神经损伤[57]。这与由于颈髓中下段（如 C4~C5）损伤引起的 CCS 临床表现有所不同。大约 25% 的交叉麻痹患者可出现呼吸功能障碍以及脑神经受损表现。总的来说，交叉麻痹的预后很好，研究表明超过 50% 的患者可完全康复[57]。Wallenberg 对这一临床综合征提出了一个解剖学解释：与支配下肢的神经纤维相比，支配上肢的神经纤维在颈髓中交叉换元的位置更靠近内腹侧、头侧，而支配下肢的神经纤维交叉换元的位置更靠近脊髓的外侧和尾侧[62]。因此，当颈椎管受到损伤时，会导致支配上肢的神经纤维更容易造成损伤。然而，这一假设的神经解剖学证据尚不充分[63]。

脊髓半切综合征（Brown-Sequard syndrome，BSS） 以不对称轻瘫和痛觉减退为特征，在轻瘫侧表现更明显，占所有创伤性脊髓损伤的 2%~4%[62-68]。BSS 的典型表现包括：① 损伤平面同侧所有感觉消失；② 损伤平面同侧弛缓性麻痹；③ 损伤平面以下同侧位置感觉和振动觉丧失；④ 损伤平面以下对侧疼痛觉和温度觉丧失；⑤ 病变水平以下同侧运动功能丧失（UMN）。

了解脊髓内神经传导束的解剖结构可以很好地解释 BSS 的临床表现。脊髓内的脊髓丘脑束在脊髓内交叠导致损伤后出现对侧疼痛觉和温度觉丧失。而皮质脊髓束和背束在脑干内交叉，这解释了为何会出现病变同侧运动、本体感觉和振动感觉丧失的临床表现。

尽管 BSS 传统上与刀伤有关，但各种伴有或不伴有椎体骨折的闭合性脊柱损伤也可引起 BSS。此外，肿瘤和髓内炎症病变（如多发性硬化症）也可导致部分或完全 BSS[67-69]。在临床实践中，单纯 BSS 的出现相对少见。更常见的是，患者临床表现同时具有 BSS 和 CCS 的特征，具有不同程度的同侧偏瘫和对侧偏身痛觉丧失，这被称为 Brown-Sequard-plus 综合征[67]。

尽管临床表现各不相同，但 BSS 的预后相当一致。同侧近端伸肌通常最先得到恢复，然后是远端屈肌[70,71]。有疼痛/温度感觉缺陷的肢体运动功能恢复较另一侧肢体先恢复。这些患者一般可在 6 个月内恢复功能步态。

在 BSS 患者中，75%~90% 的患者在康复出院时可以恢复独立行走能力，近 70% 的患者生活可以自理[51,69,73]。最重要的功能预后指标主要看肢体无力是出现在上肢还是下肢[67]。当上肢比下肢弱时，患者出院时行走功能恢复较快。82% 的患者肠道功能和 89% 的患者膀胱自主功能可得到恢复[67]。

前脊髓综合征（anterior cord syndrome，ACS） 占创伤性 SCI 的 2.7%，损伤部位涉及脊髓前 2/3，后柱功能不受影响。ACS 可因椎间盘或骨折碎片后移直接损伤脊髓前部[72]，最常见的损伤部位为供应脊髓前部的脊髓前动脉。在主动脉手术过程中（特别是夹住肾动脉上方时）或其他减少脊髓血流的过程中（如椎体爆裂性骨折）可引起脊髓前动脉损伤[73]。临床表现包括损伤平面及以下运动功能、针刺觉丧失，而轻触觉、深压觉和位置觉有所保留。ACS 预后较差，只有 10%~20% 的患者肌力可得到恢复，并且即使肌力得到部分恢复，肌群的协调性也很差[74]。

后脊髓综合征 在不完全性脊髓损伤中最为少见，在最近的国际标准中已被忽略。其临床特点是损伤平面以下疼温觉和触觉正常，不同程度的运动功能保留，但所有脊髓后束功能缺失。由于本体感觉功能丧失，因此患者预后恢复行走能力较差。

在临床检查中，脊髓内的神经通路即使在神经完全性损伤后也可以保留。Dimitrevic 等提出不完全性损伤（discomplete injury）概念来描述这种临床上完全性脊髓损伤但在神经生理学方面结果表明损伤平面上下之间仍存在残余功能和神经传导束连通性的现象[75, 76]。随后的研究表明，在完全性损伤（AIS A 级）损伤神经水平以下定量感觉测试可完整定位，尽管没有临床运动、轻触或锐 / 钝辨别功能[44, 78-81]。

Finnerup 等对 24 名 AIS A 级（没有保留自主运动功能或保留锐 / 钝辨别力或损伤下方的轻触感）受试者进行了定量感觉测试（包括热刺激、压力、揉捏和疼痛敏感性），他们发现 50% 的患者对刺激有模糊的局部感觉[81]。所有患者对下肢（胫后神经）体感诱发电位均无皮质反应。这种知觉的存在与损伤程度或病因之间没有关系。感知觉的存在与痉挛或慢性神经性疼痛的存在或严重程度之间也没有相关性[81]。

神经病理学研究发现类似的结果，在具有完全性损伤临床证据的患者中，解剖上不完全性损伤的比例为 50%[44, 75]。此外，最近对临床完全性损伤患者进行硬膜外刺激的研究，结果表明存在某种潜在的神经传导通路[82]。然而，目前尚不清楚这些残留通路的传导路径以及具体的临床价值。了解脊髓损伤中残留的神经之间的交流机制可能会对治疗策略和增强功能恢复产生影响。这方面需要进一步研究。

2.6 自主功能评估

除了脊髓损伤后的麻痹和感觉障碍，自主神经功能也会出现不同程度的功能障碍，包括心血管、支气管肺段、性功能、出汗和其他自主神经功能等的调节障碍[83, 84]。自主神经系统的复杂性使得自主神经功能的评估具有内在的复杂性。鉴于此，ASI A 级和国际脊髓协会开发出了一种系统的评估方法——脊髓损伤后自主功能的国际标准（ISAFSCI，图 2.3）[85]。

该标准包括记录总体自主功能、膀胱功能、肠道和性功能。最近的评估表明，ISAFSCI 的评分者间信度中等到良好（其各种分量表的 Kappa 为 0.41~0.88）[86]，尽管计划的修订正在进行中[87]。这些标准的先前版本还包含记录尿动力学评估结果[88]，但目前的 ISAFSCI 中并未包含这一指标。

尿动力学评估是泌尿外科一种评估泌尿系统功能的检测方法。通过用无菌水充盈膀胱，监测膀胱、尿道括约肌和直肠内的压力。除了关注膀胱充盈感和自主排尿能力外，还可以通过实时观察动态的膀胱内压力梯度来反映脊髓损伤后常见的神经源性下尿路异常，包括膀胱痉挛和逼尿肌括约肌协同失调。此外，还可以进行尿道括约肌肌电图检查。尿动力学可能会在 T6 或以上的 SCI 患者中诱发自主神经反射异常。这种情况的特征是进行性交感神经介导的收缩压比基线升高 > 20 mmHg[85]，是由损伤平面以下的刺激引发的，大约 40% 的患者有症状[89-91]。由于膀胱过度膨胀是自主神经反射异常的主要原因[92]，因此对此进行记录是有必要的。

对自主神经功能的进一步正式评估可以通过专门的电生理实验室测试进行[93]，虽然这不是标准评估的一部分[94, 95]。这些测试中最普遍的是交感神经皮肤反应。这个测试评估自主神经系统产生出汗反应的能力，类似于"测谎仪测试"中使用的皮肤电反应。存在自主神经反射障碍风险的患者中如果交感神经皮肤反应缺失，则 93% 的患者可出现尿动力学测试显示的自主神经反射障碍[96]。24 小时动态血压监测也是评估自主神经功能的一种有效方法，可量化患者一天中自主神经反射异常的频率和程度[96, 97]有助于更全面地描述自主神经功能障碍的影响。评估和量化自主神经功能在充分描述神经功能方面仍然很重要，因此建议所有脊髓损伤患者都应进行自主神经功能评估。

ASIA AMERICAN SPINAL INJURY ASSOCIATION　　　**ISCOS** INTERNATIONAL SPINAL CORD SOCIETY

自主功能评估表

自主诊断：锥上□，脊髓圆锥□，马尾□

患者姓名：_____

一般自主功能

系统／器官	表现	异常现象	标记
心脏自主功能	正常		
	异常	心动过缓	
		心动过速	
		其他心律失常	
	未知		
	无法评估		
自主血压调节功能	正常		
	异常	收缩压低于 90 mmHg	
		直立性低血压	
		自主反射异常	
	未知		
	无法评估		
自主出汗功能	正常		
	异常	平面以上多汗	
		平面以下多汗	
		平面以下少汗	
	未知		
	无法评估		
体温调节	正常		
	异常	体温过高	
		体温过低	
	未知		
	无法评估		
呼吸系统支气管肺泡	正常		
	异常	无法自主呼吸，完全需要通气支持	
		自主呼吸功能不全，需要部分通气支持	
		自主呼吸功能不全，不需要部分通气支持	
	未知		
	无法评估		

下尿道、肠道、性功能

系统／器官		评分
下尿道		
有膀胱需要排空的意识		
膀胱储尿能力		
膀胱排空方式：_____		
肠道		
有需要肠蠕动的知觉		
肠道控制排便能力		
括约肌自主收缩		
性功能		
勃起	心因性	
	反射性	
性高潮		
射精（男）		
月经感觉（女）		

注：2= 功能正常，1= 神经功能减退或交替发生，0= 完全失去控制，NT= 由于先前存在或共同性问题无法评估。

损伤日期：_____　评估日期：_____

评估者：_____

图 2.3　脊髓损伤后自主功能载录国际标准（ISAFSCI）（转载经过许可）

参考文献

[1] Kirshblum SC, Burns SP, Biering-Sorensen F, et al. International Standards for Neurological Classification of Spinal Cord Injury (revised 2011). J Spinal Cord Med. 2011; 34(6): 535-546 PubMed

[2] Kirshblum SC, Waring W, Biering-Sorensen F, et al. Reference for the 2011 revision of the International Standards for Neurological Classification of Spinal Cord Injury. J Spinal Cord Med. 2011; 34(6): 547-554 PubMed

[3] Waring WPIII, Biering-Sorensen F, Burns S, et al. 2009 review and revisions of the international standards for the neurological classification of spinal cord injury. J Spinal Cord Med. 2010; 33(4): 346-352 PubMed

[4] Vogel L, Samdani A, Chafetz R, Gaughan J, Betz R, Mulcahey MJ. Intra-rater agreement of the anorectal exam and classification of injury severity in children with spinal cord injury. Spinal Cord. 2009; 47(9): 687-691 PubMed

[5] Daniels L, Worthingham C. Muscle Testing Techniques of Manual Examination, 5th ed. Philadelphia, PA: WB Sanders; 1986

[6] Ditunno JF, Little JW, Tessler A, Burns AS. Spinal shock revisited: a four-phase model. Spinal Cord. 2004; 42(7): 383-395 PubMed

[7] Marino RJ, Graves DE. Metric properties of the ASIA motor score: subscales improve correlation with functional activities. Arch Phys Med Rehabil. 2004; 85(11): 1804-1810 PubMed

[8] Marino RJ, Rider-Foster D, Maissel G, Ditunno JF. Superiority of motor level over single neurological level in categorizing tetraplegia. Paraplegia. 1995; 33(9): 510-513 PubMed

[9] Waters RL, Adkins RH, Yakura JS. Definition of complete spinal cord injury. Paraplegia. 1991; 29(9): 573-581 PubMed

[10] American Spinal Injury Association/International Medical Society of Paraplegia (ASIA/IMSOP). International Standards for Neurological and Functional Classification of Spinal Cord Injury Patients (Revised). Chicago, IL: American Spinal Injury Association; 1992

[11] Bracken MB, Webb SBJr, Wagner FC. Classification of the severity of acute spinal cord injury: implications for management. Paraplegia. 1978-78; 15(4): 319-326 PubMed

[12] Roaf R. International classification of spinal injuries. Paraplegia. 1972; 10(1): 78-84 PubMed

[13] Chehrazi B, Wagner FCJr, Collins WFJr, Freeman DHJr. A scale for evaluation of spinal cord injury. J Neurosurg. 1981; 54(3): 310-315 PubMed

[14] Jochheim KA. Problems of classification in traumatic paraplegia and tetraplegia. Paraplegia. 1970; 8(2): 80-82 PubMed

[15] Mabray MC, Talbott JF, Whetstone WD, et al. Multidimensional analysis of magnetic resonance imaging predicts early impairment in thoracic and thoracolumbar spinal cord injury. J Neurotrauma. 2016; 33(10): 954-962 PubMed

[16] Kirshblum SC, Donovan W. Neurological assessment and classification of traumatic spinal cord injury. In: Kirshblum SC, Campagnolo D, DeLisa JE, eds. Spinal Cord Medicine. Philadelphia. Lippincott/Williams and Wilkins. 2002:82-95

[17] Kirshblum S, Waring WIII. Updates for the International Standards for Neurological Classification of Spinal Cord Injury. Phys Med Rehabil Clin N Am. 2014; 25(3): 505-517, vii PubMed

[18] Chafetz RS, Prak S, Mulcahey MJ. Computerized classification of neurologic injury based on the International Standards for Classification of Spinal Cord Injury. J Spinal Cord Med. 2009; 32(5): 532-537 PubMed

[19] Walden K, Bélanger LM, Biering-Sørensen F, et al. Development and validation of a computerized algorithm for International Standards for Neurological Classification of Spinal Cord Injury (ISNCSCI). Spinal Cord. 2016; 54(3): 197-203 PubMed

[20] Kirshblum SC, Biering-Sørensen F, Betz R, et al. International Standards for Neurological Classification of Spinal Cord Injury: cases with classification challenges. J Spinal Cord Med. 2014; 37(2): 120-127 PubMed

[21] Schuld C, Franz S, van Hedel HJ, et al. EMSCI study group. International Standards for Neurological Classification of Spinal Cord Injury: classification skills of clinicians versus computational algorithms. Spinal Cord. 2015; 53(4): 324-331 PubMed

[22] Franz S, Kirshblum SC, Weidner N, Rupp R, Schuld C, EMSCI study group. Motor levels in high cervical spinal cord injuries: implications for the International Standards for Neurological Classification of Spinal Cord Injury. J Spinal Cord Med. 2016; 39(5): 513-517 PubMed

[23] Hales M, Biros E, Reznik JE. Reliability and validity of the sensory component of the International Standards for Neurological Classification of Spinal Cord Injury (ISNCSCI): a systematic review. Top Spinal Cord Inj Rehabil. 2015; 21(3): 241-249 PubMed

[24] Gündoğdu İ, Akyüz M, Öztürk EA, Çakci FA. Can spinal cord injury patients show a worsening in ASIA Impairment Scale Classification despite actually having neurological improvement? The limitation of ASIA Impairment Scale Classification. Spinal Cord. 2014; 52(9): 667-670 PubMed

[25] Spiess MR, Müller RM, Rupp R, Schuld C, van Hedel HJ, EM-SCI Study Group. Conversion in ASIA Impairment Scale during the first year after traumatic spinal cord injury. J Neurotrauma. 2009; 26(11): 2027-2036 PubMed

[26] Lucas JT, Ducker TB. Motor classification of spinal cord injuries with mobility, morbidity and recovery indices. Am Surg. 1979; 45(3): 151-158 PubMed

[27] Bracken MB, Hildreth N, Freeman DHJr, Webb SB. Relationship between neurological and functional status after acute spinal cord injury: an epidemiological study. J Chronic Dis. 1980; 33(2): 115-125 PubMed

[28] Bracken MB, Collins WF, Freeman DF, et al. Efficacy of methylprednisolone in acute spinal cord injury. JAMA. 1984; 251(1): 45-52 PubMed

[29] Bracken MB, Shepard MJ, Collins WF, et al. A randomized, controlled trial of methylprednisolone or naloxone in the treatment of acute spinal-cord injury. Results of the Second National Acute Spinal Cord Injury Study. N Engl J Med. 1990; 322(20): 1405-1411 PubMed

[30] El Masry WS, Tsubo M, Katoh S, El Miligui YHS, Khan A. Validation of the American Spinal Injury Association (ASIA) motor score and the National Acute Spinal Cord Injury Study (NASCIS) motor score. Spine. 1996; 21(5): 614-619 PubMed

[31] Cohen ME, Bartko JJ. Reliability of the ISCSCI-92. In: Ditunno JF, Donovan WH, Maynard FM, eds. Reference Manual for the International Standards for Neurological and functional Classification of Spinal Cord Injury. ASIA, Chicago; 1994: 59-66

[32] Marino RJ, Jones L, Kirshblum S, Tal J, Dasgupta A. Reliability and repeatability of the motor and sensory examination of the international standards for neurological classification of spinal cord injury. J Spinal Cord Med. 2008; 31(2): 166-170 PubMed

[33] Jonsso, n M, Tollbäck A, Gonzales H, Borg J. Inter-rater reliability of the 1992 international standards for neurological and functional classification of incomplete spinal cord injury. Spinal Cord. 2000; 38(11): 675-679 PubMed

[34] Savic G, Bergström EM, Frankel HL, Jamous MA, Jones PW. Inter-rater reliability of motor and sensory examinations performed according to American Spinal Injury Association standards. Spinal Cord. 2007; 45(6): 444-451 PubMed

[35] Marino RJ. Neurological and functional outcomes in spinal cord injury: review and recommendations. Top Spinal Cord Inj Rehabil. 2005; 10: 51-64 PubMed

[36] Schuld C, Wiese J, Franz S, et al. EMSCI Study Group. Effect of formal training in scaling, scoring and classification of the International Standards for Neurological Classification of Spinal Cord Injury. Spinal Cord. 2013; 51(4): 282-288 PubMed

[37] Liu N, Zhou MW, Krassioukov AV, Biering-Sørensen F. Training effectiveness when teaching the International Standards for Neurological Classification of Spinal Cord Injury (ISNCSCI) to medical students. Spinal Cord. 2013; 51(10): 768-771 PubMed

[38] Mulcahey MJ, Gaughan JP, Chafetz RS, Vogel LC, Samdani AF, Betz RR. Interrater reliability of the international standards for neurological classification of spinal cord injury in youths with chronic spinal cord injury. Arch Phys Med Rehabil. 2011; 92(8): 1264-1269 PubMed

[39] Chafetz RS, Gaughan JP, Vogel LC, Betz R, Mulcahey MJ. The international standards for neurological classification of spinal cord injury: intra-rater agreement of total motor and sensory scores in the pediatric population. J Spinal Cord Med. 2009; 32(2): 157-161 PubMed

[40] Mulcahey MJ, Gaughan J, Betz RR, Johansen KJ. The International Standards for Neurological Classification of Spinal Cord Injury: reliability of data when applied to children and youths. Spinal Cord. 2007; 45(6): 452-459 PubMed

[41] Krisa L, Mulcahey MJ, Gaughan JP, Smith B, Vogel LC. Using a limited number of dermatomes as a predictor of the 56-dermatome test of the international standards for neurological classification of spinal cord injury in the pediatric population. Top Spinal Cord Inj Rehabil. 2013; 19(2): 114-120 PubMed

[42] Schneider RC, Cherry G, Pantek H. The syndrome of acute central cervical spinal cord injury; with special reference to the mechanisms involved in hyperextension injuries of cervical spine. J Neurosurg. 1954; 11(6): 546-577 PubMed

[43] Quencer RM, Bunge RP, Egnor M, et al. Acute traumatic central cord syndrome: MRI-pathological correlations. Neuroradiology. 1992; 34(2): 85-94 PubMed

[44] Bunge RP, Puckett WR, Becerra JL, Marcillo A, Quencer RM. Observations on the pathology of human spinal cord injury. A review and classification of 22 new cases with details from a case of chronic cord compression with extensive focal demyelination. Adv Neurol. 1993; 59: 75-89 PubMed

[45] Kakulas BA, Bedbrook GM. Pathology of injuries of the vertebral column. In: Vinken PJ and Bruyn GW, eds. Handbook of Clinical Neurology, Vol 25. Amsterdam; N. Holland Pub Co. 1976:27-42

[46] Taylor AR. The mechanism of injury to the spinal cord in the neck without damage to vertebral column. J Bone Joint Surg Br. 1951; 33-B(4): 543-547 PubMed

[47] McKinley W, Santos K, Meade M, Brooke K. Incidence and outcomes of spinal cord injury clinical syndromes. J Spinal Cord Med. 2007; 30(3): 215-224 PubMed

[48] Levi AD, Tator CH, Bunge RP. Clinical syndromes associated with disproportionate weakness of the upper versus the lower extremities after cervical spinal cord injury. Neurosurgery. 1996; 38(1): 179-183, discussion 183-185 PubMed

[49] Pouw MH, van Middendorp JJ, van Kampen A, et al. EM-SCI study group. Diagnostic criteria of traumatic central cord syndrome. Part 1: a systematic review of clinical descriptors and scores. Spinal Cord. 2010; 48(9): 652-656 PubMed

[50] van Middendorp JJ, Pouw MH, Hayes KC, et al. EM-SCI Study Group Collaborators. Diagnostic criteria of traumatic central cord syndrome. Part 2: a questionnaire survey among spine specialists. Spinal Cord. 2010; 48(9): 657-663 PubMed

[51] Pouw MH, van Middendorp JJ, van Kampen A, Curt A, van de Meent H, Hosman AJ. Diagnostic criteria of traumatic central cord syndrome. Part 3: descriptive analyses of neurological and functional outcomes in a prospective cohort of traumatic motor incomplete tetraplegics. Spinal Cord. 2011; 49(5): 614-622 PubMed

[52] Merriam WF, Taylor TKF, Ruff SJ, McPhail MJ. A reappraisal of acute traumatic central cord syndrome. J Bone Joint Surg Br. 1986; 68(5): 708-713 PubMed

[53] Penrod LE, Hegde SK, Ditunno JFJr. Age effect on prognosis for functional recovery in acute, traumatic central cord syndrome. Arch Phys Med Rehabil. 1990; 71(12): 963-968 PubMed

[54] Roth EJ, Lawler MH, Yarkony GM. Traumatic central cord syndrome: clinical features and functional outcomes. Arch Phys Med Rehabil. 1990; 71(1): 18-23 PubMed

[55] Burns SP, Golding DG, Rolle WAJr, Graziani V, Ditunno JFJr. Recovery of ambulation in motor-incomplete tetraplegia. Arch Phys Med Rehabil. 1997; 78(11): 1169-1172 PubMed

[56] Bell HS. Paralysis of both arms from injury of the upper portion of the pyramidal decussation: "cruciate paralysis". J Neurosurg. 1970; 33(4): 376-380 PubMed

[57] Dickman CA, Hadley MN, Pappas CTE, Sonntag VKH, Geisler FH. Cruciate paralysis: a clinical and radiographic analysis of injuries to the cervicomedullary junction. J Neurosurg. 1990; 73(6): 850-858 PubMed

[58] Erlich V, Snow R, Heier L. Confirmation by magnetic resonance imaging of Bell's cruciate paralysis in a young child with Chiari type I malformation and minor head trauma. Neurosurgery. 1989; 25(1): 102-105 PubMed

[59] Marano SR, Calica AB, Sonntag VKH. Bilateral upper extremity paralysis (Bell's cruciate paralysis) from a gunshot wound to the cervicomedullary junction. Neurosurgery. 1986; 18(5): 642-644 PubMed

[60] Schneider RC, Crosby EC, Russo RH, Gosch HH. Chapter 32. Traumatic spinal cord syndromes and their management. Clin Neurosurg. 1973; 20: 424-492 PubMed

[61] Hatzakis MJJr, Bryce N, Marino R. Cruciate paralysis, hypothesis for injury and recovery. Spinal Cord. 2000; 38(2): 120-125 PubMed

[62] Wallenberg A. Anatomischer Befund in einem als "acute bulbaraffection (embolie der cerebellar post inf sinista?)" beschreiben falle. Arch Phychiatr. 1901; 34: 923-959 PubMed

[63] Pappas CTE, Gibson AR, Sonntag VKH. Decussation of hind-limb and fore-limb fibers in the monkey corticospinal tract: relevance to cruciate paralysis. J Neurosurg. 1991; 75(6): 935-940 PubMed

[64] Bohlman HH. Acute fractures and dislocations of the cervical spine. An analysis of three hundred hospitalized patients and review of the literature. J Bone Joint Surg Am. 1979; 61(8): 1119-1142 PubMed

[65] Bosch A, Stauffer ES, Nickel VL. Incomplete traumatic quadriplegia. A ten-year review. JAMA. 1971; 216(3): 473-478 PubMed

[66] Brown-Sequard CE. Lectures on the physiology and pathology of the central nervous system and the treatment of organic nervous affections. Lancet. 1868; 2: 593-595, 659-662, 755-757, 821-823 PubMed

[67] Roth EJ, Park T, Pang T, Yarkony GM, Lee MY. Traumatic cervical Brown-Sequard and Brown-Sequard-plus syndromes: the spectrum of presentations and outcomes. Paraplegia. 1991; 29(9): 582-589 PubMed

[68] Tattersall R, Turner B. Brown-Séquard and his syndrome. Lancet. 2000; 356(9223): 61-63 PubMed

[69] Koehler PJ, Endtz LJ. The Brown-Séquard syndrome. True or false? Arch Neurol. 1986; 43(9): 921-924 PubMed

[70] Graziani V, Tessler A, Ditunno JF. Incomplete tetraplegia: sequence of lower extremity motor recovery. J Neurotrauma. 1995; 12: 121 PubMed

[71] Little JW, Halar E. Temporal course of motor recovery after Brown-Sequard spinal cord injuries. Paraplegia. 1985; 23(1): 39-46 PubMed

[72] Bauer RD, Errico TJ. Cervical spine injuries. In: Errico TJ, Bauer RD, Waugh T, eds. Spinal Trauma. Philadelphia, PA: JB Lippincott; 1991:71-121

[73] Cheshire WP, Santos CC, Massey EW, Howard JFJr. Spinal cord infarction: etiology and outcome. Neurology. 1996; 47(2): 321-330 PubMed

[74] Bohlman HH, Ducker TB. Spine and spinal cord injuries. In: Rothman RH, ed. The Spine. 3rd ed. Philadelphia, PA: WB Saunders; 1992:973-1011

[75] Dimitrijevic MR. Neurophysiology in spinal cord injury. Paraplegia. 1987; 25(3): 205-208 PubMed

[76] Sherwood AM, Dimitrijevic MR, McKay WB. Evidence of subclinical brain influence in clinically complete spinal cord injury: discomplete SCI. J Neurol Sci. 1992; 110(1-2): 90-98 PubMed

[78] Dimitrijevic MR, Dimitrijevic MM, Faganel J, Sherwood AM. Suprasegmentally induced motor unit activity in paralyzed muscles of patients with established spinal cord injury. Ann Neurol. 1984; 16(2): 216-221 PubMed

[79] Kakulas BA. The applied neuropathology of human spinal cord injury. Spinal Cord. 1999; 37(2): 79-88 PubMed

[80] Sabbah P, Lévêque C, Pfefer F, et al. Functional MR imaging and traumatic paraplegia: preliminary report. J Neuroradiol. 2000; 27(4): 233-237 PubMed

[81] Finnerup NB, Gyldensted C, Fuglsang-Frederiksen A, Bach FW, Jensen TS. Sensory perception in complete spinal cord injury. Acta Neurol Scand. 2004; 109(3): 194-199 PubMed

[82] Angeli CA, Edgerton VR, Gerasimenko YP, Harkema SJ. Altering spinal cord excitability enables voluntary movements after chronic complete paralysis in humans. Brain. 2014; 137(Pt 5): 1394-1409 PubMed

[83] Krassioukov A, Claydon VE. The clinical problems in cardiovascular control following spinal cord injury: an overview. Prog Brain Res. 2006; 152: 223-229 PubMed

[84] Mathias CJ, Frankel HL. Autonomic disturbances in spinal cord lesions. In: Bannister R, Mathias CJ, eds. Autonomic Failure: A Textbook of Clinical Disorders of the Autonomic Nervous System. Oxford Medical Publications; 2002:839-881

[85] Krassioukov A, Biering-Sørensen F, Donovan W, et al. Autonomic Standards Committee of the American Spinal Injury Association/International Spinal Cord Society. International standards to document remaining autonomic function after spinal cord injury. J Spinal Cord Med. 2012; 35(4): 201-210 PubMed

[86] Davidson RA, Carlson M, Fallah N, et al. Inter-rater reliability of the International Standards to document remaining autonomic function after spinal cord injury. J Neurotrauma. 2017; 34(3): 552-558 PubMed

[87] Round AM, Park SE, Walden K, Noonan VK, Townson AF, Krassioukov AV. An evaluation of the International Standards to document remaining autonomic function after spinal cord injury: input from the international community. Spinal Cord. 2017; 55(2): 198-203 PubMed

[88] Krassioukov AV, Karlsson AK, Wecht JM, Wuermser LA, Mathias CJ, Marino RJ, Joint Committee of American Spinal Injury Association and International Spinal Cord Society. Assessment of autonomic dysfunction following spinal cord injury: rationale for additions to International Standards for Neurological Assessment. J Rehabil Res Dev. 2007; 44(1): 103-112 PubMed

[89] Kirshblum SC, House JG, O'connor KC. Silent autonomic dysreflexia during a routine bowel program in persons with traumatic spinal cord injury: a preliminary study. Arch Phys Med Rehabil. 2002; 83(12): 1774-1776 PubMed

[90] Linsenmeyer TA, Campagnolo DI, Chou IH. Silent autonomic dysreflexia during voiding in men with spinal cord injuries. J Urol. 1996; 155(2): 519-522 PubMed

[91] Ekland MB, Krassioukov AV, McBride KE, Elliott SL. Incidence of autonomic dysreflexia and silent autonomic dysreflexia in men with spinal cord injury undergoing sperm retrieval: implications for clinical practice. J Spinal Cord Med. 2008; 31(1): 33-39 PubMed

[92] Liu N, Fougere R, Zhou MW, Nigro MK, Krassioukov AV. Autonomic dysreflexia severity during urodynamics and cystoscopy in individuals with spinal cord injury. Spinal Cord. 2013; 51(11): 863-867 PubMed

[93] Low PA. Laboratory evaluation of autonomic function. Suppl Clin Neurophysiol. 2004; 57: 358-368 PubMed

[94] Cariga P, Catley M, Mathias CJ, Savic G, Frankel HL, Ellaway PH. Organisation of the sympathetic skin response in spinal cord injury. J Neurol Neurosurg Psychiatry. 2002; 72(3): 356-360 PubMed

[95] Hubli M, Krassioukov AV. How reliable are sympathetic skin responses in subjects with spinal cord injury? Clin Auton Res. 2015; 25(2): 117-124 PubMed

[96] Curt A, Nitsche B, Rodic B, Schurch B, Dietz V. Assessment of autonomic dysreflexia in patients with spinal cord injury. J Neurol Neurosurg Psychiatry. 1997; 62(5): 473-477 PubMed

[97] Hubli M, Krassioukov AV. Ambulatory blood pressure monitoring in spinal cord injury: clinical practicability. J Neurotrauma. 2014; 31(9): 789-797 PubMed

2.8 附录 2.1：关键专业术语解释

皮节（dermatome） 受各节段神经根内感觉轴突支配的皮肤区域。

肌节（myotome） 由各脊髓节段神经根内运动神经（根）轴突支配的肌群。

关键肌群 用于评估脊髓损伤的 10 组关键肌群。

神经平面	肌群	神经平面	肌群
C5	屈肘肌	L2	屈髋肌
C6	伸腕肌	L3	伸膝肌
C7	伸肘肌	L4	踝背伸肌
C8	中指屈指肌	L5	跨长伸趾肌
T1	小指外展肌	S1	踝跖屈肌

非关键肌群功能 不属于常规测试的关键肌肉的肌肉功能。对于明显 AIS B 级的患者，应检测每侧至少低于运动水平 3 个节段的非关键肌肉功能，以最准确地对损伤进行分类，并区分 AIS B 级与 C 级。

运动平面（motor level） 最尾侧关键肌群的肌力为 3/5 或更大，同时近端肌力分级为正常（5/5）。

运动评分（motor index score） 将各关键肌肉组的肌肉评分相加计算，总分 100。现在建议将评分分为上肢和下肢两部分。

感觉平面 两侧具有正常针刺觉（锐/钝区分）和轻触觉的最尾段脊髓节段。

不确定（ND） 当评分中的任何组成部分无法通过检查来确定时记录在工作量表中以 ND 表示。

神经损伤平面（NLI） 运动和感觉都完好无损的最远端脊髓节段。

鞍区保留（sacral sparing） 通过检查感觉和运动功能确定在脊髓最尾部存在残留的保留神经功能。这包括在 S4~S5 皮节的任一侧保留轻触觉或针刺觉（完整或受损）、存在 DAP 或 VAC。

完全性损伤 最低骶段感觉和运动功能消失（即没有鞍区保留）。

不完全性损伤 在包括最低位骶段的神经系统水平以下保留运动和（或）感觉功能（即鞍区保留）。

部分保留带（ZPP） 此术语仅用于完全性损伤患者，指的是运动和感觉平面尾侧的皮节和肌节仍部分受神经支配。具有某些感觉和（或）运动功能的最尾部节段决定了 ZPP 的范围[1]。

缩写：DAP，肛门深部压觉；VAC，自主肛门收缩。
资料来源：国际脊髓损伤神经学分类标准（ISNCSCI）。

3 脊髓损伤的病理生理学

Assem A. Sultan, Edward C. Benzel

摘要

创伤或非创伤事件可能导致脊髓损伤。创伤性脊髓损伤的治疗选择取决于脊髓损伤的病理生理过程。本章，我们讨论了损伤的两个病理生理阶段，以帮助确定适当的治疗干预措施。损伤的第二阶段又分为四个不同时期：急性期、亚急性期、中间期和慢性期。我们简要讨论了细胞和生化水平的神经保护和神经再生作用。

关键词 脊髓损伤 病理生理机制 损伤阶段 神经保护作用 神经再生作用

3.1 引言

急性外伤性脊髓损伤（SCI）是脊髓遭受物理性破坏的后遗症。根据创伤的严重程度，在损伤平面或以下会导致神经功能部分或全部丧失。据估计，美国每年有 12 000 名新诊断为 SCI 的患者，其中有 4000 人在入院前死亡，而 1000 人在住院期间死亡[1-4]。因此，SCI 的后遗症不仅影响患者及其家人，而且在全球范围内对社会经济都有重大影响[5-7]。尽管支持治疗对于治疗 SCI 患者是有意义的，尤其是在降低 SCI 导致的死亡率方面[8]，但 SCI 导致的不可逆性瘫痪会继续给患者和医疗保健系统带来沉重的负担[5,9]。因此，正在进行的研究工作试图通过在宏观和分子层面上研究参与 SCI 的病理生理机制，以发现潜在的神经保护和神经再生干预措施。本章的目的是阐明与 SCI 有关的病理生理机制。有关 SCI 的临床表现和治疗措施将暂不做探讨（该部分将在其他相关章节进行阐述）。

3.2 流行病学

在发达国家，SCI 的年发病率估计为每百万人口中有 12~53 例，而在全世界，每百万人中有 15~40 例[8,10-12]。在美国，每年有 12 000 个新的 SCI 病例[7,13]。颈椎损伤是最常见的部位，此部位发病率高且治疗费用巨大。在所有 SCI 病例中，有 54%~75% 发生在颈椎，而估计有 15% 发生在胸椎，10% 发生在腰椎[5,7,8,14]。

对国家脊髓损伤数据库（National Spinal Cord Injury Database，NSCID）分析表明，SCI 发生率有上升趋势。据观察，受伤的平均年龄从 1973 年至 1979 年平均为 28.7 岁，而到 2000 年至 2003 年则增加到 38.0 岁[12]。此外，老年人口的患病率从 1973 年至 1979 年的 4.7%，在 2000 年至 2003 年之间显著上升到近 11%[12]。相反，0~15 岁儿童的患病率从同期的 6.4% 下降到 2%。老年人群中 SCI 发病率的增加可能对这类有特殊需求和年龄相关合并症患者的管理具有临床意义。但是，年轻的男性患者仍然是受 SCI 影响最为严重的人群，因为其中大多数是健康的青壮年[7,14]。

从病因上讲，机动车事故是 SCI 的主要原因，占所有年龄段所有原因的 50%。25% 的病例与饮酒有关[8,9]。另外，跌倒是所有年龄组中 SCI 的第二大常见原因，也是 60 岁及以上患者的最常见原因[9]。此外，在过去 30 年中，跌倒和与工作有关的伤害引起的 SCI 总体发生率一直在上升，占所有 SCI 的 30%[12]。造成 SCI 的其他原因包括：暴力造成的伤害占 11%，与运动有关的伤害占所有 SCI 的 9%[8,9]。

SCI 常引起高发病率和死亡率，首次入院时的死亡率为 4%~17%[2]。此外，急性 SCI 患者中颈椎损伤的高发生率在很大程度上影响该病的发病率，最常见的损伤模式是不完全性四肢瘫（34.5%），其次是完全性截瘫（23.1%）、完全性四肢瘫（18.4%）以及不完全性截瘫（17.5%）。对于这些患者，今后的生活质量取决于疼痛、内脏功能丧失的程度和手部功能的恢复情况[15]。

3.3 损伤的病理阶段

急性创伤性 SCI 的发病机制是一个双相过程[16-18]。在早期阶段，直接的损伤是由最初的物理创伤引起的，导致神经元的局部变形和局部循环中断。随后是第二阶段的继发性损伤阶段，该阶段是由复杂的生化、细胞和全身反应与原发性损伤相互作用引起的[16,19,20]。尽管第二阶段的生理变化目的是为神经提供保护作用，但实际上的最终结果却是进行性的神经破坏作用。这种破坏在创伤后可持续数周或数月。了解继发期病理生理变化的不同过程对于急性 SCI 下制订不同的治疗方案有指导意义。既往在动物实验研究中首次证明了脊髓损伤存在早期阶段和继发性损害阶段[21]随后各种关于 SCI 脊髓损伤的机制被不断发现，包括急性 SCI 的继发性阶段的损伤机制[18,22-29]。

3.3.1 原发性脊髓损伤

在此阶段，急性压迫、剪切、撕裂、牵拉或震荡可能会是导致脊髓损伤的初始原因，所有这些都会使脊髓遭受挫伤和持续性压迫[30,31]。常见的临床情况包括爆裂性骨折、挥鞭伤和穿透性导弹伤。解剖结构破坏可导致脊髓完全横断，但更常见的是脊髓完整性的部分破坏[7]。在这种情况下，多余的神经轴突可能会穿过受损区域。但是，这些轴突经常发生脱髓鞘，随后导致功能失调[32-36]。在生化上，此阶段的特征性变化是促炎性介质局部升高，包括肿瘤坏死因子-α（TNF-α）、白介素-1β（IL-1β）和细胞破坏引起的谷氨酸聚集[37]。在此阶段所涉及的伤害过程可能会在最初的创伤后持续长达 2 小时[37]。

3.3.2 继发性脊髓损伤

越来越多的证据表明，在损伤的初始阶段之后会发生一系列复杂的细胞和生化反应，并导致进行性的局部神经元破坏[18,20,22-26,33,38-40]。多项研究试图确定在对损伤后潜在的神经保护干预的关键过程，以期达到治疗目的，改善临床预后结果。按时间顺序，第二阶段可分为早期急性期（头 48 小时）、亚急性期（2 周）、中期（6 个月）和慢性期（超过 6 个月）[41]。每个阶段均由特定的病理机制介导。电解质失衡、凋亡、血管生成和自由基生成是此阶段最被广泛接受的发病机制[8,18,25,26]。

在早期急性继发阶段，离子失调（特别是细胞内高钙血症）引发了许多破坏过程，包括线粒体功能障碍和细胞死亡[42]。这是在初始损伤阶段之后，由细胞外兴奋性氨基酸（即谷氨酸和天冬氨酸）的快速增加触发的。这导致细胞内钙的流入[25]。线粒体功能障碍和细胞内能量存储耗竭，进一步破坏了依赖三磷酸腺苷（ATP）的细胞膜 Na^+/K^+ 转运蛋白，从而破坏了离子调节。此外，Na^+/K^+/谷氨酸泵被破坏，导致兴奋性谷氨酸水平升高，这反过来又作用于 N-甲基-D-天门冬氨酸，

α-氨基-3-羟基-5-甲基-4-异噁唑丙酸和海藻酸酯受体[25]。因此，这导致 Ca^{2+} 和 Na^+ 进一步涌入，随之而来的是恶性循环。此外，对于细胞内高钙血症，涉及细胞降解和死亡途径的酶被激活，包括磷脂酶、钙蛋白酶、胱天蛋白酶和一氧化氮合酶（NOS）[43]。

在早期阶段，自由基在介导细胞损伤中也起着重要作用[44, 45]。细胞内自由基在最初的损伤后12小时达到峰值。细胞内自由基水平的上升通过脂质过氧化作用逐渐破坏细胞膜，从而导致进一步的离子失调、膜转运和最终细胞裂解。另外，细胞内钙的升高使通常与自由基结合的细胞抗氧化剂失活[46]。自由基还激活细胞凋亡途径，最近的动物研究表明，这种作用主要是由过氧亚硝酸盐自由基分子介导的[46]。钙诱导的线粒体功能障碍被认为可以引发自由基的产生。因此，抗氧化剂疗法已成为该阶段潜在的治疗选择[46]。临床上通常在神经损伤后的最初8小时内给予大剂量甲泼尼龙进行治疗，以期通过抵抗急性早期的脂质过氧化作用提供神经保护作用[47-52]。但是实际上临床效果欠佳，并且循证医学证据不充分，使得这种方法目前在临床实践中已不再被推荐。

血管损伤和脊髓缺血是由多种全身和局部因素引起的，并且被认为在继发性阶段中显著地加重了损伤[38]。在出血性休克后出现组织灌注不足的多重创伤患者中常由多种系统性因素引起脊髓损伤。而且，神经源性休克可以由急性SCI引起，伴有严重的低血压和完全性脊髓损伤的心动过缓。损伤发生后数周或数月，心脏功能下降和血管交感神经活动丧失可导致全身性心血管抑制。此外，由呼吸肌麻痹或疲劳引起的胸外伤和呼吸衰竭也可能导致局部脊髓低氧血症。并且，损伤局部也有导致微循环和组织氧合受损的机制[38]。释放血管活性胺会引起局部血管痉挛[38]。此外，内皮细胞损伤是早期急性期事件之一，可导致局部血管通透性增加和间质性水肿，这也可加剧局部缺血。此外，中央带灰质比周围白质更容易受到缺血性损伤[53, 54]。正常情况下，中央灰质与周围白质的血流比例保持在 3∶1，这有助于解释为何脊髓灰质和白质对缺血的敏感性不一样[53-55]。多项动物研究表明SCI中局部脊髓血流自动调节机制丧失，这可能会导致局部缺血性损伤[18, 56]。此外，静脉引流受损和血栓形成也可能起着致病作用[57]。

坏死和凋亡是参与SCI细胞死亡的两个重要机制[58, 59]。细胞凋亡主要在动物模型中得到证实[39]。细胞凋亡或程序性细胞死亡已被证明主要影响少突胶质细胞，导致轴突脱髓鞘[60]。在最初受伤后的第一天到第一周末之间，这一过程变得很明显[59]。但是，这种机制在SCI的人体模型中并未得到明确证明[61, 62]。一些外在和内在信号可以激活细胞内胱天蛋白酶和促凋亡蛋白来激活细胞凋亡。结果是脱氧核糖核酸（DNA）裂解和细胞蛋白水解，然后萎缩的细胞被吞噬，没有相关的炎症反应。阻断胱天蛋白酶途径并抑制细胞凋亡为急性SCI的继发期治疗提供了治疗思路。凋亡是一个活跃的过程，需要消耗细胞的能量、基因表达和从头合成途径。另一方面，坏死是细胞损伤的被动过程，其涉及线粒体和细胞膜破坏以及强烈的局部炎症反应[25]。坏死性凋亡是另一种新描述的涉及程序性坏死的机制，在SCI后早期神经细胞损伤中起作用[63]。了解这一途径为靶向作用于坏死性凋亡相关的关键分子的新型潜在细胞保护剂提供了思路[64]。尽管目前关于坏死性凋亡抑制的证据主要来自动物研究，但结果为将来在人类应用提供了希望[65, 66]。

继发性损伤阶段的细胞炎症反应受众多促炎细胞调节。在最初的几天中，中性粒细胞和小胶质细胞占主导地位[67, 68]。在接下来的5~10天中，活化的小胶质细胞和巨噬细胞成为主要的介质。另外，促炎介质由这些细胞释放，包括TNF-α、干扰素和IL。总体而言，这种神经炎症反应可能同时具有有害作用和保护作用。因此，目前尚不清楚该反应是否可以作为治疗干预的目标靶点。

在急性期之后亚急性期开始，其特征在于星形细胞的增殖以及细胞和鞘磷脂碎片的吞噬作用，为轴突再生铺平了道路[41]。然而，星形胶质瘢痕组织也开始形成，研究表明这可能会干扰神经再生[41]。这发生在最初受伤后的2天到2周之间。接下来，进入中间阶段并持续6个月。该阶段的特征是瘢痕形成和持续的轴突再生。最后，慢性阶段从 6 个月开始，可能持续数年，其特征是形成稳定的胶质瘢痕，形成空洞和沃勒变性（Wallerian degeneration）[41]。未来研究工作的目标可能包括尝试提高备用轴突的再生能力和神经可塑性。

3.4 讨论

创伤性脊髓损伤在临床实践中仍然是一个挑战，尚未发现更有效的治疗方案。了解损伤的病理生理阶段将有助于指导治疗干预来改变不可避免的神经功能丧失。加强道路、房屋或工作场所的安全预防措施对减少 SCI 的发生是必不可少的。在脊髓损伤的第二阶段，复杂的细胞和生化反应可能加重损伤，使愈合环境不利于神经元再生。尽管我们对损伤第二阶段相互作用的认识呈指数级增长，但仍需要进一步的研究来帮助我们更好地理解人体的独特反应，并为指导未来的干预措施提供可能。

参考文献

[1] Sances AJr, Myklebust JB, Maiman DJ, Larson SJ, Cusick JF, Jodat RW. The biomechanics of spinal injuries. Crit Rev Biomed Eng. 1984; 11(1): 1-76 PubMed

[2] Kraus JF. Epidemiologic features of head and spinal cord injury. Adv Neurol. 1978; 19: 261-279 PubMed

[3] Carter REJr. Etiology of traumatic spinal cord injury: statistics of more than 1,100 cases. Tex Med. 1977; 73(6): 61-65 PubMed

[4] Albin MS, White RJ. Epidemiology, physiopathology, and experimental therapeutics of acute spinal cord injury. Crit Care Clin. 1987; 3(3): 441-452 PubMed

[5] Harvey C, Wilson SE, Greene CG, Berkowitz M, Stripling TE. New estimates of the direct costs of traumatic spinal cord injuries: results of a nationwide survey. Paraplegia. 1992; 30(12): 834-850 PubMed

[6] Cripps RA, Lee BB, Wing P, Weerts E, Mackay J, Brown D. A global map for traumatic spinal cord injury epidemiology: towards a living data repository for injury prevention. Spinal Cord. 2011; 49(4): 493-501 PubMed

[7] Ackery A, Tator C, Krassioukov A. A global perspective on spinal cord injury epidemiology. J Neurotrauma. 2004; 21(10): 1355-1370 PubMed

[8] Sekhon LH, Fehlings MG. Epidemiology, demographics, and pathophysiology of acute spinal cord injury. Spine. 2001; 26(24) Suppl: S2-S12 PubMed

[9] National Spinal Cord Injury Statistical Center. Spinal cord injury. Facts and figures at a glance. J Spinal Cord Med. 2014; 37(3): 355-356 PubMed

[10] Singh A, Tetreault L, Kalsi-Ryan S, Nouri A, Fehlings MG. Global prevalence and incidence of traumatic spinal cord injury. Clin Epidemiol. 2014; 6: 309-331 PubMed

[11] Botterell EH, Jousse AT, Kraus AS, Thompson MG, WynneJones M, Geisler WO. A model for the future care of acute spinal cord injuries. Can J Neurol Sci. 1975; 2(4): 361-380 PubMed

[12] Jackson AB, Dijkers M, Devivo MJ, Poczatek RB. A demographic profile of new traumatic spinal cord injuries: change and stability over 30 years. Arch Phys Med Rehabil. 2004; 85(11): 1740-1748 PubMed

[13] van den Berg MEL, Castellote JM, de Pedro-Cuesta J, Mahillo-Fernandez I. Survival after spinal cord injury: a systematic review. J Neurotrauma. 2010; 27(8): 1517-1528 PubMed

[14] Pirouzmand F. Epidemiological trends of spine and spinal cord injuries in the largest Canadian adult trauma center from 1986 to 2006. J Neurosurg Spine. 2010; 12(2): 131-140 PubMed

[15] National Spinal Cord Injury Statistical Center. Spinal cord injury. Facts and figures at a glance. J Spinal Cord Med. 2005; 28(4): 379-380 PubMed

[16] Hagg T, Oudega M. Degenerative and spontaneous regenerative processes after spinal cord injury. J Neurotrauma. 2006; 23(3-4): 264-280 PubMed

[17] Amar AP, Levy ML. Pathogenesis and pharmacological strategies for mitigating secondary damage in acute spinal cord injury. Neurosurgery. 1999; 44(5): 1027-1039, discussion 1039-1040 PubMed

[18] Tator CH, Fehlings MG. Review of the secondary injury theory of acute spinal cord trauma with emphasis on vascular mechanisms. J Neurosurg. 1991; 75(1): 15-26 PubMed

[19] Sandler AN, Tator CH. Effect of acute spinal cord compression injury on regional spinal cord blood flow in primates. J Neurosurg. 1976; 45(6): 660-676 PubMed

[20] Collins WF. A review and update of experiment and clinical studies of spinal cord injury. Paraplegia. 1983; 21(4): 204-219 PubMed

[21] Allen AR. Aurgery of experimental lesion of spinal cord equivalent to crush injury of fracture dislocation of spinal column. J Am Med Assoc. 1911(11): 878 PubMed

[22] Pehar M, Vargas MR, Robinson KM, et al. Peroxynitrite transforms nerve growth factor into an apoptotic factor for motor neurons. Free Radic Biol Med. 2006; 41(11): 1632-1644 PubMed

[23] McCord JM, Edeas MA. SOD, oxidative stress and human pathologies: a brief history and a future vision. Biomed Pharmacother. 2005; 59(4): 139-142 PubMed

[24] Popovich PG. Immunological regulation of neuronal degeneration and regeneration in the injured spinal cord. Prog Brain Res. 2000; 128: 43-58 PubMed

[25] Park E, Velumian AA, Fehlings MG. The role of excitotoxicity in secondary mechanisms of spinal cord injury: a review with an emphasis on the implications for white matter degeneration. J Neurotrauma. 2004; 21(6): 754-774 PubMed

[26] Mautes AE, Weinzierl MR, Donovan F, Noble LJ. Vascular events after spinal cord injury: contribution to secondary pathogenesis. Phys Ther. 2000; 80(7): 673-687 PubMed

[27] Ackery A, Robins S, Fehlings MG. Inhibition of Fas-mediated apoptosis through administration of soluble Fas receptor improves functional outcome and reduces posttraumatic axonal degeneration after acute spinal cord injury. J Neurotrauma. 2006; 23(5): 604-616 PubMed

[28] Buss A, Pech K, Merkler D, et al. Sequential loss of myelin proteins during Wallerian degeneration in the human spinal cord. Brain. 2005; 128(Pt 2): 356-364 PubMed

[29] Casha S, Yu WR, Fehlings MG. Oligodendroglial apoptosis occurs along degenerating axons and is associated with FAS and p75 expression following spinal cord injury in the rat. Neuroscience. 2001; 103(1): 203-218 PubMed

[30] Tator CH. Update on the pathophysiology and pathology of acute spinal cord injury. Brain Pathol. 1995; 5(4): 407-413 PubMed

[31] Baptiste DC, Fehlings MG. Pharmacological approaches to repair the injured spinal cord. J Neurotrauma. 2006; 23(3-4): 318-334 PubMed

[32] McDonald JW, Belegu V. Demyelination and remyelination after spinal cord injury. J Neurotrauma. 2006; 23(3-4): 345-359 PubMed

[33] Totoiu MO, Keirstead HS. Spinal cord injury is accompanied by chronic progressive demyelination. J Comp Neurol. 2005; 486(4): 373-383 PubMed

[34] Radojicic M, Reier PJ, Steward O, Keirstead HS. Septations in chronic spinal cord injury cavities contain axons. Exp Neurol. 2005; 196(2): 339-341 PubMed

[35] Nashmi R, Fehlings MG. Changes in axonal physiology and morphology after chronic compressive injury of the rat thoracic spinal cord. Neuroscience. 2001; 104(1): 235-251 PubMed

[36] Bunge RP, Puckett WR, Becerra JL, Marcillo A, Quencer RM. Observations on the pathology of human spinal cord injury. A review and classification of 22 new cases with details from a case of chronic cord compression with extensive focal demyelination. Adv Neurol. 1993; 59: 75-89 PubMed

[37] Fleming JC, Norenberg MD, Ramsay DA, et al. The cellular inflammatory response in human spinal cords after injury. Brain. 2006; 129(Pt 12): 3249-3269 PubMed

[38] Tator CH, Koyanagi I. Vascular mechanisms in the pathophysiology of human spinal cord injury. J Neurosurg. 1997; 86(3): 483-492 PubMed

[39] Dusart I, Schwab ME. Secondary cell death and the inflammatory reaction after dorsal hemisection of the rat spinal cord. Eur J Neurosci. 1994; 6(5): 712-724 PubMed

[40] Anderson DK, Hall ED. Pathophysiology of spinal cord trauma. Ann Emerg Med. 1993; 22(6): 987-992 PubMed

[41] Fitch MT, Silver J. CNS injury, glial scars, and inflammation: Inhibitory extracellular matrices and regeneration failure. Exp Neurol. 2008; 209(2): 294-301 PubMed

[42] Kroemer G, Petit P, Zamzami N, Vayssière JL, Mignotte B. The biochemistry of programmed cell death. FASEB J. 1995; 9(13): 1277-1287 PubMed

[43] Lipton SA, Rosenberg PA, Rosenberg PA. Excitatory amino acids as a final common pathway for neurologic disorders. N Engl J Med. 1994; 330(9): 613-622 PubMed

[44] Hall ED, Braughler JM. Free radicals in CNS injury. Res Publ Assoc Res Nerv Ment Dis. 1993; 71: 81-105 PubMed

[45] Siesjö BK. Pathophysiology and treatment of focal cerebral ischemia. Part II: Mechanisms of damage and treatment. J Neurosurg. 1992; 77(3): 337-354 PubMed

[46] Kurihara M. Role of monoamines in experimental spinal cord injury in rats. Relationship between Na⁺-K⁺-ATPase and lipid peroxidation. J Neurosurg. 1985; 62(5): 743-749 PubMed

[47] Bracken MB, Shepard MJ, Hellenbrand KG, et al. Methylprednisolone and neurological function 1 year after spinal cord injury. Results of the National Acute Spinal Cord Injury Study. J Neurosurg. 1985; 63(5): 704-713 PubMed

[48] Bracken MB, Shepard MJ, Collins WFJr, et al. Methylprednisolone or naloxone treatment after acute spinal cord injury: 1-year follow-up data. Results of the second National Acute Spinal Cord Injury Study. J Neurosurg. 1992; 76(1): 23-31 PubMed

[49] Bracken MB, Shepard MJ, Collins WF, et al. A randomized, controlled trial of methylprednisolone or naloxone in the treatment of acute spinal-cord injury. Results of the Second National Acute Spinal Cord Injury Study. N Engl J Med. 1990; 322(20): 1405-1411 PubMed

[50] Hall ED, Braughler JM. Glucocorticoid mechanisms in acute spinal cord injury: a review and therapeutic rationale. Surg Neurol. 1982; 18(5): 320-327 PubMed

[51] Hall ED, Wolf DL, Braughler JM. Effects of a single large dose of methylprednisolone sodium succinate on experimental posttraumatic spinal cord ischemia. Dose-response and time-action analysis. J Neurosurg. 1984; 61(1): 124-130 PubMed

[52] Hall ED, Yonkers PA, Horan KL, Braughler JM. Correlation between attenuation of posttraumatic spinal cord ischemia and preservation of tissue vitamin E by the 21-aminosteroid U74006F: evidence for an in vivo antioxidant mechanism. J Neurotrauma. 1989; 6(3): 169-176 PubMed

[53] Hayashi N, Green BA, Gonzalez-Carvajal M, Mora J, Veraa RP. Local blood flow, oxygen tension, and oxygen consumption in the rat spinal cord. Part 2: Relation to segmental level. J Neurosurg. 1983; 58(4): 526-530 PubMed

[54] Hayashi N, Green BA, Gonzalez-Carvajal M, Mora J, Veraa RP. Local blood flow, oxygen tension, and oxygen consumption in the rat spinal cord. Part 1: Oxygen metabolism and neuronal function. J Neurosurg. 1983; 58(4): 516-525 PubMed

[55] Wolman L. The disturbance of circulation in traumatic paraplegia in acute and late stages: A pathological study. Paraplegia. 1965; 2(4): 213-226 PubMed

[56] Kwon BK, Tetzlaff W, Grauer JN, Beiner J, Vaccaro AR. Pathophysiology and pharmacologic treatment of acute spinal cord injury. Spine J. 2004; 4(4): 451-464 PubMed

[57] Koyanagi I, Tator CH, Theriault E. Silicone rubber microangiography of acute spinal cord injury in the rat. Neurosurgery. 1993; 32(2): 260-268, discussion 268 PubMed

[58] Emery E, Aldana P, Bunge MB, et al. Apoptosis after traumatic human spinal cord injury. J Neurosurg. 1998; 89(6): 911-920 PubMed

[59] Crowe MJ, Bresnahan JC, Shuman SL, Masters JN, Beattie MS. Apoptosis and delayed degeneration after spinal cord injury in rats and monkeys. Nat Med. 1997; 3(1): 73-76 PubMed

[60] Li GL, Brodin G, Farooque M, et al. Apoptosis and expression of Bcl-2 after compression trauma to rat spinal cord. J Neuropathol Exp Neurol. 1996; 55(3): 280-289 PubMed

[61] Norenberg MD, Smith J, Marcillo A. The pathology of human spinal cord injury: defining the problems. J Neurotrauma. 2004; 21(4): 429-440 PubMed

[62] Kakulas BA. Neuropathology: the foundation for new treatments in spinal cord injury. Spinal Cord. 2004; 42(10): 549-563 PubMed

[63] Galluzzi L, Kroemer G. Necroptosis: a specialized pathway of programmed necrosis. Cell. 2008; 135(7): 1161-1163 PubMed

[64] Wang Y, Wang J, Yang H, et al. Necrostatin-1 mitigates mitochondrial dysfunction post-spinal cord injury. Neuroscience. 2015; 289: 224-232 PubMed

[65] Liu M, Wu W, Li H, et al. Necroptosis, a novel type of programmed cell death, contributes to early neural cells damage after spinal cord injury in adult mice. J Spinal Cord Med. 2015; 38(6): 745-753 PubMed

[66] Wang Y, Wang H, Tao Y, Zhang S, Wang J, Feng X. Necroptosis inhibitor necrostatin-1 promotes cell protection and physiological function in traumatic spinal cord injury. Neuroscience. 2014; 266: 91-101 PubMed

[67] Donnelly DJ, Popovich PG. Inflammation and its role in neuroprotection, axonal regeneration and functional recovery after spinal cord injury. Exp Neurol. 2008; 209(2): 378-388 PubMed

[68] Popovich PG, Wei P, Stokes BT. Cellular inflammatory response after spinal cord injury in Sprague-Dawley and Lewis rats. J Comp Neurol. 1997; 377(3): 443-464 PubMed

4 颈髓损伤的初步评估（包括影像学评估）

Justin Iorio, Todd J. Albert

摘要

颈髓损伤的初步处理归纳为 ABCDE：评估气道、呼吸和循环状况，然后评估残疾 / 神经功能缺损和影像学检查。所有脊柱损伤的患者都应该进行固定，以防止进一步的神经损伤。必须进行美国脊髓损伤协会（American Spinal Injury Association，ASIA）概述的神经系统检查。ASIA 需要详细检查身体两侧的 28 个皮节（C2~S5）和 10 个肌节（C5~T1 和 L2~S1）。必须检查上肢、下肢和球海绵体肌反射。对脊柱进行影像学检查以确定损伤位置、骨折形态、脱位、脊柱不稳、软组织异常、硬膜外血肿和神经损伤。计算机断层扫描（computed tomography，CT）和磁共振成像（magnetic resonance imaging，MRI）是最常用的成像方式。X 线不如这些先进的技术敏感和特异，传统上被用作清醒患者的初始检查。然而，如果 CT 成像可用，则无需 X 线。此外，一种被称为弥散张量成像（diffusion tensor imaging，DTI）的较新 MRI 技术已经证明，通过提供白质束的详细信息，可以提高描述脊髓损伤特征的能力，而白质束是造成脊髓损伤后功能缺陷的原因。通过全面询问病史、体格检查和影像学检查早期识别颈椎损伤可以防止神经功能减退，改善预后，并降低延误诊断和治疗的风险。

关键词 创伤 检查 评估 颈椎 骨折 脊髓损伤

4.1 引言

在美国，每年约有 15 万例颈椎损伤和 1.2 万例脊髓损伤（spinal cord injuries，SCI）。近 1/2~3/4 的 SCI 是由颈椎创伤引起的[1]，不完全性四肢瘫是最常见的诊断[2, 3]。大多数颈椎损伤发生在下颈椎区，约 65% 的骨折和 75% 以上的脱位发生在 C2 以下[4]。枕颈交界处的骨折和脱位比下颈椎创伤更容易导致死亡。通过详细的病史记录、体格检查和影像学检查，早期识别颈椎损伤，可以防止神经功能减退，改善预后，并降低近 33% 的颈椎病患者延误诊断和治疗的风险[5, 6]。

4.2 初步评估

对所有创伤患者进行系统评估。最初的处理遵照美国外科医生学会高级创伤生命支持方案来进行。主要遵循 ABCDE 原则：评估气道、呼吸（A）和循环（B），然后评估患者的残疾 / 神经功能障碍和影像学检查。在临床和影像学评估之前，脊柱要充分制动。所有脊柱损伤及可能伴有脊髓损伤的患者都要进行制动。然而，由于穿透性颈部创伤后延迟复苏可能导致死亡，故该类损伤不需要制动[7]，同时脊柱不稳定的发生率相对较低，而气道损伤的风险较高[8]。在特殊情况下，如先前患有强直性脊柱炎，会在制动期间影响脊柱的位置。在这种情况下，颈椎过伸可能会导致神经功能障碍，因为它会在正常后凸的颈胸段脊柱中造成张开的楔形截骨的表现[9]。因此，建议在固定和影像学检查期间使用枕头或其他工具保持正常的颈胸后凸。

如有可能，应从患者、患者家属或受伤目击者处获取完整的病史资料。与患者治疗有关的详细病史应包括患者合并症、既往手术、损伤描述、损伤发生时间、疼痛的存在和部位、疼痛的严重程度、躯干和四肢的神经症状（短暂或持续），以及既往脊柱病史。确定潜在的心肺合并症，包括慢性阻塞性肺疾病和心脏病是至关重要的，尤其是在胸壁或肺损伤的情况下。呼吸损害可能表明脊髓损伤的严重程度。然而，如果没有家人或目击者来补充无意识患者的病史，那么评估主要依靠体检和影像学资料。

体格检查首先是对脊柱进行视诊，检查是否存在脊柱序列异常、肿胀、挫伤、撕裂和其他损伤。从颅骨到骶骨的脊柱触诊有助于确定压痛、脱臼、棘突间隙扩大和其他重要发现。受累部位疼痛是颈部创伤后最常见的症状[10]。国际脊髓损伤疼痛基础数据量表（International Spinal Cord Injury Pain Basic Data Set，ISCIPBDS）是 SCI 相关疼痛的可靠有效测量方法，应与 ASIA 评分系统结合使用[11, 12]。ISCIPBDS 包含以下多个方面，如用于评估与肌肉骨骼和内脏系统相关的疼痛，脊髓损伤平面及以下的疼痛，以及与 SCI 无关或无任何可识别病因的疼痛。为实现全面的临床分析，非脊柱的骨骼肌肉损伤和非骨科的损伤检查需常规进行。

此外，ASIA 规定的神经系统检查也是必须的。ASIA 损伤量表是针对 SCI 患者确定神经功能水平的标准化评估。ASIA 需要详细检查身体两侧的 28 个皮节（C2~S5）和 10 个肌节（C5~T1 和 L2~S1）。相比于 SCI 而言，辨别损伤的神经根要困难。一般来说，多发肌节受累提示 SCI，而单侧肌节无力则代表神经根损伤。然而，单侧多发肌节累及的高能量损伤可由臂丛神经病变引起。感觉检查包括轻触觉和针刺觉的评估，分为缺失（0）、受损（1）或正常（2）。四肢肌力分为完全瘫痪（0）、可触及或可见收缩（1）、不能对抗重力的运动（2）、仅对抗重力的运动（3）、有一定阻力的对抗重力的运动（4）和正常力量（5）。直肠指检对肛周区骶部感觉和深部感觉的评估是体格检查的一个重要方面，因为其对预后具有意义。在运动功能缺失的情况下存在骶部的鞍区保留，表明损伤不完全。

由于中央管脊髓综合征是最常见的脊髓损伤，因此还应评估患者的四肢不成比例的肌力减弱[13]。过伸损伤传统上与中央管综合征有关，但骨折脱位和急性椎间盘突出症也可导致上肢无力，双侧下肢无力相对较少。外伤性中央管综合征后感觉丧失和膀胱功能障碍是多变的。然而，如果患者在一段稳定的间歇期后出现进行性神经功能障碍，则必须通过 MRI 排除硬膜外血肿。硬膜外血肿的症状包括上升性肌力减弱和受伤后数小时内的肌力减弱[14]。其他脊髓综合征包括脊髓半切综合征、前脊髓综合征、后脊髓综合征、脊髓圆锥综合征和马尾综合征。

检查上、下肢和球海绵体肌反射具有重要意义。创伤性损伤后，最初的弛缓性麻痹、感觉完全丧失和反射缺失被称为脊髓休克。在没有脊髓休克的情况下，肢体反射有助于区分神经根损伤和脊髓损伤。在脊髓损伤中，存在反射的运动无力是常见的，而无力和无反射则表明神经根损伤。近端颈椎损伤中约有 20% 发生反射改变[10]。一个关键的反射是球海绵体肌反射，它有助于确定脊髓休克。该动作通过捏阴茎头（女性阴蒂）或拉动导尿管，并观察肛门括约肌是否出现无意识收缩。无反应表明脊髓休克。相比之下，肛门括约肌的收缩表明脊髓休克的结束。如果球海绵体肌反射在72 小时后没有恢复，则表明患者已脱离脊髓休克。脊髓休克结束时的临床检查与确定完全性 / 不完全性脊髓损伤相关：在完全运动和感觉丧失的情况下，球海绵体肌反射的存在表明脊髓损伤是完全性的，神经恢复预后不良。

脑神经功能可能提供有关损伤程度的额外信息。枕颈损伤后脑神经功能障碍的发生率较低

（3.6%）[10]，但有助于临床评估中病变的定位。例如，由于舌下神经管位于枕髁的内侧和上方，所以枕髁骨折可能导致舌下神经功能障碍。枕颈骨折可导致脑干损伤，脑干中有 3~8 个脑神经核。延髓损伤可导致第Ⅸ～Ⅻ对脑神经功能障碍。

对出血性休克的来源进行评估也是有必要的，因为出血性休克和神经源性休克都可能存在。神经源性休克发生在颈部或上胸部（T6 以上）持续性 SCI 的患者中。自主神经功能障碍抑制失血的正常生理反应：心动过速和外周血管收缩。与无颈椎 SCI 的患者相比，颈椎 SCI 患者仰卧时的基线心率、收缩压和平均动脉压较低；直立姿势时血压和平均动脉压可能不会像预期的那样升高[15]。对低血压缺乏交感神经反应的表现与颈椎 SCI 的严重程度（即不完全性和完全性）并无相关性。

椎动脉损伤（vertebral artery injury，VAI）可能发生在颈部创伤期间。VAI 可表现为无症状或多种多样的症状。患者可能出现椎基底动脉供血不足（头晕、共济失调和视力改变）、吞咽困难、面部麻木、眩晕、霍纳综合征或前脊髓缺血症状（完全运动麻痹、疼痛和体温降低、自主神经功能障碍、无反射、尿潴留、本体感觉和振动感觉保留）。VAI 的筛查方案存在争议，一些学者建议对所有颈部创伤患者进行调查[16,17]，而另外一些学者建议对高危损伤患者进行筛查。Biffl 等提出的指南[18]建议在面中部骨折、颅底骨折、颈椎血肿、神经系统改变、格拉斯哥昏迷评分低于 6 分或 8 分、关节面半脱位、C1 和 C3 之间的颈椎骨折、横突孔骨折、椎体骨折或导致韧带损伤的骨折的情况下筛查 VAI[19]。颈椎研究学会（Cervical Spine Research Society，CSRS）的专家主张对有与血管病变相关神经症状的颈椎损伤患者进行筛查[20]。据报道，VAI 的发病率与 ASIA 分级之间存在显著的正相关[21]。在一项对 632 例有或无脊髓损伤的颈椎骨折患者的研究中，59% 的椎动脉血栓形成患者有脊髓损伤。运动完全（20%）和神经系统完整（11%）患者的 VAI 发生率存在显著差异，但运动不全（10%）和神经系统完整患者的 VAI 发生率无显著差异[21]。

4.3　影像学检查

对疑似损伤的脊柱进行影像学检查以确定损伤位置、骨折形态，是否存在脱位、脊柱不稳、软组织异常、硬膜外血肿和神经损伤。CT 和 MRI 是两种最常用的成像方式。普通 X 线片虽然不如先进技术敏感和特异，但传统上用于清醒患者的初始检查。对有症状患者的放射学评估包括 X 线和 CT，以更好地确定不易显示的区域，如枕颈和颈胸交界处。然而，如果 CT 成像可用，则不需要对清醒、有症状的患者进行 X 线片检查。如果 CT 成像不可用，则应进行三个平面（正位、侧位和张口位片）X 线片检查，并在可用时补充 CT 成像。同样，反应迟钝患者也应接受颈椎 CT 成像；在这种情况下，不需要进行 X 线摄片。此外，一种被称为弥散张量成像（DTI）的较新 MRI 技术已经证明对 SCI 有较高的识别能力。

4.3.1　X 线摄片

对颈椎损伤进行初步评估的标准 X 线片是正位、侧位和张口位片。在清醒、合作的有症状患者中，提倡动态 X 线片检查[22]。然而，不建议在骨折或脱位的情况下进行动态检查，这可能会使患者面临神经损伤的风险。在枕颈损伤、寰枢椎骨折和不稳定、小关节脱位、椎体骨折、滑脱和创伤后脊柱后凸等损伤时，需对枕颈和下颈椎进行检查。枕颈交界处（occipitocervical junction，OCJ）受伤时通常是致命的。X 线片可用于识别寰枕分离，然而其识别损伤的敏感性很低[23]。

由于视差和乳突气房会影响上颈椎区域解剖结构的识别，加之肩部遮挡下颈椎，因此中颈椎区域的清晰度优于上下颈椎区域[24]。有关椎体、椎弓根、小关节面、椎管直径和棘突的重要信息可以从 X 线侧位片中获取。应分析椎体的射线可透性，以确定骨折线、高度损失、半脱位、关节突异常及成角。X 线侧位片上棘突的张开提示脊柱过屈状态。颈椎前方的软组织损伤表现为椎体前软组织肿胀，可测量椎体前表面和气道空气阴影之间的距离。据报道，这种软组织肿胀从 C2~C4 不等，正常范围为 3~10 mm[25, 26]。

对椎体前后位片进行类似的检查，包括射线可透性、高度丢失、椎弓根间增宽和侧方倾斜。除了创伤性损伤外，潜在的退行性改变和先天性颈椎狭窄也很重要，因为它们会导致包括中央脊髓综合征在内的脊髓损伤[27]。约 50% 的创伤性中央管综合征患者没有骨折或脱位[27]。严重先天性狭窄是 SCI 的危险因素[28]。在一项对 52 名急性脊髓损伤患者的研究中，椎间盘水平椎管直径 ≤ 8 mm 是轻微颈部创伤后 SCI 的最大危险因素[29]。

然而，SCI 的评估不应使用 X 线片，而应使用 CT 成像作为初始筛查方法，辅以 MRI。与先进的技术相比，X 线由于其较低的敏感性和特异性，尚未发现能识别其他的骨折[30-34]。X 线片对钝性创伤患者的颈椎骨折检测灵敏度为 60%[35]，不足以筛查脊柱创伤患者[36-38]。

4.3.2　CT

CT 是评估骨性解剖的首选成像方式，因为其准确、高效、费用低。颈部 CT 成像可成为对骨折位置［即椎体、椎弓根、关节内部、小关节、椎板和（或）棘突］、损伤形态、椎体平移、成角、骨管损伤和小关节脱位的最佳评估（图 4.1）。此外，软组织损伤和血肿的存在可以通过使用软组织窗来评估。与传统 CT 成像相比，多探测器 CT 成像允许同时采集脊柱的多个部分，并提高了检查速度。因此，CT 成像的优势在于信息的快速获取以及在更大程度上描述骨损伤的能力[39]。一项针对颈部创伤患者的 Ⅱ 级证据研究发现，CT 对识别骨和韧带损伤的敏感性为 100%[40]。

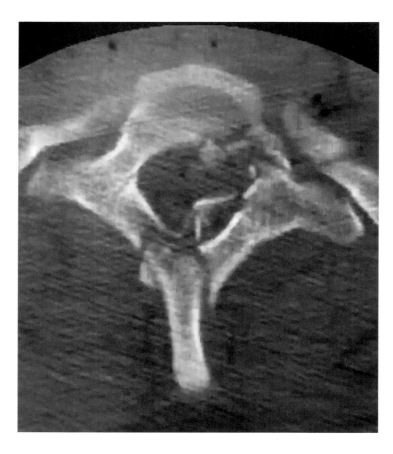

图 4.1　CT 示颈胸交界处穿透性创伤，骨折椎板和左侧椎弓根的形态清晰可见，骨性碎片进入椎管内

颈椎损伤后，必须对从枕颈到颈胸交界处的整个颈椎进行评估。由于在颈部创伤患者中，上颈椎损伤的发生率很高，因此 OCJ 的清晰显示非常重要。在一项对 34 069 名创伤患者的研究中，2.4% 的患者患有颈椎损伤，其中 34% 发生在 OCJ；枢椎骨折是最常见的颈椎骨折[41]。可通过 CT 成像确定的上颈椎损伤包括寰枕分离、枕髁骨折、寰椎和枢椎骨折、创伤性枢椎滑脱，以及这些损伤类型的组合。在所有测量参数中，髁突 – C1 间隙对寰枕分离的敏感性和特异性最高[7]。在冠状面和矢状面上可以看到 C2 峡部的骨折、平移和成角。非典型 Hangman 骨折涉及单侧或双侧椎体后方，而不是神经弓。这些非典型骨折后，脊髓压迫 C2 后皮质，神经损伤率高[42]。椎间盘间隙增宽和信号强度增高通常可以在补充 MRI 上看到。值得注意的是，CT 成像上的 OCJ 参数（颅底 – 齿突间隙、寰齿间隙和寰枕间隙）与 X 线片上的测量值存在显著差异[43]。

通过 CT 成像可以很好地显示下颈椎损伤。骨折类型通过矢状面和轴状面成像进行评估，以确定后移位、平移、成角和椎管损伤的程度（图 4.2）。冠状位成像有助于识别水平骨折线。爆裂性骨折伴后拉可能导致脊髓或神经根损伤。在屈曲 – 牵张损伤模式中，轴位 CT 成像显示继发于水平骨折线的椎弓根的轮廓逐渐丧失[44]。一个椎体在另一个椎体上的平移或旋转伴随着小关节脱位或骨折。在轴位片中出现小关节面是垂直牵拉的结果（图 4.3）。峡部骨折可导致脊柱不稳定和脊髓损伤。棘突增宽提示后份断裂。

除了骨性结构改变，外伤性椎间盘突出症和硬膜外出血还可以通过软组织和肺窗来识别。CT 成像识别所有不稳定颈椎损伤，韧带损伤和不稳定骨折的阴性预测值分别为 98.9% 和 100%[45]。尽管 CT 在评估椎管骨性结构方面有很大优势，但它确实有缺点，与 MRI 相比，它不太适合于评估脊髓压迫[46]。

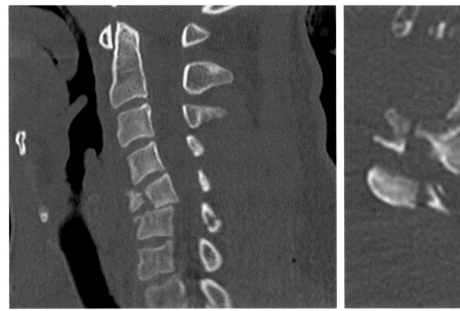
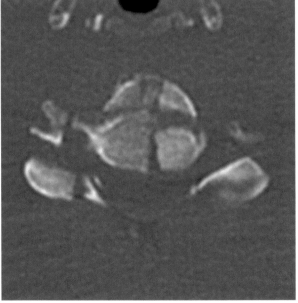

图 4.2　C5 椎体骨折伴骨性椎管损伤和局灶性后凸的矢状位（左）和轴位（右）CT 图像。椎体前软组织肿胀上至 C3 椎体水平

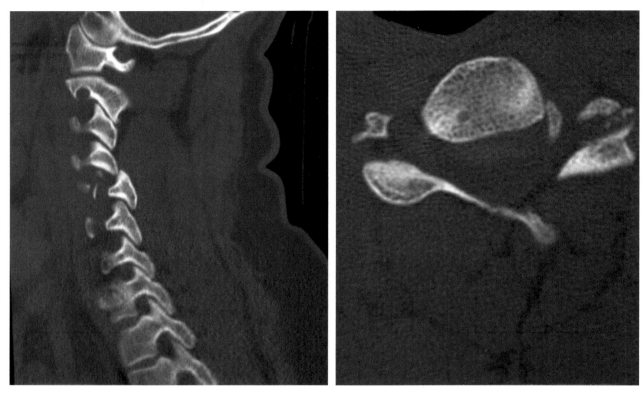

图 4.3　左侧 C4~C5 关节突脱位（左侧）和骨折（右侧）的矢状位和轴位 CT 图像

4.3.3　MRI

　　MRI 可识别神经组织、韧带和椎间盘的损伤，提供损伤机制和脊柱不稳定的证据，并可提示预后[47]。MRI 可以很好地显示软组织结构信息，包括后份肌群、棘上韧带和棘间韧带、黄韧带、前纵韧带、后纵韧带和小关节囊。最早对神经根、脊髓和骨性损伤的认知也来自 MRI。在儿科人群中，在无影像学异常的钝性创伤诱发脊髓损伤后，MRI 对软组织损伤的评估尤其有用。无颈椎骨折的成年患者如果出现神经功能障碍，则可能存在的退行性疾病或椎间盘突出症（图 4.4）[48]。

　　定量测量包括最大脊髓压迫面积、椎管损伤和病变长度[49]。在中矢状位 T_2 加权像上评估椎管内水肿，发现水肿长度与损伤时神经功能缺损的严重程度相关。Flanders 等[50] 报道发现脊髓水肿长度和颈椎损伤的节段与神经功能相关。一项针对颈椎 SCI 患者的研究得出结论，无论初始神经功能状态如何，超过 36 mm 的髓内水肿与最终随访时神经功能缺乏改善存在相关性[1]。

　　标准的 MRI 方案包括矢状位和轴位 T_1 和 T_2 加权像，以及抑脂像（STIR 序列）。矢状位 T_2 加权像对评估脊髓至关重要，是唯一具有预后价值的序列，但轴位成像也提供了有关脊髓压迫量、椎管损伤和椎间盘突出位置的详细信息。

　　各种 MRI 序列对于确定脊髓实质损伤的严重程度至关重要，脊髓实质损伤包括脊髓水肿、挫伤、出血和横断（图 4.5）。在脊髓水肿的情况下，神经功能有望恢复。脊髓挫伤和横断分别与不完全和完全 SCI 相关，神经恢复的可能性较小[34]。T_2 加权像和抑脂像（STIR 序列）是确定损伤部位脊髓压迫、出血或水肿程度的最有帮助的序列（图 4.6）。脊髓出血或水肿可由单个或多个节段损伤引起。此外，T_2 和 STIR 序列可以很好地显示脊髓梗死、硬膜下血肿、椎间盘内病变、骨性水肿和软组织损伤。

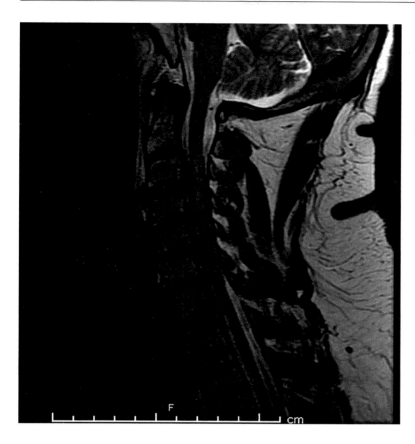

图 4.4 伴有中央管综合征的先天性狭窄患者轻度摔伤后的 T_2 加权像。C3 椎体后可见脊髓信号异常

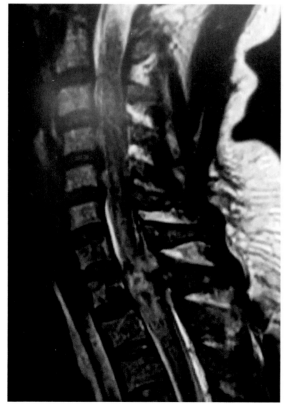

图 4.5 枪击伤后 C7~T1 脊髓完全横断的 T_2 加权像（MRI）

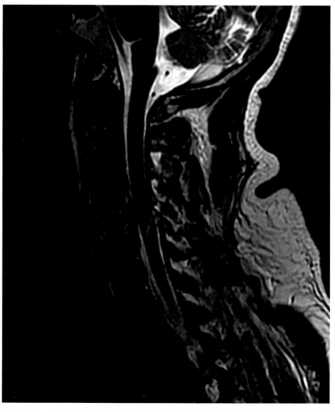

图 4.6 矢状位 T_2 加权像（MRI）显示椎间隙高强度和脊髓水肿，可见椎间盘后缘部分

在一项脊柱骨折的研究中，Lee 等[51] 报道 T_2 加权像对识别后部韧带复合体损伤具有高度敏感性、特异性和准确性。脊髓肿胀可通过矢状面和轴状面病灶增宽来确定。相比之下，T_1 加权像能很好地显示包括脊柱主要韧带在内的解剖结构。脊髓病变也可以通过 T_1 像进行评估，尽管传统上使用 T_2 信号异常进行常规临床评估。水肿、超急性出血和梗死在 T_1 加权像上颜色较暗，而亚急性出血则表现为高信号。

脊髓出血通过 T_2 加权像的低信号来确定。出血通常发生在脊髓的中央灰质，代表着最严重的受影响部位。在颈椎，椎管内出血反映了完全的神经损伤[47, 52]。硬膜外出血在创伤后很难立刻被识别，因为它在 T_1 上与脊髓呈等信号，在 T_2 加权像上与脑脊液（CSF）呈等信号[34]。神经系统内的高铁血红蛋白可能需要 7 天以上才能在 T_2 加权像上被识别，而神经系统外的高铁血红蛋白则在损伤后数小时内出现。在 T_1 和 T_2 加权像上，出血与否取决于脱氧血红蛋白和高铁血红蛋白的存在以及出血量的大小。在大出血时，脱氧血红蛋白转化为高铁血红蛋白需要更多的时间。脊柱创伤期间的出血含有氧合血红蛋白，在几个小时内转化为脱氧血红蛋白，在 T_2 加权像上呈低信号[53]。细胞内高铁血红蛋白在 3~8 天后由脱氧血红蛋白产生，在 T_1 加权像上呈高信号，在 T_2 上呈低信号，而细胞外高铁血红蛋白在 T_1 和 T_2 像上呈高信号[53]。梯度回波 MR 图像可用来检测血红蛋白的分解产物，在急性期的出血表现为等密度中心周围的低信号[54]。

T_2 像和 STIR 序列上的关节突间隙增宽及关节突间隙充满液体表示关节囊损伤。小关节脱位是神经功能预后不良的一个预后因素[1]。外伤后确诊椎间盘突出是有必要的，因为如果进行闭合复位，可能会进一步导致椎间盘移位到椎管内。一项对 SCI 的系统回顾研究尽管没有将椎间盘突出与神经功能障碍联系起来，但是颈椎损伤患者中椎间盘突出症的发生率为 36%[47]。如果患者患有颈椎病，创伤性椎间盘突出症很难被识别出来，但椎间盘信号异常、椎间盘间隙不对称扩大和椎间盘突出可能表明潜在的创伤性椎间盘突出症。

全面评估前后韧带结构是必要的，尤其是在椎体半脱位或脱位的情况下。上颈椎的韧带解剖结构保持了脊柱序列和稳定性。上颈椎软组织结构的破坏，包括十字韧带、翼状韧带、顶端韧带、横韧带和覆膜[55]，可导致脊柱不稳定和脊髓损伤[10]。中下颈椎韧带结构包括前后纵韧带、冈上韧带、棘间韧带和黄韧带。所有前方结构或所有后方伴两个前方结构的损伤是颈椎不稳的危险因素。MRI 对韧带损伤的评估至关重要。韧带在所有序列上都是低信号的，然而 T_2 和 STIR 序列上的高信号显示肿胀或损伤。相比之下，在无信号区周围出现低信号或高信号表示组织破坏，如过度伸展损伤后的前纵韧带（图 4.7）。后方韧带复合体损伤可影响棘上韧带、棘间韧带和黄韧带。棘上韧带和棘间韧带损伤可以通过 T_2 高信号和棘突间距离的扩大来确定（图 4.7）。

黄韧带损伤表现为韧带不连续或移位至硬膜囊。在一项关于颈椎损伤的研究中，MRI 显示脊髓损伤的发生率为 71%，MRI 对椎间盘损伤（93%）、后纵韧带损伤（93%）和棘间韧带损伤（100%）高度敏感[56]。MRI 检测前纵韧带（71%）和黄韧带（67%）损伤的敏感性显著降低，异常韧带信号强度与术中发现的相关性较差（$k = 0.029 \sim 0.13$）。软组织损伤与脊髓损伤程度之间的关系尚不确定。既往研究未能将软组织损伤与 SCI 的严重程度联系起来[57]，而其他研究报道了组织损伤与髓内病变长度之间的关系[58]。

对于已行 CT 检查的钝性或神经损伤患者，是否存在要行 MRI 检查一直存在争议。Menaker 等[59] 发现，CT 成像正常的有症状患者中有 25% 的患者 MRI 表现异常，这对治疗计划有一定的影响。Schoenfeld 等[60] 对钝性颈部创伤后 CT 阴性的患者进行了荟萃分析，在 12% 的患者中 MRI 发现了额外的其他损伤，包括韧带损伤、骨折和脱位。Levitt 和 Flanders[61] 比较了颈部创伤患者的 CT 成像和 MRI，发现 MRI 能够在 26% 的患者中识别出 SCI，而在 CT 成像中识别出 SCI 的患者为 0。然

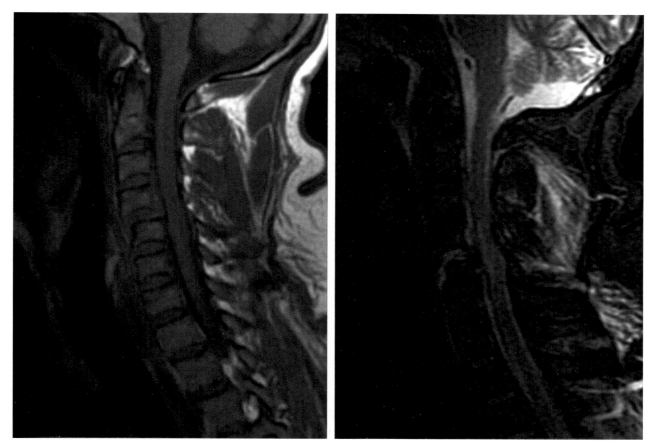

图 4.7　T₁加权像（MRI）显示 C4~C5（左）处前后纵韧带损伤。棘间韧带和后部软组织的损伤在 STIR 序列上表现为高信号。椎间盘内损伤和脊髓水肿也可见（右图）

而，CT 成像能更好地识别骨性病变。因此，对于颈椎创伤和相关神经系统检查阳性的患者，建议联合使用 MRI 和 CT 成像。

4.3.4　椎动脉损伤

影像学检查也有助于评估创伤性 SCI 患者可能出现的 VAI，其发生率可高达 15%[47]。由于椎动脉在颈椎中位置的特殊性，大多数 VAI 发生在颈椎骨折的情况下[20]。损伤最常见于横突孔段，表现为闭塞、狭窄、内膜损伤或夹层。半脱位、横突孔骨折和 C1 和 C3 之间的颈椎损伤是最常见的动脉损伤危险因素[20]。如果怀疑 VAI，CT 血管造影是首选方法，因为它具有较高的敏感性（40%~96%）和特异性（90%~97%）[19]。然而，对于 VAI 和完全 SCI 或椎体半脱位的患者，应进行 MRI 检查[7]。在 MRI 上，VAI 是通过流空效应缺失、新月形高信号影或假性动脉瘤来确定的（图 4.8）。磁共振血管造影（MRA）是另一种选择。在本研究中，T₁像上，壁内血肿被视为流空周围的高信号边缘。与对侧动脉相比，动脉直径增加是损伤的另一个指标。然而，在受伤后的最初几个小时内，没有观察到代表出血的 T₁信号。一些缺点如成像时间长、身体其他部位成像的效果不明确，以及低特异性和敏感性，限制了其在创伤环境中的应用[62]。CT 血管造影具有费用低、无创性、可广泛使用，并可用于三维成像[19]。支持 VAI 的影像学表现包括血管外渗到动脉壁和假管腔、血管壁扩张并管腔受损、血管外血肿、动脉闭塞和（或）横断[20]。

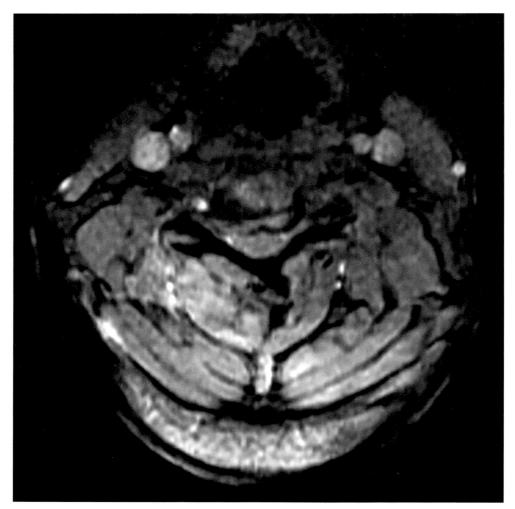

图 4.8　轴位磁共振图像（MRI）显示急性椎动脉损伤导致左椎动脉内正常血流消失

椎体、关节面、椎板和棘突的非移位骨折可能很难在 MRI 上观察到。骨折线在 T_2 表现为高信号，T_1 表现为低信号。小梁微骨折引起的骨髓水肿表明椎体骨折，但骨性后份水肿的可能性较小。一项针对急性脊柱骨折的研究发现，只有椎体压缩性骨折才能产生骨髓水肿，而牵张损伤和无骨压缩性骨折不会导致水肿[63]。因此，明确损伤机制具有重要意义，因为某些损伤模式不会产生水肿，这可能会导致 MRI 结果出现假阴性。在创伤环境中，MRI 的其他限制包括患者运输和（或）监测困难，以及与 CT 相比成像时间更长。此外，患者在 MRI 检查时的体位可能会导致神经功能恶化。最后，常规的 MRI 序列不能直接测量轴突的完整性，DTI 提供了神经元损伤的定量评估[64]。

尽管 MRI 很有用，但常规技术可能会忽略脊髓完整性的细微变化。此外，临床检查可能与 MRI 病理学无关[65]，信号变化可能无法预测功能结果[66]。这是因为 MRI 仅显示信号强度的变化（继发于质子弛豫），但神经纤维束的生理状态和功能尚不清楚[67]。因此，T_2 高信号不能预测神经功能的预后，因为它不能提供有关 SCI 后导致临床功能障碍的神经束完整性的信息[68]。通过 MRI 来评估白质束并不理想，因为水肿和出血模糊了灰质和白质之间的界限。因此，一种能够提供白质束完整信息的成像方式具有临床意义。

4.3.5 弥散张量成像

弥散张量成像（DTI）是一种 MRI 技术，与常规 MRI 相比，它在检测 SCI 方面更为敏感。虽然 MRI 依赖于信号强度的变化，但 DTI 测量的是脊髓白质束内水分扩散速率的变化。DTI 依赖于各向异性扩散，这是水分子在管状结构内的受限运动，仅次于生物屏障。这种成像技术测量水分子沿着线性结构（如神经纤维）运动的速度和方向，并识别线性分子运动的异常[67]。在 SCI 评估中有用的 DTI 参数包括各向异性分数（FA）和表观扩散系数（ADC）。各向异性分数是一个常用的参考参数，范围从 0（表示球体中的各向同性扩散或运动）到 1（表示圆柱体中的各向异性扩散）。各向异性分数通常接近值"1"，因为完整的神经纤维是长而薄的圆柱体。如果发生损伤，则水分子的扩散将变得不受限制（各向同性），并接近"0"[67]。代表水分子扩散程度的低 ADC 值表示神经元完整性，高 ADC 值与纤维束损伤相关。因此，脊髓内的高 ADC 值代表轴突损伤和髓鞘的不连续性，这可能是由于创伤、脊髓缺血或脊髓内肿胀造成的。在结构改变之前检测异常分子运动的能力使 DTI 成为最敏感的成像研究。扩散变化发生在主要结构改变之前（如 MRI 所示），因此提供了有关白质束神经损伤的信息，而这种扩散变化是 SCI 后功能缺陷的原因。

DTI 在 SCI 超急性期（6 小时内）检测白质损伤方面显示出有效性。在小鼠模型中，DTI 在 3 小时内识别出轻度、中度和重度 SCI，并在组织学上确认为白质损伤[68]。DTI 可清楚区分脊髓水肿区内的灰质和白质，而在 T_2 加权像中，这些水肿区通常变得模糊难以区分。因此，DTI 的一个潜在好处是当患者处于脊髓休克时，能够在创伤后早期检测脊髓的功能完整性。在一项针对急性颈部创伤患者的研究中，与健康对照组相比，受伤区域的 ADC 值和各向异性分数显著不同，并且与损伤严重程度相关[69]。此外，在常规 MRI 序列正常的情况下，还观察到 DTI 异常。因此，DTI 可以更精确地记录 SCI 的范围，并可能将临床表现与高级成像相关联。D'Souza 等[70] 用 DTI 评估了 20 名急性颈部创伤患者和 30 名年龄和性别匹配的对照组。通过进行定量测量，发现各向异性分数和 ADC 值与白质完整性和功能结果显著相关。与对照组相比，FA 和 ADC 值分别降低和增加，即使在常规 MRI 阴性的神经功能缺损患者中也是如此。

目前，由于 DTI 在使用时存在一些挑战，因此尚未广泛应用于临床。这些挑战包括脑脊液对扩散各向异性指数的影响，生理运动对成像的影响，以及磁化率效应对回波平面扩散成像的低空间分辨率和伪影[64, 67]。不同的成像技术，如线扫描扩散成像，已用于儿童脊髓成像，不会因心脏搏动或呼吸运动而降低成像质量[71]，但该序列所需的扫描时间使其不适用于颈椎 SCI 患者[69]。

4.4 强直性疾病患者的影像学检查

强直性脊柱炎和弥漫性特发性骨质增生具有独特性，轻微创伤后会发生脊柱骨折。由于骨化、骨质疏松、脊柱后凸，最终导致脊柱脆弱，骨折通常发生在椎体和椎间盘。颈椎骨折通常继发于过度伸展，是不稳定的三柱损伤。因此，颈椎损伤后神经损伤的风险是普通人群的 3 倍[72]。

在一项对 939 名强直性脊柱炎患者的研究中，53% 的骨折发生在颈部，27.5% 与 SCI 有关，13.1% 的患者有非连续性骨折[73]。在颈椎中，下颈椎椎体最容易发生骨折（图 4.9）[14]。颈椎 X 线片不足以识别病变，因为肩部的存在导致下颈椎和颈胸交界处变得模糊，异常的解剖结构妨碍了对骨折形态的详细分析，骨质减少影响了骨性结构的准确辨别。

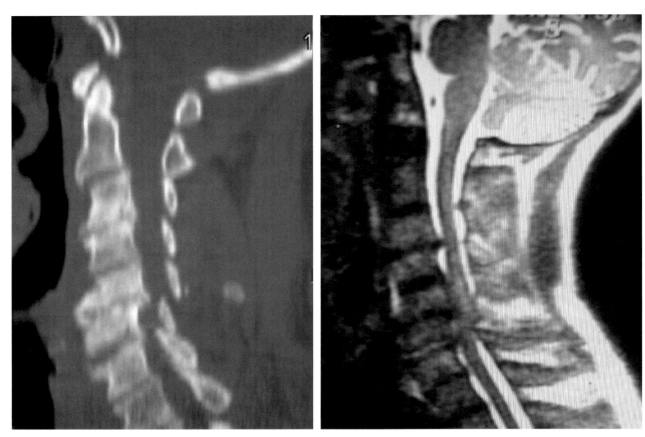

图 4.9　弥漫性特发性骨质增生患者。在 CT 上可以看到 C6~C7 的前方间隙，在 T_2 加权像上通过椎间盘间隙显示高强度，表明急性破裂

一项对伴有颈椎骨折的强直性脊柱炎患者的回顾性研究发现，92% 的患者在单独使用 X 线检查时无法显示整个颈椎，只有 48% 的骨折可以被发现[74]。对于所有遭受轻微创伤的强直性脊柱炎患者，应常规进行 CT 和 MRI 检查。

对整个脊柱进行 CT 检查，可以更好地确定骨质病变和非连续性骨折。早期强直性脊柱炎患者，骨折通常位于椎间盘间隙，在后期则位于椎体，这是由于邻近融合椎间盘间隙的椎体骨量减少（图 4.10）。建议联合运用 MRI 与 CT 成像，因为这些患者 SCI 发生率高，经常出现硬膜外血肿，并且这种成像方式对检测软组织损伤的敏感性增加。此外，Wang 等[75]发现，MRI 能够识别强直性脊柱炎患者的后柱损伤，而 CT 成像却未能识别。

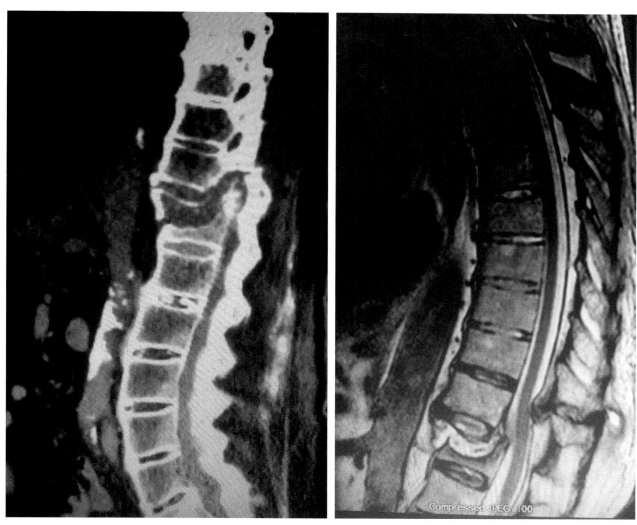

图 4.10　强直性脊柱炎的矢状位 CT 和 T$_2$ 加权像。椎体骨折在 CT 上表现良好，MRI 显示三柱及硬膜外损伤

参考文献

[1] Martínez-Pérez R, Cepeda S, Paredes I, Alen JF, Lagares A. MRI prognostication factors in the setting of cervical spinal cord injury secondary to trauma. World Neurosurg. 2017; 101: 623-632 PubMed

[2] Silva OT, Sabba MF, Lira HI, et al. Evaluation of the reliability and validity of the newer AOSpine subaxial cervical injury classification (C-3 to C-7). J Neurosurg Spine. 2016; 25(3): 303-308 PubMed

[3] Gupta R, Bathen ME, Smith JS, Levi AD, Bhatia NN, Steward O. Advances in the management of spinal cord injury. J Am Acad Orthop Surg. 2010; 18(4): 210-222 PubMed

[4] Formby P, Helgeson MD. Nonoperative management of cervical spine Trauma. In: Oner FC, Vacarro AR, Vialle LR eds. AOSpine Masters Series, Volume 5: Cervical Spine Trauma. New York, NY: Thieme; 2015:79-97

[5] Bohlman HH. Acute fractures and dislocations of the cervical spine. An analysis of three hundred hospitalized patients and review of the literature. J Bone Joint Surg Am. 1979; 61(8): 1119-1142 PubMed

[6] Anderson PA, Gugala Z, Lindsey RW, Schoenfeld AJ, Harris MB. Clearing the cervical spine in the blunt trauma patient. J Am Acad Orthop Surg. 2010; 18(3): 149-159 PubMed

[7] Hadley MN, Walters BC. Introduction to the guidelines for the management of acute cervical spine and spinal cord injuries. Neurosurgery. 2013; 72(2) Suppl 2: 5-16 PubMed

[8] Jakoi A, Iorio J, Howell R, Zampini JM. Gunshot injuries of the spine. Spine J. 2015; 15(9): 2077-2085 PubMed

[9] Papadopoulos MC, Chakraborty A, Waldron G, Bell BA. Lesson of the week: exacerbating cervical spine injury by applying a hard collar. BMJ. 1999; 319(7203): 171-172 PubMed

[10] Martinez-Del-Campo E, Turner JD, Kalb S, et al. Occipitocervical fixation: a single surgeon's experience with 120 patients. Neurosurgery. 2016; 79(4): 549-560 PubMed

[11] Jensen MP, Widerström-Noga E, Richards JS, Finnerup NB, Biering-Sørensen F, Cardenas DD. Reliability and validity of the International Spinal Cord Injury Basic Pain Data Set items as self-report measures. Spinal Cord. 2010; 48(3): 230-238 PubMed

[12] Widerström-Noga E, Biering-Sørensen F, Bryce TN, et al. The International Spinal Cord Injury Pain Basic Data Set (version 2.0). Spinal Cord. 2014; 52(4): 282-286 PubMed

[13] Seecharan DJ, Arnold PM. Spinal cord injuries and syndromes. In: Samartzis D, Fessler RJ eds. Textbook of the Cervical Spine. Missouri: Saunders, 2014:192-196

[14] Thumbikat P, Hariharan RP, Ravichandran G, McClelland MR, Mathew KM. Spinal cord injury in patients with ankylosing spondylitis: a 10-year review. Spine. 2007; 32(26): 2989-2995 PubMed

[15] Claydon VE, Krassioukov AV. Orthostatic hypotension and autonomic pathways after spinal cord injury. J Neurotrauma. 2006; 23(12): 1713-1725 PubMed

[16] Kaye D, Brasel KJ, Neideen T, Weigelt JA. Screening for blunt cerebrovascular injuries is cost-effective. J Trauma. 2011; 70(5): 1051-1056, discussion 1056-1057 PubMed

[17] Miller PR, Fabian TC, Croce MA, et al. Prospective screening for blunt cerebrovascular injuries: analysis of diagnostic modalities and outcomes. Ann Surg. 2002; 236(3): 386-393, discussion 393-395 PubMed

[18] Biffl WL, Cothren CC, Moore EE, et al. Western Trauma Association critical decisions in trauma: screening for and treatment of blunt cerebrovascular injuries. J Trauma. 2009; 67(6): 1150-1153 PubMed

[19] Grabowski G, Robertson RN, Barton BM, Cairns MA, Webb SW. Blunt cerebrovascular injury in cervical spine fractures: are more-liberal screening criteria warranted? Global Spine J. 2016; 6(7): 679-685 PubMed

[20] Fassett DR, Dailey AT, Vaccaro AR. Vertebral artery injuries associated with cervical spine injuries: a review of the literature. J Spinal Disord Tech. 2008; 21(4): 252-258 PubMed

[21] Torina PJ, Flanders AE, Carrino JA, et al. Incidence of vertebral artery thrombosis in cervical spine trauma: correlation with severity of spinal cord injury. AJNR Am J Neuroradiol. 2005; 26(10): 2645-2651 PubMed

[22] Assaker R, Zairi F, Demondion X. Evaluation of an injured cervical spine. In: Oner FC, Vacarro AR, Vialle LR eds. AOSpine Masters Series, Volume 5: Cervical Spine Trauma. New York, NY: Thieme, 2015:56-78

[23] Gregg S, Kortbeek JB, du Plessis S. Atlanto-occipital dislocation: a case study of survival with partial recovery and review of the literature. J Trauma. 2005; 58(1): 168-171 PubMed

[24] Bellabarba C, Bransford RJ, Chapman JR. Occipitocervical and upper cervical spine fractures. In: Samartzis D, Fessler RJ, eds. Textbook of the Cervical Spine. Missouri: Saunders, 2014:168-183

[25] Templeton PA, Young JW, Mirvis SE, Buddemeyer EU. The value of retropharyngeal soft tissue measurements in trauma of the adult cervical spine. Cervical spine soft tissue measurements. Skeletal Radiol. 1987; 16(2): 98-104 PubMed

[26] Song KJ, Choi BW, Kim HY, Jeon TS, Chang H. Efficacy of postoperative radiograph for evaluating the prevertebral soft tissue swelling after anterior cervical discectomy and fusion. Clin Orthop Surg. 2012; 4(1): 77-82 PubMed

[27] Aarabi B, Koltz M, Ibrahimi D. Hyperextension cervical spine injuries and traumatic central cord syndrome. Neurosurg Focus. 2008; 25(5): E9 PubMed

[28] Rao SC, Fehlings MG. The optimal radiologic method for assessing spinal canal compromise and cord compression in patients with cervical spinal cord injury. Part I: An evidence-based analysis of the published literature. Spine. 1999; 24(6): 598-604 PubMed

[29] Aebli N, Rüegg TB, Wicki AG, Petrou N, Krebs J. Predicting the risk and severity of acute spinal cord injury after a minor trauma to the cervical spine. Spine J. 2013; 13(6): 597-604 PubMed

[30] Harris TJ, Blackmore CC, Mirza SK, Jurkovich GJ. Clearing the cervical spine in obtunded patients. Spine. 2008; 33(14): 1547-1553 PubMed

[31] Diaz JJJr, Gillman C, Morris JAJr, May AK, Carrillo YM, Guy J. Are five-view plain films of the cervical spine unreliable? A prospective evaluation in blunt trauma patients with altered mental status. J Trauma. 2003; 55(4): 658-663, discussion 663-664 PubMed

[32] Griffen MM, Frykberg ER, Kerwin AJ, et al. Radiographic clearance of blunt cervical spine injury: plain radiograph or computed tomography scan? J Trauma. 2003; 55(2): 222-226, discussion 226-227 PubMed

[33] Holmes JF, Akkinepalli R. Computed tomography versus plain radiography to screen for cervical spine injury: a metaanalysis. J Trauma. 2005; 58(5): 902-905 PubMed

[34] Shah LM, Ross JS. Imaging of spine trauma. Neurosurgery. 2016; 79(5): 626-642 PubMed

[35] Berne JD, Velmahos GC, El-Tawil Q, et al. Value of complete cervical helical computed tomographic scanning in identifying cervical spine injury in the unevaluable blunt trauma patient with multiple injuries: a prospective study. J Trauma. 1999; 47(5): 896-902, discussion 902-903 PubMed

[36] Acheson MB, Livingston RR, Richardson ML, Stimac GK. High-resolution CT scanning in the evaluation of cervical spine fractures: comparison with plain film examinations. AJR Am J Roentgenol. 1987; 148(6): 1179-1185 PubMed

[37] Grogan EL, Morris JAJr, Dittus RS, et al. Cervical spine evaluation in urban trauma centers: lowering institutional costs and complications through helical CT scan. J Am Coll Surg. 2005; 200(2): 160-165 PubMed

[38] Ross SE, Schwab CW, David ET, Delong WG, Born CT. Clearing the cervical spine: initial radiologic evaluation. J Trauma. 1987; 27(9): 1055-1060 PubMed

[39] Antevil JL, Sise MJ, Sack DI, Kidder B, Hopper A, Brown CV. Spiral computed tomography for the initial evaluation of spine trauma: a new standard of care? J Trauma. 2006; 61(2): 382-387 PubMed

[40] Vanguri P, Young AJ, Weber WF, et al. Computed tomographic scan: it's not just about the fracture. J Trauma Acute Care Surg. 2014; 77(4): 604-607 PubMed

[41] Goldberg W, Mueller C, Panacek E, Tigges S, Hoffman JR, Mower WR, NEXUS Group. Distribution and patterns of blunt traumatic cervical spine injury. Ann Emerg Med. 2001; 38(1): 17-21 PubMed

[42] Al-Mahfoudh R, Beagrie C, Woolley E, et al. Management of typical and atypical Hangman's fractures. Global Spine J. 2016; 6(3): 248-256 PubMed

[43] Rojas CA, Bertozzi JC, Martinez CR, Whitlow J. Reassessment of the craniocervical junction: normal values on CT. AJNR Am J Neuroradiol. 2007; 28(9): 1819-1823 PubMed

[44] Bernstein MP, Mirvis SE, Shanmuganathan K. Chance-type fractures of the thoracolumbar spine: imaging analysis in 53 patients. AJR Am J Roentgenol. 2006; 187(4): 859-868 PubMed

[45] Hogan GJ, Mirvis SE, Shanmuganathan K, Scalea TM. Exclusion of unstable cervical spine injury in obtunded patients with blunt trauma: is MR imaging needed when multi-detector row CT findings are normal? Radiology. 2005; 237(1): 106-113 PubMed

[46] Lammertse D, Dungan D, Dreisbach J, et al. National Institute on Disability and Rehabilitation. Neuroimaging in traumatic spinal cord injury: an evidence-based review for clinical practice and research. J Spinal Cord Med. 2007; 30(3): 205-214 PubMed

[47] Bozzo A, Marcoux J, Radhakrishna M, Pelletier J, Goulet B. The role of magnetic resonance imaging in the management of acute spinal cord injury. J Neurotrauma. 2011; 28(8): 1401-1411 PubMed

[48] Dreizin D, Kim W, Kim JS, et al. Will the real SCIWORA please stand up? Exploring clinicoradiologic mismatch in closed spinal cord injuries. AJR Am J Roentgenol. 2015; 205(4): 853-860 PubMed

[49] Miyanji F, Furlan JC, Aarabi B, Arnold PM, Fehlings MG. Acute cervical traumatic spinal cord injury: MR imaging findings correlated with neurologic outcome--prospective study with 100 consecutive patients. Radiology. 2007; 243(3): 820-827 PubMed

[50] Flanders AE, Spettell CM, Friedman DP, Marino RJ, Herbison GJ. The relationship between the functional abilities of patients with cervical spinal cord injury and the severity of damage revealed by MR imaging. AJNR Am J Neuroradiol. 1999; 20(5): 926-934 PubMed

[51] Lee HM, Kim HS, Kim DJ, Suk KS, Park JO, Kim NH. Reliability of magnetic resonance imaging in detecting posterior ligament complex injury in thoracolumbar spinal fractures. Spine. 2000; 25(16): 2079-2084 PubMed

[52] Ramón S, Domínguez R, Ramírez L, et al. Clinical and magnetic resonance imaging correlation in acute spinal cord injury. Spinal Cord. 1997; 35(10): 664-673 PubMed

[53] Grabb PA, Pang D. Magnetic resonance imaging in the evaluation of spinal cord injury without radiographic abnormality in children. Neurosurgery. 1994; 35(3): 406-414, discussion 414 PubMed

[54] Copenhaver BR, Shin J, Warach S, Butman JA, Saver JL, Kidwell CS. Gradient echo MRI: implementation of a training tutorial for intracranial hemorrhage diagnosis. Neurology. 2009; 72(18): 1576-1581 PubMed

[55] Martin MD, Bruner HJ, Maiman DJ. Anatomic and biomechanical considerations of the craniovertebral junction. Neurosurgery. 2010; 66(3) Suppl: 2-6 PubMed

[56] Goradia D, Linnau KF, Cohen WA, Mirza S, Hallam DK, Blackmore CC. Correlation of MR imaging findings with intraoperative findings after cervical spine trauma. AJNR Am J Neuroradiol. 2007; 28(2): 209-215 PubMed

[57] Flanders AE, Schaefer DM, Doan HT, Mishkin MM, Gonzalez CF, Northrup BE. Acute cervical spine trauma: correlation of MR imaging findings with degree of neurologic deficit. Radiology. 1990; 177(1): 25-33 PubMed

[58] Martínez-Pérez R, Paredes I, Cepeda S, et al. Spinal cord injury after blunt cervical spine trauma: correlation of softtissue damage and extension of lesion. AJNR Am J Neuroradiol. 2014; 35(5): 1029-1034 PubMed

[59] Menaker J, Stein DM, Philp AS, Scalea TM. 40-slice multidetector CT: is MRI still necessary for cervical spine clearance after blunt trauma? Am Surg. 2010; 76(2): 157-163 PubMed

[60] Schoenfeld AJ, Bono CM, McGuire KJ, Warholic N, Harris MB. Computed tomography alone versus computed tomography and magnetic resonance imaging in the identification of occult injuries to the cervical spine: a meta-analysis. J Trauma. 2010; 68(1): 109-113, discussion 113-114 PubMed

[61] Levitt MA, Flanders AE. Diagnostic capabilities of magnetic resonance imaging and computed tomography in acute cervical spinal column injury. Am J Emerg Med. 1991; 9(2): 131-135 PubMed

[62] Berne JD, Reuland KS, Villarreal DH, McGovern TM, Rowe SA, Norwood SH. Sixteen-slice multi-detector computed tomographic angiography improves the accuracy of screening for blunt cerebrovascular injury. J Trauma. 2006; 60(6): 1204-1209, discussion 1209-1210 PubMed

[63] Brinckman MA, Chau C, Ross JS. Marrow edema variability in acute spine fractures. Spine J. 2015; 15(3): 454-460 PubMed

[64] Kim JH, Loy DN, Wang Q, et al. Diffusion tensor imaging at 3 hours after traumatic spinal cord injury predicts longterm locomotor recovery. J Neurotrauma. 2010; 27(3): 587-598 PubMed

[65] Kerkovský M, Bednařík J, Dušek L, et al. Magnetic resonance diffusion tensor imaging in patients with cervical spondylotic spinal cord compression: correlations between clinical and electrophysiological findings. Spine. 2012; 37(1): 48-56 PubMed

[66] Matsumoto M, Toyama Y, Ishikawa M, Chiba K, Suzuki N, Fujimura Y. Increased signal intensity of the spinal cord on magnetic resonance images in cervical compressive myelopathy. Does it predict the outcome of conservative treatment? Spine. 2000; 25(6): 677-682 PubMed

[67] Rajasekaran S, Kanna RM, Shetty AP. Diffusion tensor imaging of the spinal cord and its clinical applications. J Bone Joint Surg Br. 2012; 94(8): 1024-1031 PubMed

[68] Loy DN, Kim JH, Xie M, Schmidt RE, Trinkaus K, Song SK. Diffusion tensor imaging predicts hyperacute spinal cord injury severity. J Neurotrauma. 2007; 24(6): 979-990 PubMed

[69] Shanmuganathan K, Gullapalli RP, Zhuo J, Mirvis SE. Diffusion tensor MR imaging in cervical spine trauma. AJNR Am J Neuroradiol. 2008; 29(4): 655-659 PubMed

[70] D'souza MM, Choudhary A, Poonia M, Kumar P, Khushu S. Diffusion tensor MR imaging in spinal cord injury. Injury. 2017; 48(4): 880-884 PubMed

[71] Robertson RL, Maier SE, Mulkern RV, Vajapayam S, Robson CD, Barnes PD. MR line-scan diffusion imaging of the spinal cord in children. AJNR Am J Neuroradiol. 2000; 21(7): 1344-1348 PubMed

[72] Sapkas G, Kateros K, Papadakis SA, et al. Surgical outcome after spinal fractures in patients with ankylosing spondylitis. BMC Musculoskelet Disord. 2009; 10: 96 PubMed

[73] Lukasiewicz AM, Bohl DD, Varthi AG, et al. Spinal fracture in patients with ankylosing spondylitis: cohort definition, distribution of injuries, and hospital outcomes. Spine. 2016; 41(3): 191-196 PubMed

[74] Koivikko MP, Kiuru MJ, Koskinen SK. Multidetector computed tomography of cervical spine fractures in ankylosing spondylitis. Acta Radiol. 2004; 45(7): 751-759 PubMed

[75] Wang YF, Teng MM, Chang CY, Wu HT, Wang ST. Imaging manifestations of spinal fractures in ankylosing spondylitis. AJNR Am J Neuroradiol. 2005; 26(8): 2067-2076 PubMed

5 颅骨牵引治疗颈椎创伤

Robert F. Heary, Raghav Gupta, Sanford E. Emery

摘要

颅骨牵引是通过复位外伤性颈椎骨折或脱位，从而重建颈椎正常序列的一种治疗方式。在这一过程中，受到移位的椎体或椎间盘组织压迫的神经组织被解除压迫。据报道，这种方法最早是在公元前 4 世纪由希腊人用来治疗胸椎脱位的。随后人们发明了多种可用于颈椎牵引的装置，最常用的两种装置是 Gardner-Wells 钳和 Halo 头环。在本章中，我们列举了使用这两种装置的主要适应证并进一步描述了如何应用这些装置，以及在临床环境中使用这些装置时遇到的常见并发症。最后，我们总结了以往研究使用这两种装置进行闭合复位和（或）稳定颈椎患者的临床疗效。

关键词 颅骨牵引 Gardner-Wells 钳 Halo 头环 颈椎创伤 适应证 临床疗效

5.1 颈椎牵引的介绍和起源

颅骨牵引是一种可用于颈椎骨折或脱位的复位和稳定的治疗方法。它也可用于创伤后颈椎的固定。当单独使用或与手术联合使用时，它可以改善脊髓的正常序列、神经和脊髓的减压、软组织的保护和骨愈合。骨牵引治疗脊柱骨折最早源于希波克拉底和公元前 4 世纪的希腊人，当时仅用于胸椎脱位的治疗[1]。17 世纪中叶，文艺复兴末期，法布里修斯·希尔达努斯（Fabricius Hildanus）发明了第一种专门用于复位颈椎骨折脱位的装置，但并没有被广泛采用。该装置由分开并固定在颈后的钳子组成。一根销钉穿过它两端，插入棘突下方，然后用钳子进行牵引[1,2]。

然而，直到 20 世纪初，治疗颈髓损伤的重要性才显现出来。随着越来越多的车祸和过度屈曲损伤，阿尔弗雷德·泰勒（Alfred Taylor）发明了一种通过皮肤牵引来稳定颈椎的方法。这种方法后来被称为 Halter 牵引，即颈椎悬吊牵引。它利用下颌骨和枕外隆凸作为支撑，可用于小儿寰枢椎旋转半脱位和成人神经根型颈椎病的治疗[3-5]。然而，使用该技术只能施加有限的力量，并可能出现颞下颌关节功能障碍和压疮等并发症。下颌骨骨折患者也是使用它的禁忌证。因此，它在颈椎损伤长期复位中的作用一直受到限制[6]。

颈椎骨骼牵引装置数量增加最多的时期是在第二次世界大战前[1]。1933 年，Crutchfield 报道使用改良的 Edmonton 延伸钳（后来称为 Crutchfield 钳），这种钳可以插入双耳上方的颅骨中，用于颈椎骨折脱位的复位[1,6]。Gardner-Wells 钳最早出现在 1973 年的医学文献中，是目前最常用的颅钳设计（图 5.1a）。

与以前的设计相比，这些设计允许施加更大的牵引力，并包含一个通过两个销钉固定在头骨上的 C 形弓[7,8]。常用的固定点是在耳郭上方与外耳道对齐的位置上方 2 cm。通过附加到绳索和滑轮系统的重量来保持牵引。

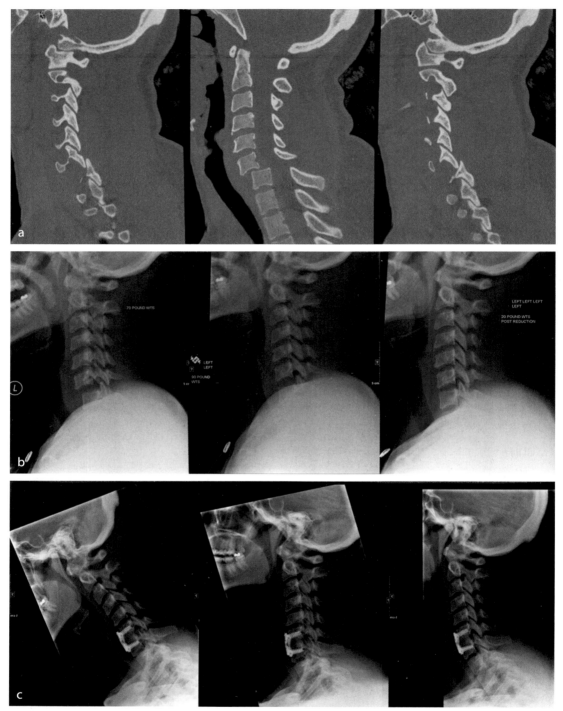

图 5.1　一名 33 岁的女性在生日那天从楼梯坠下，被紧急送往急诊室。患者颈部疼痛，下肢无法活动伴双手无力麻木。一项详细的神经学评估证实了位于 C7 水平的脊髓损伤。X 线片在 C6 水平正常，C7 无法显示。随后进行了 CT 检查。（a）CT 矢状面重建示双侧小关节跳跃，半脱位未完全覆盖小关节（部分可见）。（b）患者被立即送往放射科并进行牵引。在 70 磅（lb，1 磅 ≈ 0.45 kg）时没有复位。在 90 磅时，伴随着明显的"咔"声而复位。立即将重量减小到 20 磅，同时脊椎序列保持稳定对齐。（c）患者从放射科直接被送往手术室。从跌倒发生后 1 小时内进行了 C6～C7 颈椎前路椎间盘切除和融合术（anterior cervical discectomy and fusion，ACDF）。术后 6 个月的影像学检查显示在屈伸位上脊柱棘突之间没有活动，骨小梁融合牢固。患者在术后 48 小时内恢复运动和感觉功能。在 6 个月的评估中，她只有左侧 C7 皮肤麻木。立即进行牵引的原因是颈椎的完全性损伤及需要尽快减少颈椎的半脱位状态。在这种情况下，MRI 会延迟治疗并减少神经功能恢复的机会

同样，Perry 和 Nickel 在 1959 年报道使用"Halo 骨牵引"治疗脊髓灰质炎引起的颈椎不稳[9]。头环由一个金属环组成，金属环使用 4 个销钉固定系统固定在颅骨上，利用 2 个前方销钉和 2 个后方销钉固定在皮质骨的外板上。对于颅骨较薄的儿童患者，以缓慢旋紧固定 6 个或 8 个销钉，将头环固定在头骨上，以降低穿透头骨的风险。就像 Gardner-Wells 钳的情况一样，重物也可以挂在绳索和滑轮系统上以保持牵引力。或者，可以将 Halo 头环连接到可调杆和羊毛内衬背心上，以在成功闭合复位后实现颈椎的刚性固定 / 制动，并保持颈椎的稳定性。该装置可用于门诊。

5.2 适应证

颈椎牵引适用于：小关节脱位（图 5.2），如某些类型的枕髁和 C1 骨折、C2 Hangman 骨折和齿突骨折（特别是 II 型）、旋转性寰枢关节半脱位、侧块骨折、下颈椎压缩性骨折、爆裂性骨折，以及脊柱后凸 / 脊柱侧凸畸形患者[10-13]。然而，颅骨牵引在有颅骨骨折和骨质异常（如 Paget 病）的患者中是禁忌证。相对禁忌证包括：枕颈脱位和半脱位、需要开放手术治疗的颅内病变（例如出血、肿瘤等）、颈椎牵引 – 伸展性损伤、有椎间盘或骨移位的证据（图 5.3）[10]，以及未融合颅板的年轻患者（3 岁以下）。在对意识减退的患者和反应下降的患者使用牵引时必须谨慎，因为在应用增加重量的牵引之前和之后都可能无法获得可靠的神经功能评估结果。

5.3 Gardner-Wells 钳

5.3.1 夹钳安装

如前所述，Gardner-Wells 钳由不锈钢或石墨材料制成的 C 形杆组成，通过销钉固定在头骨上（图 5.2a）。当对患者进行了全面的病史采集和详细的神经学评估（包括感觉和运动反应的分析）后，患者在硬板床上取仰卧位。在置入 2 个销钉的位置使用消毒液清洗，然后对这些部位进行局部麻醉。销钉位于比耳郭高 2 cm 的位置，与外耳道成一直线，低于颅顶骨以防销钉滑落或切割头皮。可以将它们安放在外耳道的前面，与之对齐或在其后方，具体取决于实现脊髓减压和颈椎对齐所需的颈部屈曲或伸展程度。这可以在影像学成像的帮助下完成。一旦销钉固定在颅骨外板上（此时未标记的指示杆伸出约 1 mm，表明施加了 25 磅的力），应将螺母固定在钳的侧面，以防止销钉脱落（图 5.2b）[14]。销钉应该在头 24 小时内重新拧紧一次。然后可以将绳索 – 滑轮系统连接到杆的中心，以施加与轴向骨架一致的重力牵引。操纵绳索 – 滑轮系统的高度可以控制颈椎的屈曲或伸展程度。

通常以 5~10 磅的增量（在 15~20 分钟内）施加牵引力，其间进行一系列神经和影像学检查，以确定神经功能状态的变化和（或）任何过度牵引损伤的证据[15]。关于牵引的理想重量存在很大差异。有外科医生使用每级 5 磅作为施加的最大重量，而其他先前的研究建议施加 45~80 磅的牵引重量[16-19]。还可使用辅助性肌松剂来预防肌肉痉挛[20]。一旦实现闭合复位，就可以减小牵引重量，并可以使患者平卧。通常，在半脱位复位后，15~20 磅的牵引重量足以维持复位。

5.3.2 Gardner-Wells 钳闭合复位颈椎的临床疗效

Gardner-Wells 钳用于提供临时（而非长期）的颅颈牵引，以恢复脊柱解剖对齐，从而实现脊髓减压[19]。最常见的适应证包括单侧或双侧颈椎小关节脱位（图 5.2，图 5.3）[14]。Star 等在 1990 年报道了使用 Gardner-Wells 钳闭合复位颈椎小关节脱位的 53 例患者。发现 68% 的患者在应用牵

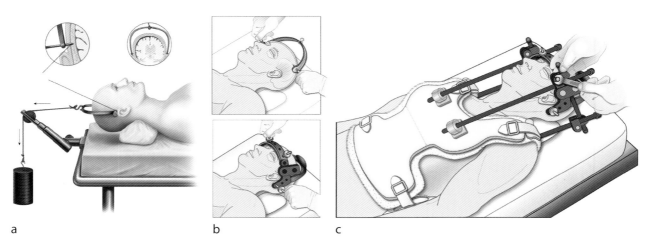

a   b   c

图 5.2 （a）带有牵引的 Gardner-Wells 钳。

（b）安装步骤：

（1）Gardner-Wells 钳：将销钉穿过钳插入头皮和颅骨外膜。同时拧紧两个销钉，直到一个销钉上的扭矩指示器伸出 1~2 mm，表明螺钉已充分拧紧。

（2）Halo 环：同时拧紧两个直径相对的螺钉，直到徒手拧不动。然后同时拧紧另外两个螺钉。此时，使用扭力扳手充分且安全地旋到预设的最大扭矩（成人为 8 英寸·磅）。

要点：

· 注意眼睛和眉毛，以免钉住眼睛导致眼睛持续睁开或闭合。

　对于儿童：拧紧时使用较低的最终扭矩（3~10 岁儿童为 4~8 英寸·磅，3 岁以下儿童为 2~4 英寸·磅）。使用多个（6~10）销钉，使压力在四周均匀分布，避免骨折或过度穿透颅骨。此外，如果可能的话，使用专门提供的带短尖端和宽凸缘的儿科销钉。

（c）安装流程：为患者选择正确的背心尺寸。用立柱将后环连接至后背心。将背心的前/后半部相互连接。就位后，用扭矩扳手将环固定到每个点的柱子上，保持头部正确对准。放置后立即行 X 线检查，于第 1 天和第 3 天行直立位 X 线检查。

重点：

· 重要提示：每种品牌和样式的 Halo 背心和头环均附带一套详细的使用说明。建议在使用之前仔细阅读使用说明。

· 背心尺寸不正确可能会导致牵引失败。

· 如果后背心没有"预置"，则可以在头部轻柔地手动牵引的情况下将患者颈部圆枕垫高或抬高 30°。

· 将扳手绑在前背心上，以便在紧急情况下轻松取用。

· 注意肩部、背部和胸部受压过大的部位是否有压疮。

（图 5.2a 摘自 An HS, Singh K. Synopsis of Spine Surgery. New York, NY: Thieme; 2016. 图 5.2b、c 转载自 Ullman JS, Raskin PB. Atlas of Emergency Neurosurgery. New York, NY: Thieme; 2015. ）

引后神经功能状况有所改善，作者分析后认为钳子可以支撑高达 100 磅的牵引重量[8]。1993 年，Cotler 等报道了 24 例 C4~C7 小关节脱位的患者，他们通过高达 140 磅的重力牵引成功复位，并随后进行后路融合手术。值得注意的是，这些"大重量"复位是在治疗小组的连续直接观察下进行的，在达到复位后立即进行减重，结果没有发现任何神经功能状况恶化的表现[21]。Gardner-Wells 钳也被用于单纯颈椎小关节骨折后的颅骨牵引。Kepler 等进行了一项系统的回顾，发现 63.8% 的颈椎小关节骨折患者成功使用钳闭合复位[22]。在 121 例颈椎压缩性爆裂性骨折、伸展性损伤或骨折合并半脱位的患者中，也有成功闭合复位的报道。这些患者实现复位所需的平均时间为 2.1 小时[20]。2 例（2.4%）患者需要随后进行开放手术复位。

受伤后进行闭合复位的确切时间尚未明确。Cotler 发现，如果在受伤后的最初 8 小时内尝试复位，神经功能恢复的效果会更好。这表明在损伤后的短时间内进行闭合复位可能存在神经保护作

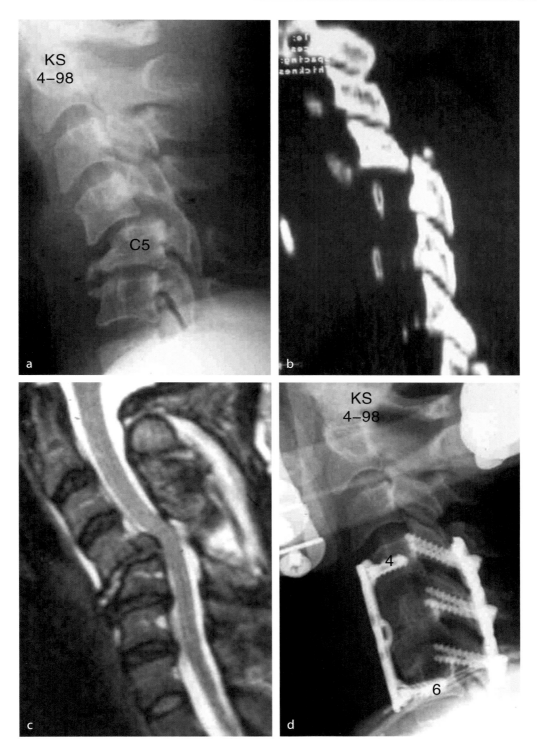

图 5.3　一名 45 岁的女性被殴打导致颈椎受伤，送到急诊室时意识清醒，神经系统检查显示只有右侧 C5 神经受损。脊髓功能得以保留。（a）X 线片显示 C4~C5 节段有固定小关节。（b）CT 矢状面重建显示，错位的小关节实际上是部分跳跃（高骑跨小关节）。（c）MRI 检查显示，C4 椎体后有一个巨大的椎间盘突出，C4~C5 有明显的半脱位和脊髓受压，但脊髓本身没有异常的信号。异常信号遍及 C4~C5 椎间盘间隙，C4~C5 棘突张开，棘间韧带出现异常信号。（d）术后 1 年的 X 线片显示在包括 C5 椎体切除术和 C4~C6 后侧块融合的前后路联合手术治疗后成功融合（C4~C6）。该患者接受了 MRI 检查，因为神经系统检查仅提示该患者轻微的神经根症状，并且清醒时能够配合一系列的神经系统检查。医生发现 C4~C5 的巨大椎间盘突出后，出于对导致脊髓损伤的考虑，决定不使用牵引，而是立即进行手术，先对脊髓进行减压，然后再进行内固定术。术后 1 年，患者神经功能完好

用[23]。在神经功能正常的患者中，减压时机的相对作用也未明确。在有椎管损伤的影像学证据的神经损伤患者中，我们的做法是在急诊科立即应用牵引。理想的方法是进行前瞻性随机对照研究，以评估尝试进行闭合复位以减轻脊髓压迫的最佳时间点。

5.3.3　MRI 和牵引复位的时机选择

脊柱外科医生对颈椎脱位或骨折伴脱位的牵引复位前后行磁共振检查存在争议。任何一种复位方法都有可能使椎间盘物质向后移位或脱入椎管内。虽然这一风险很小，但确实存在，可能会导致神经功能受损[24]。在复位前获得 MRI 检查可以识别可能位于脱位椎体后面的椎间盘突出，从而引导外科医生采取先发制人的前路手术，首先清除椎间盘突出，然后进行复位和稳定脱位。然而，在急性损伤的情况下进行 MRI 检查需要时间，并且通过牵引复位可以最快地纠正椎体移位造成的脊髓压迫。因此，对于任何患者，任何一种方法都有潜在的降低收益 / 风险的可能。

针对这种情况，建议应根据患者的具体情况做决定，包括神经功能状态（脊髓损伤与正常神经功能）和精神状态（清醒和交流与迟钝 / 不交流）。对于没有神经功能障碍和脱位的患者建议行 MRI 检查，以排除复位时出现椎间盘突出导致神经损害的可能。复位过程中或复位后出现的任何神经系统症状都可以立即采取措施，如停止复位。如有必要，立刻行 MRI 检查，然后进行手术。对于已知脊髓损伤的患者，及时牵引复位以重新改善椎管序列似乎对尽可能快地减轻压迫至关重要。对于意识不清或插管的患者，需要慎重。严重脱位伴明显椎管损伤和疑似脊髓损伤可能需要立即复位，而较轻的损伤可能是脊髓未受损伤，可以首先进行影像学检查以寻找椎间盘物质。椎间盘破裂的一个提示是，与其他层面相比，X 线片或 CT 检查示椎间盘间隙变窄，这是由于髓核 / 环可能被挤到椎管内。

5.3.4　使用 Gardner-Wells 钳相关的并发症

使用 Gardner-Wells 钳的并发症包括：销钉插入部位感染（可导致颅骨骨髓炎）[14]，颅骨内板的销钉穿孔和随后的颅内创伤[15]，销钉拔出 / 移动导致头皮撕裂。如果维持长时间的颅颈牵引，患者也会在枕骨部位出现压疮。先前的尸体研究表明，Gardner-Wells 夹钳的拉拔强度取决于销钉的材料，与不锈钢相比，与 MRI 兼容的钛销钉和石墨钳更容易发生机械变形，从而导致夹钳滑脱[25]。石墨钳的优点是在牵引过程中可以获得磁共振图像。然而，缺点是销钉拔出的可能性更大（特别是在更大重量时）。因此，当使用与 MRI 兼容的钳子时，应谨慎使用大于 50 磅的牵引重量。Lerman 等认为，由于金属磨损，频繁使用的钳子拉拔强度也会降低。在这种情况下，可能需要更换或重新校准夹钳，以防止设备故障和（或）脱离发生[26]。为防止置钉部位受到感染，应每天用消毒液清洗置钉部位。

指示器杆伸出小于 0.25 mm 则可能在牵引力超过 60 磅时就会出现销钉滑出，这表明在施加有力的牵引力之前，应将销钉充分拧紧[27]。然而，过度收紧和（或）频繁重新收紧销钉，可能导致销钉穿入颅内板，并导致随后的颅内损伤或出血。

5.4　Halo 固定

5.4.1　Halo 装置的应用

对于成人来说，可以通过四点固定将 Halo 环固定在颅骨上。这允许施加更高的牵引重量，并且增加了抗拔出力[14]。这种环通常由碳纤维和钛的复合材料制成，也可以连接到羊毛衬里的背心上（通过杆子），用于门诊环境下对颈椎的刚性固定。这种支架被统称为 Halo 背心，固定器的应用需要选择合适尺寸的 Halo 环。如果将 Halo 环绕头颅 1 周，则在头皮和环之间预留 1~2 cm 的间隙是比较合适的。在插入固定装置的销钉之前，入钉的部位置应该用消毒液清洗。然后可以将局部麻醉剂注射到 4 个预定的销钉位置中（必须在拧入销钉前仔细选择）。

前面销钉位置应位于眼眶边缘上方 1 cm［即眉毛上方，以防止眶上和（或）滑车神经受损］，并位于眼眶外侧 2/3 上方。后销钉应该插在耳朵后面，在颅骨平面的下方，与前销钉成对角线交叉。一旦确定了前销钉和后销钉的位置，就可以垂直于头皮表面插入销钉，前提是患者的头部由治疗小组的另一名成员保持固定，并已将患者置于仰卧位置。操作必须小心，以确保销钉不刺穿颞肌或颞骨的鳞状部分（明显比顶骨薄）。用扭矩扳手将销钉拧紧到扭矩不大于 10 英寸·磅，以防止穿透内板[28]。在我们的实践中，通常成人的插入扭矩为 8 英寸·磅，儿童患者为 4~6 英寸·磅。销钉应该以交替的方式拧紧（即先是前面的销钉，然后是对侧后面的销钉），以保持销钉之间的张力，并将穿孔的风险降至最低（图 5.1b）。销钉应在 24 小时后重新拧紧。六角锁紧螺母拧在销钉的末端，用于防止销钉松动和脱离。牵引的方法与 Gardner-Wells 钳相似。在儿童患者中，可以使用另外的销钉位来增加牵引重量的分布。通过立柱固定在头环上的 Halo 背心可以用来维持颈椎的稳定，并在长期门诊随访的基础上促进骨性愈合（图 5.1c）。

5.4.2　颈椎 Halo 装置固定的临床疗效

Halo 装置通常用于复位和稳定轴向齿突骨折、Hangman 骨折、寰椎环骨折，以及较少见的下颈椎（C3~C7）爆裂性骨折[19, 29-33]。与其他矫形器相比，Halo 背心的固定提供更大程度的颈椎固定（它限制高达 75% 的上颈椎的屈曲或伸展[34]）。其还可以在三个不同的平面上控制脊柱，并可以成功地在 Halo 复位后作为手术减压的替代品使用。它也可以作为切开复位和颈椎内固定手术后的辅助器具[10, 35, 36]。

先前的研究已经证明，使用 Halo 器械固定颈椎可以达到与开放式融合手术相媲美的效果。Bucholz 等报道了 109 例 C1~C2 损伤（包括寰枢椎半脱位、颈椎骨折、枢椎骨折和寰椎弓形骨折）和 C3~T1 损伤的患者。他们记录治疗的成功率为 85%，但作者指出不应对有关节面交锁或"错位"的患者使用 Halo 固定[35]。在一个更大的队列研究中，188 例创伤性颈椎损伤患者接受了 Halo 装置固定，Chan 等发现在随访中 89% 的患者保持了颈椎的序列和稳定性。骨性愈合的平均时间为 11.5 周。然而在这项研究中的 40 例接受固定 Halo 治疗关节突交锁的患者中，仅接受 Halo 固定不成功的病例占 32.5%，而之前接受过开放颈椎融合手术的患者的不成功率为 0。在另一项研究中，Cooper 等发现接受 Halo 装置治疗的颈椎骨折或半脱位患者中，85% 的患者在放射学随访中获得了脊柱稳定性的恢复[10]。最后，E. Kong 等注意到，老年患者和 2 型齿突骨折患者的骨不愈合率增加[37]。

5.4.3　使用头环和（或）Halo 背心相关的并发症

用头环复位和（或）稳定颈椎时观察到的并发症与应用 Gardner-Wells 钳类似。简单地说，这些可能包括但不限于销钉穿入颅骨内壁、销钉插入部位感染（严重时可导致骨髓炎或硬膜下脓肿形成）、眶周水肿、压疮和神经麻痹[38]。由于 Johnson 等最初描述的"屈曲前行"现象，人们发现，与上颈椎相比，Halo 背心固定术在下颈椎的效果较差[39, 40]。"屈曲前行"是指当使用 Halo 装置时，在一个颈椎水平上的屈曲和在相邻的颈椎水平上的伸展的组合。这会导致颈椎在各个椎体水平的显著运动，从而导致复位能力的丧失[41]。其他矫形器可能适用于下颈椎损伤的患者。

5.5　结论

关于颈椎骨折半脱位后理想的减压时机仍存在争议。虽然最近关于急性脊髓损伤手术时机的报道倾向于在 8 小时内进行手术复位，但目前还不清楚该说法适用于哪些部位的牵引复位[42, 43]。我们的治疗理念一直是试图在紧急创伤情况下尽快通过牵引达到复位，通常是在伤后 2~4 小时内。一旦脊柱复位，神经组织不再受压，手术内固定的确切时机仍然存在争议，目前还无定论。我们一直认为，椎管减压是治疗脊髓损伤患者的基本原则，但是应该通过联合牵引还是直接手术来做到这一点还是值得讨论的。如果牵引不能在合理的时间窗内（STASCIS）减压，则我们的治疗策略是立即手术以实现脊髓减压。

参考文献

[1] Loeser JD. History of skeletal traction in the treatment of cervical spine injuries. J Neurosurg. 1970; 33(1): 54-59 PubMed

[2] Hildanus F. Opera (1672). 1 History of Neurological Surgery. New York, NY: Hatner Publishing Company; 1967:366

[3] Taylor AS. Fracture dislocation of the cervical spine. Ann Surg. 1929; 90(3): 321-340 PubMed

[4] Park SW, Cho KH, Shin YS, et al. Successful reduction for a pediatric chronic atlantoaxial rotatory fixation (Grisel syndrome) with long-term halter traction: case report. Spine. 2005; 30(15): E444-E449 PubMed

[5] Olivero WC, Dulebohn SC. Results of halter cervical traction for the treatment of cervical radiculopathy: retrospective review of 81 patients. Neurosurg Focus. 2002; 12(2): ECP1 PubMed

[6] Crutchfield WG. Skeletal traction in treatment of injuries to the cervical spine. J Am Med Assoc. 1954; 155(1): 29-32 PubMed

[7] Gardner WJ. The principle of spring-loaded points for cervical traction. Technical note. J Neurosurg. 1973; 39(4): 543-544 PubMed

[8] Star AM, Jones AA, Cotler JM, Balderston RA, Sinha R. Immediate closed reduction of cervical spine dislocations using traction. Spine. 1990; 15(10): 1068-1072 PubMed

[9] Perry J, Nickel VL. Total cervicalspine fusion for neck paralysis. J Bone Joint Surg Am. 1959; 41-A(1): 37-60 PubMed

[10] Cooper PR, Maravilla KR, Sklar FH, Moody SF, Clark WK. Halo immobilization of cervical spine fractures. Indications and results. J Neurosurg. 1979; 50(5): 603-610 PubMed

[11] Hsu LC. Halo-pelvic traction: a means of correcting severe spinal deformities. Hong Kong Med J. 2014; 20(4): 358-359 PubMed

[12] Morton J, Malins P. The correction of spinal deformities by halo-pelvic traction. Physiotherapy. 1971; 57(12): 576-581 PubMed

[13] Twomey MR. Halo pelvic traction. A new method of correcting deformities of the spine. Nurs Times. 1970; 66(39): 1225-1228 PubMed

[14] Medress ZA, Veeravagu A, Ratliff JK, Grant GA. Spinal traction. In: Steinmetz MP, Benzel EC, eds. Benzel's Spine Surgery: Techniques, Complication Avoidance, and Management. Vol 2. Philadelphia, PA: Elsevier; 2017:1196-1201

[15] Campe C, Hilibrand A. Closed skeletal traction techniques. In: Vaccaro A, Anderson P, eds. Cervical Spine Trauma. Philadelphia, PA: Lippincott, Williams and Wilkins; 2009

[16] Yashon D, Tyson G, Vise WM. Rapid closed reduction of cervical fracture dislocations. Surg Neurol. 1975; 4(6): 513-514 PubMed

[17] Norrell H. The treatment of unstable spinal fractures and dislocations. Clin Neurosurg. 1978; 25: 193-208 PubMed

[18] Cotler HB, Miller LS, DeLucia FA, Cotler JM, Davne SH. Closed reduction of cervical spine dislocations. Clin Orthop Relat Res. 1987(214): 185-199 PubMed

[19] Eskander MS, Brooks DD. Cervical orthoses and cranioskeletal traction. In: Benzel EC, ed. The Cervical Spine. 5th ed. Philadelphia, PA: Lippincott Williams and Wilkins; 2012; 104-115

[20] Grant GA, Mirza SK, Chapman JR, et al. Risk of early closed reduction in cervical spine subluxation injuries. J Neurosurg. 1999; 90(1) Suppl: 13-18 PubMed

[21] Cotler JM, Herbison GJ, Nasuti JF, Ditunno JFJr, An H, Wolff BE. Closed reduction of traumatic cervical spine dislocation using traction weights up to 140 pounds. Spine. 1993; 18(3): 386-390 PubMed

[22] Kepler CK, Vaccaro AR, Chen E, et al. Treatment of isolated cervical facet fractures: a systematic review. J Neurosurg Spine. 201 6; 24: 347-354 PubMed

[23] Rizzolo SJ, Vaccaro AR, Cotler JM. Cervical spine trauma. Spine. 1994; 19(20): 2288-2298 PubMed

[24] Eismont FJ, Arena MJ, Green BA. Extrusion of an intervertebral disc associated with traumatic subluxation or dislocation of cervical facets. Case report. J Bone Joint Surg Am. 1991; 73(10): 1555-1560 PubMed

[25] Blumberg KD, Catalano JB, Cotler JM, Balderston RA. The pullout strength of titanium alloy MRI-compatible and stainless steel MRI-incompatible Gardner-Wells tongs. Spine. 1993; 18(13): 1895-1896 PubMed

[26] Lerman JA, Haynes RJ, Koeneman EJ, Koeneman JB, Wong WB. A biomechanical comparison of Gardner-Wells tongs and halo device used for cervical spine traction. Spine. 1994; 19(21): 2403-2406 PubMed

[27] Krag MH, Byrt W, Pope M. Pull-off strength of Gardner-Wells tongs from cadaveric crania. Spine. 1989; 14(3): 247-250 PubMed

[28] Botte MJ, Byrne TP, Abrams RA, Garfin SR. Halo skeletal fixation: techniques of application and prevention of complications. J Am Acad Orthop Surg. 1996; 4(1): 44-53 PubMed

[29] Apuzzo ML, Heiden JS, Weiss MH, Ackerson TT, Harvey JP, Kurze T. Acute fractures of the odontoid process. An analysis of 45 cases. J Neurosurg. 1978; 48(1): 85-91 PubMed

[30] Ewald FC. Fracture of the odontoid process in a seventeen-month-old infant treated with a halo. A case report and discussion of the injury under the age of three. J Bone Joint Surg Am. 1971; 53(8): 1636-1640 PubMed

[31] Lyddon DWJr. Experience with the halo and body cast in the ambulatory treatment of cervical spine fractures. Ill Med J. 1974; 146(5): 458-461, 490 PubMed

[32] Prolo DJ, Runnels JB, Jameson RM. The injured cervical spine. Immediate and long-term immobilization with the halo. JAMA. 1973; 224(5): 591-594 PubMed

[33] Zimmerman E, Grant J, Vise WM, Yashon D, Hunt WE. Treatment of Jefferson fracture with a halo apparatus. Report of two cases. J Neurosurg. 1976; 44(3): 372-375 PubMed

[34] Lauweryns P. Role of conservative treatment of cervical spine injuries. Eur Spine J. 2010; 19 Suppl 1: S23-S26 PubMed

[35] Bucholz RD, Cheung KC. Halo vest versus spinal fusion for cervical injury: evidence from an outcome study. J Neurosurg. 1989; 70(6): 884-892 PubMed

[36] Kostuik JP. Indications for the use of the halo immobilization. Clin Orthop Relat Res. 1981(154): 46-50 PubMed

[37] Ekong CE, Schwartz ML, Tator CH, Rowed DW, Edmonds VE. Odontoid fracture: management with early mobilization using the halo device. Neurosurgery. 1981; 9(6): 631-637 PubMed

[38] Hayes VM, Silber JS, Siddiqi FN, Kondrachov D, Lipetz JS, Lonner B. Complications of halo fixation of the cervical spine. Am J Orthop. 2005; 34(6): 271-276 PubMed

[39] Johnson RM, Owen JR, Hart DL, Callahan RA. Cervical orthoses: a guide to their selection and use. Clin Orthop Relat Res. 1981(154): 34-45 PubMed

[40] Johnson RM, Hart DL, Simmons EF, Ramsby GR, Southwick WO. Cervical orthoses. A study comparing their effectiveness in restricting cervical motion in normal subjects. J Bone Joint Surg Am. 1977; 59(3): 332-339 PubMed

[41] Glaser JA, Whitehill R, Stamp WG, Jane JA. Complications associated with the halo-vest. A review of 245 cases. J Neurosurg. 1986; 65(6): 762-769 PubMed

[42] Fehlings MG, Vaccaro A, Wilson JR, et al. Early versus delayed decompression for traumatic cervical spinal cord injury: results of the Surgical Timing in Acute Spinal Cord Injury Study (STASCIS). PLoS One. 2012; 7(2): e32037PubMed

[43] Jug M, Kejžar N, Vesel M, et al. Neurological recovery after traumatic cervical spinal cord injury is superior if surgical decompression and instrumented fusion are performed within 8 hours versus 8 to 24 hours after injury: a single center experience. J Neurotrauma. 2015; 32(18): 1385-1392 PubMed

6 寰枕部损伤

Derrick Sun, Paul A. Anderson

摘要

上颈椎损伤是严重创伤后的常见损伤，发病率和死亡率均较高。对于这类损伤的快速诊断与治疗可提高生存率和改善患者的预后。本章的重点是寰椎、枕髁和颅颈交界区（包括寰枕关节）的损伤及其相关的解剖、诊断、分类系统和治疗方案。

关键词 寰椎骨折 枕髁骨折 Jefferson 骨折 寰枕分离 颅颈分离

6.1 引言

枕骨和 C2 之间的损伤构成了"上颈椎损伤"，通常见于高能量创伤后。冲击力的大小和方向可能不同，可来自轴状面、矢状面和冠状面，偶发生旋转。颅颈交界区复杂的解剖结构和多变的损伤机制导致了各种形式的损伤。上颈椎承载了整个颈椎 50% 的旋转，20% 的前屈、后伸和侧屈。

本章将重点讨论寰椎、枕髁和颅颈交界区的损伤。枢椎及寰枢关节的损伤将在其他章节讨论。上述区域在解剖学和生物力学上互相关联，不同区域的损伤可同时发生。

6.2 解剖

6.2.1 枕骨

枕骨形成枕骨大孔。枕髁是枕骨下表面的半月形突起，位于寰椎侧块的凹侧面，形成浅球窝结构。寰枕关节由翼状韧带稳定，翼状韧带是成对的索状结构，从齿突的尖端突向每个枕髁的内侧，并由覆膜稳定，覆膜是枕骨大孔前部的后纵韧带的延续。覆膜和成对的翼状韧带对颅颈稳定至关重要[1]。当头部处于中间位置时，翼状韧带松弛。当头部向一个方向旋转时，旋转方向对侧的翼状韧带收紧，而同侧韧带松弛。翼状韧带与覆膜一起限制屈曲，但并不限制伸展。

在前方的寰枕膜是前纵韧带的延续，作用是防止过伸。项韧带、枕颈膜和寰枕关节囊等结构提供的稳定作用有限。正常情况下，寰枕关节位置良好，超过 2 mm 的分离提示韧带断裂和不稳定损伤[2]（图 6.1c）。

6.2.2 寰椎

寰椎为环状结构，有较大的侧块和较细的前后弓（图 6.1a）。寰椎的侧块向上与枕髁相连，向下与枢椎侧块相连。在冠状面上，寰椎侧块呈梯形。寰枕关节从下内侧向上外侧倾斜。寰枢关节从上内侧向下外侧倾斜。这种结构导致枢椎承受的轴向负荷转移到寰椎侧块上，使其偏向外侧，造成典型的"爆裂"性损伤。

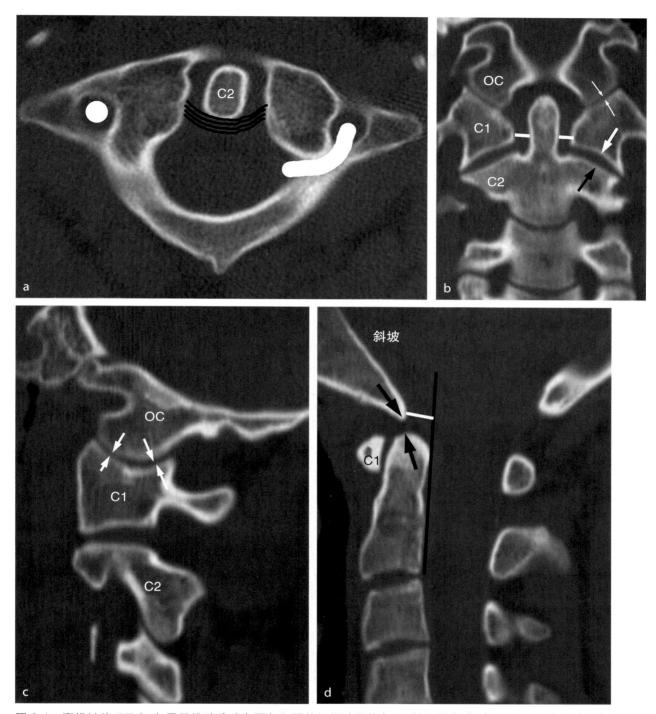

图 6.1 寰椎轴位 CT（a）显示椎动脉（白圈）和翼状韧带（黑线）。冠状面图像（b）显示枕髁（OC）、寰椎侧块和枢椎的关系。外侧矢状位 CT（c）显示枕髁－C1 间隙（白色箭头）。中间矢状位图（d）为颅底－齿突间距（黑色箭头）、颅底－枢椎间距（白线）

　　十字韧带位于齿突后方，由横韧带和纤维组成，上端与颅底相连，下端与枢椎相连。横韧带环绕其腰部的齿突，与每个寰椎侧块内侧的结节相连（图 6.1d）。寰枢关节可在各个方向上进行 45° 的轴向旋转，受到对侧收紧的翼状韧带的部分限制。它占颈椎旋转的 50%，允许 20°～30° 的前后屈伸[3, 4]。Werne 等指出寰枕关节可以完成 15° 的前后屈伸、8° 的侧屈和 0° 的轴向旋转[5, 6]。

Steel 的"1/3 法则"指出，在寰椎水平，齿突占总空间的 1/3，脊髓占 1/3，脑脊液占剩下的 1/3 [7]。

6.2.3 枢椎

枢椎有一个较大的突出，称为齿突。齿突位于寰椎前弓后方，横韧带包裹住齿突后方，提供稳定性并防止寰椎由于前后剪切应力受到损伤。

6.2.4 椎动脉

椎动脉是成对的血管，通常起源于左右锁骨下动脉。在极少数情况下，椎动脉直接从主动脉弓发出 [39]。椎动脉向头侧攀升，通常在 C6 节段进入横突孔。在 12% 的病例中，椎动脉在其他椎体层面进入横突孔。

椎动脉分为以下四个阶段：

1. V1（骨外）段从锁骨下动脉头侧进入 C6 横突孔。

2. V2（横突孔）段垂直上升，通过 C6~C3 横突孔，向外侧转出 C2 横突孔，然后在转出 C1 椎间孔上方时转向内侧。

3. V3（椎管外）段离开 C1 横突孔，穿入硬膜。椎动脉沿寰椎后弓形成一个突出的切迹。

4. V4（硬膜内）段向前内侧穿过枕骨大孔，与对侧椎动脉汇合，在脑桥延髓交界处（pontomedullary junction）形成基底动脉。

寰椎爆裂性骨折伴移位可能与椎动脉 V3（椎管外）段损伤有关。寰椎后桥是寰椎的一种骨性异常，以弓状横突孔为特征，这是一种难以识别的解剖变异，在 15.5% 的患者中存在；正确识别解剖变异对于在暴露或植入 C1 侧块螺钉时避免椎动脉损伤非常重要 [40]。

6.3 体格检查

上颈椎损伤通常是由于高能量创伤导致颅骨嵌入而发生的。经常表现为部分或完全失去意识。清醒的患者可能会主诉活动或触诊引起的上颈椎疼痛。在上颈椎损伤的患者中已经描述了各种神经综合征，尤其是涉及第Ⅵ对脑神经和后组脑神经（如第Ⅸ、Ⅹ、Ⅺ、Ⅻ对脑神经）。全面的神经学评估应根据美国脊髓损伤协会（ASIA）指南进行。

6.4 影像学检查

上颈椎损伤的最佳评估方法为 CT 矢状面和冠状面重建。CT 检查对高危外伤患者具有及时、费用低、较高的敏感性和特异性等优点 [2]。在 CT 图像上，寰枕关节应保持位置良好，关节脱位大于 2 mm 应考虑寰枕关节脱位（atlanto-occipital dissociation，AOD）。Pang 等报道了正常儿童的枕髁 - C1 间隙（condyle-C1 interval，CCI）平均为 1.28 mm，无一例 CCI 超过 1.95 mm [8, 37]。Harris 的"12 规则"是从齿突到颅底的距离应小于 12 mm，颅底 - 枢椎间距，即从颅底到枢椎椎体后缘线的距离，也应小于 12 mm，若不符合这一规则应该警惕 AOD [9, 10]。

寰齿间隙（atlantodental interval，ADI）是寰椎前弓和齿突之间的距离。ADI 在成人中小于 3 mm 被认为是正常的，而在儿童中小于 5 mm 是正常的。ADI 大于此值表明横韧带可能断裂，寰枢椎可能不稳定。

当诊断不明确时，注重于颅底或颅颈交界区的MRI可能有助于排除韧带损伤。不稳定损伤的指标包括显著的椎前软组织水肿或血肿、寰枕或寰枢关节的关节水肿增加、覆膜破裂、横韧带或翼状韧带破裂或蛛网膜下腔出血。

6.5 枕髁损伤

6.5.1 引言

创伤性枕髁骨折（occipital condyle fracture，OCF）是Bell在1817年对一名跌倒致死者进行尸检后首次提出的[11]。X线片很少能够显示OCF。在过去的二十年里，CT更广泛的应用提升了检测效率。除伴有颅颈不稳定外，OCF是相对不严重的，通常采用保守治疗。据报道，创伤性脑损伤患者1%～4%发生OCF[12]（图6.2）。

OCF最常见的损伤机制是颅骨嵌入颈椎或头部的快速减速。在伴有高能量头部创伤、精神状态改变、上颈椎压痛、下脑神经损伤和咽后血肿或水肿的患者中，应怀疑OCF。第Ⅻ对脑神经（即舌下神经）在枕髁上的舌下管中走行，可能因OCF而受伤。

6.5.2 分型

最常用的分类系统是由Anderson和Montesano在1988年提出的，该系统将OCF分为以下三种类型[13]：

1. Ⅰ型骨折是由于创伤中寰椎对枕髁的轴向压力机制导致枕髁压缩产生的粉碎性骨折，伴或不伴有微小骨折碎片移位（图6.2）。

2. Ⅱ型骨折是颅底线状骨折的延伸。

3. Ⅲ型骨折是由翼状韧带的牵拉引起的创伤性碎片撕脱，不稳定，并可能与颅颈分离（craniocervical dissociation，CCD）相关（图6.3）。

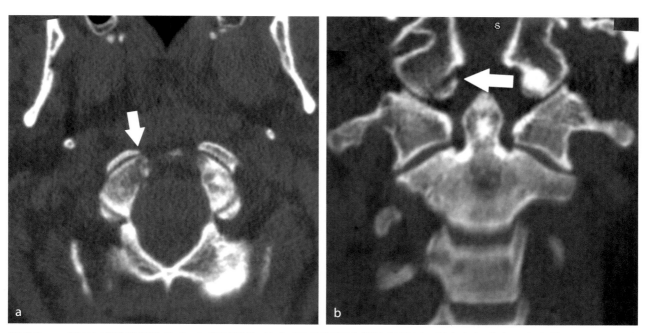

图6.2 一名54岁男性的轴位（a）和冠状位（b）CT平扫示右侧枕髁骨折，其在车祸中未系安全带。MRI没有发现韧带损伤，硬质颈托固定6周后治愈

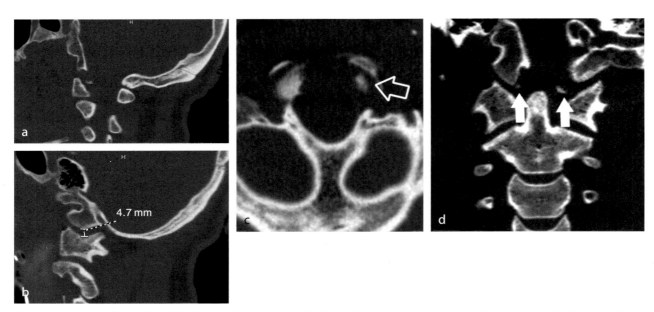

图 6.3 一名 44 岁男性在交通事故后入院，矢状位重建 CT 图像（a）和（b）显示Ⅲ型枕髁骨折和髁突－C1 间距延长。轴位（c）和冠状位（d）图像显示双侧枕髁骨折。患者当时仍处于昏迷状态，随后死于伴发的脑损伤

Ⅰ型骨折是稳定的，推荐使用颈托固定。

Ⅱ型骨折通常是稳定的，除非在罕见的情况下出现整个髁突分离，导致寰枕关节不稳定。对于稳定性Ⅱ型骨折推荐使用颈托固定，而对于不稳定性Ⅱ型骨折伴翼状韧带功能不全和寰枕错位的骨折应考虑使用 Halo 支架。

Ⅲ型骨折应通过 MRI 评估颅颈交界区可能的 AOD。评估寰枕关节对于确定翼状韧带的完整性是至关重要的[1]。若存在 AOD 应立即考虑行枕–颈融合术。此外，稳定性Ⅲ型骨折可以行颈托固定治疗。

在对现有文献的回顾中，Theodore 等确定了 415 例 OCF 患者，其中 84 例为Ⅰ型，125 例为Ⅱ型，207 例为Ⅲ型单侧 OCF，37 例为双侧 OCF。它们是相对不常见的损伤，不同的报告中有 1%～3% 的患者继发于高能量、钝性颅颈外伤[11, 14, 15]。

由于 X 线片的敏感度较低，因此通常采用 CT 进行诊断[11]。在文献报道的 415 例 OCF 病患者中，119 例提供了临床信息的患者中，35 例患者（30%）的神经系统检查正常，36 例患者（30%）出现了意识丧失，48 例患者（40%）出现了局部神经功能损害，包括单一的脑神经损伤、伴有肢体无力的脑神经损伤、轻度至重度无脑神经损伤的肢体无力、眩晕、反射亢进和复视。

6.5.3 治疗

在文献报道的 415 例 OCF 患者中，259 例 OCF 接受了治疗。在未接受治疗的 43 例患者中，9 例患者在受伤后数天至数周内出现脑神经损伤：1 例舌下神经麻痹得到恢复，2 例舌下神经损害得到改善，3 例脑神经损害持续存在，另有 3 例未报道结果。另外有 6 例未治疗患者出现了晚期的损害或症状[11]。

Theodore 等报道了 190 例最初接受颈托固定治疗的 OCF 患者，其中 68 例患者在最后一次随访中完全康复，其他的还有：1 例患者治疗后颈部旋转度轻度减少，1 例在最后一次随访时出现舌下神经损害，2 例患者有持续性轻度发音障碍，3 例患者有持续性颈部疼痛。32 例 OCF 接受了

Halo/Minerva 固定装置治疗的患者。1 例患者的 Collet-Sicard 综合征略有改善，1 例患者的斜方肌持续无力，2 例患者出现慢性颈部疼痛，2 例患者在最后一次随访中完全康复[11]。

17 例 OCF 患者接受了手术治疗，其中 14 例进行了枕颈内固定和融合（1 例未知类型、2 例 Ⅱ型、11 例 Ⅲ型）。另 3 例除内固定和融合外，还进行了脑干减压手术（1 例 Ⅱ型、2 例 Ⅲ型）。1 例迟发性复视患者在取出骨折碎片后症状消失，1 例后组脑神经损伤患者、1 例复视和偏瘫患者术后数天无变化[11]。

Hanson 等回顾了 95 例伴有 107 处 OCF 的患者。Ⅰ 型骨折 3 例，23 例患者中出现 24 个 Ⅱ 型骨折，69 例患者出现 80 个 Ⅲ 型骨折（双侧 11 个）。77% 的病例存在单侧损伤。8 例患者有颅颈不稳并接受了枕颈融合手术治疗，4 例患者接受了 Halo 支架治疗。60 例（63%）有弥漫性颅脑损伤或局灶性颅内血肿的证据。长期结果与创伤性脑损伤的相关性更大，而不是 OCF 本身[16]。

Maserati 等回顾了 100 例共 106 处 OCF 的患者，OCF 发生率为 0.4%。2 例 AOD 患者和 1 例 C1~C2 骨折患者接受了手术治疗。其余患者采用硬颈托或单纯心理咨询。没有患者出现迟发性颅颈不稳，也没有迟发性神经受压或脑神经病变。作者的结论是，没有必要对 OCF 进行进一步的分类，对于表现出枕颈错位的病例，治疗应包括枕颈融合或 Halo 支架；对于没有错位的病例，进行 6 周的硬颈托固定，并进行影像学和临床随访[17]。

患者预后与并发颅颈创伤、碎片压迫神经或相应 AOD 相关。总的来说，颈椎外固定这一非手术治疗通常足以促进骨愈合，缓解或改善脑神经损伤的情况。孤立性双侧 OCF 应考虑更严格的外固定[11]，而伴有寰枕损伤的 OCF 应考虑手术固定或 Halo 支架固定。

6.5.4 结论

OCF 是一种相对少见的损伤，需要 CT 检查来评估。颅颈交界区高能量创伤患者，特别是表现为颈痛、后组脑神经损伤、意识水平降低或丧失的患者，应考虑进行颅颈交界区 CT 检查。对于几乎所有类型的 OCF，通常予以颈托固定治疗。未经治疗的 OCF 很少会发展为急性或迟发性的脑神经麻痹，这种症状通常会随着颈托的固定而消失。双侧 OCF 应立即考虑更严格的制动。不稳定的 OCF，如寰枕或寰枢椎分离，应立即考虑手术固定和融合。撕脱和移位的骨折碎片引起的神经受压也应立即考虑手术减压、固定和融合。

6.6 寰椎骨折

6.6.1 引言

寰椎骨折占颈椎急性损伤的 2%~13%，占所有脊柱损伤的 1%~2%。寰椎骨折是由于创伤性轴向载荷引起的，其中 5%~53% 会伴有枢椎或其他颈椎损伤[18]。约 21% 的寰椎骨折患者还会伴有头部损伤。这些骨折大部分由于机动车和摩托车车祸导致。然而，跳入浅水、跌倒和受伤也可能是造成这些损伤的原因。

寰椎骨折很少与神经功能损伤相关，通常认为是与该水平的椎管直径较大和寰椎侧块的方向相关。轴向载荷迫使侧块向外侧远离脊髓移动，从而使得椎管变宽。

损伤的机制通常是由于对颅骨的打击和过度伸展产生的轴向应力。应力首先由前弓和后弓受力，其次是横韧带，最后是翼状韧带。

6.6.2 分型

由于 C1 的环状解剖结构，单一骨折的可能性极小。造成寰椎环状结构的移位至少需要两处骨折。寰椎骨折可以根据损伤的位置、损伤的机制和横韧带的完整性分为以下几种类型：

Ⅰ型骨折是单一后弓骨折，是最常见的损伤。这通常是由于过度伸展，寰椎后弓夹在枕骨和枢椎椎弓之间。骨折发生在后弓附着于侧块的最薄弱部分。值得注意的是椎动脉穿过寰椎后弓上的凹槽，因此骨折移位可能会导致椎动脉损伤。

Ⅱ型骨折是寰椎环爆裂性骨折，通常被称为 Jefferson 骨折（由 Jefferson 在 1920 年首次报道了该骨折），通常表现为 4 处骨折，其中 2 处骨折经过前弓、2 处骨折经过后弓[19]。Jefferson 将损伤机制描述为颈部处于中立时，枕髁和枢椎侧块对寰椎的直接压迫。骨折发生在前弓和后弓最薄弱的部位即二者与侧块的连接处。轴向载荷向量，连同寰椎侧块的倾斜方向，迫使 C1 侧块向外侧移位（即远离脊髓）。附着在侧块中部结节上的横韧带，由于骨结节的中间质撕裂或撕脱，它逐渐张紧并失去作用（图 6.4）。

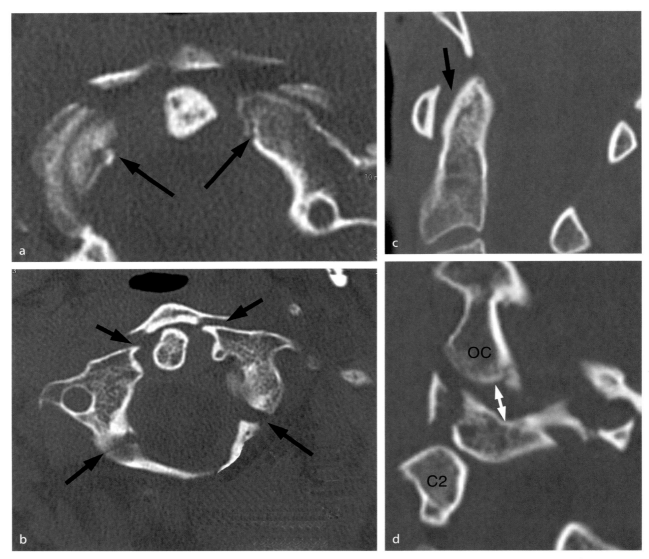

图 6.4 一位 25 岁女性的 CT 平扫，她患有枕髁骨折（a）和寰椎 Jefferson 爆裂性骨折（b）。矢状位（c）和右侧旁矢状位（d）图像显示寰椎 – 齿突间隙增宽，ADI（黑色箭头）和枕髁 – C1 间隙增宽（白色箭头）

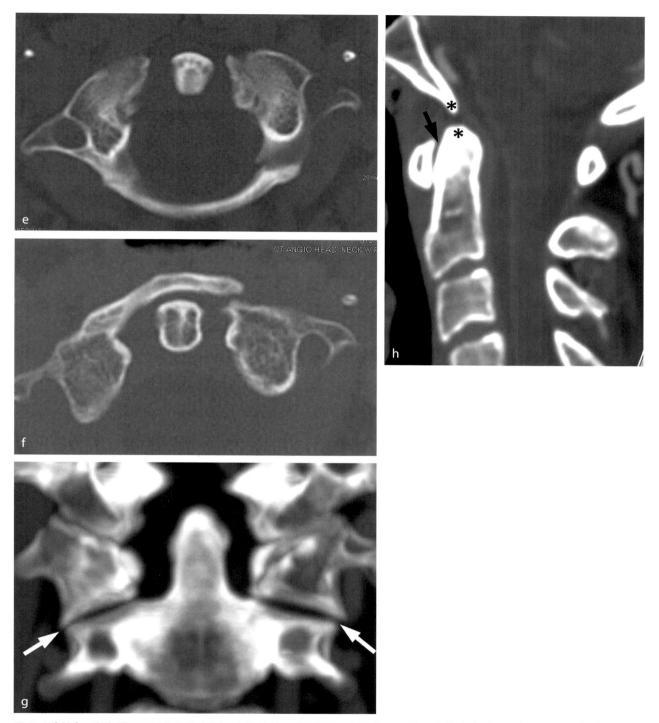

图 6.4（续） 患者接受了 12 周的 Halo 支架治疗。骨折后 6 个月的 CT 显示寰椎愈合（e、f）。冠状面（g）和矢状面（h）图像显示寰椎愈合良好，颅底－齿突间隙恢复（星号）

　　Ⅲ型骨折为单侧侧块骨折，骨折发生在靠近侧块前后的寰椎环。这被认为是由于头部侧向弯曲或轴向旋转的轴向载荷，因此力的传递指向同侧侧块。随着关节囊结构的破坏，可发生显著的侧块移位（图 6.5）。

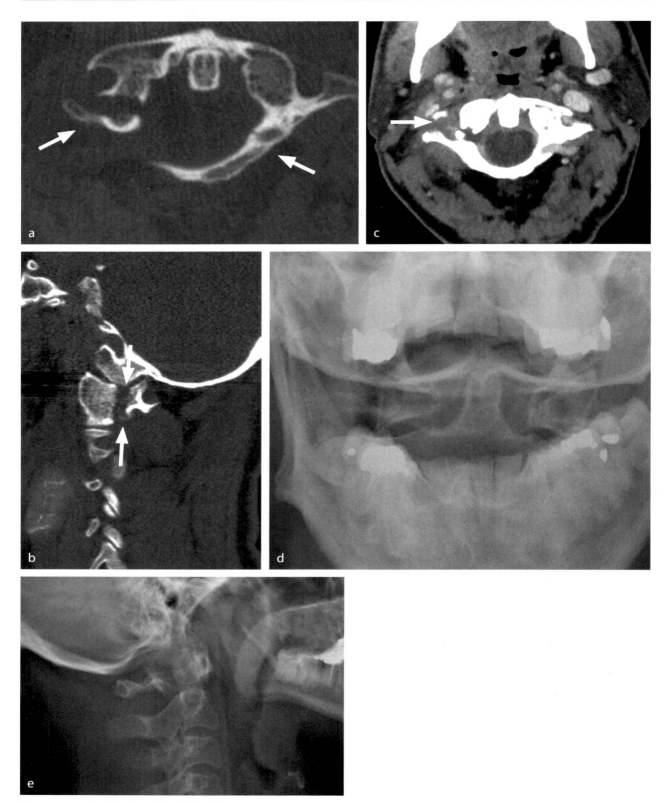

图 6.5　51 岁男性跳入浅池致右侧寰椎侧块和左侧后弓骨折的轴位（a）和矢状位（b）CT 图像。轴位 CT 血管造影（c）显示右侧椎动脉从 C3 到 C1 闭塞。直立张口齿突（d）和侧位（e）X 线片显示颈椎序列。血管外科医生会诊后建议患者接受保守治疗，包括硬质颈托固定和每日服用阿司匹林治疗椎动脉闭塞

　　另一种类型的寰椎骨折涉及寰椎横突骨折，是一种稳定的骨折。这些骨折可能与椎动脉损伤有关，这是因为椎动脉穿过横突孔。寰椎骨折的最后一种类型是经过前弓的骨折，表现为颈长肌撕脱。这种损伤通常是稳定的，因为它只有撕脱，而不是整个前弓或齿突的骨折。这应该与更严重的犁型骨折区别开来，后者是一种不稳定的前弓骨折，由于后侧剪切力，导致齿突穿过前方寰椎，引起寰枢椎后侧脱位。这些均为不稳定骨折（图 6.6）。

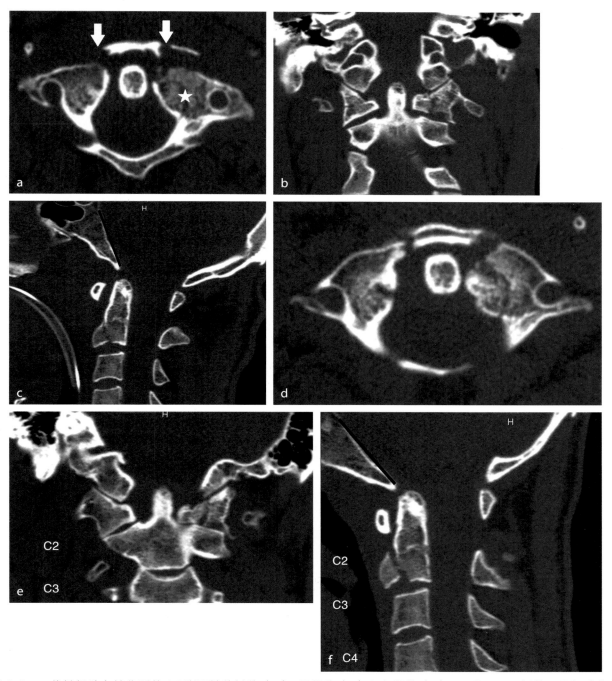

图 6.6　一位被机动车撞伤后的 34 岁男性的轴位（a）、冠状位（b）和矢状位（c）CT 显示，双侧前弓骨折（白色箭头）和左侧寰椎侧块骨折（白色星形），C2 椎体前骨折。患者拒绝接受包括颈托固定在内的治疗，4 周后前往急诊室就诊，主诉颈部严重疼痛和手臂感觉异常。CT 轴位显示左侧块进行性塌陷（d）。CT 冠状位显示左侧块进行性塌陷（e）和枕颈角改变（f）

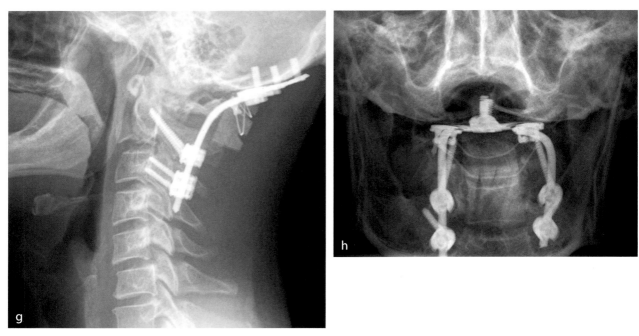

图 6.6（续） 患者行枕骨－C3 后路固定融合术。3 个月随访时，患者感觉异常消失，颈部明显改善；侧位（g）和正位（h）X 线片显示颈椎序列恢复

Spence 法则表明，当侧块相对于枢椎的移位（LMD）至少 6.9 mm 时，横韧带可能撕裂[20]。如果横韧带断裂，在固定过程中，侧块可能发生进一步的移位。他的研究基于尸体标本，其发现得到了 Fielding 等的证实[20, 21]。Heller 等报道了他们对 35 例张口齿突片的观察，使用校准标记来评估放射学放大率，结果发现张口齿突片的放大系数为 18%。将此应用于 Spence 规则，表明在张口齿突片上测量的侧块相对于枢椎的移位应该从 6.9 mm 增加到 8.1 mm[22]（图 6.7，图 6.8）。

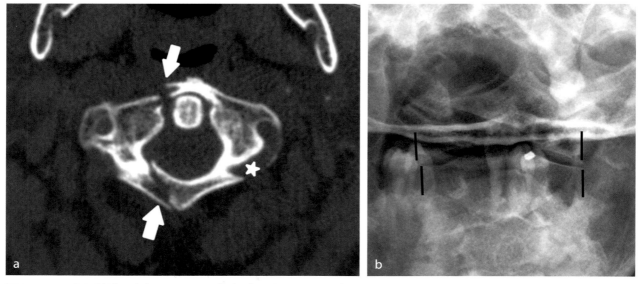

图 6.7 67 岁男性遭遇车祸后，CT 图像（a）示前后弓骨折（白色星形标记左侧椎动脉形成的沟）。直立张口齿突 X 线片（b）示未违反 Spence 规则（黑色线），通过硬质颈托成功治疗了患者的 C1 骨折

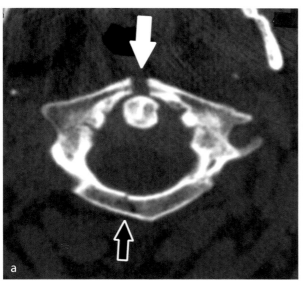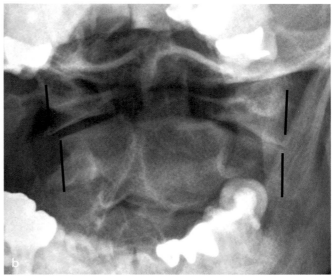

图 6.8　一名 70 岁男性从 12 英尺（1 英尺 ≈ 0.3 米）高的甲板上跌落。轴向 CT 平扫（a）显示 C1 前后弓骨折（箭头），同时伴有硬膜外血肿和 T7~T8 骨折导致的脊髓受压，并接受了胸椎减压融合术。直立张口齿突 X 线片（b）示未违反 Spence 规则（黑线），通过硬质颈托固定成功治疗了 C1 骨折

Dickman 等根据 MRI 结果描述了两种类型的横韧带损伤[23]。Ⅰ型损伤包括韧带撕裂而无相关骨折。Ⅱ型损伤包括横韧带附着部位的撕脱骨折。作者总结发现Ⅰ型损伤具有内在的不稳定性，不进行内固定不太可能愈合。Ⅱ型损伤有更高的愈合可能，应采用坚固的外固定治疗。其研究的 39 例患者中，Ⅱ型损伤的患者在 13 周内接受使用费城颈托或 Halo 支架的非手术治疗，其中 74% 的患者获得痊愈[23, 24]。由于该研究不包括寰椎骨折患者，因此尚不明确他们的结论是否可以扩展到寰椎骨折的治疗中。

6.6.3　治疗

孤立性寰椎骨折的治疗以横韧带的完整和存在其他相关的颈椎损伤为指导。目前还没有评估寰椎骨折各种治疗方式的前瞻性随机研究。所有可用的证据都是基于病例系列、回顾性分析和专家意见。

稳定性损伤可以通过颈托固定治疗 6~12 周。对于没有移位或轻微移位的稳定性Ⅱ型爆裂性骨折的治疗更有争议，一些学者推荐使用硬质颈托固定或 Halo 支架治疗 12 周。应拍摄连续的带有开口齿突位的颈椎 X 线片，密切分析制动过程中的移位情况。在 29 例无移位的寰椎骨折患者中，Halo 支架治愈率为 96%[25]。

文献中对不稳定性 Jefferson 骨折合并 LMD 大于 7 mm 的治疗存在争议。治疗方案包括颈椎固定、颈胸支具、Halo 支架、后路融合和（前路或后路）内固定。从理论上讲，骨融合听起来很有意义，因为可以实现骨复位，不需要融合术。然而，其适应证仍有争议，是否优于其他治疗方案也没有相应的研究。一些专家建议先进行牵引使骨折复位，之后再进行 12 周的 Halo 支架固定。然后通过屈–伸 X 线片评估寰枢椎的稳定性，如果仍然存在不稳定，则推荐 C1~C2 内固定融合[1]。另一种治疗则是立即行 C1~C2 后路内固定融合。这样做的好处是避免了使用 Halo 支架的长时间制动。然而，粉碎性寰椎侧块骨折可能会妨碍在 C1 内置入螺钉。枕骨–C2 融合适用于发生移位的、粉碎性、半脱位或存在伴有脊髓或脑干压迫的骨折。由于融合整个颅颈交界区可能并发症的发生率较高，应尽量避免融合延伸到枕骨。

Hadley 等评估了 32 例寰椎骨折患者，其中 5 例有不稳定的 Jefferson 骨折。这 5 例患者接受了 12~16 周的 Halo 支架治疗。其余患者接受了 8~12 周的硬质颈托或胸骨 - 枕下颌骨固定（sternal occipital mandibular immobilizer，SOMI）支架治疗。没有患者出现骨折不稳定或不愈合的迹象，也没有患者需要进行手术内固定治疗[26]。

Fowler 等评估了 48 例寰椎骨折患者，其中有 30 例 Jefferson 骨折。所有 LMD 大于 7 mm 的患者接受 4~6 周的颅骨牵引治疗，随后进行 Halo 支架制动。所有这些患者都获得了骨性愈合，无需手术[27]。

6.6.4 结论

大部分寰椎骨折为稳定性骨折，无神经功能损害。CT 是检测这些损伤最灵敏的方法。最初的治疗包括硬质颈托制动，这足以治疗稳定性骨折，如孤立性后弓骨折、横突骨折、前结节骨折和无移位的侧块骨折。

直立颈椎张口齿突 X 线片对诊断横韧带的完整性是有帮助的。MRI 也可用于评估横韧带的完整性。即使选择联合移位大于 7 mm 的爆裂性骨折患者，也可以使用 Halo 支架治疗 12 周。在固定后必须仔细分析屈伸位 X 线片，以排除持续性寰枢关节不稳定。可进行 C1~C2 后路内固定融合术，首选采用 C1~C2 经关节螺钉或 C1 侧块螺钉和 C2 峡部 / 椎弓根螺钉。

6.7　颅颈分离

6.7.1　引言

颅颈分离（CCD，包括寰枕分离和寰枢分离）是 8%~25% 的车祸致死的主要原因[28-31]。CCD 代表一系列具有不同程度的失稳。

随着对这些损伤认识的提高和 CT 成像的普遍使用，该类损伤能被更早发现、更早治疗，从而提高了这些患者的生存率。近 20% 的急性创伤性 CCD 患者在就诊时表现为神经功能正常，但必须保持高度的警惕[37]。

6.7.2　损伤机制

CCD 更常见于儿童和青壮年，可能是由于儿童患者的髁突更平坦，头颅 - 体重比更高，韧带更为松弛。它是由后纵韧带和覆膜以及双侧翼状韧带部分或完全断裂引起的。寰枕关节、寰枢关节或两者均可发生半脱位或脱位。可能与脑神经功能缺损（第Ⅸ、Ⅹ、Ⅺ和Ⅻ对脑神经）、第Ⅵ对脑神经麻痹（颅内病程长，易发生拉伸或撕脱伤）、椎动脉损伤和脑干损伤相关。发病时神经损伤的严重程度是决定预后最重要的因素[32]（图 6.9）。

6.7.3　诊断

CT 和（或）MRI 常作为诊断的依据。侧位 X 线片的敏感性较低，但可以发现颅底、齿突和寰椎前弓之间的异常关系[37]。X 线片上的椎前软组织肿胀应能提示对 CCD 诊断的考虑。建议采用 Harris 的 "12 法则" 和 CCI（枕髁到 C1 上关节面的距离）来排除 CCD。一般来说，颅底（斜坡的尖端）应该指向齿突的尖端。CT 成像的间接征象包括基底池出血，或在薄层轴向 CT 上，一个或多个切面显示，由于牵张性分离，枕髁与 C1 之间完全没有骨质存在。

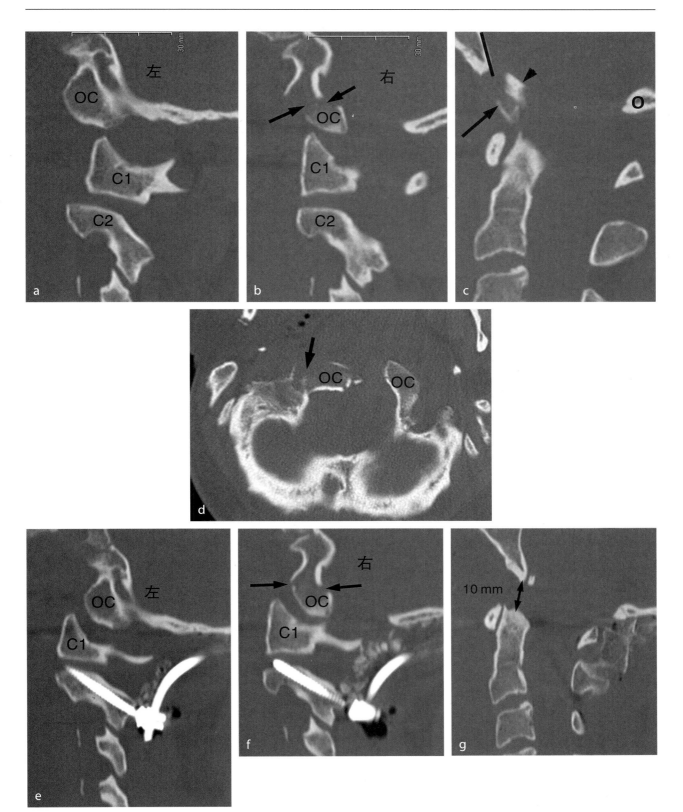

图 6.9　41 岁男性，戴头盔骑摩托车被撞伤，左（a）和右（b）矢状位 CT 重建平扫图像示左枕髁前移位、右枕髁骨折。正中矢状面（c）显示颅底 – 枢椎间距（BAI）和颅底 – 齿突间距（BDI）增大。轴位 CT（d）显示右枕髁撕脱骨折（黑色箭头）。患者行枕骨 – C2 后路内固定融合术。术后即刻 CT 示枕髁（OC）和寰椎的解剖关系改善，BAI减小（e~g），患者恢复良好

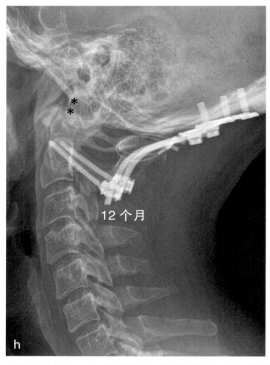
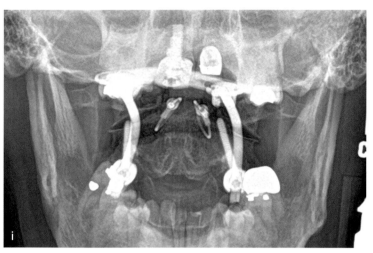

图 6.9（续） 12 个月随访时的侧位（h）和前后位（i）X 线片显示 BAI 进一步改善（h，星号）。但患者表现出永久性的双侧第 VI 对脑神经麻痹，除此之外患者的神经功能良好

　　Powers 比值可以用于检测某些 CCD。BC/AO 的比值表示从颅底（B）到 C1 后弓（C）的距离与 C1 前弓（A）到枕骨（O）的距离之比[38]。正常成年人中，Powers 比值<0.9 为正常，>1.0 为异常，0.9~1.0 为不确定。Powers 比值在前移位 AOD 中最有用，在 C1 前弓或齿突骨折时不适用。血管损伤的发生率很高，包括椎动脉或颈动脉血管痉挛、内膜撕裂、血栓形成、剥离和假性动脉瘤的形成。在 39 例 CCD 患者中，通过对 28 例患者行 CT 血管造影或导管血管造影进行筛查发现，50% 的患者有钝性脑血管损伤的证据[33]。

6.7.4　分型

　　根据枕骨脱位方向将 AOD 分为 I 型（枕骨相对于寰椎前移位）、II 型（纵向分离）、III 型（枕骨相对于寰椎后移位）[34]。大多数损伤可能在各个方向上都不稳定，因此这种分类对确定治疗过程并没有帮助。

　　Harborview 颅颈损伤分类根据脱位的严重程度描述了三种类型的损伤[35]。I 型被认为是寰枕关节静态下无明显移位，动态牵引下移位小于 2 mm，MRI 检查可见韧带结构异常信号。这些包括单侧 III 型 OCF 或孤立的翼状韧带撕裂。II 型表现为动态不稳定，MRI 显示颅颈骨韧带稳定受损；寰枕关节静态移位正常在 2 mm 以内，但在颈椎牵引 X 线片上出现超过 2 mm 的牵张。在 III 型损伤中，影像学检查静态 X 线片显示寰枕关节移位超过 2 mm。这表示所有连接的韧带完全断裂并发生大体移位。作者建议通过颈椎牵引来区分，移位较少的 I 型损伤（<2 mm）患者可以采取非手术治疗，II 型与 III 型损伤患者需要手术来稳定[2]。

6.7.5 治疗

如果怀疑患者患有CCD，应立即使用沙袋、胶带或专门的头部固定器固定头部，反向Trendelenburg体位是必要的。不应盲目应用颈椎牵引，因为这可能会加重脱位，导致进一步的神经损伤[1, 2, 37]。相反，如果患者的神经系统状况在颈椎牵引后恶化，必须立即进行侧位X线片检查，以排除CCD。

高级创伤生命支持（advanced trauma life support，ATLS）原则适用于包括适当的液体复苏和可能的血管升压以避免神经源性休克。所有护理小组成员都应被告知尽量避免移动患者。最初可以考虑采用Halo支架固定来复位并暂时稳定颅颈交界区，但随着时间的推移，很难维持其解剖序列[1,2]。

手术固定和融合是治疗CCD的主要方法。Horn等建议，对于CT无异常且MRI在后韧带或寰枕关节中仅出现中度异常的病例，可以考虑采用Halo或颈托外矫形器。而对于在寰枕关节、覆膜、翼状韧带或十字韧带有一个或多个异常CT标准的病例，或MRI发现严重异常的病例，建议手术治疗。为了防止神经功能进一步恶化，从医学角度来说应尽可能快地对多发伤患者进行手术稳定[32]。

Bellabarba等建议对Harborview Ⅰ型损伤采用颈托固定，对Ⅱ型和Ⅲ型损伤采用手术固定[36]。对于一些Ⅱ型损伤，尤其是儿童患者，使用Halo支架的疗效满意[36]。发病时神经损伤的严重程度是最重要的预后因素[32]。

Theodore等在对现有AOD文献的回顾中指出，84例AOD患者中，有13例患者没有接受AOD的初始治疗。在13例患者中，2例死亡、2例神经功能得到改善、4例神经功能损害无改变、5例神经功能恶化。在最初接受外制动的29例患者中，17例按预期行内固定融合，且无一例在术前发生恶化，其余12例仅接受外固定治疗，其中4例发生暂时恶化并接受手术治疗，3例在固定6~22周后依旧不稳定，接受了手术治疗。文献中描述的AOD患者中，仅有5例仅用外固定治疗成功。作者并不建议单独使用外固定治疗AOD。

6.7.6 结论

CCD是高能量创伤所致，及时诊断和治疗对降低死亡率和神经功能损害至关重要。颅颈序列保持对齐且移位<2 mm并在颈椎牵引下表现稳定的患者可以进行非手术治疗。移位>2 mm的患者应进行后路枕颈融合术。在怀疑有AOD时，不建议盲目牵引。发生CCD的患者通常伴有神经损害，包括脑神经损害、单侧或双侧瘫痪，甚至四肢瘫。

参考文献

[1] Anderson PA. Upper cervical spine injuries. In: Rao RD, Smuck M, eds. Orthopaedic Knowledge Update: Spine 4. AAOS; 2012:209-220

[2] Bransford RJ, Manoso M, Bellabarba C. Occipital-cervical spine injuries. In: Browner BD, Jupiter JB, Krettek C, Anderson PA, eds. Skeletal Trauma, 5th ed. Elsevier, Philadelphia, PA, 2015:813-829

[3] Panjabi M, Dvorak J, Crisco JIII, Oda T, Hilibrand A, Grob D. Flexion, extension, and lateral bending of the upper cervical spine in response to alar ligament transections. J Spinal Disord. 1991; 4(2): 157-167 PubMed

[4] Panjabi MM, Oxland TR, Parks EH. Quantitative anatomy of cervical spine ligaments. Part I. Upper cervical spine. J Spinal Disord. 1991; 4(3): 270-276 PubMed

[5] Werne S. Studies in spontaneous atlas dislocation. Acta Orthop Scand Suppl. 1957; 23: 1-150 PubMed

[6] Dvorak J, Panjabi M, Gerber M, Wichmann W. CT-functional diagnostics of the rotatory instability of upper cervical spine. 1. An experimental study on cadavers. Spine. 1987; 12(3): 197-205 PubMed

[7] Steel HH. Anatomical and mechanical consideration of the atlantoaxial articulation. J Bone Joint Surg Am.

1968; 50: 1481-1482 PubMed

[8] Pang D, Nemzek WR, Zovickian J. Atlanto-occipital dislocation—part 2: The clinical use of (occipital) condyle-C1 interval, comparison with other diagnostic methods, and the manifestation, management, and outcome of atlanto-occipital dislocation in children. Neurosurgery. 2007; 61(5): 995-1015, discussion 1015 PubMed

[9] Harris JHJr, Carson GC, Wagner LK. Radiologic diagnosis of traumatic occipitovertebral dissociation: 1. Normal occipitovertebral relationships on lateral radiographs of supine subjects. AJR Am J Roentgenol. 1994; 162(4): 881-886 PubMed

[10] Harris JHJr, Carson GC, Wagner LK, Kerr N. Radiologic diagnosis of traumatic occipitovertebral dissociation: 2. Comparison of three methods of detecting occipitovertebral relationships on lateral radiographs of supine subjects. AJR Am J Roentgenol. 1994; 162(4): 887-892 PubMed

[11] Theodore N, Aarabi B, Dhall SS, et al. Occipital condyle fractures. Neurosurgery. 2013; 72(3) Suppl 2: 106-113 PubMed

[12] Anderson PA. Upper cervical injuries. In: Bulstrode CJK, ed. Oxford Textbook of Trauma and Orthopaedics. 2nd ed. Oxford University Press; 2011:1200-1212

[13] Anderson PA, Montesano PX. Morphology and treatment of occipital condyle fractures. Spine. 1988; 13(7): 731-736 PubMed

[14] Leone A, Cerase A, Colosimo C, Lauro L, Puca A, Marano P. Occipital condylar fractures: a review. Radiology. 2000; 216(3): 635-644 PubMed

[15] Noble ER, Smoker WR. The forgotten condyle: the appearance, morphology, and classification of occipital condyle fractures. AJNR Am J Neuroradiol. 1996; 17(3): 507-513 PubMed

[16] Hanson JA, Deliganis AV, Baxter AB, et al. Radiologic and clinical spectrum of occipital condyle fractures: retrospective review of 107 consecutive fractures in 95 patients. AJR Am J Roentgenol. 2002; 178(5): 1261-1268 PubMed

[17] Maserati MB, Stephens B, Zohny Z, et al. Occipital condyle fractures: clinical decision rule and surgical management. J Neurosurg Spine. 2009; 11(4): 388-395 PubMed

[18] Haynes NG, Gust TD, Arnold PM. Atlas injuries: atlas fractures. In: Vaccaro A, Anderson P, eds. Cervical Spine Trauma. Rothman Institute; 2010;317-321

[19] Jefferson G. Fracture of the atlas vertebra: report of 4 cases and a review of those previously recorded. Br J Surg. 1920; 7: 407-422 PubMed

[20] Spence KFJr, Decker S, Sell KW. Bursting atlantal fracture associated with rupture of the transverse ligament. J Bone Joint Surg Am. 1970; 52(3): 543-549 PubMed

[21] Fielding JW, Cochran Gv, Lawsing JFIII, Hohl M. Tears of the transverse ligament of the atlas. A clinical and biomechanical study. J Bone Joint Surg Am. 1974; 56(8): 1683-1691 PubMed

[22] Heller JG, Viroslav S, Hudson T. Jefferson fractures: the role of magnification artifact in assessing transverse ligament integrity. J Spinal Disord. 1993; 6(5): 392-396 PubMed

[23] Dickman CA, Mamourian A, Sonntag VK, Drayer BP. Magnetic resonance imaging of the transverse atlantal ligament for the evaluation of atlantoaxial instability. J Neurosurg. 1991; 75(2): 221-227 PubMed

[24] Dickman CA, Greene KA, Sonntag VK. Injuries involving the transverse atlantal ligament: classification and treatment guidelines based upon experience with 39 injuries. Neurosurgery. 1996; 38(1): 44-50 PubMed

[25] Kontautas E, Ambrozaitis KV, Kalesinskas RJ, Spakauskas B. Management of acute traumatic atlas fractures. J Spinal Disord Tech. 2005; 18(5): 402-405 PubMed

[26] Hadley MN, Dickman CA, Browner CM, Sonntag VK. Acute traumatic atlas fractures: management and long term outcome. Neurosurgery. 1988; 23(1): 31-35 PubMed

[27] Fowler JL, Sandhu A, Fraser RD. A review of fractures of the atlas vertebra. J Spinal Disord. 1990; 3(1): 19-24 PubMed

[28] Alker GJJr, Oh YS, Leslie EV. High cervical spine and craniocervical junction injuries in fatal traffic accidents: a radiological study. Orthop Clin North Am. 1978; 9(4): 1003-1010 PubMed

[29] Bucholz RW, Burkhead WZ, Graham W, Petty C. Occult cervical spine injuries in fatal traffic accidents. J Trauma. 1979; 19(10): 768-771 PubMed

[30] Adams VI. Neck injuries: I. Occipitoatlantal dislocation—a pathologic study of twelve traffic fatalities. J Forensic Sci. 1992; 37(2): 556-564 PubMed

[31] Cooper Z, Gross JA, Lacey JM, Traven N, Mirza SK, Arbabi S. Identifying survivors with traumatic craniocervical dissociation: a retrospective study. J Surg Res. 2010; 160(1): 3-8 PubMed

[32] Horn EM, Feiz-Erfan I, Lekovic GP, Dickman CA, Sonntag VK, Theodore N. Survivors of occipitoatlantal dislocation injuries: imaging and clinical correlates. J Neurosurg Spine. 2007; 6(2): 113-120 PubMed

[33] Kazemi N, Bellabarba C, Bransford R, Vilela M. Incidence of blunt cerebrovascular injuries associated with craniocervical distraction injuries. Evid Based Spine Care J. 2012; 3(4): 63-64 PubMed

[34] Traynelis VC, Marano GD, Dunker RO, Kaufman HH. Traumatic atlanto-occipital dislocation. Case report. J Neurosurg. 1986; 65(6): 863-870 PubMed

[35] Chapman JR, Bellabarba C, Newell DW, et al. Craniocervical injuries: atlanto-occipital dissociation and occipital condyle fractures. Semin Spine Surg. 2001; 13(2): 90-105 PubMed

[36] Bellabarba C, Mirza SK, West GA, et al. Diagnosis and treatment of craniocervical dislocation in a series of 17 consecutive survivors during an 8-year period. J Neurosurg Spine. 2006; 4(6): 429-440 PubMed

[37] Theodore N, Aarabi B, Dhall SS, et al. The diagnosis and management of traumatic atlanto-occipital dislocation injuries. Neurosurgery. 2013; 72(3) Suppl 2: 114-126 PubMed

[38] Powers B, Miller MD, Kramer RS, Martinez S, Gehweiler JAJr. Traumatic anterior atlanto-occipital dislocation. Neurosurgery. 1979; 4(1): 12-17 PubMed

[39] Osborn AG, ed. Diagnostic Cerebral Angiography. 2nd ed. Philadelphia, PA: Lippincott Williams & Wilkins; 1999

[40] Young JP, Young PH, Ackermann MJ, Anderson PA, Riew KD. The ponticulus posticus: implications for screw insertion into the first cervical lateral mass. J Bone Joint Surg Am. 2005; 87(11): 2495-2498 PubMed

7 齿突骨折和 Hangman 骨折

Megan M. Jack, Domenico A. Gattozzi, Paul M. Arnold

摘要

枢椎骨折是颈椎常见的创伤性损伤，对患者和医生来说都是极具挑战性的临床难题。创伤发生后，通过体格检查和影像学检查快速评估识别枢椎骨折有助于安全有效的手术或非手术治疗的实施，以期实现患者的功能康复。本章将回顾颈椎外伤导致的齿突骨折和 Hangman 骨折，重点聚焦关于临床决策的制订。

关键词 齿突骨折 Hangman 骨折 C1~C2 融合 外固定

7.1 齿突骨折

7.1.1 引言

由于 C1 区域独特的生物力学性质，上颈椎在发生外伤后极易发生骨折和韧带损伤，从而导致齿突骨折。齿突骨折占颈椎骨折的 10%~20%[1]，最常见于老年人，随着老年人口的增长，患病率显著增加；男性更多见，男女发生比例接近 3:1。齿突骨折通常可以根据其骨折解剖特征进行分类。虽然许多类型的齿突骨折可以保守治疗，但对于不稳定性骨折或仅靠外固定不能愈合的骨折，后路 C1~C2 融合和前路齿突螺钉等手术是治疗的重要选择。据报道，老年人群齿突骨折后的死亡率高达 30%[2]。

7.1.2 损伤机制

创伤是齿突骨折的主要原因，机动车事故和低速跌倒分别是年轻患者和老年患者齿突骨折最常见的原因。导致齿突骨折的主要应力来自颈椎屈曲力、伸展力、侧方弯曲力或旋转力，或是这些力的组合。受伤时这些力的作用方向决定了骨折特征。有学者提出，高能量损伤是年轻患者齿突骨折的原因，而在老年人群中，由于骨密度降低，低能量损伤也可产生类似解剖学特点的损伤[3~5]。

7.1.3 分型

Anderson–D'Alonzo 分型是最常用的分型方法（图 7.1），它根据骨折在齿突内的位置对齿突骨折进行分类：Ⅰ型骨折仅限于齿突顶部的撕脱，Ⅱ型骨折发生在齿突颈部，Ⅲ型骨折涉及齿突基底部的损伤。与其他类型的齿突骨折相比，Ⅰ型骨折相对罕见[4]。而Ⅱ型和Ⅲ型齿突骨折比较常见。到目前为止，Ⅱ型骨折在年轻患者和老年患者中是三种类型中最常见的[4]。在此分型法的基础上，Hadley 等提出增加ⅡA 型粉碎性骨折，这种类型骨折是指齿突基底部的碎裂性骨折。

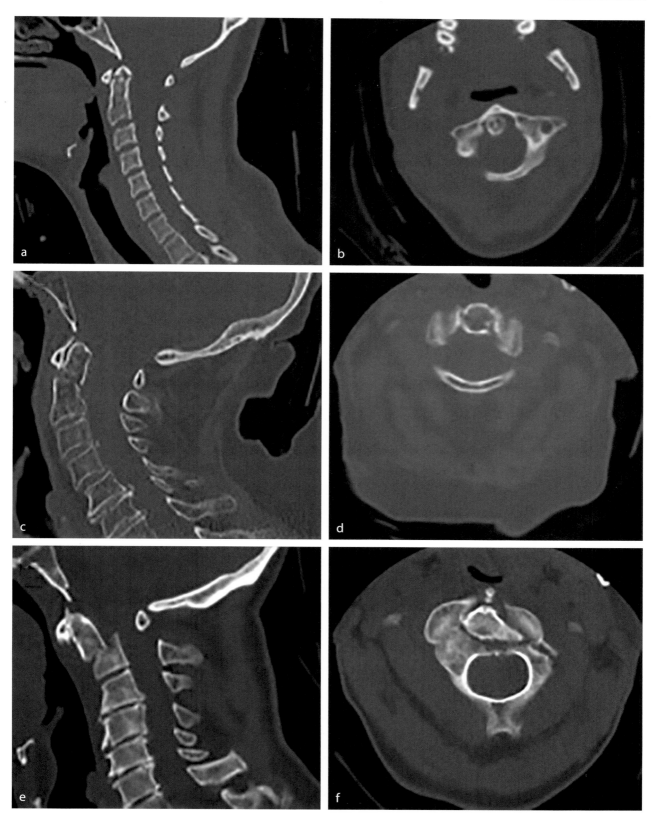

图 7.1　齿突骨折的 Anderson-D'Alonzo 分型。Ⅰ型骨折（a 和 b）发生在齿突顶部。Ⅱ型骨折（c 和 d）发生在齿突颈部。Ⅲ型骨折（e 和 f）发生在 C2 的基底部

虽然 Anderson-D'Alonzo 分型是最常用的分型系统，但也同时存在多种其他分型系统。一方面，Schatzker、Althoff 和 Mourgues 分型系统等基于骨折的方向进行分型。Schatzker 分型是根据骨折发生在副韧带附着点上方或下方分为两种类型[6]。Althoff 分型根据解剖位置不同提出了四种骨折类型：颈部骨折、上体部骨折、侧块骨折和下体部骨折。Mourgues 分型根据齿突颈部骨折或基底部骨折提出了两种骨折类型。另一方面，Korres 分型是基于解剖学提出的四种骨折类型，这些骨折类型是由于过度屈曲而产生泪滴样骨折。Roy-Camille 分型提出了三种骨折类型，这些骨折类型依据穿过齿突骨折线方向与受伤时的生物力学应力而划分。每种分型都与骨折愈合的预后相关。

7.1.4 体格检查

探究原发性和继发性创伤有助于识别潜在损伤的临床特征。特别是在上颈椎骨折（如齿突骨折）时，患者可能会主诉触诊压痛、运动时颈部疼痛，并表现出潜在的创伤性瘀斑。吞咽困难也可能提示存在伴有大血肿的齿突骨折，血肿对周围结构造成影响引起吞咽问题。神经系统检查也是决定是否需要进一步进行影像学检查的关键。尽管齿突骨折后神经系统受损较为少见，但无力或感觉变化表明可能在其他脊柱节段上同时存在骨折。

7.1.5 影像学检查

颈椎外伤后影像学检查的选择受患者诸多因素的影响，诸如患者年龄、病情稳定性、损伤机制、神经功能受损情况和是否存在复合伤。对于不需要高级别影像学检查或病情不稳定而无法接受高级别影像学检查的患者，以及应减少辐射暴露的年轻患者，首选能显现齿突的颈部 X 线片。X 线片显示齿突和 C1 侧块之间的不对称性表明横韧带损伤。虽然常规 X 线片可以进行诊断，但 CT 可以对骨折进行更详细的分型，并且仍然是创伤性齿突骨折的首选检查。如果患者有神经系统损害，则需要行 MRI 检查。同样，CT 血管造影可能有助于确定椎动脉的走行以制订手术计划，但通常不是必须的。

7.1.6 治疗方式

齿突骨折的治疗始于急性创伤后的恰当处理，并遵循高级创伤生命支持的原则。在进行诊断性影像学检查之后，恰当的治疗方法取决于齿突骨折的分型。影响手术策略选择和患者预后的重要因素包括骨折类型、患者年龄、粉碎程度、骨折移位、成角和骨不连，以及患者合并症。

年龄是齿突创伤性骨折预后的重要预测因素。老年患者的齿突骨折发生率较高，根据治疗类型，他们的并发症发生率和发生骨不连的风险也更高，而骨骼质量较好的年轻患者发生假关节或纤维性骨不连的可能性较小。因此，年轻患者通常可以通过保守治疗成功康复，而老年患者可能需要手术干预以实现骨折愈合。

成角和（或）移位的程度也会影响临床决策和治疗选择。对于 III 型骨折，大于 5 mm 的移位倾向手术固定以降低骨不连风险[7]。骨不连通常被认为是治疗失败，但在临床上通常并不引起严重后果[8]。II 型骨折的平均假关节发生率为 36%[6]。假关节通常让人担忧，但所幸很少引起脊髓型颈椎病（cervical myelopathy）[9]。与之类似，纤维结合可能提供足够的稳定性。然而，在后期手术干预的病例中，20%~30% 是因为骨不连。

最后，骨折类型极大地影响了手术与否的决策。根据 Anderson-D'Alonzo 分型，已知 I 型和 III 型骨折是稳定性骨折，可以保守治疗。然而，II 型骨折的处理仍然存在争议。通常，手术干预仅应用于 IIA 型骨折或与横韧带损伤或严重齿突移位相关的骨折[10]。Chapman 等回顾了 322 例患有 II

型齿突骨折的老年患者，发现非手术治疗者 30 天内死亡率较高[11]。另一方面，其他研究发现，老年人手术干预的死亡率和并发症发生率很高[9,11]。这种疗效数据的复杂多变，导致了围绕 Ⅱ 型齿突骨折最佳治疗方案的选择争议不断。

7.1.7 非手术治疗

颈椎制动是 Ⅰ 型和 Ⅲ 型齿突骨折常见的治疗方法。Halo 支架或硬颈托外固定是刚性制动技术，有助于患者在受伤后促进骨融合。如果未成功限制活动，则可能产生假关节。Koller 等证明使用 Halo 支架或费城颈托在屈曲和伸展方面的限制效果相当[12]。然而，与刚性颈托相比，Halo 支架在限制轴向旋转和冠状弯曲方面表现出更卓越的性能[13]。

一项系统评价比较了使用 Halo 支架或使用硬颈托固定治疗齿突骨折的临床效果，其中需要手术干预被定义为治疗失败。对于 Ⅱ 型齿突骨折，Halo 支架和颈托治疗的失败率没有差异；然而，Halo 支架治疗组有显著更高的并发症发生率[1]。最常见的并发症包括固定点部位感染、内固定失败、肺炎和呼吸衰竭[1]。其他研究表明，使用 Halo 支架治疗会导致吞咽受损和活动减少[14,15]。值得注意的是，鲜见有神经功能减弱的报道。此外，Halo 支架在老年人中的耐受性特别差。

Ⅰ 型和大多数 Ⅲ 型骨折通常采用保守治疗或外固定。有证据表明，对于这些类型的骨折，患者能够在没有神经功能减退的情况下实现高融合率。Ⅰ 型骨折的融合率接近 100%，与所选的特定固定装置无关[7]。

7.1.8 手术治疗

如上所述，在确定齿突骨折患者的恰当治疗方案时，患者的合并症和神经功能状态以及当地的临床处理都是重要的考虑因素。必须权衡骨不连的风险和潜在的手术并发症。手术固定的相对适应证包括 > 5 mm 的骨折脱位、> 10 mm 的成角或无法通过保守治疗复位的骨折[3]。老年患者的手术干预率接近 15%[9]。

Ⅱ 型骨折最优治疗方案的选择仍存在巨大争议。目前，对于哪些 Ⅱ 型骨折需要手术治疗没有明确的指南，因为保守治疗和手术治疗都已被证明是有效的[16]。由于齿突基底部血液供应有限和骨骼质量差，此处骨折很容易发生骨不连[11]。有鉴于此，一些学者主张手术干预。其他学者认为保守治疗更合适，特别是对于有严重合并症的患者，这些合并症与手术后的不良结局有关。因此，由于齿突骨折患者身体虚弱，与非手术治疗相比，手术干预通常被认为风险太大。低血红蛋白、就诊时的神经功能损害、Ⅲ 型齿突骨折和老年疗养院需陪护的患者等被发现是老年人创伤性齿突骨折后死亡的独立预测因素[2]。然而，仍有证据表明，与非手术治疗相比，尤其是老年患者，术后 30 天和长期生存率有所提高[4]。

前路齿突螺钉置入被认为是 Ⅱ 型和某些骨折线更偏向头侧的 Ⅲ 型骨折的首选治疗方法[17]。前路螺钉置入的好处包括即刻骨折部位的稳定，与刚性颈托治疗相比增加了融合率，以及避免了寰枢椎旋转。验证齿突横韧带没有因创伤而断裂，是决定前路齿突螺钉置入是否是恰当手术方案的关键。涉及斜向或骨折间隙大的骨折、严重的骨质疏松症、超过 6 个月的骨折、不可复位的骨折，以及桶状胸导致手术入路困难的患者，应避免采用前路螺钉置入。与后路颈椎融合术相比，前路齿突螺钉置入的失败率更高[18]。

对于有不愈合风险的 Ⅲ 型齿突骨折和 Ⅱ 型骨折，应考虑后路 C1~C2 融合术。二级医学证据支持对老年 Ⅱ 型齿突骨折的患者进行早期手术固定和融合[7]。后路寰枢椎融合术的其他考虑因素还包括 ⅡA 型骨折伴有明显的粉碎性骨块难以愈合和骨折处有明显移位的情况。虽然也可以考虑前路手术，但当明确有横韧带受损、粉碎性骨折或骨折线为前下至后上的 II 型骨折，毫无疑问后路 C1~C2 融合是最确切的治疗方法。

文献中已经报道了可采用多种不同的技术来实现 C1~C2 融合。所有的后路固定技术都能达到很高的融合率[7]。虽然在现代脊柱骨折的治疗中不常遇到，但钢丝技术可作为补救手段或其他内固定方法的补充，以提高融合效果[7]。立体定向导航已在脊柱手术中得到普及。在过去几年中，Harms 技术在处理这些损伤方面变得很受欢迎，并在很大程度上取代了经关节螺钉的使用[9]。立体定向导航已被用于前路齿突螺钉置入和后路 C1~C2 融合术，并取得了成功[19, 20]，这种技术可以提高上颈椎螺钉置入的安全性。外伤性齿突骨折后使用立体定向导航可能有助于改善疗效，对老年患者尤其有益。

虽然后路寰枢关节固定术取得了较高的融合率，但该手术仍有一些缺点。由于近 50% 的轴向旋转发生在寰枢椎复合体，后路 C1~C2 融合术大大限制了头部的运动。这往往极大地限制了患者的日常活动，降低了生活质量。这种对颈部活动的限制仍然是后路固定手术选择与否的一个考虑因素，对老年患者尤为重要。

7.1.9 结论

齿突骨折是重大创伤后常见的骨折。虽然它们可以发生在任何年龄段，但由于老年患者有跌倒的风险，再加上骨质差，所以发生风险高。Anderson-D'Alonzo 分型法根据解剖学上的骨折模式对齿突骨折进行分类。人们普遍认为，I 型和 III 型骨折可以采用非侵入性的策略，如刚性颈托或 Halo 支架固定。对于 II 型骨折的治疗，临床上仍有很多争议，对于不稳定性骨折或保守治疗无法愈合的骨折，可以选择手术治疗，包括后路 C1~C2 融合和前路齿突螺钉置入。

7.2 Hangman 骨折

7.2.1 引言

创伤性枢椎滑脱是发生于 C2 的第二常见的骨折，仅次于齿突骨折。约占 C2 骨折的 20%，占所有颈椎骨折的 5% 左右[21]。这种类型的骨折既往已有很多研究报道。1913 年，一项关于接受绞刑的缢死者尸体解剖研究描述了 C2 双侧椎弓峡部骨折，该研究将绞刑施加的牵张力作为受伤和死亡的原因。Schneider 等在 1964 年报道了系列病例，评论了 C2 椎体的创伤性脊柱滑脱，并将影像学发现与缢死者的解剖学描述相关联。正是从这篇文章的标题中得出了这种类型损伤的俗称——"缢死者（Hangman）骨折"[22]。随着人们对这种损伤认识的提高，后续的研究将这种骨折进行临床等级划分，以便改善预后和指导治疗。

7.2.2 解剖学

C2 椎体 Hangman 骨折的经典描述是：C2 椎弓双侧峡部骨折，C2 相对于 C3 有不同程度的前脱位，并伴有不同程度的 C2~C3 间倾斜成角。因为 C2 位于寰椎和下颈椎之间，它常被描述为"过渡性椎体"[23]。从解剖上来看，C2 的上下关节突关节在垂直方向上不在一条直线上，这是因为它们不仅需要对头侧的寰椎和枕髁进行支撑，还要与尾侧的 C3 关节突关节以及其他颈椎连接在一起。这就产生了一个薄弱点，特别是当过伸的轴向负荷作用于 C2 上关节突时，会驱使上关节突向后而 C2~C3 椎间盘向前[22]。通过 C1~C2 的侧块，轴向应力作用从枕髁的后外侧传导到 C2 前内侧，后方的进一步挤压导致双侧 C2 相对较弱的椎弓峡部骨折，以及 C2 椎体前移[21, 24, 25]。

7.2.3 损伤机制

导致 Hangman 骨折的损伤机制通常是过伸的轴向负荷。值得注意的是，这种骨折也可以在过屈时反向伸展和轴向负荷的情况下发生[21, 26]。导致这种损伤的两个最常见的创伤性事件是跌倒和机动车事故。与司法绞刑所致的骨折相比，区别的关键在于：外伤性骨折的作用机制不包括牵张，而牵张被认为是颈椎过伸导致死亡的关键因素[27]。事实上，早期的研究发现，在孤立的创伤性枢椎滑脱中，神经功能障碍的发生率很低，而且即使存在，也往往是短暂的[22, 27, 28]。这种影响被认为是由于高位颈椎的椎管较宽，以及这种骨折在受伤后拓宽了椎管[21, 24, 25, 28, 29]。神经系统症状可包括麻痹、偏瘫和枕部神经痛。同时出现头面部和（或）胸部创伤的情况并不少见[30]。据报道，颈椎骨折可发生在高达 34% 的 Hangman 骨折病例中，伴随齿突骨折的发生率为 5%~6%[30, 31]。

7.2.4 影像学检查

既往由于 X 线片检查简便易行，颈椎侧位平片是诊断外伤后颈椎骨折的最初检查方法。虽然平片提供了有关前脱位或 C2~C3 椎体成角的角度等信息，并显示了双侧 C2 关节突间峡部骨折，但单侧 C2 峡部骨折漏诊率可能高达 40%[21]。颈椎 CT 提高了识别这种损伤的敏感性，可在矢状面重建中用于识别 C2 相对 C3 的齿突角度或前脱位。MRI 是识别椎间盘后移、纵向韧带断裂或其他软组织损伤的一种有用的检查。动力位片检查，如过伸过屈侧位片，对明显稳定的骨折，可以识别静态图像上 C2~C3 椎间盘的松弛度。高位颈椎骨折可能导致椎动脉损伤，包括 Hangman 骨折。经影像学检查报告的椎动脉损伤率接近 27%[21]。鉴于单侧椎动脉损伤通常没有症状，用血管成像如磁共振血管成像（magnetic resonance angiography，MRA）或计算机断层扫描血管成像（computed tomography angiography，CTA）识别这种合并症可能很重要[32]。对于有脑干或小脑神经症状或骨折延伸至 C2 横突孔的患者，特别是粉碎性骨折，应考虑椎动脉损伤[33]。

7.2.5 分型

Hangman 骨折已经有几种分型方法。Francis 等在 1981 年对枢椎的创伤性滑脱症进行了分型，从 I 级到 V 级，等级越高表示越严重。用侧位片测量 C2 椎体在 C3 椎体上的前移程度、C2~C3 椎体成角的角度，以及评估对椎间盘的破坏程度[27]。Effendi 等通过对 131 例患者的病例系列研究，将枢椎滑脱分为三级，并为今天最常用的临床分级提供了依据。

Effendi I 级患者有椎弓骨折，C2~C3 的椎间隙稳定，C2 椎体可有轻微前移（图 7.2~图 7.4）。Effendi II 级骨折为 C2~C3 椎间隙不稳定，表现为 C2 相对 C3 形成屈曲成角、伸展成角或明显的 C2 椎体前移，同时伴有 C2 椎弓骨折（图 7.5）。Effendi III 级骨折为 C2 椎弓骨折严重并导致 C2~C3 关节突关节绞锁，且不稳定的（图 7.6）。1985 年 Levine 和 Edwards 对 Effendi 分型法作了进一步修改，纳入 IIa 型骨折，即齿突严重前屈而无前滑移、伴 C2 椎弓骨折。这一修改重要性在于，它表明损伤机制为过屈同时伴有牵张应力，在决定是否使用颈椎牵引时至关重要。这种骨折也表明可能合并后纵韧带受损[24-26]。

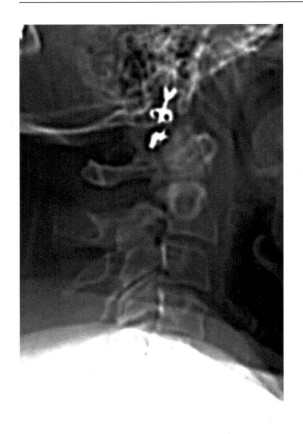

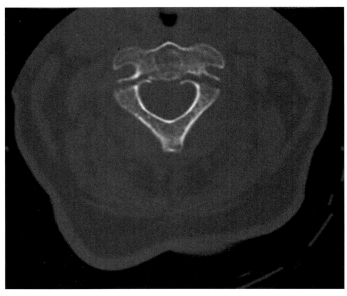

图 7.2　侧位 X 线片示双侧 C2 椎弓峡部骨折伴轻微齿突成角，为典型的 Levine-Edwards I 型 Hangman 骨折

图 7.3　C2 的轴位 CT 示 Levine-Edwards I 型 Hangman 骨折的双侧椎弓峡部骨折

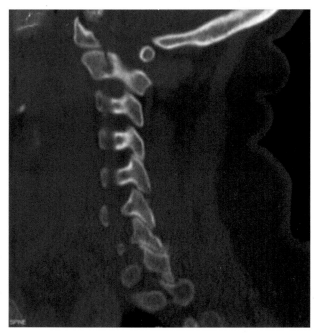

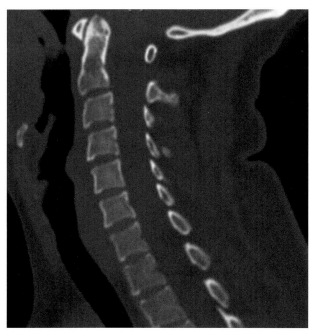

图 7.4　Levine-Edwards I 型 Hangman 骨折患者的矢状位 CT 图像，骨折线累及 C2 横突孔

图 7.5　Levine-Edwards I 型 Hangman 骨折患者的正中矢状位 CT 图像，可见齿突的轻度滑移和成角，同时在 C2 椎体水平颈椎管相对较宽

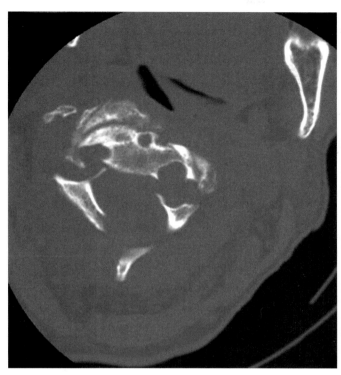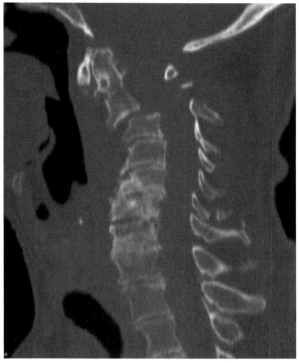

图 7.6　Levine-Edwards Ⅲ 型 Hangman 骨折患者的轴位和矢状位 CT 图像，可见 C2 在 C3 上的显著向前滑移

7.2.6　治疗建议

　　Hangman 骨折分型的提出与医疗人员对这种损伤的认识不断提高以及对规范诊疗的需求密不可分。早期医学文献建议仅予以长时间的颈椎牵引，或在复位后再进行支具治疗，对于保守治疗后仍不能复位或不融合的骨折再进行手术干预[27, 28]。使用外固定保守治疗仍然是某些类型骨折的首选治疗方式[33-35]。尽管手术治疗 Hangman 骨折可能已经成为某些骨折治疗流程中的优先选择，但在现代治疗方案中，对骨折进行外固定制动仍然占有一席之地。有关创伤性枢椎滑脱治疗的大多数文献都依据 Levin-Edwards 分型系统，这是 Effendi 分型的改良版[36]。

7.2.7　非手术治疗

　　大多数 Levin-Edwards Ⅰ型和Ⅱ型骨折可以仅用颈托或 Halo 支架外固定就能成功处理。在使用颈托或 Halo 支架等外固定前，可以用颅骨钳进行颈椎牵引以促进骨折复位。这可以安全地用于Ⅱ型和Ⅲ型骨折，但要注意不要超过安全的重量限制，以防止 C2～C3 的过度牵拉[28]。对 Levin-Edwards Ⅱa 型骨折进行牵引时一定要加倍小心，因为可能会导致 C2 椎体移位加剧[26]。一项研究推荐，如果前滑脱小于 6 mm，建议拍摄屈曲 / 伸展位片；如果动力位片上位移小于 2 mm，建议使用颈托进行保护。如果在屈曲 / 伸展片上位移＞2 mm，或者前滑脱＞6 mm，建议使用 Halo 支架，只对骨不愈合采用手术治疗。使用 Halo 支架一般会有很高的融合率，但并发症发生率也不低[23]，如固定钉松动、钉头部位的皮肤感染或破溃、硬膜下气肿、颅骨骨折、跌倒、短暂性麻痹和肺部并发症。此外，患者经常主诉 Halo 支架治疗带来的不适[23, 34, 37]。一篇文献综述指出，62.5% 的文献建议用非手术疗法作为所有 Hangman 骨折的初始治疗，Ⅰ型和Ⅱ型骨折的愈合成功率分别为 100% 和 60%[35]，这可能是由于骨折部位血供丰富。另一项病例系列研究对Ⅰ型、Ⅱ型和Ⅱa 型骨折采用颈托或 Halo 支架固定，所有病例都获得了良好的融合，没有永久性的神经功能障碍[29]。

7.2.8 手术治疗

对于 Hangman 骨折的初始治疗，手术干预越来越受欢迎，尤其是 Levin-Edwards Ⅱ 型、Ⅱa 型和 Ⅲ 型骨折和有其他不稳定性颈椎骨折的患者。高达 50%~60% 的 Effendi Ⅱ 型、Ⅱa 型和 Ⅲ 型枢椎骨折患者保守治疗后表现出假关节、疼痛、持续成角或脱位[21, 38]。手术治疗包括前路 C2~C3 融合、后路 C2~C3 融合、更广泛的后路 C1、枕骨或下颈椎固定，以及前路和后路联合固定。最近一些研究讨论了使用 C2 经椎弓根螺钉来复位骨折，并保留齿突的侧向运动能力，然而这不能解决 C2~C3 椎间盘不稳定和后凸的问题；显然，这种技术应该用于仅有轻微椎间盘不稳定或轻微韧带损伤的 Hangman 骨折[21, 33, 38]。前路手术的优点在于：它是唯一可以解决向后突出的 C2~C3 椎间盘的方法，它可以保持 C1~C2 关节活动度，而且脊柱外科医生对这种技术很熟悉[21, 33, 35]。后路融合的优点包括能够直接减少脊柱后凸，解决关节突绞锁，并解除对椎动脉的压迫[21, 35]。

7.2.9 非典型 Hangman 骨折

"非典型"或"不对称"的 Hangman 骨折包括椎板、侧块或小关节的骨折，以及 C2 椎体的冠状位骨折或斜行骨折。这些骨折可能是由大的撞击创伤引起的。目前对这些骨折没有分类系统或明确的处理策略。与典型的 Hangman 骨折类似，这些骨折的神经功能损害的发生率很低；一旦发生神经损害，基本上为一过性。在报道的文献中，这些骨折大多采用保守疗法，如用硬颈托或 Halo 支架固定，治疗效果令人满意[4, 31]。

7.2.10 结论

创伤性枢椎滑脱症是一种并不罕见的颈椎骨折，多发生在机动车外伤或跌倒后，即使没有神经系统症状，也应该对有颈部疼痛的患者进行详细检查。Levin-Edwards 对 Effendi 分级系统的改良可用于临床处理时参考。硬颈托固定对 Ⅰ 型骨折来说可能足够了，但对 Ⅱ 型、Ⅱa 型和一些 Ⅲ 型骨折来说，可能需要使用 Halo 支架。不应忽视手术治疗，尤其是在影像学上发现严重的椎间盘破坏、不能复位的关节突脱位或后纵韧带损伤时。手术应以恢复 C2~C3 椎间隙的稳定性为目标。对于有椎基底动脉系统缺血相关症状或骨折累及 C2 横突孔的病例，应怀疑可能同时合并有椎动脉损伤。不过，仍然缺乏 Ⅰ 类或 Ⅱ 类证据[33]。对颈椎外伤患者，通过体格检查迅速评估，运用影像学手段识别 Hangman 骨折，可以为医生提供足够的信息，安全地指导治疗，使患者获得最佳的功能。

参考文献

[1] Waqar M, Van-Popta D, Barone DG, Sarsam Z. External immobilization of odontoid fractures: a systematic review to compare the halo and hard collar. World Neurosurg. 2017; 97: 513-517 PubMed

[2] Bajada S, Ved A, Dudhniwala AG, Ahuja S. Predictors of mortality following conservatively managed fractures of the odontoid in elderly patients. Bone Joint J. 2017; 99-B(1): 116-121 PubMed

[3] Torregrossa F, Grasso G. Conservative management for odontoid cervical fractures: halo or rigid cervical collar? World Neurosurg. 2017; 97: 723-724 PubMed

[4] Robinson AL, Möller A, Robinson Y, Olerud C. C2 fracture subtypes, incidence, and treatment allocation change with age: a retrospective cohort study of 233 consecutive cases. BioMed Res Int. 2017; 2017: 8321680 PubMed

[5] Kaesmacher J, Schweizer C, Valentinitsch A, et al. Osteoporosis is the most important risk factor for odontoid fractures in the elderly. J Bone Miner Res. 2017; 32(7): 1582-1588 PubMed

[6] Korres DS, Chytas DG, Markatos KN, Efstathopoulos NE, Nikolaou VS. The "challenging" fractures of the

odontoid process: a review of the classification schemes. Eur J Orthop Surg Traumatol. 2017; 27(4): 469-475 PubMed

[7] Pryputniewicz DM, Hadley MN. Axis fractures. Neurosurgery. 2010; 66(3) Suppl: 68-82 PubMed

[8] Graffeo CS, Perry A, Puffer RC, et al. Odontoid fractures and the silver Tsunami: evidence and practice in the very elderly. Neurosurgery. 2016; 63 Suppl 1: 113-117 PubMed

[9] Guan J, Bisson EF. Treatment of odontoid fractures in the aging population. Neurosurg Clin N Am. 2017; 28(1): 115-123 PubMed

[10] Aldrian S, Erhart J, Schuster R, et al. Surgical vs nonoperative treatment of Hadley type IIA odontoid fractures. Neurosurgery. 2012; 70(3): 676-682, discussion 682-683 PubMed

[11] Chapman J, Smith JS, Kopjar B, et al. The AOSpine North America Geriatric Odontoid Fracture Mortality Study: a retrospective review of mortality outcomes for operative versus nonoperative treatment of 322 patients with long-term follow-up. Spine. 2013; 38(13): 1098-1104 PubMed

[12] Koller H, Zenner J, Hitzl W, et al. In vivo analysis of atlantoaxial motion in individuals immobilized with the halo thoracic vest or Philadelphia collar. Spine. 2009; 34(7): 670-679 PubMed

[13] Schneider AM, Hipp JA, Nguyen L, Reitman CA. Reduction in head and intervertebral motion provided by 7 contemporary cervical orthoses in 45 individuals. Spine. 2007; 32(1): E1-E6 PubMed

[14] Morishima N, Ohota K, Miura Y. The influences of halo-vest fixation and cervical hyperextension on swallowing in healthy volunteers. Spine. 2005; 30(7): E179-E182 PubMed

[15] Nemeth ZH, Difazio LT, Bilaniuk JW, et al. The incidence of severe dysphagia after odontoid fracture. Am Surg. 2017; 83(1): 15-17 PubMed

[16] Yang Z, Yuan ZZ, Ma JX, Ma XL. Conservative versus surgical treatment for type II odontoid fractures in the elderly: grading the evidence through a meta-analysis. Orthop Traumatol Surg Res. 2015; 101(7): 839-844 PubMed

[17] Guo Q, Wang L, Lu X, Guo X, Ni B. Posterior temporary fixation versus nonoperative treatment for Anderson-D'Alonzo type III odontoid fractures: functional computed tomography evaluation of C1~C2 rotation. World Neurosurg. 2017; 100: 675-680 PubMed

[18] Shen Y, Miao J, Li C, et al. A meta-analysis of the fusion rate from surgical treatment for odontoid factures: anterior odontoid screw versus posterior C1~C2 arthrodesis. Eur Spine J. 2015; 24(8): 1649-1657 PubMed

[19] Smith JD, Jack MM, Harn NR, Bertsch JR, Arnold PM. Screw placement accuracy and outcomes following O-armnavigated atlantoaxial fusion: a feasibility study. Global Spine J. 2016; 6(4): 344-349 PubMed

[20] Pisapia JM, Nayak NR, Salinas RD, et al. Navigated odontoid screw placement using the O-arm: technical note and case series. J Neurosurg Spine. 2017; 26(1): 10-18 PubMed

[21] Schleicher P, Scholz M, Pingel A, Kandziora F. Traumatic spondylolisthesis of the axis vertebra in adults. Global Spine J. 2015; 5(4): 346-358 PubMed

[22] Schneider RC, Livingston KE, Cave AJ, Hamilton G. "Hangman's fracture" of the cervical spine. J Neurosurg. 1965; 22: 141-154 PubMed

[23] Coric D, Wilson JA, Kelly DLJr. Treatment of traumatic spondylolisthesis of the axis with nonrigid immobilization: a review of 64 cases. J Neurosurg. 1996; 85(4): 550-554 PubMed

[24] Winn HR. Youman's Neurological Surgery. Vol 3. Philadelphia, PA: Elsevier Saunders; 2011:3192-3200

[25] Winn HR. Youman's Neurological Surgery. Vol 3. Philadelphia, PA: Elsevier Saunders; 2011:3177-3178

[26] Benzel EC. Spine Surgery: Techniques, Complication Avoidance, and Management. Vol 2. Philadelphia, PA: Elsevier Churchill Livingstone; 2005:1911-1914

[27] Francis WR, Fielding JW, Hawkins RJ, Pepin J, Hensinger R. Traumatic spondylolisthesis of the axis. J Bone Joint Surg Br. 1981; 63-B(3): 313-318 PubMed

[28] Effendi B, Roy D, Cornish B, Dussault RG, Laurin CA. Fractures of the ring of the axis. A classification based on the analysis of 131 cases. J Bone Joint Surg Br. 1981; 63-B(3): 319-327 PubMed

[29] Ferro FP, Borgo GD, Letaif OB, Cristante AF, Marcon RM, Lutaka AS. Traumatic spondylolisthesis of the axis: epidemiology, management and outcome. Acta Ortop Bras. 2012; 20(2): 84-87 PubMed

[30] Greene KA, Dickman CA, Marciano FF, Drabier JB, Hadley MN, Sonntag VK. Acute axis fractures. Analysis of management and outcome in 340 consecutive cases. Spine. 1997; 22(16): 1843-1852 PubMed

[31] Al-Mahfoudh R, Beagrie C, Woolley E, et al. Management of typical and atypical hangman's fractures. Global Spine J. 2016; 6(3): 248-256 PubMed

[32] Ding T, Maltenfort M, Yang H, et al. Correlation of C2 fractures and vertebral artery injury. Spine. 2010; 35(12): E520-E524 PubMed

[33] Ryken TC, Hadley MN, Aarabi B, et al. Management of isolated fractures of the axis in adults. Neurosurgery. 2013; 72 Suppl 2: 132-150 PubMed

[34] Benzel EC. Conservative treatment of neural arch fractures of the axis: computed tomography scan and X-ray study on consolidation time. World Neurosurg. 2011; 75(2): 229-230 PubMed

[35] Li XF, Dai LY, Lu H, Chen XD. A systematic review of the management of hangman's fractures. Eur Spine J. 2006; 15(3): 257-269 PubMed

[36] Levine AM, Edwards CC. The management of traumatic spondylolisthesis of the axis. J Bone Joint Surg Am. 1985; 67(2): 217-226 PubMed

[37] Shin JJ, Kim SJ, Kim TH, Shin HS, Hwang YS, Park SK. Optimal use of the halo-vest orthosis for upper cervical spine injuries. Yonsei Med J. 2010; 51(5): 648-652 PubMed

[38] Shin JJ, Kim SH, Cho YE, Cheshier SH, Park J. Primary surgical management by reduction and fixation of unstable hangman's fractures with discoligamentous instability or combined fractures: clinical article. J Neurosurg Spine. 2013; 19(5): 569-575 PubMed

8 外伤性寰枢椎脱位

Alexander D. Ghasem, Frank J. Eismont, Evan J. Trapana, Joseph P. Gjolaj

摘要

大多数Ⅰ型（C1 后弓）寰椎骨折和Ⅲ型（C1 侧块）寰椎骨折的患者不会有任何 C1~C2 半脱位。Ⅰ型骨折可以用软颈托治疗，Ⅲ型骨折可以用标准的刚性颈托治疗 6 周。大多数由Ⅱ型寰枢椎骨折（Jefferson 骨折）或横韧带损伤引起的创伤性寰枢椎半脱位的患者，可以用硬质枕 - 颈 - 胸矫形器治疗 2~3 个月。手术指征为：横韧带内部撕裂、Jefferson 骨折伴 C1~C2 不稳定经支具治疗失败、伴骨块撕脱的横韧带损伤经保守治疗后骨不愈合等。C1~C2 后路内固定融合术是通常的手术方式，但有时对某些Ⅱ型寰椎骨折的患者有必要行枕骨至 C2 融合，这在本章正文内有详述。

关键词 寰枢椎 关节突 横韧带 齿突尖韧带 翼状韧带 寰枢椎关节 寰齿间隙 寰齿后间隙 侧块移位 寰椎骨折

8.1 引言

上颈椎由枕骨、寰椎和枢椎组成，通常也被称为颅颈交界区（craniocervical junction，CCJ）。这个骨韧带复合体内独特的解剖关系，决定了枕骨和寰枢椎的损伤模式。未能识别的上颈椎创伤可能会导致脑干和脊髓的损伤，造成严重的后果。如今，不断改进的抢救方案和救生措施大幅提高了经受高能量创伤所致寰枢椎损伤患者的生存率。外科医生运用 X 线摄片和更高级的影像扫描技术来进行诊断和制订治疗方案。本章，作者讨论了创伤性寰枢椎脱位的诊断、解剖学、临床评估和手术固定技术。

8.2 流行病学

寰枢关节不稳的病因很多，包括先天性的（齿突小骨）、感染性的（Grisel 综合征）、代谢性的（Down 综合征）、关节炎（类风湿性关节炎）、肿瘤性的和创伤性的。本章的重点是寰枢椎脱位的外伤性原因及其对应的处理。外伤性寰枢椎不稳在年幼患者和 60 岁以上的患者中多见，呈明显双峰分布[1]。在儿童患者中，CCJ 损伤占所有颈椎创伤的 56%~73%[2,3]。此外，在 60 岁以上的患者中，C1~C2 损伤占所有颈椎创伤的 70%[1]。在这两个群体中，寰枢关节不稳定可能会导致严重后果。颈椎损伤并伴有头部损伤的儿童患者死亡率高达 41%[4]。同样，合并颈椎损伤和神经系统损伤的老年患者，2 年的死亡率为 41%[5-7]。对上颈椎损伤的思考和理解，对早期识别和恰当处理寰枢椎创伤至关重要。

8.3 解剖

了解枕 – 寰枢椎复合体的解剖结构对于评估上颈椎创伤和制订治疗方案至关重要。CCJ 包括枕骨、寰椎和枢椎，以及它们之间形成的关节和附着的韧带。CCJ 有六个关节面，可以进行多平面运动。枕骨~C1 和 C1~C2 之间的连接面分别占颈椎屈伸和颈椎旋转总量的 50%。寰枢椎前部关节位于寰椎前弓后缘和齿突的前部之间。反之，后方的寰枢关节位于齿突的后部和横韧带之间。寰枢关节较浅，为 C1~C2 的旋转运动提供了条件。周围的韧带维持了寰枢椎复合体的力学稳定性。

横跨 CCJ 的韧带包括横韧带、成对的翼状韧带、未充分发育的尖韧带、前纵韧带和后纵韧带（覆膜）。十字韧带的横行部分通常被称为横韧带。横韧带附着在寰椎两侧侧块内侧结节上，对于维持寰枢椎的稳定性至关重要。尖韧带位于横韧带的前方，从齿突尖延伸至颅底（枕骨大孔前缘中点）。它较为细小，力量相对较弱。成对的翼状韧带连接齿突的外侧与枕髁的内侧，并限制侧方弯曲和旋转[8]。翼状韧带很粗壮，对稳定性至关重要。如果椎动脉没有异常，成对的椎动脉会在枢椎水平穿过横突孔，向外走行再垂直向上进入寰椎横突孔，然后向内进入寰椎上关节面上方的横纹沟。由于解剖位置邻近，椎动脉、颈内动脉血管和脑神经都很容易受伤，体格检查时需要特别注意。

8.4 临床评估

颈椎损伤与高能量事故、局部神经功能障碍和严重的头部损伤密切相关。与任何创伤评估一样，必须首先保证呼吸道畅通。在上颈椎损伤的情况下，膈肌和肋间肌可能会麻痹，从而导致呼吸衰竭。巨大的椎体前血肿也可能产生气道梗阻。脊柱的其余部分也须评估，因为非连续性的脊柱损伤在创伤患者中的比例高达 6%。

患者常诉枕下颈部疼痛和自觉颈部不稳。然而，因为没有与此水平皮节相关的感觉或运动丧失，临床很难进行损伤定位评估。枕大神经分布的枕后部皮肤感觉可能会减弱，同时脑神经也可能会受伤。Vaccaro 等证明在非穿透性颈椎创伤中，椎动脉损伤的风险为 20%[9]。这可能导致严重的后遗症，如失明、四肢瘫和死亡。然而，这种血管损伤大多在临床上没有特殊表现。

8.5 影像学检查

一系列完整的颈椎 X 线片是评估颈椎损伤的主要手段，包括前后位、侧位和张口位摄片。因为可能存在不稳定，因为屈伸颈椎有加重神经损害的可能，同时患者被支具严密保护，也无法做出屈伸动作，所以屈伸位摄片不作为首选。

8.5.1 侧位 X 线片

侧位 X 线片有助于评估椎体前水肿、矢状面平衡和不稳定。作为评估椎体前肿胀的一般规则，侧位片上测量的软组织阴影在 C1 前不应超过 10 mm，C3 前不应超过 5 mm，C6 前不应超过 20 mm。当椎体前缘连线、椎体后缘连线、椎板前侧连线和棘突之间连线都为连续时，颈椎的矢状面就可认定为维持在平衡状态。可根据以下测量结果来评估寰枢关节不稳定和潜在的脊髓压迫：

1. 寰齿间隙（atlanto-dens interval，ADI）。这是从寰枢椎前弓后缘到齿突前缘的距离。不稳定标准为成人 ADI 值大于 3.5 mm，儿童 ADI 值大于 5 mm[2,10]。

2. 脊髓可用空间（space available for the cord，SAC）和后路 ADI（posterior ADI，PADI）。这是从寰椎后弓前缘到齿突后缘的距离。当 PADI 小于 14 mm 时，患者有神经系统功能恶化的危险，许多人认为这是手术干预的指征[2]。

8.5.2 张口位齿突 X 线片

侧块位移之和：双侧的 C1 侧块相对于 C2 侧块的距离增加，表明 C1 存在骨折，以及可能存在的横韧带断裂。在成人中，当侧块位移之和大于 6.9 mm 时，则可能存在横韧带断裂；在不确定的情况下，可通过 MRI 来证实[11-13]。

8.5.3 CT 和 MRI

CT 检查已被证明是检测和判定上颈椎骨折形态的最经济和最敏感的手段[14, 15]。MRI 在检测上颈椎骨折方面的成本效益和准确度较低，敏感度为 11%～37%[16-18]。然而，使用 MRI 的优点包括进一步观察软组织结构（包括椎间盘、脊髓和韧带，如横韧带），以及发现软组织压迫性病变，如血肿。

8.6 寰椎骨折

大多数寰椎骨折是由轴向负荷损伤引起的，发生在前弓和后弓。据估计寰椎骨折占所有颈椎骨折的 10%，占寰枢复合体损伤的 25%[3]。寰椎骨折单独发生时，尽管患者可能会有枕大神经或脑神经的损伤[19]，但出现脊髓神经损伤的风险很低。然而，它们经常出现在多发伤患者中，可能合并引起脊髓损伤的其他脊柱损伤。据统计，一半的寰椎骨折患者同时合并有一个或多个其他的颈椎骨折，而 40% 的患者伴有枢椎骨折[20]。

寰椎骨折在薄层 CT 成像中显示得最清楚，它们最常见的分类是根据 Landells 的骨折分类[21]，具体如下：

1. I 型　此型骨折只累及一个弓，前弓或后弓，并且不跨越寰椎的中线。后弓双处骨折通常是由于颈椎过伸时 C1 弓和与枕骨的撞击造成的（图 8.1）。前弓的骨折是由于与齿突的撞击造成的。此型骨折是一种稳定的损伤，因此治疗上予以短期的软颈托固定即可，没有必要等至骨性愈合时才拆除颈托。

2. II 型　也被称为 Jefferson 骨折。此型骨折是由轴向负荷造成的（图 8.2），一般有双侧前弓和后弓骨折，并可能引起 C1～C2 不稳定，后者取决于横韧带的完整性。如果冠状位上侧块位移之和超过 6.9 mm，那么就表明有横韧带损伤并导致不稳定。在不稳定的情况下，可能需要进行 C1～C2 或枕骨～C2 融合术，以维持神经系统功能并开始早期康复。然而，在融合手术的时机和使用 Halo 支架或其他枕 - 颈 - 胸矫形器的作用等方面并没有达成共识[20-26]。资深学者建议使用刚性矫形器作为初始治疗，包括 Halo 支架或枕 - 颈 - 胸支具，治疗时间为 2～3 个月，这取决于存在的不稳定程度。然后根据 X 线和 CT 对患者重新进行评估，以评估骨质愈合和骨痂形成情况。最终的检查手段是脱下支具后拍摄颈椎过伸过屈位侧位片（图 8.3），如果没有发现 C1～C2 移位，那么患者可改用软颈托，为期 1 个月，然后允许恢复正常的低强度活动。另一方面，如果固定 2～3 个月后 C1～C2 仍然有移位，表明仍存在不稳定，则建议进行手术，可选择 C1～C2 或枕骨～C2 融合。融合的节段取决于本身的骨性解剖结构、枕颈关节的错位程度以及椎动脉的位置和通畅性。应该强调的是，钻孔、攻丝和将螺钉置入寰椎侧块是极具挑战性的，如果寰椎侧块完全松动和独立移动，这可能是无法实现的。

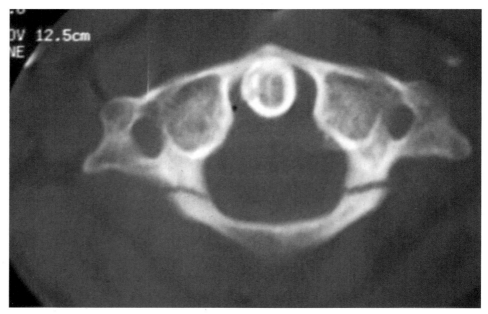

图 8.1　轴位 CT 示 C1 后弓骨折，移位很小，这通常发生在椎动脉沟处，这是一种稳定的损伤。只要没有其他相关的损伤，为舒适起见，治疗方法通常是采用软颈托短期固定（转载自 Tay B, Eismont J. Injuries of the upper cervical spine. In: Garfin SR, Eismont FJ, Gordon R. Bell GR, Fischgrund JS, Bono CM, eds. Rothman-Simeone and Herkowitz's The Spine, Vol 2. Elsevier; 2017: 1285–1309.）

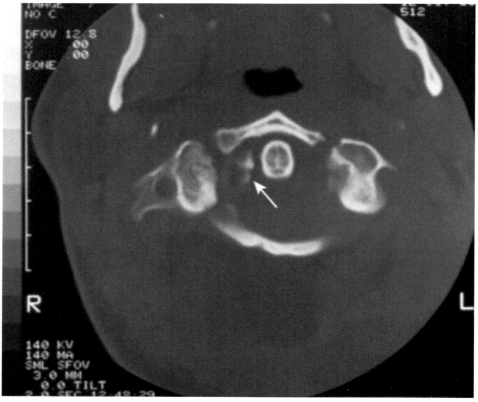

图 8.2　轴位 CT 示 Jefferson 骨折伴 C1 侧块骨折。损伤导致横韧带的骨性附着点从 C1 的右外侧块内侧剥离（箭头）（转载自 Tay B, Eismont J. Injuries of the upper cervical spine. In: Garfin SR, Eismont FJ, Gordon R. Bell GR, Fischgrund JS, Bono CM, eds. RothmanSimeone and Herkowitz's The Spine, Vol 2. Elsevier; 2017: 1285–1309.）

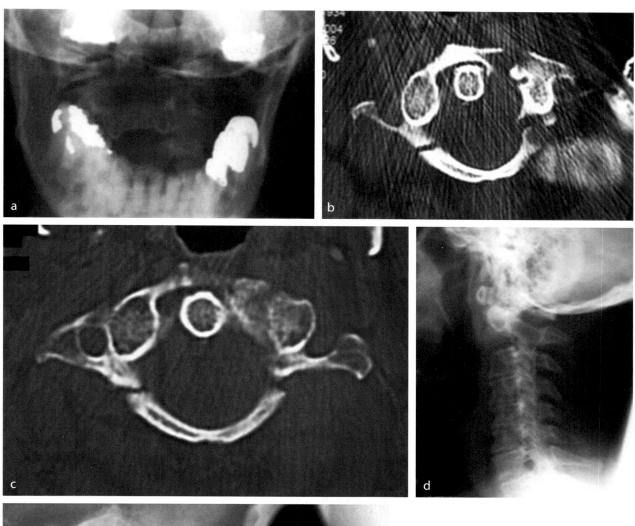

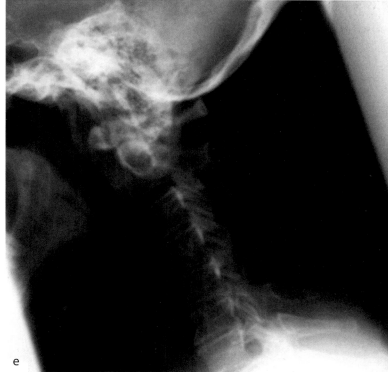

图 8.3 患者 Jefferson 骨 折 伴 移 位，接受了 Halo 支架的治疗，但没能复位。（a）张口位片显示两侧寰齿间距为10 mm。（b）CT 显 示 C1 左 侧 侧 块 向外移位 8 mm。（c）末次随访 CT 显示没有进一步的侧向移位，寰齿间骨痂形成。（d、e）过屈过伸位侧位片显示在枕颈交界处或 C1~C2 处没有不稳定的影像学证据（转载自 Tay B, Eismont J. Injuries of the upper cervical spine. In: Garfin SR, Eismont FJ, Gordon R. Bell GR, Fischgrund JS, Bono CM, eds. RothmanSimeone and Herkowitz's The Spine, Vol 2. Elsevier; 2017: 1285–1309.）

在 Landells 报道的 13 例 II 型寰椎骨折患者中，所有患者都接受了刚性矫形器的保守治疗，只有 1 例患者在最初的支架治疗 1 年后因 C1～C2 侧向不稳而需要进行 C1～C2 融合术。

3. III 型　单侧寰椎侧块的骨折被归为 III 型，此型可以再分为移位型和非移位型。移位大于 5 mm 的侧块骨折应使用硬质颈托固定，而很少使用硬质枕 – 颈 – 胸支具固定。而轻微移位或未移位的 III 型骨折应该佩戴硬质颈托固定 6 周[21]。在 Landells 报道的 35 例寰椎骨折患者中，I 型骨折 16 例、II 型骨折 13 例和 III 型骨折 6 例。在随访超过 1 年的 23 例患者中，57% 有明显的症状，包括颈部疼痛、头皮感觉障碍和（或）颈部僵硬。只有 1 例患者因后期不稳定而接受了手术治疗[21]。

8.7　孤立的横韧带损伤

Dickman 等将横韧带损伤细分为韧带内撕裂（I 型）和骨性撕脱损伤（II 型）[27]。横韧带主要由胶原纤维组成，因此缺乏弹性且容易受伤[28]。如果怀疑横韧带不稳定，但诊断结果仍不确定，应做磁共振检查以评估横韧带的完整性[13]。横韧带完全断裂会导致寰枢椎不稳，必须行 C1～C2 融合术，因为韧带本身不会愈合，也不适合直接修复（图 8.4）。

尽管通过侧位片测量 ADI，如成人 ADI 大于 3.5 mm、儿童大于 5 mm，则可判定 C1～C2 存在不稳定，但在 II 型横韧带损伤中，实际的骨性撕脱碎片只有通过 CT 才能发现。处理 C1 侧块的撕脱骨折需要刚性的颈椎外固定。在 Dickman 和 Sonntag 报道的病例中，以颈椎外固定治疗的横韧带 II 型损伤患者中，74% 获得了成功[27]。如果保守治疗后仍不稳定，则建议采用后路 C1～C2 融合术治疗。

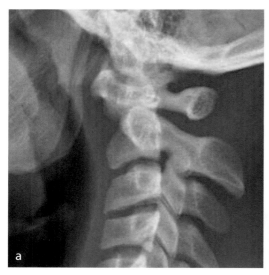
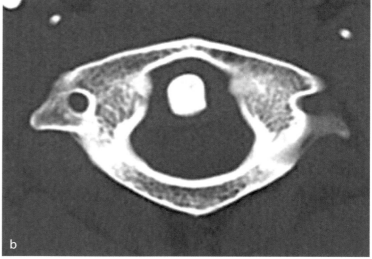

图 8.4　一名足球运动员在一次碰撞后出现了颈部疼痛症状。（a）最初的侧位 X 线片显示 ADI 增加到 4.5 mm；（b）CT 显示在 C1 处 ADI 增加。C1 侧块没有发生撕脱性骨折

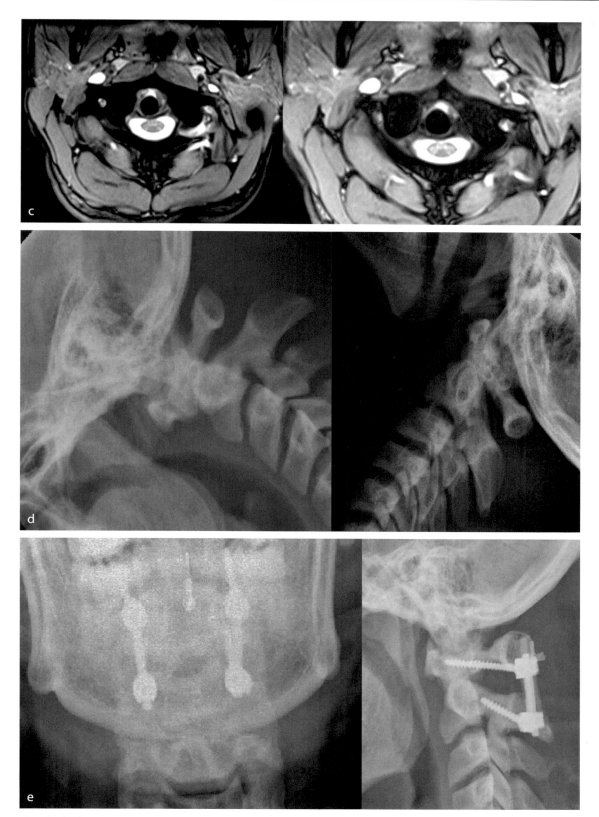

图 8.4（续）（c）轴位 MRI T$_2$ 加权像显示横韧带连续，但在齿突后方厚度可能减小；（d）3 周后，患者疼痛减轻，X 线片显示伸展时 ADI 是 1 mm，弯曲时 ADI 是 9.5 mm，这证实横韧带受损；（e）接受后路 C1~C2 融合术的治疗后，通过一级下颈椎前路融合术，患者可以重返足球场。然而一个 C1~C2 一级融合术后的患者将不能继续足球运动

8.8 寰枢椎侧方半脱位

C1~C2 明显的侧方半脱位并不常见，只有当齿突缺失、缺损或骨折时才会出现。对齿突骨折患者的治疗将遵循第 7 章中给出的治疗指南。对于齿突小骨或其他齿突缺陷的患者，有可能会出现创伤后的侧方半脱位。在这些情况下，翼状韧带缺失或缺损，C1~C2 关节囊和覆膜是唯一的稳定结构。如果侧方半脱位严重，那么就需要进行 C1~C2 后路融合术（图 8.5）。C1~C2 侧方半脱位达到多少毫米时会因不稳定引起严重后果，这一点笔者并不知道，但似乎半脱位达到 5 mm 就足以证明关节囊存在不稳定。

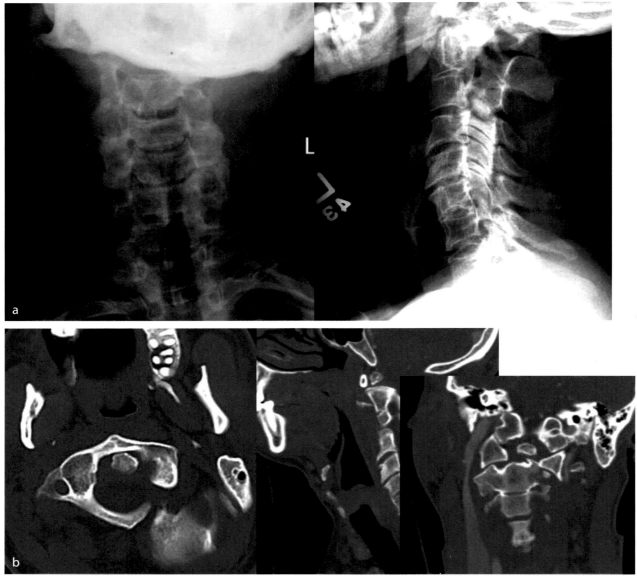

图 8.5　66 岁的男性一次在平地摔倒时受伤。神经系统检查正常，但有严重的上颈椎疼痛。（a）正位 X 线片显示颅骨和 C3 之间有 20° 的侧弯畸形。侧位片显示慢性 C2~C3 融合和上颈椎前部软组织肿胀阴影。（b）矢状位 CT 证实有游离齿突，冠状面 CT 显示 C1~C2 上有 1cm 的左侧半脱位，还证实了 20° 的头部倾斜都发生在 C1~C2。轴位 CT 示 C1 环完好

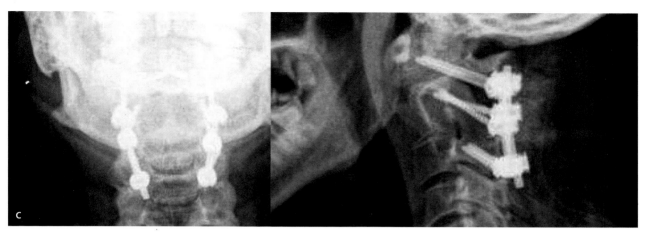

图 8.5（续）（c）术后 X 线片示患者恢复了正常的 C1~C2 序列，术中采用了 C1 和 C3 侧块螺钉和 C2 峡部螺钉

8.9 手术固定

过去曾使用钢丝与植骨融合的手术方式，但需要长时间的外固定，而且这种方式已是当前生物力学结构中强度最弱的一种。目前，C1~C2 钉棒结构固定（C1 侧块螺钉结合 C2 椎弓根或椎板螺钉）可以提供良好的固定和节段间融合[29-31]。Harm 的原创性研究显示，所有的 37 例患者都有稳固的 C1~C2 融合。如果椎动脉解剖结构适于安全放置螺钉，那么 C1~C2 经关节螺钉固定也是一种可接受的治疗方案[32]。对于 C1~C2 经关节螺钉来说，关键是要注意 C2 椎弓根的内侧和上侧边界，以避免损伤椎动脉。Paramore 等的研究回顾了 94 例患者的颈椎 CT 与重建图像，发现 17 例患者的 C2 椎体至少有一侧有高跨横突孔，致使无法置入经关节螺钉。在另外 5 例患者中，置入螺钉也是有风险的，合计总共有 23% 的患者有置入经关节螺钉引起椎动脉损伤的风险[33]。如果考虑使用 C1~C2 经关节螺钉，仔细审查 C1 和 C2 的 CT 重建图像以明确哪些患者不应使用 C1~C2 经关节螺钉治疗至关重要。Grob 对 161 例患者的原创性研究显示，除 1 例患者外，其他患者的融合都很牢固。然而，AANS/CNS 的一项调查显示，在 1318 例使用 C1~C2 经关节螺钉的患者中，31 例患者有已知的椎动脉损伤（2.4%），23 例患者有疑似椎动脉损伤（1.7%）[34]。前路 C1~C2 置钉也有描述，但无法充分植骨，并且可能会导致气道阻塞和吞咽困难[35]。当椎动脉走向异常，后部解剖结构不适合固定，或者难以复位寰枢椎关节时，可以考虑采用枕颈融合术来稳定寰枢椎[36]。

在 C1~C2 融合术中，会有 50% 的正常颈椎旋转功能丧失。在枕骨~C2 融合术中，同样会有 50% 的旋转功能丧失，除此之外，还会有 50% 的颈椎屈伸功能丧失。

参考文献

[1] Spivak JM, Weiss MA, Cotler JM, Call M. Cervical spine injuries in patients 65 and older. Spine. 1994; 19(20): 2302-2306 PubMed

[2] Sherk HH, Nicholson JT, Chung SM. Fractures of the odontoid process in young children. J Bone Joint Surg Am. 1978; 60(7): 921-924 PubMed

[3] Birney TJ, Hanley ENJr. Traumatic cervical spine injuries in childhood and adolescence. Spine. 1989; 14(12): 1277-1282 PubMed

[4] Givens TG, Polley KA, Smith GF, Hardin WDJr. Pediatric cervical spine injury: a three-year experience. J Trauma. 1996; 41(2): 310-314 PubMed

[5] Kiwerski JE. Injuries to the spinal cord in elderly patients. Injury. 1992; 23(6): 397-400 PubMed

[6] Weingarden SI, Graham PM. Falls resulting in spinal cord injury: patterns and outcomes in an older population. Paraplegia. 1989; 27(6): 423-427 PubMed

[7] DeVivo MJ, Kartus PL, Rutt RD, Stover SL, Fine PR. The influence of age at time of spinal cord injury on rehabilitation outcome. Arch Neurol. 1990; 47(6): 687-691 PubMed

[8] Werne S. Studies in spontaneous atlas dislocation. Acta Orthop Scand Suppl. 1957; 23 Suppl 23: 1-150 PubMed

[9] Vaccaro AR, Klein GR, Flanders AE, Albert TJ, Balderston RA, Cotler JM. Long-term evaluation of vertebral artery injuries following cervical spine trauma using magnetic resonance angiography. Spine. 1998; 23(7): 789-794, discussion 795 PubMed

[10] McGrory BJ, Klassen RA, Chao EY, Staeheli JW, Weaver AL. Acute fractures and dislocations of the cervical spine in children and adolescents. J Bone Joint Surg Am. 1993; 75(7): 988-995 PubMed

[11] Heller JG, Viroslav S, Hudson T. Jefferson fractures: the role of magnification artifact in assessing transverse ligament integrity. J Spinal Disord. 1993; 6(5): 392-396 PubMed

[12] Spence KFJr, Decker S, Sell KW. Bursting atlantal fracture associated with rupture of the transverse ligament. J Bone Joint Surg Am. 1970; 52(3): 543-549 PubMed

[13] Dickman CA, Mamourian A, Sonntag VKH, Drayer BP. Magnetic resonance imaging of the transverse atlantal ligament for the evaluation of atlantoaxial instability. J Neurosurg. 1991; 75(2): 221-227 PubMed

[14] McCulloch PT, France J, Jones DL, et al. Helical computed tomography alone compared with plain radiographs with adjunct computed tomography to evaluate the cervical spine after high-energy trauma. J Bone Joint Surg Am. 2005; 87(11): 2388-2394 PubMed

[15] Munera F, Rivas LA, Nunez DBJr, Quencer RM. Imaging evaluation of adult spinal injuries: emphasis on multidetector CT in cervical spine trauma. Radiology. 2012; 263(3): 645-660 PubMed

[16] Katzberg RW, Benedetti PF, Drake CM, et al. Acute cervical spine injuries: prospective MR imaging assessment at a level 1 trauma center. Radiology. 1999; 213(1): 203-212 PubMed

[17] Klein GR, Vaccaro AR, Albert TJ, et al. Efficacy of magnetic resonance imaging in the evaluation of posterior cervical spine fractures. Spine. 1999; 24(8): 771-774 PubMed

[18] Muchow RD, Resnick DK, Abdel MP, Munoz A, Anderson PA. Magnetic resonance imaging (MRI) in the clearance of the cervical spine in blunt trauma: a meta-analysis. J Trauma. 2008; 64(1): 179-189 PubMed

[19] Connolly B, Turner C, DeVine J, Gerlinger T. Jefferson fracture resulting in Collet-Sicard syndrome. Spine. 2000; 25(3): 395-398 PubMed

[20] Levine AM, Edwards CC. Fractures of the atlas. J Bone Joint Surg Am. 1991; 73(5): 680-691 PubMed

[21] Landells CD, Van Peteghem PK. Fractures of the atlas: classification, treatment and morbidity. Spine. 1988; 13(5): 450-452 PubMed

[22] Levine AM, Edwards CC. Treatment of injuries in the C1-C2 complex. Orthop Clin North Am. 1986; 17(1): 31-44 PubMed

[23] Fowler JL, Sandhu A, Fraser RD. A review of fractures of the atlas vertebra. J Spinal Disord. 1990; 3(1): 19-24 PubMed

[24] Hadley MN, Dickman CA, Browner CM, Sonntag VK. Acute traumatic atlas fractures: management and long term outcome. Neurosurgery. 1988; 23(1): 31-35 PubMed

[25] McGuire RAJr, Harkey HL. Primary treatment of unstable Jefferson's fractures. J Spinal Disord. 1995; 8(3): 233-236 PubMed

[26] Lee TT, Green BA, Petrin DR. Treatment of stable burst fracture of the atlas (Jefferson fracture) with rigid cervical collar. Spine. 1998; 23(18): 1963-1967 PubMed

[27] Dickman CA, Sonntag VK. Injuries involving the transverse atlantal ligament: classification and treatment guidelines based upon experience with 39 injuries. Neurosurgery. 1997; 40(4): 886-887 PubMed

[28] Dvorak J, Schneider E, Saldinger P, Rahn B. Biomechanics of the craniocervical region: the alar and transverse ligaments. J Orthop Res. 1988; 6(3): 452-461 PubMed

[29] Fiore AJ, Haid RW, Rodts GE, et al. Atlantal lateral mass screws for posterior spinal reconstruction: technical note and case series. Neurosurg Focus. 2002; 12(1): E5 PubMed

[30] Harms J, Melcher RP. Posterior C1-C2 fusion with polyaxial screw and rod fixation. Spine. 2001; 26(22): 2467-2471 PubMed

[31] Aryan HE, Newman CB, Nottmeier EW, Acosta FLJr, Wang VY, Ames CP. Stabilization of the atlantoaxial complex via C-1 lateral mass and C-2 pedicle screw fixation in a multicenter clinical experience in 102 patients: modification of the Harms and Goel techniques. J Neurosurg Spine. 2008; 8(3): 222-229 PubMed

[32] Grob D, Jeanneret B, Aebi M, Markwalder TM. Atlanto-axial fusion with transarticular screw fixation. J Bone Joint Surg Br. 1991; 73(6): 972-976 PubMed

[33] Paramore CG, Dickman CA, Sonntag VK. The anatomical suitability of the C1-2 complex for transarticular screw fixation. J Neurosurg. 1996; 85(2): 221-224 PubMed

[34] Wright NM, Lauryssen C, American Association of Neurological Surgeons/Congress of Neurological Surgeons. Vertebral artery injury in C1-2 transarticular screw fixation: results of a survey of the AANS/CNS section on disorders of the spine and peripheral nerves. J Neurosurg. 1998; 88(4): 634-640 PubMed

[35] Reindl R, Sen M, Aebi M. Anterior instrumentation for traumatic C1-C2 instability. Spine. 2003; 28(17): E329-E333 PubMed

[36] Wang S, Wang C, Liu Y, Yan M, Zhou H. Anomalous vertebral artery in craniovertebral junction with occipitalization of the atlas. Spine. 2009; 34(26): 2838-2842 PubMed

9 创伤性寰枢椎旋转固定

Darnell T. Josiah, Daniel K. Resnick

摘要

创伤性寰枢椎旋转固定较为罕见，儿童因韧带松弛常为轻微创伤引起，而成人则是由高能量创伤引起。本章，我们综述了此病症的病因学和损伤机制以及治疗方案。

关键词 寰枢椎旋转半脱位 分型 斜颈 寰枢椎半脱位

9.1 引言

寰枢关节的旋转畸形在成人中相对罕见。1968 年，Wortzman 和 Dewar 将引起斜颈的持续性半脱位称为寰枢关节间的旋转固定。Fielding 和 Hawkins 在 1977 年将这种情况称为寰枢椎旋转固定（atlantoaxial rotatory fixation，AARF），这是因为寰枢椎半脱位时也可发生旋转固定[1]。这种情况以前也被称为旋转脱位、旋转半脱位、旋转移位和旋转固定。患有 AARF 的患儿通常表现为"知更鸟"姿态的斜颈。感染和外伤是 AARF 的主要原因[2-4]。非创伤性 AARF 的鉴别诊断包括先天性异常、转移性肿瘤、强直性脊柱炎、韧带松弛（可由唐氏综合征、Morquio 综合征、马方综合征和类风湿性关节炎引起）和嗜酸性肉芽肿[2]。Grisel 综合征通常发生在头颈部严重感染后的儿童，由于炎症性韧带松弛而导致寰枢关节半脱位[3,5]。外伤性 AARF 虽然在儿童多见，但也确实会发生在成人群体中，对轻微外伤后出现斜颈的成年患者，应怀疑是否有 AARF。本病有两个分型系统：White 和 Panjabi 分型系统以及 Fielding 和 Hawkins 分型系统，后者更常用[1,3]。本章讨论外伤性 AARF。

9.2 寰枢关节

寰枢关节是一个特殊、高度复杂的关节，每小时运动约 600 次[6]。该关节对颈部的轴向旋转起着近 50% 的作用。寰椎围绕枢椎向左右两侧旋转运动的正常生理范围为 25°～53°[4,7]。

9.2.1 功能解剖

位于齿突后方的横韧带和关节突关节囊防止 C1 在 C2 上过度前移。成对的翼状韧带连接齿突后外侧顶点和枕骨大孔外侧，可限制 C1 对 C2 的前移和过度旋转不超过 50°，因此它们也是寰枢椎区域第二重要的稳定结构。尸体研究表明，如果横韧带被切断，翼状韧带可以防止前脱位超过 4～5 mm[1,4,7]。如果旋转角度 >56° 或左右旋转相差 >8°，提示有关节活动度过大。如果旋转角度小于 28°，则表明旋转性活动不足[4,8]。椎管在 C1～C2 处最宽，在寰枢椎上生理性旋转时，由于同侧的侧块向后移动，椎管会变窄。当向右侧进行生理性旋转时，在横突孔里走行的右侧椎动脉会被拉长，而左侧椎动脉被挤压；当向左转头时，也会发生对应的类似情况[9]。

9.3 寰枢轴旋转固定的分型

学术界提出两个基于影像学表现的分型系统，着重描述寰枢椎相对位移的方向。1977 年，Fielding 将 AARF 分为以下四种不稳定类型：

- 1 型：旋转固定伴寰椎前移小于 3 mm。移位发生于关节突关节，而寰齿间距正常。这种旋转为正常的生理范围内。
- 2 型：旋转固定伴寰椎前移 3~5 mm。旋转以其中一侧关节突作为支点，同时横韧带有缺损。这是第二常见的类型。
- 3 型：旋转固定伴寰椎前移超过 5 mm。横韧带和翼状韧带均有损伤。
- 4 型：旋转固定伴寰椎向后移位。这是最罕见的形式，发生在齿突损伤的情况下[1]。在 CT 出现之前，Fielding 报告了 17 例基于 X 线片评估的此类型患者，其中 5 例患者尽管行颈椎牵引，但最终还是需要颈椎融合[1]。

9.4 诊断

临床上，这些患者表现为疼痛性斜颈，颈部一侧屈曲伴对侧旋转。体格检查和高度可疑指标是早期诊断的关键，同时还需要恰当的影像学检查。CT 检查是初步评估的关键，轴位 CT 检查以及上颈椎的矢状位和冠状位切面有助于确定寰椎相对于枢椎的旋转位置（图 9.1a、b）[4]。成人损伤最常见的是与高能量创伤有关，如车祸、跌倒或运动事故[10]。这些患者常表现为关节软骨损伤和关节突关节骨折；神经系统损伤的程度取决于横韧带的完整性、C1 相对于 C2 的前移或后移程度以及椎管的侵占程度[3, 11]。

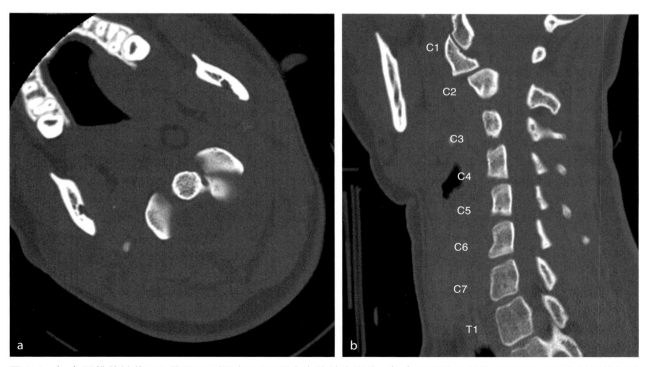

图 9.1 （a）颈椎的轴位 CT 显示 C1 相对于 C2 呈向右旋转半脱位，（b）颈椎的矢状位 CT 显示 C1 右侧侧块相对于 C2 移位

9.5 治疗方式

目前对于创伤性 AARF 的处理没有既定的治疗方案。治疗上以使旋转固定畸形复位、减轻疼痛、限制神经损害和恢复稳定性等为目的，治疗方法通常从制动开始。在成人患者中，保守治疗首选颈椎牵引，开始应用较轻的重量，逐渐增加到 30 磅或 35 磅。由于 AARF 本身是伴有旋转的半脱位，通常无法通过简单的纵向牵引达到复位目的，这时可能需要旋转牵引。对于颈椎有明显不稳的患者，在全身麻醉下进行闭合复位时应极为谨慎，因为这些操作有可能造成神经系统损伤[3, 11]。对于此类损伤的手术治疗仍有争议，文献中报道了各种开放复位和内固定的技术。如果复位不稳定，患者有持续存在的神经功能损害，或者观察到横韧带断裂且寰枢椎移位超过 5 mm，就应该考虑行寰枢椎关节融合术。在 C1~C2 后路固定置入物选择中，相比螺钉，用钢丝或钩有更高的不愈合风险[3, 7, 12]。

9.6 结论

寰枢椎旋转性损伤一般需要立即固定，可以是外固定也可以是内固定。在最终治疗前，应利用骨骼牵引的方式进行复位。如双侧前移和移位大于 3 mm，并有神经系统症状，应视为不稳定。在这些病例中，应考虑采用 C1~C2 固定融合术。对双侧后移位并伴有齿突骨折的病例应先复位，然后进行手术固定。如果横韧带完好无损，单侧向前方或后方的旋转 / 移位可以通过闭合复位来治疗，然后佩戴颈托或 Halo 支架进行外固定[3, 10, 12]。

参考文献

[1] Fielding JW, Hawkins RJ. Atlanto-axial rotatory fixation. (Fixed rotatory subluxation of the atlanto-axial joint). J Bone Joint Surg Am. 1977; 59(1): 37-44 PubMed

[2] Jeon SW, Jeong JH, Moon SM, Choi SK. Atlantoaxial rotatory fixation in adults patient. J Korean Neurosurg Soc. 2009; 45(4): 246-248. DOI: 10.3340/jkns.2009.45.4.246. PubMed

[3] Moore KR, Frank EH. Traumatic atlantoaxial rotatory subluxation and dislocation. Spine. 1995; 20(17): 1928-1930 PubMed

[4] Roche CJ, O'Malley M, Dorgan JC, Carty HM. A pictorial review of atlanto-axial rotatory fixation: key points for the radiologist. Clin Radiol. 2001; 56(12): 947-958 PubMed

[5] Guleryuz A, Bagdatoglu C, Duce MN, Talas DU, Celikbas H, Köksel T. Grisel's syndrome. J Clin Neurosci. 2002; 9(1): 81-84 PubMed

[6] Bland JH. Rheumatoid subluxation of the cervical spine. J Rheumatol. 1990; 17(2): 134-137 PubMed

[7] Venkatesan M, Bhatt R, Newey ML. Traumatic atlantoaxial rotatory subluxation (TAARS) in adults: a report of two cases and literature review. Injury. 2012; 43(7): 1212-1215 PubMed

[8] Pang D. Atlantoaxial rotatory fixation. Neurosurgery. 2010; 66(3) Suppl: 161-183 PubMed

[9] White AAIII, Panjabi MM. The basic kinematics of the human spine. A review of past and current knowledge. Spine. 1978; 3(1): 12-20 PubMed

[10] Crook TB, Eynon CA. Traumatic atlantoaxial rotatory subluxation. Emerg Med J. 2005; 22(9): 671-672 PubMed

[11] García-Pallero MA, Torres CV, Delgado-Fernández J, Sola RG. Traumatic atlantoaxial rotatory fixation in an adult patient. Eur Spine J. 2017. DOI: 10.1007/s00586-016-4916-3. PubMed

[12] Peyriere H, Graillon T, Pesenti S, Tropiano P, Blondel B, Fuentes S. Surgical management of post-traumatic atlantoaxial rotatory fixation due to C2 facet fracture: 5 clinical cases. Orthop Traumatol Surg Res. 2017; 103(1): 67-70 PubMed

10 成人下颈椎损伤

Fadi B. Sweiss, Michaela Lee, Michael K. Rosner

摘要

本章节重点阐述成人下颈椎损伤的损伤机制、诊断以及治疗原则。下颈椎损伤是指发生于 C3~C7 的损伤，临床较为常见。在外伤的早期接诊中，对于下颈椎损伤的误诊以及漏诊可能会错过最佳治疗时间，加重脊髓损伤。由于这类外伤较为常见，熟悉其损伤机制、临床特征、诊断方法以及处理原则尤为重要。

关键词　下颈椎损伤　流行病学　分类　诊断　治疗

10.1 流行病学

下颈椎损伤发病率在所有钝性损伤中占 2%~3%[1,2]，在脊柱外伤中约占 21%[3]。在北美，每年约有 15 万人发生颈椎损伤。其中，约 11 000 例患者还合并脊髓损伤[2]。约 75% 的颈椎钝性损伤发生在下颈椎[4]，其中 50% 的损伤发生于 C5 和 C7 之间[5]。

一些研究报道下颈椎损伤发生呈双峰分布，集中在年轻（15~45 岁）和老年男性，以及女性（65~85 岁）两个年龄段[3]，且损伤发生风险随年龄增加而增加。老年女性发生脊柱外伤的风险约是男性的 4 倍。在交通事故中，颈椎外伤占比较高，且以年轻人多见；而老年人的损伤往往是摔倒后的低能量损伤[3]。

10.2 早期处理

早期识别潜在的下颈椎损伤的重要性不言而喻。标准的临床和影像学评估尤为重要，不仅可以防止下颈椎损伤的恶化，还可以降低因误诊、漏诊带来的后遗症发生率。最新的《加强创伤后生命支持指南》中指出，合并颈椎外伤的患者应先佩戴坚硬的外固定支具以保证颈椎的稳定性。

注意选择大小合适的颈托以确保其稳定性。所有患者在接受检查时应注意保护颈椎，预防二次损伤。头颈部和上半身外伤的表现有助于判断患者损伤的机制。

此外，检查颈椎姿态（包括角度或旋转）有助于评估患者颈椎是否合并脱位或半脱位[5]。完成检查后需要全面地了解病史，详细的病史有助于确定下颈椎损伤的危险因素和损伤机制（高能量/低能量）。既往有强直性脊柱炎、弥漫性特发性骨肥厚增生症（DISH）以及合并韧带松弛的结缔组织病等病史，会增加下颈椎损伤的风险，就诊中应予以鉴别[5]。

所有疑似下颈椎损伤的患者都应进行全面的体格检查，包括对整个脊柱进行触诊，重点检查脊柱压痛情况，并判断是否存在"台阶"感。对每个肌群力量和感觉分布的检查有助于评估损伤的程度；此外对于明确有脊髓损伤者，还应频繁地进行神经系统体格检查，以便清楚地判断脊髓损伤是在加重还是有减轻趋势。

10.2.1 影像诊断

下颈椎损伤的误诊率较高，因此熟悉针对下颈椎损伤的各种影像学检查手段尤为重要，可以有效降低误诊。精准的影像学评估可有效提高诊断的正确率，同时还有助于制订合适的治疗方案。

颈椎 CT 是该类患者的首选影像学检查。其敏感性和特异性分别为 99% 和 100%。相比之下，颈椎 X 线片的敏感度为 43%~70%[6,7]。CT 可以快速获取椎体损伤的关键信息，这对于下颈椎损伤的诊断以及制订治疗方案尤为重要。尽管 CT 检查无法评估软组织损伤情况，但近期的研究表明 CT 结合矢状面和冠状面重建可以充分反映患者的损伤情况，非必要情况下无需行其他检查[5]。

MRI 对颈椎外伤的诊断作用一直饱受争议，主要原因在于 MRI 灵敏度虽高但特异性较低，这可能导致诊断出现假阳性[5]。但相比 CT 而言，MRI 在诊断颈椎间盘韧带复合体（DLC）和下颈椎不稳定方面可以提供更多的信息。

MRI 在 60 岁以上的老年患者、反应迟钝、颈椎病、多发伤和神经系统功能异常的患者诊断中较为重要。当存在上述这些情况时，下颈椎损伤容易在 CT 检查中被遗漏，而在 MRI 检查中才被发现[8]。随着 CT 分辨率的提高，临床上这种遗漏率在 6% 左右[9]。

当颈椎 CT 检查未发现明显器质性损伤时，并不能排除隐匿性损伤的可能。因此，对于意识状态较差的患者，即使 CT 未发现明显结构性损伤也应继续行 MRI 检查以进一步评估患者的损伤情况[9]。

相比之下，Khanna 等[10]认为在 CT 未发现明显损伤且神经系统查体无特殊异常发现时，即使行 MRI 检查也难以获得阳性发现。作者还指出在伴随颈部持续性疼痛的患者中，MRI 检查可能存在延迟效应[10]。

10.2.2 颈椎牵引

颈椎牵引下快速复位对合并颈椎脱位的患者至关重要。早期复位可减轻神经卡压，同时有助于在手术前恢复颈椎的解剖结构[11]。需要注意的是颈椎伸展–牵张损伤的患者不适用于颈椎牵引，以避免加重颈部脊髓损伤[12]。

颈椎牵引治疗的复位率可达 70%[13]。一项回顾性研究分析了 53 例颈椎小关节脱位患者的临床资料，结果表明，包括牵引、体位和间歇性手法复位等联合治疗方案的复位率为 90%，该部分患者中，68% 的患者神经功能显著改善[14]。

当患者被转运进入 ICU 监护后即可行颈椎牵引治疗；治疗前应给予适当的镇痛及镇静药物，但应避免过度使用镇静剂以致影响患者神经系统的反应。在牵引过程中可以使用 Gardner-Wells 钳，根据牵引钳固定点距离患者耳郭的位置，可选择合适的牵引体位，包括屈曲、伸展以及中立位[11]。

损伤等级每增加一级，牵引重量可增加 5 磅，随后密切观察患者的症状，同时拍摄 X 线片，以避免过度牵拉造成的二次损伤。对于单侧小关节绞锁者，外科医生可以通过屈曲并旋转颈椎以实现手法复位。不过，所有的手法操作需要在可靠的神经系统查体结果下才能进行[15]。一旦复位后，应选择小重量牵引保持颈椎伸展状态，防止再次脱位。

对于精神状态异常、意识模糊、镇静/插管状态以及难以配合完成神经系统检查的患者，应避免使用牵引治疗[15]。若有上述情况，可考虑手术复位或开放复位。此外，牵引的禁忌证还包括头侧损伤，如寰枢椎脱位或枕颈部脱位[16]。

闭合复位前行 MRI 检查有助于识别外伤性椎间盘突出症，但可能会耽误脊髓减压的最佳治疗时间。早期复位可以改善神经症状，因此应及时、尽早地实施复位[15]。

10.3　分类

目前临床有众多关于下颈椎损伤的分型标准。早期的分型主要依赖于损伤机制以及 X 线检查结果确定。然而，这些早期的分类标准并未评估患者一般状态和神经损伤情况。

10.3.1　分型系统

第一个被广泛认可的下颈椎损伤分型系统是由 Allen 等在 1982 年报道的[17]。Allen-Ferguson 分型系统可通过 X 线检查结果推测患者的损伤机制。

这一分型系统源自于 Allen 等对 165 例伴有下颈椎闭合性损伤患者的影像学资料进行的回顾性分析。根据这个分型，下颈椎损伤共分为六类，包括屈曲 – 压缩、垂直压缩、屈曲 – 牵张、伸展压缩、伸展 – 牵张和侧方弯曲。每一种损伤类型都与损伤严重程度相关联。

1986 年，Harris 等在上述分型的基础上增加旋转应力分型[18]，共包括屈曲、屈曲 – 旋转、过伸 – 旋转、垂直压缩、伸展和侧屈等类型。

AO 分型系统

1994 年，Magerl 等根据损伤机制、X 线结果以及预后转归，提出胸腰椎骨折 AO 分型，该分型也同样适用于下颈椎损伤[19]。

如表 10.1 所示，AO 分型主要包括三型。A 型：轴向的应力导致椎体压缩性骨折；B 型：前、后柱的损伤伴牵张分离；C 型：前、后柱损伤伴椎体旋转[19]。AO 下颈椎分型可靠性高，便于医生间交流、疾病治疗策略的制订以及病例的研究统计[20]。

表 10.1　AO 分型系统

类型	A 压缩			B 牵张分离			C 旋转 / 脱位		
分组	A1 压缩性骨折	A2 劈裂性骨折	A3 爆裂性骨折	B1 后方韧带结构损伤	B2 后方骨性结构损伤	B3 经椎间盘前方损伤	C1 A 型（压缩）损伤伴旋转	C2 B 型损伤伴旋转	C3 剪切旋转样骨折
亚组	A1.1 终板损伤	A2.1 矢状面劈裂	A3.1 不完全爆裂	B1.1 伴椎间盘横贯损伤	B2.1 两柱横贯性骨折	B3.1 过伸半脱位	C1.1 楔形旋转骨折	C2.1 B1 型损伤伴旋转	C3.1 切皮样骨折
	A1.2 椎体楔形变	A2.2 冠状面劈裂	A3.2 爆裂移位	B1.2 合并 A 型骨折	B2.2 伴椎间盘损伤	B3.2 过伸、峡部裂	C1.2 劈裂旋转骨折	C2.2 B2 型损伤伴旋转	C3.2 斜行骨折
	A1.3 椎体塌陷	A2.3 钳夹型骨折	A3.3 完全爆裂	B1.3 伴有 A 型椎体骨折		B3.3 后方脱位	C1.3 椎体分离	C2.3 B3 型损伤伴旋转	

引自：Mageri 等[19]。

下颈椎损伤分型系统

针对既往分型系统的局限性，Vaccaro 等提出了下颈椎损伤分型（subaxial injury classification，SLIC）系统和损伤严重程度评分[21]。如前所述，既往的分型系统主要根据 X 线结果推测损伤机制，而在新的分型中 Vaccaro 等强调了评估损伤后神经功能状态以及骨折稳定性的重要性[21]。

在 SLIC 分型中，医生着重评估损伤后形态、后纵韧带复合体（discoligamentous complex，DLC）的完整性以及神经功能状态等三个主要特征[22]，并以此来制订治疗策略。上述三个主要特征相互独立，医生可以单独评分后汇总以进行综合评估。SLIC 分型也是目前应用最为广泛的分型系统（表 10.2）[21]。（译者注：本书中的 SLIC 分型系统表格均按原始文献调整）

许多人认为 SLIC 分型系统可以在临床广泛应用。诸多研究也相继验证了该分型的可重复性[23]。既往的一项回顾性分析显示，当应用 SLIC 分型系统进行诊治时，90% 的患者的建议治疗方案与实际治疗方案相一致[24]。但目前该分型仍然缺乏大样本、高证据等级临床研究的进一步验证。

表 10.2　SLIC 分型系统

	分值
损伤类型	
无结构改变	0
压缩	1
爆裂	+1＝2
分离	3
移位	4
DLC 完整性	
无损伤	0
不确定损伤	1
断裂	2
神经功能	
无损伤	0
神经根损伤	1
脊髓完全性损伤	2
脊髓不完全性损伤	3
持续性压迫	+1
分值	**治疗**
≥ 5	手术
4	手术 / 保守
≤ 3	保守

缩略词：DLC，后纵韧带复合体。
来源：Vaccaro 等[21]。

10.4 非手术治疗

在下颈椎损伤治疗中，稳定型可通过外固定制动等保守方式治疗。但对于稳定型的定义尚无统一标准。在制订治疗策略过程中，损伤节段的稳定性、患者的神经功能状况以及合并的基础疾病都是需要综合考虑的因素[5]。

SLIC 分型系统评分小于等于 3 分可认为属于稳定型损伤，考虑予以支具外固定保守治疗。但实际诊治过程中，保守或手术治疗的选择还应结合医生的临床经验综合考虑[5]。

保守治疗仅适于单纯骨结构损伤的患者，而不适于合并 DLC 损伤的患者[25]。对于稳定型的颈椎损伤，尽管颈椎外固定支具不是必须的，但外固定强调了限制颈椎活动及避免再次损伤，同时还可以改善软组织劳损。

对于单纯性骨折不伴韧带损伤的患者，颈椎外固定可以维持结构稳定性[5, 15]。但对于合并颈椎关节突骨折的患者，因其稳定性难以评测，外固定支具的效果会存在差异性。既往研究回顾性分析了 68 例颈椎小关节突骨折 – 脱位损伤患者，结果对移位＜1 mm 的患者[26]，外固定支具可以提供良好的稳定性。

通常情况下，稳定型骨折至少需要外固定制动 6~12 周，这期间需要密切随访。在去除外固定之前，应先摄颈椎过伸过屈侧位片以评估颈椎的稳定性。如无异常，可停止外固定。

对于合并韧带损伤的患者，应慎重选择保守治疗。既往文献回顾性分析了 64 例下颈椎骨折行保守治疗的疗效，发现治疗效果差与合并颈椎韧带损伤呈强相关。

当不合并颈椎韧带损伤时，外固定支具可取得满意的临床疗效[27]。对于外固定后颈部持续疼痛且出现颈椎不稳定的患者，应进一步行影像学检查，评估手术治疗的可能性（图 10.1）。

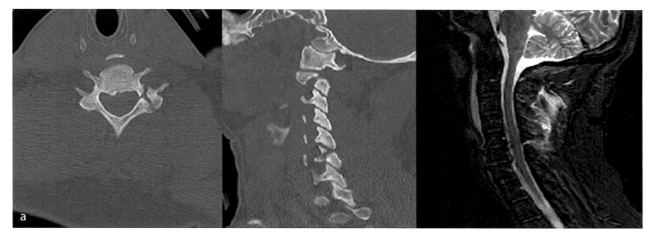

图 10.1 （a）颈椎轴位 CT 示左侧 C6 关节突骨折并累及椎弓根。矢状面示骨折无脱位且矢状面平衡良好。颈椎 MRI 示从 C2 到 C7 有明显的后韧带损伤。综合判断予以佩戴外固定支具保守治疗

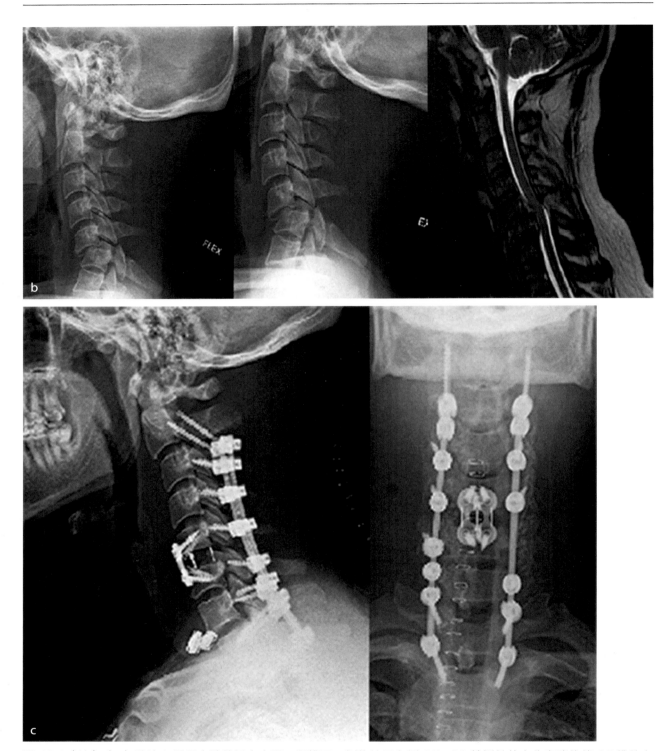

图 10.1（续）（b）随访 6 周后去除外固定支具，颈椎正、侧位片示左侧 C5~C6 单侧关节突分离移位伴 C5 椎体向 C6 椎体前方滑脱。MRI 示脊柱椎管狭窄和脊髓损伤。（c）因保守治疗无效，遂行术中予以手法复位。术前患者存在脊柱后凸，术中使用 C5~C6 椎体间融合器支撑并钢板固定，同时行后路 C2~T2 内固定融合术

10.5　手术治疗

10.5.1　手术时机选择

保守治疗失败的不稳定性损伤和骨折，或潜在有神经损伤的患者应进行手术治疗。文献中已肯定了早期减压手术的优势。急性脊髓损伤的手术时机研究分析了手术时机与术后疗效的关系，肯定了颈椎脊髓损伤 24 小时内进行减压内固定手术的重要性，且结果显示早期的手术治疗与神经功能的恢复密切相关[28]。

与损伤 24 小时后再进行手术（晚期手术组）相比，早期手术患者中，约 20% 的患者 ASIA 评级改善≥2 级（晚期手术组比例为 9%），且两组患者在手术并发症方面无明显差异[28]。因此，对于需要手术的患者，在生命体征平稳且一般状态允许的条件下，应尽早手术以完成减压及固定。

10.5.2　手术方法

下颈椎损伤的外科治疗方法需要综合评估颈椎不稳定程度和神经损伤的程度。与外固定相比，内固定可以提供即时的颈椎稳定性、恢复解剖形态，同时可促进骨性融合[25]。对于外科医生来说，选择最佳的手术入路对完成颈椎减压、恢复解剖形态至关重要。因此，术者应根据术前影像学资料综合评估损伤程度。

手术可通过前路、后路或者前后路联合完成。影响手术入路选择的因素包括神经压迫的原因、部位、累及的节段数、颈椎的形态和内科合并症等[29]。2007 年，脊柱创伤研究组提出了循证算法，以辅助确定下颈椎损伤的最佳手术入路[30]。

该算法基于 SLIC 分型系统来明确手术指征。然而，具体的手术入路选择应该根据损伤的特点以及外科医生的经验对患者进行个体化治疗[15]。

前路和后路手术对比

创伤性下颈椎损伤可根据损伤类型选择前路或后路手术治疗。前路的优点包括安全、体位摆放方便、创伤小和直接减压等（去除腹侧压迫结构，如椎间盘、骨赘以及骨折块）[11]。

前路手术包括颈椎前路椎间盘切除或椎体次全切除联合椎体融合术，这也是解决脊髓腹侧压迫的首选方式，且该入路对后份的结构无明显损伤（图 10.2）。与后路手术相比，前路手术还具有术后并发症发生率低以及融合率高的优势。

然而，前路手术需要牵拉软组织和食道，易导致组织水肿，术后出现吞咽困难和声音嘶哑等并发症的发生率较高，同时也有损伤喉返神经的风险。2017 年，一项多中心回顾性研究发现，颈椎手术后症状性喉返神经麻痹的风险为 0.6%~2.9%[31]。尽管喉返神经损伤发生率不高，但作者发现随访中仅 74% 的患者可完全缓解，而 16% 的患者可能部分缓解[31]。

相反，后路手术是基于后路减压和内固定技术，主要应用于不稳定性损伤且腹侧脊髓无明显压迫的患者，主要包括侧块螺钉或椎弓根固定技术，伴或不伴椎板切除术。后路手术可通过加压、复位等方法恢复颈椎矢状面形态，故后路手术适用于牵张和旋转 / 移位等类型的下颈椎损伤患者[15]。

但由于后路手术暴露范围广，因此组织创伤较大，术后容易出现明显的颈痛。然而，前、后路手术疗效对比显示两种手术方法在神经功能恢复和患者生活质量评估中无明显差异[32, 33]。因此，前路和后路都可以完成内固定及减压手术。了解损伤的病理机制有助于术者选择合适的手术方案。

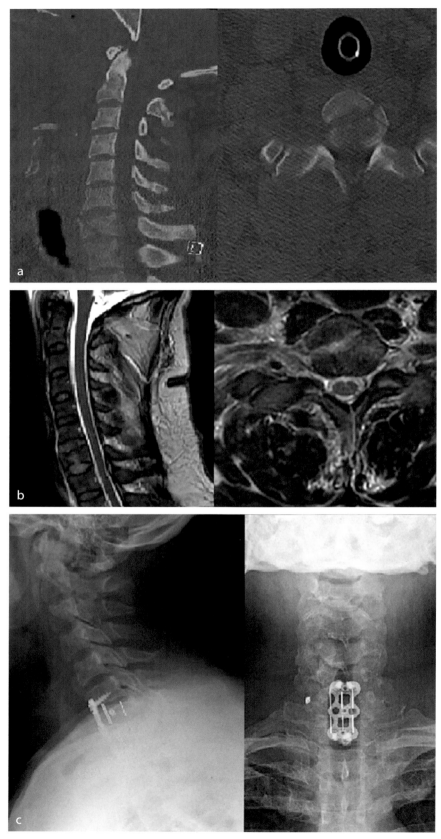

图 10.2 （a）颈椎 CT 矢状位和轴位可见 C7 爆裂性骨折，部分骨折碎骨块侵及椎管；（b）MRI 示脊柱先天性椎管狭窄，椎体无明显后移位；（c）颈椎正侧位 X 线片示 C7 椎体切除术和 C6~T1 前路钢板固定融合术后改变

既往一项随机对照研究分析了 52 例患者行颈椎前路和后路手术的临床疗效，研究结果显示两组患者神经症状恢复和融合率方面无显著差异[32]。Kwon 等回顾性对比了 42 例单侧关节突损伤患者行前路及后路手术的临床疗效发现，前路手术术后伤口并发症及术后疼痛显著低于后路手术，而且前路手术组的融合率高于后路手术组[33]。

另一项回顾性研究对比了 99 例下颈椎损伤患者行前路和后路手术的临床疗效，结果显示两组患者术后并发症发生率无显著差异[34]。Toh 等评估了 31 例采用前路、后路或联合入路治疗的下颈椎爆裂性骨折或屈曲 – 牵张损伤患者，结果显示 24 例前路手术组患者中 9 例患者椎管宽度及神经症状显著缓解，而后路组患者无显著改善[35]。Duggal 等在尸体上构建单侧小关节脱位模型，同时分别采用后路螺钉和前路钢板内固定，以评估前路和后路的生物力学差异，结果发现侧块钢板固定在限制颈椎活动方面显著优于前路钢板固定[36]。

前后路联合手术

近年来，越来越多的外科医生对下颈椎损伤患者采用前后路联合手术技术。前后路联合手术可以提供最大内固定强度并显著限制移位[37]。对于颈椎广泛后方韧带损伤伴有明显椎间盘韧带损伤时，可考虑该方法（图 10.3）。该联合入路可进行椎间盘切除、解剖复位、前柱重建、后张力带重建，维持椎体的稳定性，重建颈椎矢状面形态[15]。

严重骨质疏松症、DISH、强直性脊柱炎或其他慢性疾病的患者骨密度差，外伤后颈椎不稳定发生率极高且常伴随进行性加重的神经损伤（图 10.4）[15]。前路手术中可在受损伤严重节段行颈椎前路椎间盘切除（ACDF）或椎体次全切除术，同时联合内固定融合术。

后路手术中需要固定所有后方韧带损伤的节段，对于严重的患者可以行椎板切除以获得充分减压。对于压缩性 / 爆裂性骨折合并后纵韧带损伤，可先行前路手术，然后进行后路减压融合（"前 / 后"）。当牵引或手法不能改善关节突脱位时，应先从后方复位（"后 / 前 / 后"）。总之，需要根据外科医生的经验和患者的具体病情综合制订手术方案。

10.6 术后管理

下颈椎损伤术后应密切观察患者病情的动态改变。术后 24 小时内应使用抗生素抗感染。术后定期行神经系统查体，密切关注阳性体征及切口引流量。前路手术后，椎旁肿胀可导致吞咽困难，应评估患者误吸的风险。椎旁肿胀患者可以每天行颈椎侧位片检查，评估椎旁肿胀改善或进展情况。

此外，快速进展的血肿可压迫气道影响患者呼吸。此时应立即在床边或手术室行气道保护和血肿清除。后入路手术后，应关注术后疼痛症状，同时观察患者是否有 C5 麻痹。任何细微或进展性的神经症状改变都可能需要行 CT 检查，以排除硬膜外血肿。必要时应紧急开展手术清除血肿，以保护神经功能。

在患者术后状态平稳的条件下，可拍摄颈椎正侧位片判断内固定位置，并与以后的随访复查相对比。术后可在皮下注射肝素或低分子肝素，同时早期下床活动，以帮助预防深静脉血栓形成。

应由外科医生决定术后是否需要佩戴颈椎外固定支具。虽然内固定可以维持稳定性，但颈椎外固定支具可以在改善患者肌肉疲劳的同时限制患者，避免过度活动。对于长时间卧床活动受限的患者，应经常辅助翻身，以预防压疮。重要的是要练习正确的翻身方法，以防止内固定失败。最后，患者可转至康复中心，进一步行物理和康复治疗。

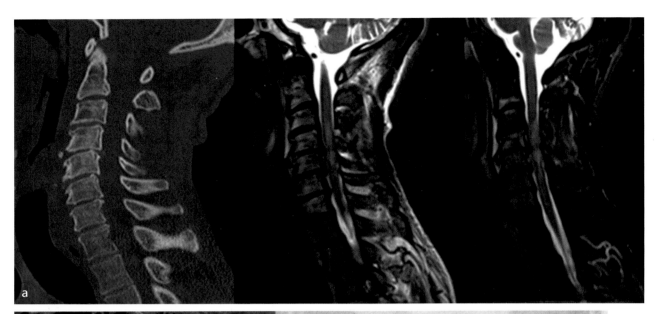

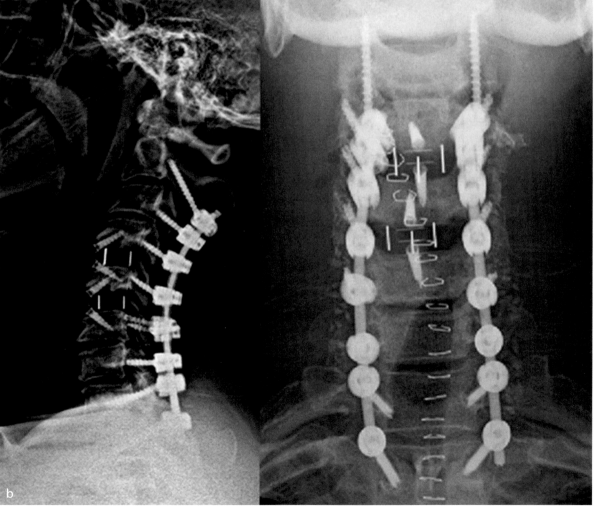

图 10.3 （a）颈椎 CT 示多节段退行性疾病伴 C4 前方骨赘撕脱骨折移位伴椎旁肿胀。MRI 示颈椎前纵韧带断裂及颈椎狭窄，脊髓异常信号从 C3 延伸至 C6。此外，C2~T3 的后方韧带也合并明显损伤。（b）术后颈椎正侧位片示 C4~C5、C5~C6 颈椎前路椎间盘切除及融合术、C3~C7 椎板切除术和 C2~T2 后路内固定融合术后观

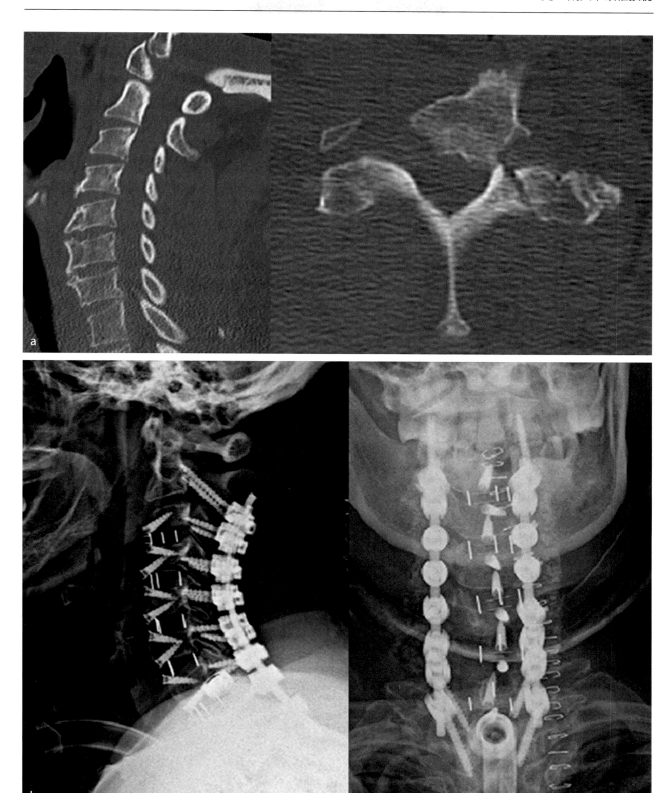

图 10.4 （a）颈椎矢状面和轴位 CT 平扫图像，在弥漫性特发性骨骼增生症基础上，左 C7 小关节骨折伴 C3~C4，C4~C5，C5~C6，C6~C7 和 C7~T1 椎间盘间隙骨赘增生。考虑患者伴有严重下颈椎不稳的伸展 / 牵张损伤，急诊行手术治疗。（b）颈椎正侧位片示 C3~C4、C4~C5、C5~C6、C6~C7、C7~T1 颈前路椎间盘切除及融合术、C3~C7 椎板切除术、C2~T2 后路内固定融合术术后观

参考文献

[1] Hoffman JR, Mower WR, Wolfson AB, Todd KH, Zucker MI, National Emergency X-Radiography Utilization Study Group. Validity of a set of clinical criteria to rule out injury to the cervical spine in patients with blunt trauma. N Engl J Med. 2000; 343(2): 94-99 PubMed

[2] Lowery DW, Wald MM, Browne BJ, Tigges S, Hoffman JR, Mower WR, NEXUS Group. Epidemiology of cervical spine injury victims. Ann Emerg Med. 2001; 38(1): 12-16 PubMed

[3] Tee JW, Chan CH, Fitzgerald MC, Liew SM, Rosenfeld JV. Epidemiological trends of spine trauma: an Australian level 1 trauma centre study. Global Spine J. 2013; 3(2): 75-84 PubMed

[4] Goldberg W, Mueller C, Panacek E, Tigges S, Hoffman JR, Mower WR, NEXUS Group. Distribution and patterns of blunt traumatic cervical spine injury. Ann Emerg Med. 2001; 38(1): 17-21 PubMed

[5] Feuchtbaum E, Buchowski J, Zebala L. Subaxial cervical spine trauma. Curr Rev Musculoskelet Med. 2016; 9(4): 496-504 PubMed

[6] Antevil JL, Sise MJ, Sack DI, Kidder B, Hopper A, Brown CV. Spiral computed tomography for the initial evaluation of spine trauma: a new standard of care? J Trauma. 2006; 61(2): 382-387 PubMed

[7] Nuñez DBJr, Ahmad AA, Coin CG, et al. Clearing the cervical spine in multiple trauma victims: a time-effective protocol using helical computed tomography. Emerg Radiol. 1994; 1(6): 273-278 PubMed

[8] Pourtaheri S, Emami A, Sinha K, et al. The role of magnetic resonance imaging in acute cervical spine fractures. Spine J. 2014; 14(11): 2546-2553 PubMed

[9] Kaiser ML, Whealon MD, Barrios C, Kong AP, Lekawa ME, Dolich MO. The current role of magnetic resonance imaging for diagnosing cervical spine injury in blunt trauma patients with negative computed tomography scan. Am Surg. 2012; 78(10): 1156-1160 PubMed

[10] Khanna P, Chau C, Dublin A, Kim K, Wisner D. The value of cervical magnetic resonance imaging in the evaluation of the obtunded or comatose patient with cervical trauma, no other abnormal neurological findings, and a normal cervical computed tomography. J Trauma Acute Care Surg. 2012; 72(3): 699-702 PubMed

[11] Aebi M. Surgical treatment of upper, middle and lower cervical injuries and non-unions by anterior procedures. Eur Spine J. 2010; 19(1) Suppl 1: S33-S39 PubMed

[12] Ludwig SC, Karp JE. Flexion and cervical distraction injuries characterized by the SLIC system. In: Vaccaro AR, Fehlings MG, Dvorak MF, eds. Spine and Spinal Cord Trauma. New York, NY: Thieme; 2011. 284-294

[13] Hadley MN. Guidelines for management of acute cervical injuries. Neurosurgery. 2002; 50(3) Suppl: S1 PubMed

[14] Star AM, Jones AA, Cotler JM, Balderston RA, Sinha R. Immediate closed reduction of cervical spine dislocations using traction. Spine. 1990; 15(10): 1068-1072 PubMed

[15] Joaquim AF, Patel AA. Subaxial cervical spine trauma: evaluation and surgical decision-making. Global Spine J. 2014; 4(1): 63-70 PubMed

[16] Farmer J, Vaccaro A, Albert TJ, Malone S, Balderston RA, Cotler JM. Neurologic deterioration after cervical spinal cord injury. J Spinal Disord. 1998; 11(3): 192-196 PubMed

[17] Allen BLJr, Ferguson RL, Lehmann TR, O'Brien RP. A mechanistic classification of closed, indirect fractures and dislocations of the lower cervical spine. Spine. 1982; 7(1): 1-27 PubMed

[18] Harris JHJr, Edeiken-Monroe B, Kopaniky DR. A practical classification of acute cervical spine injuries. Orthop Clin North Am. 1986; 17(1): 15-30 PubMed

[19] Magerl F, Aebi M, Gertzbein SD, Harms J, Nazarian S. A comprehensive classification of thoracic and lumbar injuries. Eur Spine J. 1994; 3(4): 184-201 PubMed

[20] Vaccaro AR, Koerner JD, Radcliff KE, et al. AOSpine subaxial cervical spine injury classification system. Eur Spine J. 2016; 25(7): 2173-2184 PubMed

[21] Vaccaro AR, Hulbert RJ, Patel AA, et al. Spine Trauma Study Group. The subaxial cervical spine injury classification system: a novel approach to recognize the importance of morphology, neurology, and integrity of the disco-ligamentous complex. Spine. 2007; 32(21): 2365-2374 PubMed

[22] Zahir U, Ludwig SC, Daily AT, Vaccaro AR. The subaxial cervical spine injury classification scale (SLIC). In: Vaccaro AR, Fehlings MG, Dvorak MF. Spine and Spinal Cord Trauma. New York, NY: Thieme; 2011:265-274

[23] Joaquim AF, Lawrence B, Daubs M, Brodke D, Patel AA. Evaluation of the subaxial injury classification system. J Craniovertebr Junction Spine. 2011; 2(2): 67-72 PubMed

[24] Lee WJ, Yoon SH, Kim YJ, Kim JY, Park HC, Park CO. Interobserver and intraobserver reliability of sub-axial injury classification and severity scale between radiologist, resident and spine surgeon. J Korean Neurosurg Soc. 2012; 52(3): 200-203 PubMed

[25] Ludwig SC, Karp JE. Flexion and cervical distraction injuries characterized by the SLIC system. In: Vaccaro AR, Fehlings MG, Dvorak MF, eds. Spine and Spinal Cord Trauma. New York, NY: Thieme; 2011:284-294

[26] Hadley MN, Fitzpatrick BC, Sonntag VK, Browner CM. Facet fracture-dislocation injuries of the cervical spine. Neurosurgery. 1992; 30(5): 661-666 PubMed

[27] Lemons VR, Wagner FCJr. Stabilization of subaxial cervical spinal injuries. Surg Neurol. 1993; 39(6): 511-518 PubMed

[28] Fehlings MG, Vaccaro A, Wilson JR, et al. Early versus delayed decompression for traumatic cervical spinal cord injury: results of the Surgical Timing in Acute Spinal Cord Injury Study (STASCIS). PLoS One. 2012; 7(2): e32037 PubMed

[29] Fehlings MG, Barry S, Kopjar B, et al. Anterior versus posterior surgical approaches to treat cervical spondylotic myelopathy: outcomes of the prospective multicenter AOSpine North America CSM study in 264 patients. Spine. 2013; 38(26): 2247-2252 PubMed

[30] Dvorak MF, Fisher CG, Fehlings MG, et al. The surgical approach to subaxial cervical spine injuries: an evidencebased algorithm based on the SLIC classification system. Spine. 2007; 32(23): 2620-2629 PubMed

[31] Gokaslan ZL, Bydon M, De la Garza-Ramos R, et al. Recurrent laryngeal nerve palsy after cervical spine surgery: a multicenter AOSpine clinical research network study. Global Spine J. 2017; 7(1) Suppl: 53S-57S PubMed

[32] Brodke DS, Anderson PA, Newell DW, Grady MS, Chapman JR. Comparison of anterior and posterior approaches in cervical spinal cord injuries. J Spinal Disord Tech. 2003; 16(3): 229-235 PubMed

[33] Kwon BK, Fisher CG, Boyd MC, et al. A prospective randomized controlled trial of anterior compared with posterior stabilization for unilateral facet injuries of the cervical spine. J Neurosurg Spine. 2007; 7(1): 1-12 PubMed

[34] Lambiris E, Kasimatis GB, Tyllianakis M, Zouboulis P, Panagiotopoulos E. Treatment of unstable lower cervical spine injuries by anterior instrumented fusion alone. J Spinal Disord Tech. 2008; 21(7): 500-507 PubMed

[35] Toh E, Nomura T, Watanabe M, Mochida J. Surgical treatment for injuries of the middle and lower cervical spine. Int Orthop. 2006; 30(1): 54-58 PubMed

[36] Duggal N, Chamberlain RH, Park SC, Sonntag VK, Dickman CA, Crawford NR. Unilateral cervical facet dislocation: biomechanics of fixation. Spine. 2005; 30(7): E164-E168 PubMed

[37] An HS. Cervical spine trauma. Spine. 1998; 23(24): 2713-2729 PubMed

11 儿童下颈椎损伤

Catherine A. Mazzola, Nicole Silva

摘要

儿童下颈椎损伤（pediatric subaxial cervical injury, PSCI）与成人下颈椎损伤不同。儿童脊柱未发育成熟，下颈椎也具有独特的生物力学特征。儿童颈椎损伤的早期诊断非常重要；但由于 CT 辐射剂量过大，目前并未常规应用在儿童外伤诊疗中。了解颈椎的胚胎学和解剖发育知识至关重要。

熟悉小儿神经系统检查、弄清颈椎损伤的危险因素以及合理安排儿童患者影像学检查手段是小儿创伤诊治的必备基础。一旦确诊 PSCI，需要尽早制订适当的治疗方案。具体的治疗方案取决于患儿年龄、损伤的类型以及损伤的严重程度。儿童患者术后和伤后康复锻炼是实现功能恢复的重要基础。总体的治疗目标是重建椎体稳定性和恢复颈椎活动度，同时尽可能避免后续损伤，降低远期功能异常以及并发症发生率。

关键词 儿童损伤 不稳定 椎管 脊柱 下颈椎 创伤

11.1 引言

由于儿童脊柱未完全发育成熟，儿童的下颈椎损伤（PSCI）与成人下颈椎损伤有所不同。儿童脊柱的解剖和发育特征会影响临床表现、影像学特征、损伤机制和治疗方案制订[1]。在儿童中，下颈椎脊髓损伤主要与机动车碰撞事故以及运动损伤密切相关[1,2]。

尽管人们已经努力预防颈椎外伤，包括研发更好的汽车座椅、安全带、头盔和宣教模式，但实际生活中下颈椎损伤的发生率仍较高。对疑似下颈椎损伤的患儿，在解决了气道、呼吸和循环问题后，应首先对颈椎进行制动和稳定，避免二次损伤。送往创伤中心后开展相应的影像学检查，然后进行详细的神经系统查体。下颈椎损伤的诊断鉴别和治疗应遵循最佳临床实践指南。

11.2 胚胎学、解剖学和发育学

上颈椎中，C1（寰椎）有三个骨化中心，C2（枢椎）有五个初级骨化中心和两个次级骨化中心[1,3]。下颈椎及其尾侧椎体的发育始于三个初级骨化中心，一个位于椎体，两个在每节脊椎的两侧神经弓，而次级骨化中心在上、下骨骺环中[3]。

前文已描述儿童颈椎的形态特征和生长发育特点。在正中矢状面上，9 岁时儿童颈椎高度已发育至成人的 50%，男性脊柱的高度会持续增加，在 17 岁时生长速度逐渐减缓。女性 9 岁时颈椎高度约为成人的 66.8%，到 14 岁的时身高已基本停止增长[4]。

儿童头部与身体的比值较成人大，容易造成重心不稳和颈部支点高[1]。该运动的支点会随着儿童的生长发育而变化，婴儿时位于C2~C3，5岁或6岁时位于C4~C5，青春期和成年期则位于C5~C6（表11.1，表11.2）[5]。

表 11.1　颈椎正中矢状面测量参数

颈椎正中矢状面测量	女性 C2~C7（mm）	男性 C2~C7（mm）
0~12 个月	69.11	70.68
2~5 岁	82.00	82.62
6 岁至成年	106.50	109.91

数据来源：Johnson 等[4]。

表 11.2　颈椎椎体高度与宽度测量

颈椎椎体高度（mm）	男性					女性				
	C3	C4	C5	C6	C7	C3	C4	C5	C6	C7
0~12 个月	5.54	5.51	5.56	5.85	6.43	5.55	5.51	5.62	5.77	6.46
2~5 岁	6.65	6.65	6.74	6.83	7.7	6.65	6.63	6.63	6.76	7.69
6 岁至成年	9.82	9.56	9.40	9.52	11.0	9.73	9.39	9.41	9.49	10.57
颈椎椎体宽度	C3	C4	C5	C6	C7	C3	C4	C5	C6	C7
0~12 个月	9.91	9.83	9.96	10.5	10.96	8.86	8.92	8.89	9.46	9.83
2~5 岁	10.79	10.57	10.16	11.19	11.65	10.25	10.10	9.74	10.75	11.08
6 岁至成年	14.09	13.82	13.82	14.45	14.74	12.9	12.59	12.65	13.25	13.49

数据来源：Johnson 等[4]。

11.3　儿童下颈椎生物力学及形态学特征

下颈椎包括C3~C7节段（图11.1）。未发育成熟的颈椎有一个与椎板连接的小椎体，椎弓根细窄，关节突发育不完全且存在裂隙。C3~C6椎体水平的横突小而短，有横突孔。与成人椎体相比，儿童椎体呈楔形，但是较成熟的C3和C4椎体在尺寸和结构上与典型的颈椎相似。C7常被认为是移行椎体，它与上胸椎大小相似，具有较大的棘突，但其形状更类似于颈椎。此外，C7的横突较大，少数人群中C7椎体无横突孔[4,6]。

在儿童脊柱发育过程中，评估未发育成熟的下颈椎是否存在活动度增加和韧带松弛至关重要[3]。儿童脊柱的关节突轴向旋转活动度大，椎体呈楔状，这些都会增加脊柱的活动度[5]。8岁以下的儿童上述特征尤为明显[5]。儿童下颈椎小关节突关节在水平方向更容易发生半脱位[6]。前纵韧带（ALL）和后纵韧带（PLL）分别覆盖在前后椎体表面，从C1附着处一直延伸至骶骨。尽管ALL和PLL主要作用是维持下颈椎稳定性，但这些韧带在儿童时期柔韧性较大且发育未成熟，覆盖度差，潜在增加椎体活动度。颈椎钩椎关节直到8岁才发育完成[5]。以上诸多因素综合影响儿童脊柱发育，导致其活动过度大且抗损伤能力下降[5,6]。

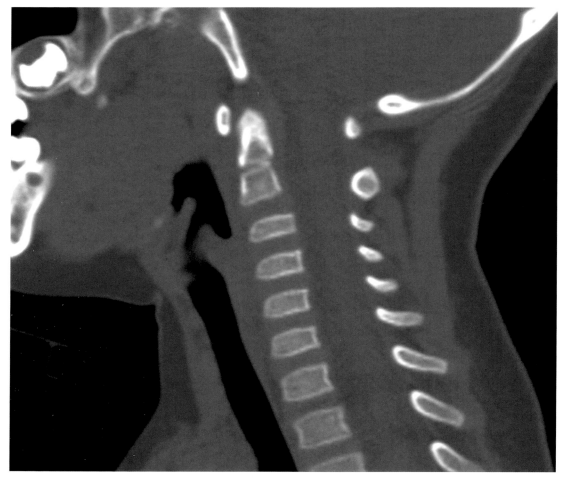

图 11.1　下颈椎矢状面 CT

11.4　流行病学和损伤类型

11.4.1　人口统计学和流行病学

　　根据疾病控制中心的数据统计，机动车事故是造成 14 岁以下儿童死亡的主要原因[7]。最近对儿童住院患者数据库（Kids' Inpatient Database，KID）中所有儿童因外伤入院的数据分析表明，2000—2012 年，儿童颈椎损伤（PCSI）的发生率为 2.07%，死亡率为 4.87%[2]。儿童颈椎外伤最常见的原因是机动车事故，约占 57.51%[2]。颈椎损伤在较胸腰椎损伤更为常见，占全部脊柱损伤的60%～80%[8]。

　　儿童脊柱损伤最常见的原因是机动车事故，其后依次是坠落伤、运动伤、跳水伤、枪伤和遭遇虐待等[1,2,9]。机动车相关的创伤在年龄较小的儿童中更常见，而年龄较大的儿童更易发生与运动有关的损伤。婴幼儿更易发生上颈椎损伤；而学龄儿童由于年龄较大，脊柱运动支点向远端移动，因此下颈椎更容易受伤[1,5,10]。此外，许多结缔组织疾病，如唐氏综合征、马方综合征等，也是儿童下颈椎损伤的危险因素[1]。

11.4.2　损伤类型和模式

脊髓损伤/无放射学异常的脊髓损伤

由于儿童韧带较为松弛，因此脊髓损伤发生率较高[3,5]。儿童脊髓损伤的治疗与成人脊髓损伤非常相似，其恢复程度取决于初始神经功能损伤的程度[3]。随着 MRI 技术的改进，诊断为无放射学异常的脊髓损伤（SCI without radiological abnormality, SCIWORA）的颈椎损伤越来越少见。当患儿出现神经功能异常表现时，通常会在 MRI 检查上发现颈椎或脊髓异常信号。很少有患儿出现神经系统损伤症状而影像学检查没有任何脊椎或脊髓损伤表现。

血管损伤

出现 PCSI 时应怀疑是否有血管损伤，特别是当存在神经功能损伤或横突孔骨折时更要考虑血管损伤的可能。椎动脉穿行于颈椎的横突孔[6]。颈椎血管损伤可引起脑干或脊髓梗死、血肿和（或）出血。伴发的颅颈动脉夹层（CCAD）也是一种危及生命的损伤，可出现于任何颈部创伤[5]。评价血管损伤的金标准是血管造影技术。磁共振血管造影术（MRA）或计算机断层血管造影术（CTA）可用于排除或评估 PCSI 的血管损伤情况。需要注意的是，颈椎活动度增加、韧带松弛和半脱位是儿童血管损伤的重要危险因素[3]。椎动脉夹层、破裂和闭塞在上文中已介绍。

韧带损伤和半脱位（无骨折）

脊柱发育不成熟的儿童更容易发生韧带损伤[10]。12 岁以下，颈椎正常生理活动范围较大，以中立位与最大屈曲位相比，C2～C4 活动范围可达 4 mm，C4 以下椎体活动范围约 3 mm[11]。下颈椎假性脱位在儿童中很常见，这是一种轻度的半脱位（通常发生于 C2～C3 或 C3～C4），影像学上常发现于 C2～C4 之间，距中立位移位距离最大可达 4 mm[3]。但要认识到，8 岁以下儿童，C2～C3 或 C3～C4 活动度大于 4.5 mm 或 C5 椎体以下其他椎体间活动度大于 3.5 mm 的半脱位应诊断为真正的病理性半脱位[5]。

另一种常用的测量韧带损伤的方法是测量相邻椎体间的成角角度，正常生理角度应小于 7°[11]。X 线检查提示半脱位的儿童应戴颈托，然后行常规或增强 MRI 检查，以评估颈椎韧带的完整性。如果有韧带损伤或炎症水肿，可能需要内固定或外固定维持颈椎稳定性。

双侧关节突骨折/脱位

关节突关节脱位属于脊柱后柱的损伤，是 PCSI 中第二常见的损伤类型。双侧关节突脱位发生在屈曲 - 牵张型或旋转 - 压缩型损伤中。通常 X 线片可以有效诊断关节突脱位，但 CT 有助于排除轻微骨折，而 MRI 可以有效地评估是否合并韧带和脊髓损伤[11]。需要注意的是双侧关节突骨折和脱位的患儿易出现神经损伤症状。

单侧关节突骨折

单侧关节突骨折是 X 线片上最常漏诊的颈椎损伤，其严重程度取决于患儿下颈椎的稳定性[11]。CT 更适合评估单侧关节突骨折，除 CT 外也可以通过 MRI 检查确诊。单侧关节突骨折可能发生在屈曲和旋转 - 牵张应力过程中，并导致半脱位和单一神经根刺激征。大多数小关节脱位发生在下颈椎，牵引后可改善神经症状。

单节段椎体间盘 / 泪滴样骨折

颈椎泪滴样骨折是一种独特的损伤类型，由于骨折椎体向后移位撞击脊髓，常造成颈椎不稳定和神经功能损伤[12]。这种损伤会导致椎板间和棘突间间隙增宽，影像学上可见后凸畸形[12]。这是一种罕见的儿童椎体损伤，通常由屈曲或伸展外伤导致[13,14]。这些损伤大多需要行内固定手术。

单节段爆裂性骨折

爆裂性骨折是由于脊柱纵向荷载过大，压缩力通过纤维环传递到邻近椎体造成的椎体骨折[11]。这些骨折通常发生在颈椎前屈过程中，伴随脊柱后方稳定结构的损伤[15]。部分单节段爆裂性骨折可伴有神经损伤。骨折后的碎片可能需要通过前路手术清除，部分患儿的脊柱可能需要后路手术固定。

单节段压缩性骨折

与爆裂性骨折非常相似，压缩性骨折可导致椎体高度丢失和椎管狭窄等损伤[15]。轻度压缩性骨折通常没有神经系统后遗症，但严重压缩性骨折可能伴有神经功能障碍。轻度患者可给予外固定支具保护，随访中关注有无进行性后凸以及不稳定现象。

单节段椎体骨折（其他类型）

骨折是下颈椎最常见的损伤类型，骨折的风险随着儿童年龄的增长而增加[2]。单节段椎体骨折是年龄较大儿童运动损伤最常见的结果，其骨折类型与成人颈椎骨折相似[16]。

横突骨折

虽然发生率低，但横突骨折可引起根性神经痛。横突骨折通常不影响稳定性，也不需要支具固定处理。横突骨折是由极度旋转或横向弯曲运动造成的损伤。

棘突骨折

棘突骨折也被称为"铲土者骨折"，多因棘突的末端遭外力折断或椎旁肌肉对棘突牵拉过度产生的损伤。导致部分棘突断裂。棘突骨折可由严重屈伸或外力直接作用于颈部所致。棘突骨折提示后方韧带损伤可能，因此行 MRI 检查前应一直佩戴外固定支具。确诊后可继续佩戴外固定支具数周。

多节段爆裂性和其他类型骨折

复杂的爆裂性和其他类型骨折是高能量损伤的结果，治疗时需极其谨慎。这些儿童常伴随神经功能损伤。颈椎固定和恢复稳定性是重要的治疗原则，可能需要通过前路、后路或前后路联合手术进行脊髓减压和颈椎内固定融合。

11.5　院前管理

对于脊柱损伤的儿童，首先要考虑的是 ABC 就诊流程（气道、呼吸和循环），其次是固定颈椎，维持稳定性。必须选择合适尺寸的外固定支具或颈托固定颈椎。8 岁以上的儿童，应采用颈托和硬单架搬运。但对于 8 岁以下的患者，由于其头围较大，直接使用担架易导致颈椎在仰卧位时发生屈曲，因此建议在搬运时对标准担架进行垫高[11]。

抬高患儿的躯干，以保持颈椎在仰卧时保持中立位[11]。8 岁以下的儿童应同时固定躯干[11]。不能将婴儿颈部直接固定在颈托中，应使用沙袋或泡沫块来稳定患儿的头部，将沙袋或泡沫块固定在头部两侧，并用胶带固定在担架上[10,11]。

11.6　临床检查

受多种因素影响，儿童创伤患者的临床检查具有一定的挑战性。详细了解患儿的病史尤为重要。损伤的机制往往可预判创伤的严重程度。当病史与临床查体或影像学检查不一致时，可怀疑虚构病史以及虐待儿童的可能。全面的查体很重要，任何明显的撕裂伤、擦伤或瘀斑都对疾病的诊治至关重要。耳后、乳突以及颈部的瘀伤，或者颈部血肿都是预后不良的征兆。

对疑似颈椎外伤患者在行 X 线检查前，应使用颈托固定。由于部分阳性体征与 PCSI 密切相关，因此查体时要全面，重点关注神经系统查体[3]。其症状包括颈部疼痛和僵硬、精神状态改变、局部神经功能障碍、斜颈、麻木、根性神经痛或无力等[1, 10]。

目前没有全面的儿科筛查指南，多数美国和加拿大医生在儿童外伤诊疗过程中参考成人损伤诊疗标准。受伤的患儿很难配合完成神经系统检查，尤其是当患儿烦躁、焦虑和害怕时[10]。国家紧急 X 线应用研究（NEXUS）提出以下五个标准，根据脊髓受损伤的可能性对患者进行分级，包括：

1. 颈椎正中无压痛。

2. 无局部神经功能异常。

3. 机敏度正常。

4. 清醒状态。

5. 没有因疼痛而出现精神状态异常[10, 17]。

患儿满足上述五个标准即可排除 PSCI[10, 15]。

相比之下，加拿大的"C-Spine 条例"建议临床医生在诊疗中询问以下三个问题：

1. 是否存在高危因素而需进一步影像学评估（即损伤的危险机制）？

2. 是否存在低风险因素，可以对患者活动范围进行安全评估（即患者是否能够独立行走）？

3. 患者是否能够主动将颈部左右旋转 45°？

对第一个问题的否定回答和（或）对后两个问题的肯定回答在排除成人颈椎损伤中具有较高的特异性[10, 18]，国家健康和优质护理研究所（NICE）指南明确了高风险的三个纳入标准：

1. 65 岁以上。

2. 严重的损伤机制（从 1 m 以上高度或 5 级台阶坠落且纵向载荷作用于头部，机动车翻车，从机动车中甩出，涉及机动车辆事故，自行车碰撞事故，骑马事故）。

3. 上、下肢感觉异常[19]。

在儿童创伤患者中，难以准确地评估临床和神经系统状态。成人指南并不完全适用于儿童脊髓损伤患者。因此，我们建议结合使用成人指南，并特别关注意儿童脊柱和脊髓损伤的可能[20]。

对于 2 岁以下的儿童，我们建议提高对隐匿性 PSCI 的关注[20]。总之，如果符合下列任何一个标准，应考虑 PCSI 的可能[10]。

1. 从 10 英尺（1 m ≈ 3.3 英尺）以上（低于 8 岁儿童可参考身高高度）摔下。

2. 机动车事故。

3. 格拉斯昏迷量表（Glasgow Coma Scale, GCS）GCS 评分＜14。

4. 神经功能损伤。

5. 头部、面部或颈部有明显创伤。

6. 颈部疼痛或斜颈。

7. 牵拉损伤或昏迷[10]。

PSCI 诊断标准正在不断修正，以更好地评估患者病情[20]。

11.7 影像学诊断及适应证

在文献中，使用影像学检查诊断儿童下颈椎损伤具有一定的争议。主要的争议在于影像学检查具有一定的辐射。PSCI 的相关影像检查应与临床及神经系统查体相结合。

11.7.1 儿童下颈椎 X 线检查

对疑似 PSCI 的患儿，通常在初步评估后尽早行 X 线检查[8, 10]。X 线有助于快速、早期发现严重损伤，如颈椎骨折和半脱位（图 11.2，图 11.3）。对于查体配合的患儿，如临床和神经系统查体无阳性体征，颈椎影像学检查也无损伤表现，可基本排除颈椎损伤的可能[21]。在 PSCI 中，X 线影像可以帮助识别 MRI 图像中的细微损伤[22]。

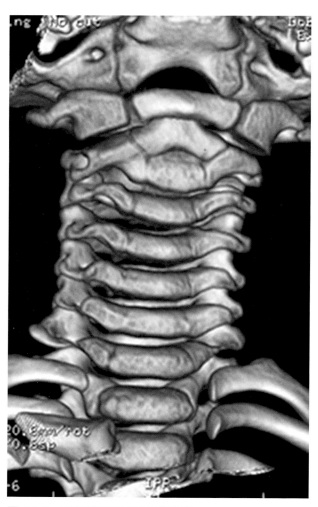

图 11.2　下颈椎正面 CT 三维图像

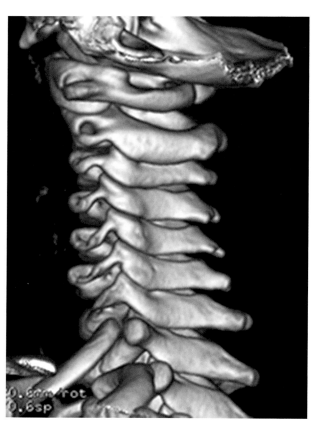

图 11.3　下颈椎侧面 CT 三维图像

文献建议对不符合 NEXUS 标准的儿童拍摄颈椎正侧位片[5, 23]。最近的研究对动力位和斜位片的应用提出了质疑，除非是无神经系统损伤但脊柱持续存在压痛的患者，目前不推荐对疑似 PSCI 的患儿常规拍摄斜位片和动力位片[8, 10]。

11.7.2 CT 检查

CT 检查辐射大，可能对儿童产生影响。甲状腺对辐射特别敏感。家长们也逐渐意识到辐射的危害，在 PSCI 的诊断过程中尽可能避免辐射[5, 10]。CT 辐射剂量是 X 线片辐射剂量的 90~200 倍[21]。CT 大多数有临床意义的发现也可以在 X 线片中明确，因此也逐步缩小了 CT 的适用范围[10]。

最近的一项研究表明，颈椎 X 线片检查后再行 CT 检查，仅能轻微提高诊断的精确度[21]。由于 8 岁以下的儿童更容易发生韧带损伤，所以通常在 CT 之后再进行 MRI 检查[5, 10, 24]。然而，相比传统 CT 检查，局部 CT 检查辐射量较低，同时可以更好地发现骨折，也有助于手术方案的制订[10]。笔者强烈建议避免不必要的影像学检查和辐射暴露[22]。我们发现临床查体、颈椎 X 线检查同时结合 MRI 检查通常足以排除 PSCI。

11.7.3 MRI 检查

作者建议对有神经功能缺陷的儿童患者进行 MRI 检查，以评估软组织损伤（包括椎间盘、韧带和脊髓）[8]。MRI 是诊断下颈椎韧带和其他软组织损伤［如脊髓挫伤、椎间盘突出和（或）神经根受压］必不可少的检查[5, 10]。MRI 对患儿下颈椎损伤的检测具有较高的特异性和敏感性[10, 24]。对于气管插管和反应迟钝的患儿，为了排除严重脊髓损伤，MRI 应该在 24~48 小时内完成[10]。如果患儿仍处于无意识状态或难以配合，则可能需要在气管插管下完成 MRI 检查。

11.7.4 血管损伤的影像学检查

大多数血管损伤可以通过 MRI 和（或）MRA 检查明确。MRI 可检测硬膜外或硬膜下血肿，以及脊髓挫伤、水肿或实质内出血[5, 10]。动脉夹层较为罕见，但会危及生命，可以通过 MRA 明确诊断[3]，然后通过开放手术或血管内微创手术进行。

11.8 儿童下颈椎创伤的处理

11.8.1 非手术治疗

不固定／软颈托

如果患儿神经系统完好，影像学检查阴性且无疼痛，则不需要特殊治疗，可拆除初诊时颈椎外固定支具。尽管部分患儿没有严重的外伤且颈椎 X 线也无阳性发现，但该类外伤患儿者常主诉剧烈疼痛。因此，在 MRI 排除骨性及软组织损伤后，硬颈托可以更换为软颈托，以缓解局部肌肉痉挛和劳损。尽管佩戴颈托可缓解疼痛症状，但颈托也会限制颈椎活动。当疼痛消失时，可去除颈托[5]。限制活动范围可能有助于减轻颈椎扭伤导致的软组织疼痛。

韧带扭伤或轻微牵拉伤在儿童颈椎制动固定后预后较为良好[23]。研究表明，保守治疗期间可使用皮质类固醇以减少组织炎症反应；但在脊髓损伤治疗中使用皮质类固醇仍存在争议，目前一般不推荐常规使用。类固醇激素的使用可能会增加 PSCI 后并发症发生率[1, 10]。使用抗痉挛药物或非类固醇药物也有助于缓解肌肉痉挛和疼痛。

固定

硬颈托

颈椎扭伤、某些韧带损伤、非移位性颈椎骨折和其他 PSCI 可以通过较"硬"的颈托进行固定治疗[5]。注意选择合适尺寸的颈托（必要时可为患儿量身定制）[5]。为使韧带或骨性损伤充分愈合，通常建议颈托固定 6~12 周[11]。部分患儿会因硬颈托佩戴不舒服而自行取下，因此在治疗 PSCI 时，患儿的依从性也是影响治疗效果的重要影响因素[11]。在这些情况下，可以对颈托进行改良，增加依从性。

当患儿佩戴颈托回家后，需要指导父母如何在洗澡后更换颈托。通常硬泡沫项圈可用于淋浴或洗澡，泡沫项圈可在沐浴后取下，必要时更换颈托内的刚性填充物。在停用颈托之前，应进行全面的临床检查（评估颈椎的活动范围），MRI 显示韧带完整、无残余水肿和半脱位时可去除外固定颈托。

Halo 头环固定

头环推荐在 8 个月以上的患儿中使用。如果外伤后的颈椎存在不稳定，可选择硬颈托支具或头环固定来制动。每一种方法都有其各自的优缺点。虽然头环固定能更好地维持颈椎的稳定度，但在治疗过程中容易引起并发症。给患儿安装头环需要全身镇静或麻醉。头环通常需要在急诊室、儿科重症监护室（PICU）或手术室完成安装。

头环的尺寸不一，安装时需要选择与患儿头颅尺寸相符合的头环。根据头环使用说明书安装使用。对于 2 岁的儿童，安装 4~8 个 2 磅扭矩的针即可稳定头环；小于 6 岁的患儿，每增加 1 岁则固定针的扭矩需要增加 1 磅。在婴儿中，通常 10 个针能取得良好的固定效果[23]。

对于 2 岁以下的患儿，固定针应手动拧紧，而不能用力过度以避免造成颅骨骨折。如果针头穿破颅骨，可能会导致硬脑膜撕裂、脑脊液漏或感染。为降低术后并发症的发生率，可提前消毒皮肤和针头，针头周围可涂抹抗生素药膏。头环固定在儿童患者中可能存在许多并发症，有时头环固定的治疗效果要比内固定差[5,24]。

在 1 岁以下的患儿中，定制的硬颈托可能比头环外固定架更牢固[5]。文献建议对使用头环固定的患儿进行密切的随访，定期检查固定针位置是否有局部蜂窝织炎和感染。部分患儿头环与组织连接处会出现松动，因此也需要定期检测环圈和杆接头的紧密性。

11.8.2　手术治疗

PSCI 患儿中约 1/3 需要手术干预[5]。外科医生需要精准把握手术指征，因为每例患儿的损伤各不相同且儿童下颈椎内固定器械较少[25]。特别对于 6 岁以下的患儿，由于椎体高度与椎间盘的比值小，椎弓根小而短，成人颈椎内固定器械很难适用于儿童患者[25]。

尽管儿童脊柱在 8~10 岁时发育趋于成熟，我们仍然建议术者在手术前仔细评估每个患儿的解剖结构[4]。由于儿童 10 岁后脊柱长度会显著增加，因此选择内固定节段和位置尤为重要（表 11.1，表 11.2）[4]。对于年幼的患儿，应尽量避免使用椎弓根螺钉；对于婴儿和非常年幼的儿童，椎板下钢丝可能更为安全[26]。

对于更严重的病例，可以采用改进的混合固定的技术[26]。当然，最大的挑战在于骨骼内存留内固定物，无论是椎板钉、椎弓根螺钉或椎体螺钉。在维持脊柱稳定性的同时，保持骨骼的完整性、维持脊柱生长、最大程度恢复颈椎活动度等都是需要考虑的因素。

前路减压 / 内固定术

既往文献已报道前路颈椎手术可应用睛任何年龄段和患者[27]，切口可根据损伤位置上下调整。前路手术可显露三个椎体和两个椎间隙[27]，前路固定通常适用于 5 岁以上椎间盘破裂以及不稳定爆裂性骨折的患儿[5]。

融合手术可以使用静态或动态颈椎前路钢板，以适应儿童脊柱发育[25]。有些学者主张取自体髂骨进行融合。然而，髂嵴的切除会增加术后疼痛。必要时可使用颅面钢板系统，但注意使用过程存在"适应证外使用（off-label）"的风险。

后路减压 / 固定

后正中入路可进入椎管的后侧和后外侧[27]。颈椎后路内固定系统包括椎弓根螺钉固定、侧块螺钉、椎板螺钉、椎板下钢丝以及混合技术。

混合技术主要应用于单侧椎弓根纤细难以置钉的病例。混合技术可实现颈椎双侧固定[26]。后入路颈椎手术术后可能存在肌肉痉挛，因此术后应适当地予以药物止痛和缓解肌肉痉挛[27]。

前后路联合减压内固定术

对于部分特殊的患儿，需要行前后路联合手术。当患儿病情稳定且可以安全进行手术时，应立即进行脊髓减压。选择前路或者后路减压取决于影像学检查结果。如果患儿的身体状况稳定，则应该早期通过手术治疗恢复颈椎的稳定性。

如果椎管内存在骨折碎片，应将其取出，必要时修补硬脊膜。对硬脊膜撕裂的患儿，可以考虑腰大池引流。在患儿病情稳定的前提下，可能需要进行前后联合手术，以充分恢复颈椎的稳定性。对于使用前后路联合固定的患儿，术后应定期的随访，直至脊柱生长发育成熟[27]。

11.9 儿童下颈椎损伤的康复治疗

在 PSCI 治疗后，康复治疗对疾病的预后也很重要。应让康复治疗师熟悉患儿的基本情况。小儿外伤后的康复活动对肺功能的恢复也很重要。如果患儿可以安全活动，应尽早开展物理康复治疗。对于有 SCI 的儿童，在身体状态允许的条件下，也应指导训练旋转和翻身动作，胸部叩击，同时配合肺活量呼吸锻炼。

此外，还需要监测肺活量、二氧化碳潴留和氧饱和度。即使颈椎行内固定术后，也可以开展多种康复锻炼[5]。对于需要通过硬颈托或头环固定的患儿，需要保证患儿周围的环境安全，避免再次摔倒。需要教会患儿如何安全地爬楼梯和坡道。强烈建议对患儿进行物理康复治疗，以尽可能地恢复下颈椎的功能和力量。

11.10 临床预后

一般来说，预后不良与年龄、多重合并症以及脊髓损伤有关[1]。虽然 PSCI 通常发生于在年龄较大的儿童，但年幼患儿遭受损伤后的死亡率更高[2]。手术疗效取决于初始创伤和神经功能损伤的严重程度。术后应定期进行随访，预防内固定术后感染。

当患儿能够独立行走且神经功能未继续加重时，预后大多较为良好。在美国，通过儿童外科质量改善计划，可监测短期内临床疗效。目前正在通过前瞻性开展随访，分析并发症、死亡、残疾以及再次入院的原因，这些数据有助于我们进一步改善未来的诊疗。

脊柱内固定节段内脊椎的生长发育受阻可能导致远期并发症。目前正在开展研究分析内固定对脊柱生长和发育的影响[28]。在一些颈椎融合患儿中，术后可能会出现"曲轴"现象，这种并发症限制了儿童脊柱的生长，导致脊柱移位，增加邻近节段的应力，导致颈椎前凸[11]。内固定在随访中也可能发生断裂和移位，导致术后疼痛或脊柱不稳。术后还应该关注患儿的骨骼健康、骨密度和维生素 D 水平。

最后，虽然 PSCI 患儿可能表现为剧烈疼痛和肌肉痉挛，但不应把焦虑、抑郁和（或）恐惧误解为"疼痛"，所以治疗过程中应该避免过量使用麻醉剂、阿片类药物和肌肉松弛剂，尤其是儿童和青少年容易对这些药物产生耐受性和成瘾。可替代的治疗有热疗和按摩疗法、针灸和非甾体类药物等，均可提供充分的肌松和缓解疼痛。

11.11　结论

儿童患者下颈椎的解剖、发育和生长特点为损伤后的治疗带来了挑战。即使日常生活中广泛开展宣教预防损伤，但儿童仍然容易发生颈椎损伤。因此，对任何疑似颈椎损伤的儿童都应适当地予以制动、固定，送到创伤中心，并接受全面的临床和影像学检查。虽然目前还没有儿童下颈椎损伤的诊疗标准，但我们鼓励大家在未来努力建立一个标准的治疗规范。

参考文献

[1] Leonard JR, Jaffe DM, Kuppermann N, Olsen CS, Leonard JC, Pediatric Emergency Care Applied Research Network (PECARN) Cervical Spine Study Group. Cervical spine injury patterns in children. Pediatrics. 2014; 133(5): e1179-e1188 PubMed

[2] Shin JI, Lee NJ, Cho SK. Pediatric cervical spine and spinal cord injury: a national database study. Spine. 2016; 41(4): 283-292 PubMed

[3] Baumann F, Ernstberger T, Neumann C, et al. Pediatric cervical spine injuries: a rare but challenging entity. J Spinal Disord Tech. 2015; 28(7): E377-E384 PubMed

[4] Johnson KT, Al-Holou WN, Anderson RC, et al. Morphometric analysis of the developing pediatric cervical spine. J Neurosurg Pediatr. 2016; 18(3): 377-389 PubMed

[5] Madura CJ, Johnston JM Jr. Classification and management of pediatric subaxial cervical spine injuries. Neurosurg Clin N Am. 2017; 28(1): 91-102 PubMed

[6] Dias MS, Brockmeyer DL. Anatomy, embryology, and normal development of the craniovertebral junction and cervical spine. In: Brockmeyer, DL, ed. Advanced Pediatric Craniocervical Surgery. New York, NY: Thieme; 2005:1-26

[7] U.S. Injury Statistics. 10 leading causes of nonfatal injury, United States. https://www.cdc.gov/injury/wisqars/facts.html. Published 2015. Accessed June 11, 2016

[8] Murphy RF, Davidson AR, Kelly DM, Warner WC Jr, Sawyer JR. Subaxial cervical spine injuries in children and adolescents. J Pediatr Orthop. 2015; 35(2): 136-139 PubMed

[9] Babcock L, Olsen CS, Jaffe DM, Leonard JC, Cervical Spine Study Group for the Pediatric Emergency Care Applied Research Network. Cervical spine injuries in children associated with sports and recreational activities. Pediatr Emerg Care. 2016 PubMed

[10] Arbuthnot MK, Mooney DP, Glenn IC. Head and cervical spine evaluation for the pediatric surgeon. Surg Clin North Am. 2017; 97(1): 35-58 PubMed

[11] Grabb PA, Hadley MN. Spinal column trauma in children. In: Albright L, Pollack I, Adelson D, eds. Spinal Column Trauma in Children. New York, NY: Thieme Medical Publishers, Inc.; 1999: 935-952

[12] Ware ML, Gupta N, Sun PP, Brockmeyer DL. Clinical biomechanics of the pediatric craniocervical junction and subaxial spine. In: Brockmeyer, DL. Advanced Pediatric Craniocervical Surgery. New York, NY: Thieme; 2006: 27-42

[13] Ware ML, Auguste KI, Gupta N, Sun PP, Brockmeyer DL. Traumatic injuries of the pediatric craniocervical junction. In: Brockmeyer, DL. Advanced Pediatric Craniocervical Surgery. New York, NY: Thieme; 2006: 55-74

[14] Xu G, Li W, Bao G, Sun Y, Wang L, Cui Z. Tear-drop fracture of the axis in a child with an 8-year follow-up: a case report. J Pediatr Orthop B. 2014; 23(3): 299-305 PubMed

[15] Signoret F, Jacquot FP, Feron JM. Reducing the cervical flexion tear-drop fracture with a posterior approach and plating technique: an original method. Eur Spine J. 1999; 8(2): 110-116 PubMed

[16] Feuchtbaum E, Buchowski J, Zebala L. Subaxial cervical spine trauma. Curr Rev Musculoskelet Med. 2016; 9(4): 496-504 PubMed

[17] Hoffman JR, Mower WR, Wolfson AB, Todd KH, Zucker MI, National Emergency X-Radiography Utilization Study Group. Validity of a set of clinical criteria to rule out injury to the cervical spine in patients with blunt trauma. N Engl J Med. 2000; 343(2): 94-99 PubMed

[18] Stiell IG, Wells GA, Vandemheen KL, et al. The Canadian C-spine rule for radiography in alert and stable trauma patients. JAMA. 2001; 286(15): 1841-1848 PubMed

[19] National Institute for Health and Care Excellence (NICE). Spinal injury: assessment and initial management. NICE guideline; no. 41. London, UK

[20] Chung S, Mikrogianakis A, Wales PW, et al. Trauma association of Canada Pediatric Subcommittee National Pediatric Cervical Spine Evaluation Pathway: consensus guidelines. J Trauma. 2011; 70(4): 873-884 PubMed

[21] Somppi LK, Frenn KA, Kharbanda AB. Examination of pediatric radiation dose delivered after cervical spine trauma. Pediatr Emerg Care. 2017 PubMed

[22] Moore JM, Hall J, Ditchfield M, Xenos C, Danks A. Utility of plain radiographs and MRI in cervical spine clearance in symptomatic non-obtunded pediatric patients without high-impact trauma. Childs Nerv Syst. 2017; 33(2): 249-258 PubMed

[23] Rosati SF, Maarouf R, Wolfe L, et al. Implementation of pediatric cervical spine clearance guidelines at a combined trauma center: twelve-month impact. J Trauma Acute Care Surg. 2015; 78(6): 1117-1121 PubMed

[24] Henry M, Riesenburger RI, Kryzanski J, Jea A, Hwang SW. A retrospective comparison of CT and MRI in detecting pediatric cervical spine injury. Childs Nerv Syst. 2013; 29(8): 1333-1338 PubMed

[25] Garber ST, Brockmeyer DL. Management of subaxial cervical instability in very young or small-for-age children using a static single-screw anterior cervical plate: indications, results, and long-term follow-up. J Neurosurg Spine. 2016; 24(6): 892-896 PubMed

[26] Quinn JC, Patel NV, Tyagi R. Hybrid lateral mass screw sublaminar wire construct: A salvage technique for posterior cervical fixation in pediatric spine surgery. J Clin Neurosci. 2016; 25: 118-121 PubMed

[27] Brockmeyer DL. Advanced surgery for the subaxial cervical spine in children. In: Brockmeyer DL, ed. Advanced Pediatric Craniocervical Surgery. New York, NY: Thieme; 2006:109-122

[28] Hwang SW, Gressot LV, Rangel-Castilla L, et al. Outcomes of instrumented fusion in the pediatric cervical spine. J Neurosurg Spine. 2012; 17(5): 397-409 PubMed

12 颈椎爆裂性骨折

Scott C. Wagner, Alan S. Hilibrand

摘要

下颈椎爆裂性骨折发生率相对较低，但该类损伤常合并有椎体不稳和神经损伤。急诊评估临床症状体征、结合影像学检查精确诊断，同时根据损伤分型进行相应的治疗可以获得良好的治疗效果。本章将探讨下颈椎爆裂性骨折的临床评估、分型和治疗方案。在治疗过程中，外科医生对损伤类型的准确判断是治疗成功的基础，同时应根据患者的损伤特点和骨折类型实施个体化治疗。

关键词 颈椎爆裂性骨折 下颈椎损伤分型（SLIC） AOSpine 下颈椎损伤分型

12.1 引言

下颈椎爆裂性骨折是相对少见的损伤，发生率占所有爆裂性骨折的 5%~10%[1]。在 20 世纪 60 年代早期，人们认为爆裂性骨折是椎间盘向终板内急骤突出造成的损伤[2]。20 世纪 80 年代，Denis 等利用脊柱的三柱原理对对爆裂性骨折的定义进行了修正，将爆裂性骨折定义为前柱和中柱骨折碎裂，通常伴有中柱椎体骨折碎片突入椎管；虽然这种描述早期多用于描述胸腰椎爆裂性骨折，但也适用于颈椎骨折[3]。

据文献报道，颈椎爆裂性骨折也曾被称为泪滴样或四边形骨折[4,5]，由轴向负荷沿颈椎竖直方向的压缩暴力所致[6]。在 2002 年，Fisher 等将这种骨折亚型定义为"椎体腹侧的冠状开裂，剩余椎体向背侧移位导致椎管狭窄"[5]。轴向作用力引起的屈曲损伤常破坏后方韧带复合体（PLC），导致损伤节段椎体不稳定，因此该类患者神经损伤风险极高[7]。

既往已有诸多关于颈椎损伤分型系统的报道，如下颈椎损伤分型系统（SLIC）和 AOSpine 下颈椎损伤分类系统。这些分型的提出都是为了使脊柱创伤的诊治更加规范。上述分型系统地评估了颈椎爆裂性骨折[8,9]，并根据分型提出了相对应的治疗方案。但临床中还没有通用的治疗准则。目前颈椎损伤的治疗主要包括对无神经功能受损和无椎间盘 – 韧带结构不稳的患者进行制动保护等保守治疗，以及对严重不稳定性爆裂性骨折采用前路椎体切除内固定术、后路颈椎减压植骨融合术或前后路联合内固定融合手术[6,7]。

12.2 初始评估

12.2.1 临床病史和体格检查

尽管颈椎损伤仅占所有钝性创伤的 3%，但由于常合并脊髓损伤，因此颈椎损伤也是最严重的损伤之一[7,10]。在初始诊疗中，任何遭受重大创伤或疑似颈椎损伤的患者都应按照高级创伤生命支持（ATLS）原则进行处理，包括保护气道、维持循环和呼吸[7]。当对颈部的检查发现明显的疼痛或外观畸形时，应立即用硬的颈托或支具保护颈椎。

颈椎牢固制动固定后，可将患者呈滚筒样翻身侧卧，以便检查整个脊柱。检查中应仔细检查神经系统功能[7]，包括感觉和运动功能评估，有助于脊髓损伤的定位和定性。在维持生命体征平稳后，应根据患者可疑损伤部位进行影像学检查，以明确诊断。

12.2.2 影像学评估

颈椎 X 线片主要包括颈椎的正位、侧位、张口齿突和过伸过屈侧位片[7]。但由于这些 X 线检查其本身影像辨别能力存在局限性，在临床使用中存在争议。一般来说，X 线片可用于评估颈椎的整体序列，包括颈椎是否存在后凸、脱位、椎间盘高度以及棘突间距，判断有无屈曲–牵张损伤[7]。然而，最近的一些研究表明，普通 X 线片在排除颈椎骨折、椎体不稳定以及韧带损伤的诊断敏感性为 30%～60%[11]；Sim 等报道 95% 的过伸过屈位片难以显示完整的下颈椎形态，可能与软组织遮挡 T1 椎体以及患者难以配合有关[12-14]。

相比 X 线片，CT 在下颈椎爆裂性骨折诊疗中的应用越来越广泛，CT 的优点在于可以快速且高质量地筛查颈椎损伤。此外，与传统 X 线片相比，CT 可以更好地评估枕颈和颈胸交界处组织结构[7]。如果 CT 检查发现颈椎爆裂性骨折，再行 MRI 检查可以更好地评估椎间盘、韧带和软组织损伤。然而，最近的一些文献表明，MRI 在识别后方韧带复合体（PLC）损伤方面可能精确性不高，而后者对这些损伤的分型和治疗具有重要意义[15]。

12.3 分型

虽然既往有许多关于颈椎损伤的分型，但目前最常用的两种（并经过验证的）分型系统分别是 SLIC 和 AOSpine 下颈椎损伤分型。这些分型系统的创建是为了综合评估患者的骨折损伤类型、椎体稳定性和神经系统状态，可以应用于大多数颈椎损伤患者。利用这些分型系统可以充分评估颈椎爆裂骨折的严重程度，并结合其他临床因素，快速制订合适的治疗方案。

12.3.1 下颈椎损伤分型

2007 年，Vaccaro 与脊柱创伤研究组提出了最初的 SLIC 分型系统[8]。SLIC 分型系统包括骨折的具体形态特征、患者的神经功能状态以及通过 PLC 的完整性评估脊柱的稳定性。根据具体的特征，每个方面都赋定一个评分数值，累计后可计算出总分，根据总分数值即可制订相应的治疗方案。当总分＜4 分时，建议保守治疗；总分≥5 分建议手术处理；4 分表明治疗介于非手术与手术之间，医生可与患者沟通，综合决定是否手术治疗。爆裂性骨折在该分型系统中被定义为屈曲–压缩损伤的一种亚型，评分为 2 分。SLIC 分型系统概述见表 12.1。

12.3.2 AOSpine 下颈椎损伤分型

尽管 SLIC 分型系统的可靠性相对较高，但评估者在评估 PLC 完整性和形态上仍存在一定分歧。因此，AOSpine 提出了 AOSpine 颈椎分型，旨在改进 SLIC 分型系统[9]。与 SLIC 分型系统类似，AOSpine 的分型标准也是基于骨折形态和患者神经功能状态进行分类，但没有评估 PLC 完整性而是评估椎体间小关节的损伤程度，包括多个特定的诊断，如严重椎间盘突出、骨代谢疾病、椎动脉损伤和 PLC 损伤等[9]。骨折的形态可分为三类。

表 12.1　SLIC 分型系统

总分≤3 分可保守治疗，≥5 分选择手术治疗，4 分则根据术者经验决定是否手术

	分值
损伤类型	
无结构改变	0
压缩	1
爆裂	+1＝2
分离	3
旋转 / 移位	4
DLC 完整性	
无损伤	0
不确定损伤	1
断裂	2
神经功能	
无损伤	0
神经根损伤	1
脊髓完全性损伤	2
脊髓不完全性损伤	3
持续性压迫	+1

A 型损伤是椎体骨折，椎体后部有完整的张力带。B 型损伤包括前或后张力带损伤，但没有对应节段的椎体移位。C 型骨折椎体存在明显移位。近期的一些研究已经证实了该分型具有较高的组内和组间观察一致性。相比于其他分型系统，该分型系统对应的治疗指导评分系统尚未开发[16, 17]。在该系统中，爆裂性骨折被认为是 A 型损伤，其亚型可以根据终板损伤情况进一步细分：A3 型骨折只涉及一个终板，而 A4 型骨折涉及两个终板，还包括累及矢状面后壁的劈裂骨折[9]。

12.4　治疗

颈椎爆裂性骨折的治疗方案除了取决于骨折类型外，还取决于许多临床因素，目前还没有通用的标准。如上文所述，颈椎爆裂性骨折且 SLIC 评分为＞4 的患者建议采用手术治疗，而评分≤3 的患者采用保守治疗。稳定性爆裂性骨折的非手术治疗包括颈托或支具固定，通常需要佩戴 6～12 周，直到临床和影像学检查提示骨折愈合为止[6, 7]。

对于可保守治疗的患者，其颈椎相对稳定，因此不需要强制使用外固定支具，但它能通过加强支撑保护来缓解周围软组织疲劳，同时防止骨折损伤后的椎体高度丢失。

不稳定性爆裂性骨折（例如，SLIC 评分为＞4）或伴有神经系统进行性损伤的患者应采用手术治疗。手术入路与损伤类型和患者具体病情特点有关，但可选择前路椎体切除内固定术或前后路联合入路手术。

前入路的优势在于仰卧位软组织剥离少。这种方法可以直视损伤压迫部位完成直接减压[6]。如果骨折碎片向后侵入椎管，术中应同时取出骨折碎片，并重建颈椎前柱稳定性。一般来说，前入路

部分或完全切除骨折椎体是最有效的方法[7, 18]。利用 Kerrison 咬骨钳取出碎片，同时探查椎管内是否有其他碎片或组织引起卡压。

切除骨折椎体头端和尾端的椎间盘组织，并打磨上下终板，然后用皮质骨进行支撑，可恢复前柱的高度和稳定性，前路钢板和螺钉固定可提供固定支撑以促进融合。

后入路手术可选择侧块钉或椎弓根螺钉，两种技术都具有固定强度高的优点；后路手术能够快速完成多节段减压，同时对颈椎后方加压复位可恢复矢状面形态[6]。如果除爆裂性骨折外还合并韧带复合体损伤断裂，例如在 AOSpine 分型中 C 型损伤，可能需要行前后路联合入路手术[7]。通过前路完成直接减压和复位，再通过后路减压和坚强内固定技术维持脊柱的稳定性。

在生物力学上，与单纯前路或后路手术相比，前后路联合内固定术可以更好地恢复颈椎的稳定性[4]。后路手术患者需要俯卧位下行手术治疗，头部用 Mayfield 或 Doro 头架固定。该入路采用标准的骨膜下剥离技术，将侧块钉或椎弓根螺钉置入损伤节段的头端和尾端椎体内。由于不跨越交界区的多节段内固定术后存在较高的翻修率[19]，当接近颈胸交界水平时，远端固定止点应延伸至 T1 而不应终止于 C7。

12.5 总结

颈椎爆裂性骨折的发生率相对较低，但骨折的同时常合并神经功能损伤和脊柱的不稳定。尽管神经系统恢复效果取决于患者神经损伤的严重程度，早期通过急诊评估以及影像学检查可准确诊断下颈椎损伤，根据损伤分型进行适当的治疗可以让多数患者获取良好的预后。与其他损伤一样，在治疗过程中外科医生应综合评估患者骨折类型、损伤特点、合并症作出准确判断、制订最佳的治疗方案。

参考文献

[1] Bensch FV, Koivikko MP, Kiuru MJ, Koskinen SK. The incidence and distribution of burst fractures. Emerg Radiol. 2006; 12(3): 124-129 PubMed
[2] Holdsworth FW. Fractures, dislocations and fracture-dislocations of the spine. Journal of Bone And Joint Surgery. 1963(45): 6-20 PubMed
[3] Denis F. Spinal instability as defined by the three-column spine concept in acute spinal trauma. Clin Orthop Relat Res. 1984(189): 65-76 PubMed
[4] Ianuzzi A, Zambrano I, Tataria J, et al. Biomechanical evaluation of surgical constructs for stabilization of cervical teardrop fractures. Spine J. 2006; 6(5): 514-523 PubMed
[5] Fisher CG, Dvorak MF, Leith J, Wing PC. Comparison of outcomes for unstable lower cervical flexion teardrop fractures managed with halo thoracic vest versus anterior corpectomy and plating. Spine. 2002; 27(2): 160-166 PubMed
[6] Joaquim AF, Patel AA. Subaxial cervical spine trauma: evaluation and surgical decision-making. Global Spine J. 2014; 4(1): 63-70 PubMed
[7] Feuchtbaum E, Buchowski J, Zebala L. Subaxial cervical spine trauma. Curr Rev Musculoskelet Med. 2016; 9(4): 496-504 PubMed
[8] Vaccaro AR, Hulbert RJ, Patel AA, et al. Spine Trauma Study Group. The Subaxial Cervical Spine Injury Classification System: a novel approach to recognize the importance of morphology, neurology, and integrity of the disco-ligamentous complex. Spine. 2007; 32(21): 2365-2374 PubMed
[9] Vaccaro AR, Koerner JD, Radcliff KE, et al. AOSpine subaxial cervical spine injury classification system. Eur Spine J. 2016; 25(7): 2173-2184 PubMed
[10] Lowery DW, Wald MM, Browne BJ, Tigges S, Hoffman JR, Mower WR, NEXUS Group. Epidemiology of cervical spine injury victims. Ann Emerg Med. 2001; 38(1): 12-16 PubMed

[11] Sim V, Bernstein MP, Frangos SG, et al. The (f)utility of flexion-extension C-spine films in the setting of trauma. Am J Surg. 2013; 206(6): 929-933, discussion 933-934 PubMed

[12] Jones C, Jazayeri F. Evolving standards of practice for cervical spine imaging in trauma: a retrospective review. Australas Radiol. 2007; 51(5): 420-425 PubMed

[13] McCulloch PT, France J, Jones DL, et al. Helical computed tomography alone compared with plain radiographs with adjunct computed tomography to evaluate the cervical spine after high-energy trauma. J Bone Joint Surg Am. 2005; 87(11): 2388-2394 PubMed

[14] Schenarts PJ, Diaz J, Kaiser C, Carrillo Y, Eddy V, Morris JAJr. Prospective comparison of admission computed tomographic scan and plain films of the upper cervical spine in trauma patients with altered mental status. J Trauma. 2001; 51(4): 663-668, discussion 668-669 PubMed

[15] Schroeder GD, Kepler CK, Koerner JD, et al. A worldwide analysis of the reliability and perceived importance of an injury to the posterior ligamentous complex in AO type A fractures. Global Spine J. 2015; 5(5): 378-382 PubMed

[16] Urrutia J, Zamora T, Yurac R, et al. an independent inter- and intraobserver agreement evaluation of the AOSpine Subaxial Cervical Spine Injury Classification System. Spine. 2017; 42(5): 298-303 PubMed

[17] Silva OT, Sabba MF, Lira HI, et al. Evaluation of the reliability and validity of the newer AOSpine subaxial cervical injury classification (C-3 to C-7). J Neurosurg Spine. 2016; 25(3): 303-308 PubMed

[18] Dvorak MF, Fisher CG, Fehlings MG, et al. The surgical approach to subaxial cervical spine injuries: an evidencebased algorithm based on the SLIC classification system. Spine. 2007; 32(23): 2620-2629 PubMed

[19] Schroeder GD, Kepler CK, Kurd MF, et al. Is it necessary to extend a multilevel posterior cervical decompression and fusion to the upper thoracic spine? Spine. 2016; 41(23): 1845-1849 PubMed

13 颈椎创伤性椎动脉损伤

Rahul Goel, Hanna Sandhu, I. David Kaye, Hamadi Murphy,

Mayan Lendner, Alexander R. Vaccaro

摘要

颈椎创伤性椎动脉损伤（vertebral artery injuries，VAI）可能导致迟发型椎基底动脉供血不足（vertebrobasilar insufficiency，VBI）症状，并可能改变既定的手术治疗方案。如果颈椎脱位或高位颈椎骨折合并出现 VBI 的症状，应强烈考虑行影像学检查。尽管许多中心都主张将计算机断层血管造影术作为创伤患者早期筛查的一种筛查工具，但与新兴的超声检查等方法相比，还需要进一步的研究来全面评估其在 VAI 鉴别诊断方面的有效性。根据损伤的影像学严重程度和临床表现，其治疗包括密切观察、使用抗凝和抗血小板药物，以及血管内介入治疗和手术治疗。根据美国神经外科医师协会 / 神经外科医师大会指南的共识声明，对有症状的 VAI 推荐抗凝治疗，以降低脑卒中早期复发的风险。与血管神经外科和神经内科专家沟通交流有助于为患者制订最佳的手术治疗方案。

关键词 脊柱外科 颈椎创伤 椎动脉损伤 椎基底动脉供血不足 CT 血管造影 抗凝

13.1 引言

颈椎损伤合并颈动脉损伤可继发于颈椎钝性或穿透性损伤，如血栓、继发性栓子或夹层，最初通常为无症状[1]，但其后遗症可能是毁灭性的，如卒中或死亡[2]。这些常见的无症状损伤的发病率较低，这使得其诊断具有挑战性。此外，对于需要手术治疗脊柱损伤的病例，有症状的或初诊无症状的椎动脉损伤，可能产生灾难性的后果，因此治疗必须更加精准细致。

13.2 解剖

椎动脉起源于锁骨下动脉第一部分的后上方，位于颈总动脉起源的远端。有时这些动脉会有异常的起源，左侧较右侧更为常见[3]，其中最常见的变异是起源自主动脉弓而不是锁骨下动脉。椎动脉从其锁骨下动脉的起源处到最终在脑桥延髓交界处交汇形成基底动脉，共可分为四段（V1~V4）。第一段（V1）从锁骨下动脉的起点处到达 C6 横突处。第二段（V2）向头颅侧方向延伸穿过 C6~C2 之间的横突孔到达 C2。在 C2 水平，动脉向外侧延伸并向上穿过 C1 横突孔。第三段（V3）沿着寰椎后弓向后内侧走行，然后转向前内侧，通过枕骨大孔进入颅骨。第四段（V4）进入颅骨后向内侧走行，与对侧椎动脉交汇结合形成基底动脉，基底动脉通过 Willis 环供应脑后循环。

13.3　流行病学

随着对多模式成像方式的改进和临床应用，人们对 VAI 的发现和认识不断增加[4]。Carpenter 是第一个提出 VAI 与颈椎损伤有关的人[5]。随后，一项队列研究报道了颈椎损伤时合并 VAI 的发生率。Weller 等的研究显示，在 CT 发现横突孔骨折的患者，进一步行 MRI 显示 VAI 发生率为 33%（4/12）[6]。Parbhoo 等在一项用 MRI 和磁共振血管造影（MRA）评估颈椎创伤患者的前瞻性研究中发现，该发病率为 25%（12/47）[7]。

更大规模、更广泛的筛选研究也发现了类似的结果。Miller 等在颈椎骨折、LeFort Ⅱ 型或 Ⅲ 型面部骨折、霍纳综合征、颅底骨折累及破裂孔、颈部软组织损伤或其他颅内损伤无法解释的神经系统症状的患者使用了脑血管造影术，发现 VAI 发生率为 19%（43/216），颈动脉损伤发生率为 11%（24/216）[8]。Ren 等用二维 MRA 检查了 319 例闭合性颈椎创伤患者，发现 VAI 发生率为 16%（52/319）[9]。Vaccaro 等使用 MRA 筛查颈椎损伤的患者，尽管其样本量较小，仍发现 VAI 的发生率类似，为 19.7%（12/61）[10]。Ren 等和 Vaccaro 等发现，50%～65% 的小关节突关节脱位患者存在 VAI，而关节突损伤是他们病例中颈椎外伤中最常见的类型。

Cothren 等评估了他们医学中心所有接诊的钝性创伤患者，发现三种类型颈椎骨折与 VAI 的发生率密切相关：半脱位、上颈椎（C1～C3）骨折和横突孔骨折[11]。各种文献均证实了这一发现[2, 10]。此外，大宗数据研究发现，VAI 在所有钝性创伤中的总发生率为 0.075%～1.14%[12-15]。

13.4　动脉损伤的机制和类型

椎动脉四段中的任何一段都有可能发生 VAI；但椎动脉损伤最常见的节段是 V2 节段，这是因为其位置相对固定，占据的空间较窄[16-19]。Chung 等在其多变量分析中发现椎动脉在该节段（V2）损伤的最大危险因素是关节突骨折，其优势比为 20.98。作者认为，狭窄的椎间孔易使其中的椎动脉受到横突孔骨折碎片的侵犯产生损伤[20]。

颈椎的屈曲型损伤是与 VAI 相关的最常见损伤机制，最常见的是屈曲-牵张型损伤（图 13.1），但屈曲压缩型损伤也会导致 VAI[21, 22]。Sim 等在尸体模型中评估了屈曲型外力对椎动脉形成的压迫，发现一旦超过生理屈曲运动范围，就会对椎动脉产生挤压[23]。当屈曲力超过生理运动范围时，血管周围附着的组织开始向血管内膜内壁施加剪切力。从而发生内膜撕裂导致血栓形成和椎体血管闭塞。

VAI 最常见的模式是闭塞[24]，其次是夹层[17]。与血管内膜相比，椎动脉血管外膜相对不易撕裂。因此，内膜的撕裂可以增殖修复，最终在血管内外膜之间形成一个夹层。这夹层之间会形成血栓，并开始压缩血管腔，导致湍流和阻塞。同时，骨折碎片或脱位后邻近骨结构直接压迫血管也发生闭塞。

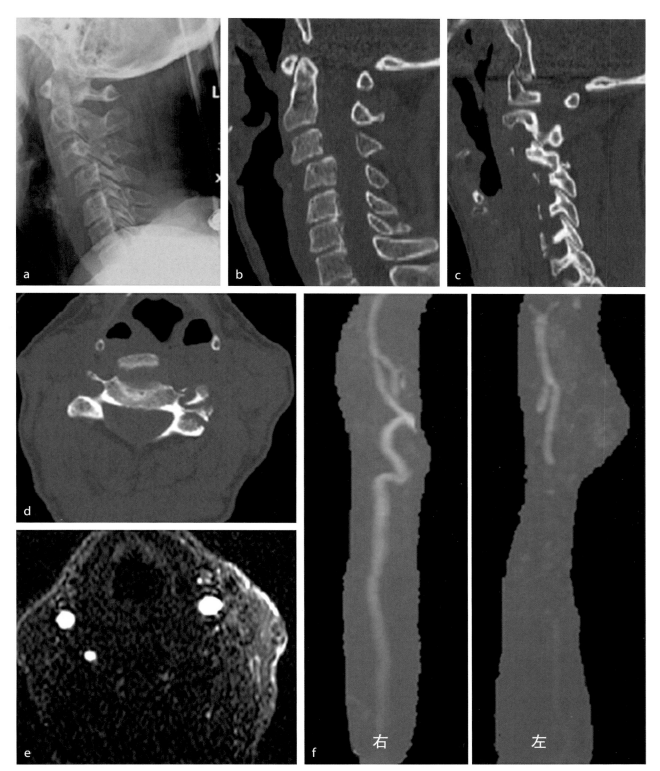

图 13.1　42 岁男性在一次机动车事故后出现屈曲 – 牵张损伤伴 C3~C4 半脱位。(a)侧位 X 线显示 C3~C4 的滑移程度约为 25%。(b、c)CT 矢状面重建显示 C3~C4 滑移伴关节突骨折和交锁。(d)C4 水平轴位 CT 成像显示左侧关节突骨折，左侧横突孔有骨折碎片。(e)轴位磁共振血管造影显示左侧椎动脉充盈缺损。(f)CT 血管造影重建显示在骨折水平，相对于右侧椎动脉，左侧椎动脉出现充盈缺损

13.5 临床诊断

13.5.1 临床表现

由于椎基底动脉系统和脑后循环存在丰富的侧支循环，VAI 患者往往表现为无症状。在动脉粥样硬化或解剖变异导致侧支循环减弱的情况下，患者可出现椎基底动脉供血不足（VBI）的症状，如眩晕、头晕、构音障碍、视力模糊、耳鸣、吞咽困难和复视[25]。

从脊柱损伤到出现临床症状的时间间隔变化很大，短则损伤后立即出现，长则损伤 3 个月后才产生[26]。对于最初无症状的患者，栓塞、血栓扩张或椎动脉夹层可导致急性或延迟的症状发作。Heros 等描述了 1 例 VAI 患者，在对侧椎动脉正常的情况下，伤侧椎动脉发生血栓扩张并向近端延伸到椎动脉颅内部分，继而发生了迟发性小脑梗死[27]。在另一项病例研究中，Six 等报道了 1 例 25 岁的无症状患者，诊断为双侧椎动脉闭塞和 C2~C3 轻度半脱位[28]。血管造影显示双侧椎动脉闭塞，但甲状颈干血管和枕浅动脉存在侧支循环。在一项对 1283 例颈椎外伤患者的回顾性研究中，Blam 等提出神经系统检查正常并不能代表颈椎外伤后双侧椎动脉是通畅的[29]。此外，在神经功能完好的患者与不全性瘫痪的患者中观察到的 VAI 的发生率相似。

VAI 后症状延迟发作提示损伤部位血栓形成、血栓扩张延伸和梗死。因此，对于临床医生来说，认识到 VBI 的神经体征或症状可能会延迟发生至关重要，并需要在最初的治疗和随后的随访中持续监测患者对治疗的反应。

13.5.2 成像方式

数字减影血管造影术（DSA）是一种 X 线透视成像技术，可以通过造影使血管在其周围的骨骼和软组织中显示出来。DSA 已经成为动脉瘤显微手术夹闭后评估其是否残留或复发的金标准[30]。DSA 可以检测椎动脉异常，包括闭塞、溃疡斑、动脉瘤和狭窄。动脉内造影剂在 X 线检测下每秒产生 1~30 次的曝光。然后，这些动脉图像被转换成数字形式，并用于从注射后获得的图像中减去无对比造影剂的图像，从而实现动脉结构的可视化。标准的动脉造影检查需要整夜观察，以发现潜在的动脉梗阻或出血等并发症。DSA 检查可以在门诊进行，通常需要 25~45 分钟，与标准的动脉造影检查相比，DSA 检查在安全性和费用方面具有相当大的优势。虽然没有随机临床研究证明 DSA 对安全性直接或间接的影响，但在 DSA 检查中，可能会出现造影剂漏出而导致的某些并发症，应在临床决策中加以考虑。

在许多医疗机构中，计算机断层血管造影（CTA）作为一种侵入性较小的成像方式已经开始取代 DSA。与 DSA 不同，CTA 不需要穿刺股动脉或动脉内操作。此外，CTA 需要的人员更少，时间也更短，需要的造影剂也更少，很少需要麻醉，从而减少了麻醉相关的风险。CTA 的主要劣势是夹子引起的成像伪影，它可能会导致局部解剖成像模糊，影响对责任动脉区域的成像。

高能量创伤（如从高空坠落、机动车事故、运动相关创伤）的放射学检查通常需要头部和颈椎 CT 检查。因此，许多研究都主张将 CTA 纳入有颈椎穿透性损伤而没有立即手术指征的患者的初始筛查中。一项在帕克兰纪念医院创伤中心进行的为期 11 个月的前瞻性研究显示，除了常规 CT 外 CTA 作为筛查工具，因为它不仅确诊了 98% 的颈椎钝性血管损伤（blunt cervical vascular injury, BCVI），而且增强了正常和异常解剖的可视化程度，有助于临床医生在评估风险时做出正确的决断[31]。Eastman 等对 162 例 BCVI 高危患者进行研究，结果表明 CTA 和 DSA 对 VAI 的检测结果是一致的[31]。

尽管大量放射学文献均推荐CTA，许多临床医生仍然对CTA持怀疑态度[32]。虽然CTA的侵入性较小，检查时间短，但其敏感性较低，因此临床医生在鉴别VAI时不使用CTA，而宁愿选用DSA作为首选筛查方式。Malhotra等在一项为期40个月的针对7000例钝性创伤患者的研究中筛选了其中119例患者进行了DSA和CTA筛查，纳入标准包括面部和颈椎骨折以及不明原因的神经功能缺陷[33]。62例CTA中6例（10%）为假阳性，敏感度为74%，阴性预测值（NPV）为90%。导致CTA不理想的因素包括患者因素，如种植牙或外来金属物体，以及技术因素，如动脉对比度差和运动伪影。类似地，Biffl等发现由DSA诊断出的微小病变用CTA检测的失败率很高，达到了警戒水平[34]。

MRA是使用MRI和注射钆造影剂来显示动脉血流的一种新型成像技术。由于该检查不使用电离辐射，因此不太可能引起过敏反应。MRA的其他优点包括没有动脉血流相关增强，因此可以显示闭塞性和假性动脉瘤（图13.2）。虽然有一些研究报道了使用MRA来确定BCVI，但关于MRA在VAI诊断中的敏感性和特异性的文献较为缺乏。

超声是一种新兴的VAI成像方法。由于廉价、快速、无创，将来可能作为一种有效的筛查方法而得到更多的应用。Yang等在一个系列病例研究中发现，即使部分有症状的患者DSA检查呈阴性，也能通过超声检测到椎动脉夹层[35]。当然，需要更大的系列样本研究来充分评价超声检查对VAI诊断的价值。

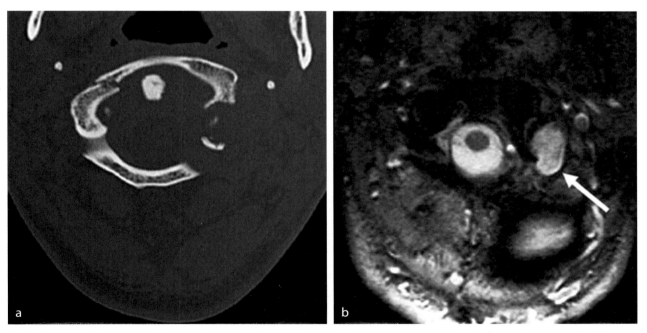

图 13.2 （a）54 岁男性 C1 爆裂性骨折（Jefferson 骨折），无任何神经功能缺损。（b）MRI 显示左侧椎动脉假性动脉瘤（白色箭头）

13.6 治疗方法

尽管导致椎动脉闭塞的确切机制仍有待研究，但可以肯定的是创伤性 VAI 可导致椎基底动脉梗死[36]。Schellinger 等建议，对于怀疑椎基底动脉供血不足的患者，应首先预防性使用肝素抗凝，待部分凝血活酶时间（PTT）值在正常基线值的 2 倍以上，在亚急性期口服华法林抗凝 3~6 个月进行巩固治疗[37]。

临床表现和影像学检查的严重程度可提示使用抗血小板药物或血管内介入治疗以降低脑卒中早期复发的风险。美国神经外科医师协会/神经外科医师大会指南报告指出，经肝素静脉给药或口服抗血小板药物治疗的后循环卒中和 VAI 患者疗效更好[38]。Spaniolas 等回顾了国家创伤数据库中 761 385 例钝性创伤入院患者，其中 574 例钝性 VAI 病例（BVAI）（总发生率为 0.075%），与未接受治疗的患者相比，接受肝素或阿司匹林治疗的无症状患者中风的发生率显著降低[39]。

VAI 治疗方案的选择取决于 VAI 的严重程度、损伤部位和侧支循环存在与否。介入治疗是创伤性 VAI 治疗的关键手段，尤其对于伴有侧支供血不足的重度、症状性损伤患者。介入技术包括支架植入、椎动脉闭塞和假性动脉瘤线圈栓塞[40]。对于同时存在外伤性颅脑损伤或多发性损伤的患者，抗凝治疗可能是禁忌。临床医生必须权衡抗凝治疗的益处和潜在的风险。在对 24 例完全抗凝患者的回顾性研究中，Biffl 等报道了鼻咽、胃肠道、肝脏和腹膜后出血的来源[30]。该研究显示，25%~54% 的创伤人群经历了抗凝相关的并发症，如出血、神经功能恶化和梗死面积增大。抗血小板药物的危险性比抗凝药物小，经磁共振成像证实抗凝药物可导致 1/3 的患者发生主动脉壁内出血[41]。颈动脉夹层卒中协会（CADISS）的研究人员进行的一项随机试验研究显示，在接受抗血小板药物治疗的 59 例患者中，卒中发生率为 2%（1 例）；在接受抗凝药物治疗的 28 例患者中，卒中发生率为 4%（1 例）。两种治疗方法在预防 3 个月后卒中复发差异方面无统计学意义。缺血性脑卒中患者颈动脉夹层（CADISP）研究组提倡对颈动脉夹层患者进行抗血小板治疗，对影像学检查有游离腔内血栓和夹层动脉闭塞的患者进行抗凝治疗[42]。

椎动脉横断可危及生命，在伴有失血性休克和呼吸障碍时必须有选择性地处理。疑似颈椎损伤的患者需要紧急气道管理、复苏和破裂血管栓塞[43]。早期识别椎动脉断裂至关重要，特别是对于有轻微缺血症状的患者，使用抗血小板药物或抗凝药物可以降低后循环梗死的风险[18]。

目前对于无症状 VAI 的治疗仍存在争议。目前还没有 1 级或 2 级循证医学研究完成对治疗方法的评估。Miller 等在一项回顾性研究中发现，无症状 VAI 的治疗有助于降低损伤后中风的发生率[44]。这些患者的抗凝治疗存在风险，Biffl 等报道 24 例肝素治疗患者中有 2 例发生出血性中风，需要停止肝素治疗[34]。无症状 VAI 患者抗凝抗血小板治疗有禁忌证，包括其他部位的并发出血、即将进行手术治疗以及出血性疾病（如 A 型或 B 型血友病）[45]。Sack 等评估了 7 例因颈椎骨折而接受手术治疗，但因无症状 VAI 而未接受抗凝治疗的患者[46]，尽管其中 3 例患者在手术后开始服用阿司匹林，但没有患者出现术后中风的症状。

在颈椎需要进行手术的情况下，VAI 的处理通常包括使用止血剂填塞、直接修复和术后血管内介入治疗以防止迟发性并发症。当使用填塞止血时，一些研究强烈建议立即进行血管造影以确定是否有足够的侧支循环进入脑部。是否需行进一步的栓塞和抗凝治疗取决于血管造影所发现的情况[47]。虽然 VAI 可导致严重后果甚至包括死亡，但 VAI 引起的神经系统后遗症非常罕见。Miller 等报道了 64 例不同级别 VAI 患者的总中风率仅为 2.6%[44]。

参考文献

[1] Taneichi H, Suda K, Kajino T, Kaneda K. Traumatically induced vertebral artery occlusion associated with cervical spine injuries: prospective study using magnetic resonance angiography. Spine. 2005; 30(17): 1955-1962 PubMed

[2] Fassett DR, Dailey AT, Vaccaro AR. Vertebral artery injuries associated with cervical spine injuries: a review of the literature. J Spinal Disord Tech. 2008; 21(4): 252-258 PubMed

[3] Yuan SM. Aberrant origin of vertebral artery and its clinical implications. Rev Bras Cir Cardiovasc. 2016; 31(1): 52-59 PubMed

[4] Newhall K, Gottlieb DJ, Stone DH, Goodney PP. Trends in the diagnosis and outcomes of traumatic carotid and vertebral artery dissections among Medicare Beneficiaries. Ann Vasc Surg. 2016; 36: 145-152 PubMed

[5] Carpenter S. Injury of neck as cause of vertebral artery thrombosis. J Neurosurg. 1961; 18: 849-853 PubMed

[6] Weller SJ, Rossitch EJr, Malek AM. Detection of vertebral artery injury after cervical spine trauma using magnetic resonance angiography. J Trauma. 1999; 46(4): 660-666 PubMed

[7] Parbhoo AH, Govender S, Corr P. Vertebral artery injury in cervical spine trauma. Injury. 2001; 32(7): 565-568 PubMed

[8] Miller PR, Fabian TC, Croce MA, et al. Prospective screening for blunt cerebrovascular injuries: analysis of diagnostic modalities and outcomes. Ann Surg. 2002; 236(3): 386-393, discussion 393-395 PubMed

[9] Ren X, Wang W, Zhang X, Pu Y, Jiang T, Li C. Clinical study and comparison of magnetic resonance angiography (MRA) and angiography diagnosis of blunt vertebral artery injury. J Trauma. 2007; 63(6): 1249-1253 PubMed

[10] Vaccaro AR, Klein GR, Flanders AE, Albert TJ, Balderston RA, Cotler JM. Long-term evaluation of vertebral artery injuries following cervical spine trauma using magnetic resonance angiography. Spine. 1998; 23(7): 789-794, discussion 795 PubMed

[11] Cothren CC, Moore EE, Ray CEJr, Johnson JL, Moore JB, Burch JM. Cervical spine fracture patterns mandating screening to rule out blunt cerebrovascular injury. Surgery. 2007; 141(1): 76-82 PubMed

[12] McKevitt EC, Kirkpatrick AW, Vertesi L, Granger R, Simons RK. Blunt vascular neck injuries: diagnosis and outcomes of extracranial vessel injury. J Trauma. 2002; 53(3): 472-476 PubMed

[13] Risgaard O, Sugrue M, D'Amours S, et al. Blunt cerebrovascular injury: an evaluation from a major trauma centre. ANZ J Surg. 2007; 77(8): 686-689 PubMed

[14] Berne JD, Norwood SH, McAuley CE, Villareal DH. Helical computed tomographic angiography: an excellent screening test for blunt cerebrovascular injury. J Trauma. 2004; 57(1): 11-17, discussion 17-19 PubMed

[15] Schneidereit NP, Simons R, Nicolaou S, et al. Utility of screening for blunt vascular neck injuries with computed tomographic angiography. J Trauma. 2006; 60(1): 209-215, discussion 215-216 PubMed

[16] Parent AD, Harkey HL, Touchstone DA, Smith EE, Smith RR. Lateral cervical spine dislocation and vertebral artery injury. Neurosurgery. 1992; 31(3): 501-509 PubMed

[17] Biffl WL, Ray CEJr, Moore EE, et al. Treatment-related outcomes from blunt cerebrovascular injuries: importance of routine follow-up arteriography. Ann Surg. 2002; 235(5): 699-706, discussion 706-707 PubMed

[18] Bartels E. Dissection of the extracranial vertebral artery: clinical findings and early noninvasive diagnosis in 24 patients. J Neuroimaging. 2006; 16(1): 24-33 PubMed

[19] Arnold M, Bousser MG, Fahrni G, et al. Vertebral artery dissection: presenting findings and predictors of outcome. Stroke. 2006; 37(10): 2499-2503 PubMed

[20] Chung D, Sung JK, Cho DC, Kang DH. Vertebral artery injury in destabilized midcervical spine trauma; predisposing factors and proposed mechanism. Acta Neurochir (Wien). 2012; 154(11): 2091-2098, discussion 2098 PubMed

[21] Giacobetti FB, Vaccaro AR, Bos-Giacobetti MA, et al. Vertebral artery occlusion associated with cervical spine trauma. A prospective analysis. Spine. 1997; 22(2): 188-192 PubMed

[22] Veras LM, Pedraza-Gutiérrez S, Castellanos J, Capellades J, Casamitjana J, Rovira-Cañellas A. Vertebral artery occlusion after acute cervical spine trauma. Spine. 2000; 25(9): 1171-1177 PubMed

[23] Sim E, Vaccaro AR, Berzlanovich A, Pienaar S. The effects of staged static cervical flexion-distraction deformities on the patency of the vertebral arterial vasculature. Spine. 2000; 25(17): 2180-2186 PubMed

[24] Friedman D, Flanders A, Thomas C, Millar W. Vertebral artery injury after acute cervical spine trauma: rate of occurrence as detected by MR angiography and assessment of clinical consequences. AJR Am J Roentgenol. 1995; 164(2): 443-447, discussion 448-449 PubMed

[25] Deen HGJr, McGirr SJ. Vertebral artery injury associated with cervical spine fracture. Report of two cases. Spine. 1992; 17(2): 230-234 PubMed

[26] Quint DJ, Spickler EM. Magnetic resonance demonstration of vertebral artery dissection. Report of two cases. J Neurosurg. 1990; 72(6): 964-967 PubMed

[27] Heros RC. Cerebellar infarction resulting from traumatic occlusion of a vertebral artery. Case report. J Neurosurg. 1979; 51(1): 111-113 PubMed

[28] Six EG, Stringer WL, Cowley AR, Davis CHJr. Posttraumatic bilateral vertebral artery occlusion: case report. J Neurosurg. 1981; 54(6): 814-817 PubMed

[29] Torina PJ, Flanders AE, Carrino JA, et al. Incidence of vertebral artery thrombosis in cervical spine trauma: correlation with severity of spinal cord injury. AJNR Am J Neuroradiol. 2005; 26(10): 2645-2651 PubMed

[30] Thaker NG, Turner JD, Cobb WS, et al. Computed tomographic angiography versus digital subtraction angiography for the postoperative detection of residual aneurysms: a single-institution series and meta-analysis. J Neurointerv Surg. 2011 PubMed

[31] Eastman AL, Chason DP, Perez CL, McAnulty AL, Minei JP. Computed tomographic angiography for the diagnosis of blunt cervical vascular injury: is it ready for primetime? J Trauma. 2006; 60(5): 925-929, discussion 929 PubMed

[32] Lee TS, Ducic Y, Gordin E, Stroman D. Management of carotid artery trauma. Craniomaxillofac Trauma Reconstr. 2014; 7(3): 175-189 PubMed

[33] Malhotra A, Kalra VB, Wu X, Grant R, Bronen RA, Abbed KM. Imaging of lumbar spinal surgery complications. Insights Imaging. 2015; 6(6): 579-590 PubMed

[34] Biffl WL, Moore EE, Elliott JP, et al. The devastating potential of blunt vertebral arterial injuries. Ann Surg. 2000; 231(5): 672-681 PubMed

[35] Yang L, Ran H. The advantage of ultrasonography in the diagnosis of extracranial vertebral artery dissection: two case reports. Medicine (Baltimore). 2017; 96(12): E6379 PubMed

[36] Thibodeaux LC, Hearn AT, Peschiera JL, et al. Extracranial vertebral artery dissection after trauma: a 5-year review. Br J Surg. 1997; 84(1): 94 PubMed

[37] Schellinger PD, Schwab S, Krieger D, et al. Masking of vertebral artery dissection by severe trauma to the cervical spine. Spine. 2001; 26(3): 314-319 PubMed

[38] Hadley MN, Walters BC, Grabb PA, et al. Management of vertebral artery injuries after nonpenetrating cervical trauma. Neurosurgery. 2002; 50(3) Suppl: S173-S178 PubMed

[39] Spaniolas K, Velmahos GC, Alam HB, de Moya M, Tabbara M, Sailhamer E. Does improved detection of blunt vertebral artery injuries lead to improved outcomes? Analysis of the National Trauma Data Bank. World J Surg. 2008; 32(10): 2190-2194 PubMed

[40] Desouza RM, Crocker MJ, Haliasos N, Rennie A, Saxena A. Blunt traumatic vertebral artery injury: a clinical review. Eur Spine J. 2011; 20(9): 1405-1416 PubMed

[41] Markus HS, Hayter E, Levi C, Feldman A, Venables G, Norris J, CADISS trial investigators. Antiplatelet treatment compared with anticoagulation treatment for cervical artery dissection (CADISS): a randomised trial. Lancet Neurol. 2015; 14(4): 361-367 PubMed

[42] Engelter ST, Brandt T, Debette S, et al. Cervical Artery Dissection in Ischemic Stroke Patients (CADISP) Study Group. Antiplatelets versus anticoagulation in cervical artery dissection. Stroke. 2007; 38(9): 2605-2611 PubMed

[43] Willis BK, Greiner F, Orrison WW, Benzel EC. The incidence of vertebral artery injury after midcervical spine fracture or subluxation. Neurosurgery. 1994; 34(3): 435-441, discussion 441-442 PubMed

[44] Miller PR, Fabian TC, Bee TK, et al. Blunt cerebrovascular injuries: diagnosis and treatment. J Trauma. 2001; 51(2): 279-285, discussion 285-286 PubMed

[45] Desouza RM, Crocker MJ, Haliasos N, Rennie A, Saxena A. Blunt traumatic vertebral artery injury: a clinical review. Eur Spine J. 2011; 20(9): 1405-1416 PubMed

[46] Sack JA, Etame AB, Shah GV, La Marca F, Park P. Management and outcomes of patients undergoing surgery for traumatic cervical fracture-subluxation associated with an asymptomatic vertebral artery injury. J Spinal Disord Tech. 2009; 22(2): 86-90 PubMed

[47] Park HK, Jho HD. The management of vertebral artery injury in anterior cervical spine operation: a systematic review of published cases. Eur Spine J. 2012; 21(12): 2475-2485 PubMed

14 与运动相关的颈椎损伤和康复标准

Amandeep Bhalla, Christopher M. Bono

摘要

运动员、运动组织和卫生保健从业者充分了解运动相关颈椎损伤是预防和处理该种损伤以及运动员是否重返赛场的关键。治疗决策会对业余和职业运动员的健康、心理和经济产生重大影响。颈椎损伤发生在接触和非接触运动中，包括轻微的肌肉拉伤甚至是灾难性的脊髓损伤（SCI）。有颈椎管狭窄的运动员罹患脊髓神经失用症的风险很高，其特征是四肢出现短暂的运动和（或）感觉功能障碍。在职业体育赛事中，医生和急救人员应该建立紧急初步评估和治疗策略的指南，以应对现场突发的受伤事件。疑似颈椎损伤的运动员应进行神经系统功能评估，并采取脊柱脊髓保护措施，以防发生二次损伤。运动员重返赛场的决定性影响因素包括运动员的个人情况、相关的解剖病变、损伤类型和运动类型，同时要考虑持续症状的严重程度。尽管有些损伤可能会结束运动员的职业生涯，但只要将再次受伤的可能性降至最低，许多运动员在得到适当的治疗后往往能够重返赛场。谨慎起见，一个运动员在复出之前应该已经痊愈，表现为神经系统检查正常，没有疼痛，有良好的力量和关节活动能力。

关键词 脊髓损伤 运动损伤 颈椎骨折 扭伤和拉伤 烧伤 颈髓神经失用症 颈椎间盘突出

14.1 流行病学

颈椎损伤很常见，范围从相对较轻的损伤，如肌肉拉伤，到危及生命的不稳定性颈椎骨折或脱位同时合并脊髓损伤。虽然颈椎损伤最常见于接触性和碰撞性运动的职业运动员，如橄榄球、美式足球和曲棍球，但也常见于那些参加非接触性运动的运动员，如棒球、体操、自行车、滑雪、单板滑雪和跳水。尽管职业运动损伤进行了详尽的研究，但在娱乐体育活动中发生的损伤未得到重视，这可能同样会导致严重后果。其中，有潜在疾病的运动员，如先天性椎管狭窄，可能更容易遭受严重的脊髓损伤（SCI）。

在美国，颈椎损伤是最常见的中轴骨骼损伤，但最终导致骨折、脱位或脊髓损伤的不足1%[1]。灾难性的颈椎SCI虽然罕见，但却是高速碰撞性运动的固有风险。运动相关SCI发生的平均年龄为24岁[2]。20世纪70年代，运动相关脊髓损伤的发病率约为14%[3]，但由于公众意识的提高、更安全的比赛规则和不断改进的防护设备，这一发病率已随着时间的推移而下降。最近的研究报告表明，所有由体育运动引起的脊髓损伤的发生率已下降到8%，这表明在预防运动相关的灾难性颈椎损伤方面取得了明显进步[4, 5]。

在接触性体育运动中颈髓损伤最常见的损伤机制是施加轴向载荷[6]。在橄榄球运动中，争球和铲球是造成颈部损伤的主要原因。抢断和阻挡是导致颈部损伤最常见的两种方式。虽然有保护性较强的现代头盔，但是严重颈椎损伤的发生率也在增加，因为头盔的保护鼓励了一些技术的使用如头盔顶部作为拦截和铲球的初始接触点[7]。类似的现象也出现在其他运动项目中）如冰球）[8]。

越来越多的人意识到用头朝下铲球（即用头顶铲球）的危险，随着公众受到的安全教育的增加，美式橄榄球比赛中严重颈椎损伤的发生数量显著减少[6, 9]。1976 年，美国大学体育协会足球规则委员会和高中足球管理机构禁止了头部接触这一技术动作[10]。使用头朝下铲球引起的重复性创伤性轴向负荷导致正常颈椎前凸丧失，椎体异常，并最终导致颈椎管狭窄[9]（图 14.1）。在禁止头朝下铲球和阻挡的规则实施后的 12 年里，学校足球运动中颈部脊髓损伤的发生率下降了 70%。加拿大冰球比赛规则的改变，特别是禁止从后面袭击，也显著降低了颈椎损伤的发生率[11]。

在一项关于 2000—2010 年美国国家橄榄球联盟脊柱损伤的研究中，44.7% 的损伤发生在颈椎。颈椎骨折导致的运动员平均比赛缺席时间为 120 天，颈椎间盘退变 / 突出相应的平均缺席时间为 85 天[1]。在一项 1989—2002 年针对于高中和大学运动员灾难性颈椎损伤的流行病学研究中，Boden 等[12]注意到学校足球运动中平均每年发生 15 起灾难性颈椎损伤，其中包括短暂性脊髓神经失用症和 C1、C2 骨折。报道的创伤性四肢瘫发病率为每 10 万名高中运动员中有 5 人，每 10 万名大学运动员中有 1 人。2002 年，高中运动员和大学运动员的外伤性四肢瘫痪发病率分别下降到 0.38/10 万和 1.33/10 万[7]。尽管随着时间的推移，灾难性伤害的发生率有所下降，但高能量接触运动的参与者仍然是颈椎损伤的高风险人群。

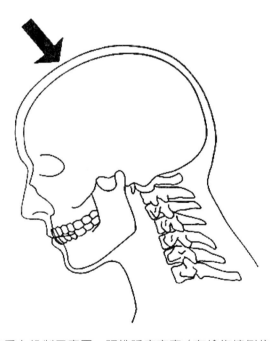

图 14.1　头朝下铲球的受力机制示意图。颈椎弧度变直（在擒抱摔倒位）可以将轴向负荷直接传递到前颈椎，从很大程度上丧失了后方软组织对创伤能量的吸收缓冲作用（摘自 Vaccaro A, Fehlings M, Dvorak M. Spine and Spinal Cord Trauma: Evidence Based Management. Thieme, 2011.）

14.2　早期管理

如果运动员报告有轴向或放射性疼痛、颈部活动范围缩小或功能丧失，应停止比赛并进行全面的神经学检查。如果怀疑有结构性或神经性损伤，应该用硬颈托固定运动员的颈部。一个昏迷的球员应该被视为颈椎不稳定来谨慎处理，直到确定其不存在颈椎不稳的情况。都应采取严格的脊柱预防保护措施，包括患者被转运到创伤中心时应放置在一个坚硬的背板上。一些球员佩戴的防护头盔和肩胸垫可能会妨碍对伤情初步评估。如果受伤运动员戴着头盔，应去除面罩，以方便保持气道通畅及进行气道管理，但头盔本身应保持在原位，直到有足够的人员协作在受控稳定的环境中（通常是在医院内）帮助摘除头盔。为了维持正常的脊柱形态序列，头盔和肩胸垫应同时取下，以避免颈部过度屈曲或后伸。因为不恰当的搬动不稳定的颈椎可能导致颈椎移位进一步加重，并可能使神经损伤恶化，甚至导致心肺功能衰竭。

14.3　特殊损伤

14.3.1　扭伤和劳损

颈椎椎旁肌肉和韧带损伤是运动中常见的损伤。肌肉拉伤、挫伤和韧带扭伤都是自限性损伤。值得注意的是，必须排除隐性不稳定的韧带损伤。如果高度怀疑，可以通过进一步影像学检查来评估稳定性。在过去，动态屈伸位 X 线检查发挥着至关重要的作用。根据一项经典的尸体研究，在所有颈椎韧带完好的情况下，上下椎体之间的水平移动不应超过 3.5 mm，上下椎体之间的角度位移一般不超过 11°[13, 14]。然而，许多人认为这些阈值过高。此外，颈椎肌肉痉挛的患者可能会出现测量失真；而在年轻运动员中，额外的生理性韧带松弛可能导致假性半脱位。在假性半脱位或严重颈部痉挛的情况下，谨慎起见，应让年轻运动员保持佩戴硬颈托约 3 周，之后可重复进行颈椎动态 X 线检查。如果运动员没有疼痛，并且运动自如，没有影像学上的不稳定表现，就可以恢复运动，重返赛场。虽然有点超出本章的范围，但在钝性暴力受伤的运动员中发现隐性的颈部韧带损伤值得关注。在每一个创伤病例的急诊处置预案中，高能量暴力损伤的患者至少需要进行 CT 检查来排除 X 线片上无法检测到的半脱位或骨折。此外，与 X 线片相比，CT 能更好地显示枕颈和颈胸交界处的骨结构。虽然有些人持怀疑态度，但如果在 CT 阴性结果的前提下仍旧怀疑存在韧带断裂的可能，可进一步行 MRI 扫描[15, 16]。

14.3.2　颈椎骨折和脱位

在接触性体育运动中，颈椎可能会发生多种不同类型的骨折。大多数骨折和脱位发生在下颈椎。稳定性颈椎骨折，包括棘突或椎板的骨折，可采用对症保守治疗。此时，应获得过伸过屈侧位 X 线以排除韧带损伤的可能性。一旦骨折愈合完全和活动时疼痛消失，即可恢复运动。上颈椎骨折在接触性运动人群中相对少见。而齿突骨折在运动员上颈椎骨折中最为常见[17]。许多年轻运动员的齿突骨折可采用硬颈托或 Halo-vest 支具治疗，但在出现神经损伤或明显移位的情况下，可采用前路齿突螺钉固定或后路 C1~C2 关节固定术进行治疗[15]。大多数 C1 骨折是稳定的，不稳定的 C1 爆裂性骨折伴 C1、C2 不稳定可能需要行固定融合手术。上颈椎融合术后颈椎活动功能受限和邻近节段损伤的风险是重返赛场的绝对禁忌证之一。

轴向负荷机制是运动相关颈椎疾病的常见原因。脊柱对施加轴向负荷的反应取决于受伤时颈部的位置。在相对弯曲的颈部施加轴向力会导致颈椎前柱的屈曲力和颈椎后柱的牵张力增加，其产生的能量可能导致所谓的泪滴样骨折，累及椎体的前下部[7]，同时对后份结构造成牵拉性损伤。对脊柱后柱结构（包括棘上韧带、棘间韧带和小关节突囊）稳定性的破坏是导致颈椎不稳定和影响治疗决策制订的关键因素。

无椎体骨折的颈椎后柱韧带结构断裂可导致双侧关节突半脱位或直接脱位，并伴有或不伴有脊髓损伤。在屈曲轴向负荷的基础上再增加旋转性暴力可导致单侧关节突脱位，这种脱位在本质上比双侧损伤更稳定，导致脊髓损伤的可能性较低。无论确切的损伤机制如何，颈椎后方韧带复合体的破坏通常需要手术干预来重建稳定性。

轴向负荷作用于中立位的颈部时更容易导致椎体压缩性骨折。当受到的能量更迅猛时，可能导致爆裂性骨折，其定义为骨折累及椎体后壁形成游离骨碎片。除非伴有后韧带复合体的破坏，神经系统正常且颈椎序列无移位的爆裂性骨折患者通常佩戴硬颈托保守治疗。C7 爆裂骨折患者，由于其位于颈胸交界处，发展为进行性后凸畸形的风险较高，因此需要更仔细更频繁的 X 线观察和更严谨的非手术治疗方案[4]（图 14.2）。一旦畸形发生进展，可能需要手术来重建稳定性并改善后凸畸形。

尽管关节突关节脱位可由多种机制引起，但由于关节突关节表面积较小，故更容易通过屈曲 – 牵张机制发生脱位。颈椎关节突脱位伴有神经损伤时，需要在外伤或脊髓损伤中心进行紧急复位。考虑到及时复位是改善预后的关键因素，特别是对于不完全性脊髓损伤患者，因此可以尝试对能配合反复神经系统检查的清醒患者在牵引状态下进行闭合复位。对于昏迷或无法合作的患者，建议在进行任何操作前进行脊柱 MRI 检查。在对清醒和合作的患者复位后，可以进行 MRI 检查以排除椎间盘损伤并指导手术决策制订，尤其是在计划后路手术时。

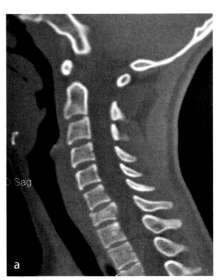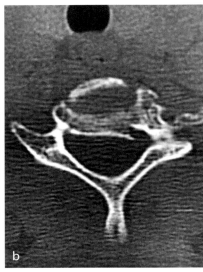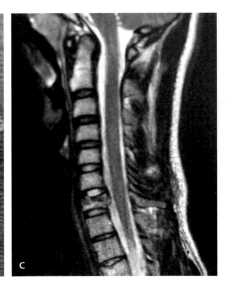

图 14.2 颈椎矢状位（a）和轴位（b）CT 图像和矢状位 T$_2$ 加权像（c）显示轴向负荷损伤后的创伤性 C7 爆裂性骨折（摘自 Vaccaro A, Fehlings M, Dvorak M. Spine and Spinal Cord Trauma: Evidence Based Management. Thieme, 2011.）

14.3.3 灼痛或刺痛

在文献中，灼痛（burner）和刺痛（stinger）这两个术语是可互换使用的。虽然不等同于颈椎损伤，但两者都描述了常见的运动相关损伤，表现为侵犯臂丛神经或颈神经根，导致单侧肢体突发的非皮节性分布的疼痛和感觉异常，受伤时可伴或不伴随肢体无力。灼痛的特征是其只累及一侧肢体，可用于区分灼痛与中央管综合征。可能会引起灼痛的机制有：同侧肩部压迫塌陷和颈部向对侧屈曲导致对臂丛神经的牵拉性损伤，锁骨上 Erb's 点臂丛的直接钝性损伤，以及颈椎过伸和侧屈对出口颈神经根造成压迫[4,18]。

灼痛和刺痛的症状通常是自限性的，在短时间内缓解。对于复发或慢性灼痛的运动员，其病因更可能是由于颈椎间盘疾病的椎间神经孔内的神经根受压[19]。年轻运动员颈椎间盘疾病发病率较低，但更有可能在臂丛神经区域内遭受创伤。在这种情况下，可进行颈椎 MRI 检查以排除椎间盘突出的可能性。肌电图可用于症状持续数周以上的运动员，可以鉴别颈神经根损伤与臂丛神经损伤。症状消除后，如果运动员表现出力量良好、关节运动范围正常，则可以重新参加体育运动。应告知运动员和教练组存在不可预知的症状复发的风险。铲断技术的改进，结合康复和椎旁肌训练，可以有效预防或降低复发率[20]。

14.3.4 颈髓神经失用症或短暂性四肢瘫痪

与灼痛不同，颈部创伤可导致短暂的双侧感觉或运动障碍，称为颈脊髓神经失用或短暂性四肢瘫痪。当神经系统症状涉及多个肢体时应关注是否存在脊髓受累。据估计，每1万名足球运动员中有7人患有颈脊髓神经失用症[21]。它是短暂性脊髓压迫或震荡性脊髓损伤导致，可引起生理性传导阻滞，而没有解剖性神经束断裂。脊髓神经失用的发作时间从几分钟到几天不等[22]，可能是由于在颈部极度屈伸时所产生的短暂的脊髓压迫造成的。此外，过伸可导致黄韧带向内屈曲皱褶，导致脊髓受压。

短暂性四肢瘫可能预示着潜在的解剖异常，如先天性、发育性或退行性颈椎狭窄（图 14.3）。运动员也可能有先天性的疾病，如 Klippel-Feil 综合征，即颈椎分节不良，导致其分散负荷的节段数量减少[23, 24]。这使脊柱容易受到创伤。齿突发育不良或游离齿突可导致寰枢关节不稳定，增加外伤性上颈椎脊髓损伤的风险。值得注意的是，无论是否存在短暂性四肢瘫痪，Klippel-Feil 综合征和齿突发育不全都是接触性运动的绝对禁忌证。C3～C4 水平小关节突关节面呈水平方向和颈部过伸时相对过大的活动度也被认为是造成短暂性四肢瘫的主要因素[25]。

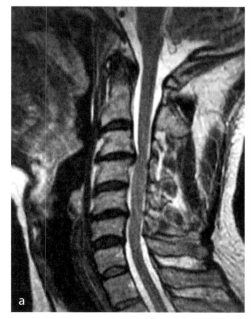
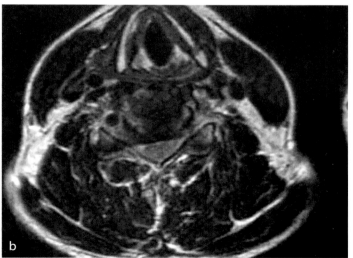

图 14.3　矢状位（a）和轴位（b）T$_2$ 加权像（MRI）显示脊髓神经失用患者存在先天性颈椎管狭窄（摘自 Vaccaro A, Fehlings M, Dvorak M. Spine and Spinal Cord Trauma: Evidence Based Management. Thieme, 2011.）

在对 110 名脊髓神经失用运动员进行的早期大病例系列随访中，发现了较高的复发率（56%）。然而，在随后的随访期间，没有出现永久性的神经功能缺损[26]。因为其复发率高达 50%，有过颈脊髓神经失用事件的运动员最好完全避免接触性运动[4]，但这仍然存在争议。

目前，已经有尝试去鉴定存在颈椎疾病风险的运动员的研究。Schroeder 等在一项对美国橄榄球联盟（NFL）选秀前运动员的研究中报道，有 4.8% 的运动员被诊断为颈椎病，最常见的诊断是颈椎病、椎管狭窄和椎间盘突出[27]。然而，在计划参加接触性运动的患者中筛查颈椎管狭窄的成本效益并不高。同样，很难确定一个有相对颈椎狭窄的运动员是否真的有较高的神经损伤风险。对明确患有颈椎管狭窄和既往手术史的 NFL 运动员进行前瞻性随访，结果显示，在运动表现方面没有差异，在职业生涯中也没有出现神经损伤的报告[27]。因此，我们很难确认无症状的颈椎狭窄患者是否会有较高的短暂性神经失用的风险，因此相对狭窄不被认为是一个运动禁忌证，而有明显颈椎管狭窄的运动员在参加比赛前应告知其脊髓损伤的风险较高。

对于存在潜在颈椎狭窄或易出现颈椎韧带松弛的持续颈髓神经失用症的患者，处理策略是不同的。患有短暂性四肢瘫并伴有已知颈椎狭窄的运动员不应参加接触性运动。这些运动员，由于发生过神经性瘫痪事件，其神经管容积较小，无法为接触性运动中的撞击震荡提供充足的代偿空间。对于有颈脊髓神经失用症病史的运动员也应避免参与接触性运动，即使无明显中央椎管狭窄，若存在韧带不稳定也应避免参与接触性运动。对于神经系统完全恢复且无椎管狭窄、脊髓压迫/水肿或韧带松弛迹象的运动员，可以考虑重返赛场[22]。

虽然没有足够的证据表明椎管狭窄与永久性神经损伤相关[28]，但对颈椎脊髓损伤运动员的回顾性 MRI 研究显示，椎管内脊髓周围的空间明显缩小。Aebli 等发现，MRI 测量的颈椎间盘水平的椎管直径 ≤ 8 mm 的患者在颈椎轻微创伤后，有发生急性脊髓损伤的风险[29]。然而，椎管绝对狭窄的阈值通常被定义为管径 < 10 mm，直径 ≤ 8 mm 已经超过了这一阈值。

14.3.5　颈椎间盘突出症

急性椎间盘髓核突出可发生在与运动相关的颈部创伤。与一般人群相比，接触性运动的人群颈椎间盘突出症发生率较高。由于颈椎肌肉的动态支持，非接触运动可能对颈椎间盘突出有保护预防作用[3, 30]。颈椎间盘突出的症状可表现为受累神经根分布区域的神经根性疼痛、感觉改变或无力症状。更严重的中央椎间盘突出并压迫脊髓可导致急性脊髓型颈椎病，需要手术减压以降低神经功能障碍进展的风险。在 2000—2010 年期间，颈椎椎间盘突出占 NFL 运动员中颈椎损伤的 5.8%，增加了运动员伤病率和错过的比赛时间[1]。Hsu 等研究了接受颈椎间盘突出治疗的 NFL 运动员的成绩，发现与非手术治疗的运动员相比，接受手术治疗的运动员有更高的重返赛场率和更长的职业生涯[31]。

14.4　重返比赛标准

关于重返赛场，我们应考虑如何加速恢复和防止进一步受伤。不幸的是，目前的指导方针是基于专家意见和专业经验形成的。但是，专家们一致认为，遭遇颈椎损伤的运动员在恢复比赛之前，必须是神经系统功能正常的，并具备充分的力量和完全的关节活动范围。由于每个球员受伤的独特情况、症状和潜在的生理构造差异，决定是否重返赛场十分复杂。因此，体育组织没有指导重返赛场的明确而完善的流程。

一般来说，一过性灼痛的运动员重返赛场的可能性很高，尽管如此，但如果他们在一年内连续遭遇了三次或更多次的一过性灼痛[32]，一些医生不允许运动员在赛季剩余的时间里重返赛场。持续多次发作的短暂性颈椎神经失用症患者重返赛场的可能性较低。一些专家认为，没有狭窄或韧带松弛的短暂神经功能障碍患者可以重新返回比赛，而伴有狭窄和韧带松弛的患者应该避免竞技运动[22]，但这一决策方案仍存在争议。

在需要手术治疗的情况下，充分的愈合和恢复脊柱结构的稳定性是决定是否能够重返比赛的重要因素。后路椎间孔切开颈神经根减压术后参与接触运动被认为是安全的，因为手术对脊柱完整性的影响很小。在单节段颈前路椎间盘切除融合术（anterior cervical discectomy and fusion, ACDF）后，如果没有残留的神经功能缺陷，有良好的活动范围，且X线片显示融合牢固，运动员可以恢复接触性运动。在两个节段ACDF之后，人们对安全重返赛场的看法不一。然而，大多数人认为，三个节段ACDF术后较长的杠杆臂和较大的生物力学变化会阻碍运动员重返赛场[3]。

根据文献综述和专家意见，Kepler和Vaccaro提出了颈椎骨折后恢复高强度运动的9个绝对禁忌证：枕颈关节融合术、寰枢关节不稳定、头颈枪刺样前突脊柱、残留下颈椎不稳定、严重的颈椎矢状位序列异常、由于后移骨碎片导致的骨性椎管狭窄、残留的神经功能缺损、正常颈椎活动范围丧失，以及包含三个或更多椎间盘的关节融合术[32]。颈椎人工椎间盘置换术是一种保留颈椎活动度的非融合治疗方案，但关于该方法治疗后的安全重返赛场的数据资料目前比较有限[33]。

14.5 结论

随着创伤后协调治理能力的改善和损伤保护技术知识的普及以及防范意识的提高，使得灾难性的运动相关颈椎损伤的发生率明显降低。接诊体育赛事损伤事件的医生必须对颈椎损伤和相应的神经系统并发症有透彻充分的理解和认识，并且应该熟悉这些患者的紧急处理方案。一个运动员要安全重返赛场，必须要没有神经功能缺陷，没有疼痛，有正常完整的运动范围和肢体力量。由于美式橄榄球具有高知名度和显著的经济效益，大量提高运动参与者安全性的研究使他们从中获益。而致力于与运动相关的颈椎损伤的研究和公众教育，会使休闲娱乐运动、学校运动和专业运动等各种运动的参与者受益。

参考文献

[1] Mall NA, Buchowski J, Zebala L, Brophy RH, Wright RW, Matava MJ. Spine and axial skeleton injuries in the National Football League. Am J Sports Med. 2012; 40(8): 1755-1761 PubMed

[2] DeVivo MJ. Causes and costs of spinal cord injury in the United States. Spinal Cord. 1997; 35(12): 809-813 PubMed

[3] Rosenthal BD, Boody BS, Hsu WK. Return to play for athletes. Neurosurg Clin N Am. 2017; 28(1): 163-171 PubMed

[4] Schroeder GD, Vaccaro AR. Cervical spine injuries in the athlete. J Am Acad Orthop Surg. 2016; 24(9): e122-e133 PubMed

[5] National Spinal Cord Injury Statistical Center. Spinal cord injury facts and figures at a glance. J Spinal Cord Med. 2013; 36(1): 1-2 PubMed

[6] Torg JS, Vegso JJ, O'Neill MJ, Sennett B. The epidemiologic, pathologic, biomechanical, and cinematographic analysis of football-induced cervical spine trauma. Am J Sports Med. 1990; 18(1): 50-57 PubMed

[7] Banerjee R, Palumbo MA, Fadale PD. Catastrophic cervical spine injuries in the collision sport athlete, part 1: epidemiology, functional anatomy, and diagnosis. Am J Sports Med. 2004; 32(4): 1077-1087 PubMed

[8] Tator CH, Carson JD, Cushman R. Hockey injuries of the spine in Canada, 1966-1996. CMAJ. 2000; 162(6): 787-788 PubMed

[9] Torg JS, Sennett B, Pavlov H, Leventhal MR, Glasgow SG. Spear tackler's spine. An entity precluding participation in tackle football and collision activities that expose the cervical spine to axial energy inputs. Am J Sports Med. 1993; 21(5): 640-649 PubMed

[10] Torg JS, Truex RJr, Quedenfeld TC, Burstein A, Spealman A, Nichols CIII. The National Football Head and Neck Injury Registry. Report and conclusions 1978. JAMA. 1979; 241(14): 1477-1479 PubMed

[11] Tator CH, Provvidenza C, Cassidy JD. Spinal injuries in Canadian ice hockey: an update to 2005. Clin J Sport Med. 2009; 19(6): 451-456 PubMed

[12] Boden BP, Tacchetti RL, Cantu RC, Knowles SB, Mueller FO. Catastrophic cervical spine injuries in high school and college football players. Am J Sports Med. 2006; 34(8): 1223-1232 PubMed

[13] Cantu RC, Li YM, Abdulhamid M, Chin LS. Return to play after cervical spine injury in sports. Curr Sports Med Rep. 2013; 12(1): 14-17 PubMed

[14] White AAIII, Panjabi MM. The basic kinematics of the human spine. A review of past and current knowledge. Spine. 1978; 3(1): 12-20 PubMed

[15] Hsu WK, Anderson PA. Odontoid fractures: update on management. J Am Acad Orthop Surg. 2010; 18(7): 383-394 PubMed

[16] Simon JB, Schoenfeld AJ, Katz JN, et al. Are "normal" multidetector computed tomographic scans sufficient to allow collar removal in the trauma patient? J Trauma. 2010; 68(1): 103-108 PubMed

[17] Dodwell ER, Kwon BK, Hughes B, et al. Spinal column and spinal cord injuries in mountain bikers: a 13-year review. Am J Sports Med. 2010; 38(8): 1647-1652 PubMed

[18] Meyer SA, Schulte KR, Callaghan JJ, et al. Cervical spinal stenosis and stingers in collegiate football players. Am J Sports Med. 1994; 22(2): 158-166 PubMed

[19] Levitz CL, Reilly PJ, Torg JS. The pathomechanics of chronic, recurrent cervical nerve root neurapraxia. The chronic burner syndrome. Am J Sports Med. 1997; 25(1): 73-76 PubMed

[20] Weinberg J, Rokito S, Silber JS. Etiology, treatment, and prevention of athletic "stingers". Clin Sports Med. 2003; 22(3): 493-500, viii PubMed

[21] Torg JS, Guille JT, Jaffe S. Injuries to the cervical spine in American football players. J Bone Joint Surg Am. 2002; 84-A(1): 112-122 PubMed

[22] Dailey A, Harrop JS, France JC. High-energy contact sports and cervical spine neuropraxia injuries: what are the criteria for return to participation? Spine. 2010; 35(21) Suppl: S193-S201 PubMed

[23] Bailes JE. Experience with cervical stenosis and temporary paralysis in athletes. J Neurosurg Spine. 2005; 2(1): 11-16 PubMed

[24] Torg JS, Pavlov H, Genuario SE, et al. Neurapraxia of the cervical spinal cord with transient quadriplegia. J Bone Joint Surg Am. 1986; 68(9): 1354-1370 PubMed

[25] Brigham CD, Capo J. Cervical spinal cord contusion in professional athletes: a case series with implications for return to play. Spine. 2013; 38(4): 315-323 PubMed

[26] Torg JS, Corcoran TA, Thibault LE, et al. Cervical cord neurapraxia: classification, pathomechanics, morbidity, and management guidelines. J Neurosurg. 1997; 87(6): 843-850 PubMed

[27] Schroeder GD, Lynch TS, Gibbs DB, et al. The impact of a cervical spine diagnosis on the careers of National Football League athletes. Spine. 2014; 39(12): 947-952 PubMed

[28] Torg JS, Naranja RJJr, Pavlov H, Galinat BJ, Warren R, Stine RA. The relationship of developmental narrowing of the cervical spinal canal to reversible and irreversible injury of the cervical spinal cord in football players. J Bone Joint Surg Am. 1996; 78(9): 1308-1314 PubMed

[29] Aebli N, Rüegg TB, Wicki AG, Petrou N, Krebs J. Predicting the risk and severity of acute spinal cord injury after a minor trauma to the cervical spine. Spine J. 2013; 13(6): 597-604 PubMed

[30] Zmurko MG, Tannoury TY, Tannoury CA, Anderson DG. Cervical sprains, disc herniations, minor fractures, and other cervical injuries in the athlete. Clin Sports Med. 2003; 22(3): 513-521 PubMed

[31] Hsu WK. Outcomes following nonoperative and operative treatment for cervical disc herniations in National Football League athletes. Spine. 2011; 36(10): 800-805 PubMed

[32] Kepler CK, Vaccaro AR. Injuries and abnormalities of the cervical spine and return to play criteria. Clin Sports Med. 2012; 31(3): 499-508 PubMed

[33] Kang DG, Anderson JC, Lehman RAJr. Return to play after cervical disc surgery. Clin Sports Med. 2016; 35(4): 529-543 PubMed

15 小儿颅颈交界区损伤

A. Karim Ahmed, Randall J. Hlubek, Nicholas Theodore

摘要

颅颈交界区的解剖结构十分特殊而复杂，该部位的损伤类型包括寰枢椎纵向半脱位伴不稳、寰枢椎平移半脱位、寰枢关节旋转半脱位和骨折等。其中，除骨折外，韧带损伤在小儿患者中最常见。小儿颅颈交界区损伤的诊断和治疗是多模式的，临床医生需要了解小儿颅颈交界区独特的解剖结构、损伤机制和生长发育。

关键词 寰枢关节旋转固定 骨折 韧带损伤 纵向 半脱位 平移寰枢

15.1 颅颈交界区解剖

枕骨与颈椎在寰椎 C1 处铰接。双侧前、后弓形成寰椎环，每个弓的中心有一个结节（即前、后结节）。中央管的侧缘由侧块形成，横突孔和横突向两侧延伸。

颈椎使头部灵活性，作为背部和颈部关键肌肉的附着点，保护重要血管系统，并容纳支配关键肌肉的神经。虽然颈椎在静止时不是一个承重结构，但在颅骨受到钝力的情况下，它可以起到缓冲的作用。

枕髁位于头骨的下半部分枕骨处，寰椎侧块近端与枕髁形成两个较大的关节突关节。枕骨大孔和颅后窝内侧部分也是枕骨的组成部分，颅底点和枕后点分别是划分枕骨大孔前、后侧面中点的重要标志。

寰枕关节负责头部的大部分轴向运动。前结节的后表面与 C2 齿突形成寰枢关节。而寰椎的下关节面和枢椎的上关节面形成一个滑膜关节。寰枢椎接合处使头部旋转运动，并且是相邻的不融合的脊柱中唯一不包含椎间盘的两个椎体。因此，寰枢连接处的任何负荷都是通过侧块传递的，而在其远端节段，负荷是通过椎间盘和椎体传递的[1-4]。

了解从枕部到颈部韧带的解剖和功能对于理解头部的运动和创伤至关重要。齿突顶端韧带连接齿突头侧和枕骨大孔前缘。双侧翼状韧带从齿突上外侧延伸至枕髁，限制头部的过度旋转。寰椎横韧带附着在 C1 侧块的内侧表面，形成一个坚固的系带，防止齿突分离。横韧带的中线既有一个连接枕骨大孔的上凸点，也有一个连接枢椎椎体的下凸点。整个结构被称为寰椎的十字韧带或交叉韧带。此外，覆膜从斜坡向下，沿着椎管的前部走行，最终成为后纵韧带[5]。

枢椎及其远端各节脊椎之间都包含椎间盘和双侧滑膜关节。C6 的横突孔容纳着起源于锁骨下动脉的第一段椎动脉。椎动脉分为四段：V1 为横突孔前段，从锁骨下动脉的起点延伸至 C6 横突孔；V2 为横突孔段，从 C6 延伸至 C2 穿过横突孔；V3 为硬膜外，从 C2 到硬膜；V4 为硬膜内，与对侧动脉结合，在脑桥前表面形成基底动脉。在尾侧，椎动脉有两个分支，在中线合并形成脊髓前动脉。脊髓后动脉来自小脑后下动脉的分支，有时直接来自椎动脉的直接分支。单根脊髓前动脉和双根脊髓后动脉为脊髓提供血液供给。在颈椎，节段性脊髓动脉起源于椎动脉和颈动脉；在胸椎，节段性脊髓动脉起源于胸椎的后肋间动脉；在腰椎，节段性脊髓动脉起源于腹部的腰动脉。节段性脊髓动脉的前、后根分支动脉供应前、后神经根。节段性脊髓动脉进一步分支成节段性髓动脉，与脊髓前动脉连接。节段性髓动脉中最大的是大前根动脉（Adamkiewicz 动脉）。

来自颈椎的运动神经是控制上肢活动和呼吸的关键。C3~C5 的膈神经支配膈肌运动。臂丛在 C5~T1 之间。此外，C5 和 C6 构成大部分腋神经，C5~C7 构成肌皮神经，C6~T1 构成正中神经，C5~T1 构成桡神经，C8 和 T1 构成尺神经。前臂的外展主要由 C5 神经控制，肘关节前屈由 C6 控制，肘关节的前伸由 C7 控制，手指的前屈由 C8 控制，手指的内收和外展由 T1 控制[1]。

15.2　胚胎学与发育

寰椎和枢椎在生命早期所经历的骨化模式是评估颅颈交界区创伤程度的一个重要因素。枕部和前三个颈椎形成颅颈交界区，四个枕骨体构成大部分颅底[2]。在胚胎发育过程中，寰椎包含一对神经弓之间的后中线软骨联合，以及双侧神经弓和前弓之间的一对神经中央软骨连接。前弓的骨化发生在 3 个月到 1 岁之间，后弓的骨化在 3 岁时完成。神经中央软骨连接在 7 岁左右融合。

枢椎骨化过程分为三个阶段，第一阶段在胎儿出生 4 个月时，第二阶段在胎儿出生 6 个月时，第三阶段在出生后 3~5 年。第一波骨化涉及双侧神经弓和椎体。第二波是齿突基底节双侧的骨化中心。第三个骨化中心位于齿突顶端的尖牙节[2]。

枢椎有一对初级骨化中心，在齿突中线融合，在神经弓和椎体处也存在初级骨化中心。此外，齿突顶端有一个次级骨化中心。

15.3　损伤机制

小儿颅颈交界区的损伤模式主要有四种：纵向半脱位伴不稳定、寰枢椎平移性半脱位、寰枢关节旋转半脱位和骨折[2]。

15.3.1　纵向半脱位

韧带损伤导致寰枕关节纵向半脱位，常发生在汽车高速碰撞中，可导致延髓脊髓交界区严重损伤。寰枕关节脱位（AOD）是指枕髁与寰椎脱位。如果不及时治疗，AOD 几乎总是致命的，所有存活的患者都必须进行关节固定术。在机动车事故导致的致命性颈椎损伤中，AOD 占 35%[6,7]。AOD 的三种主要类型为前移位（Ⅰ型）（图 15.1a）、垂直移位（Ⅱ型）（图 15.1b）和后移位（Ⅲ型）（图 15.1c）[2,8]。

齿突的横韧带和顶韧带是寰枕交界处最强壮的韧带，维持寰枕交界稳定性[5,6]，由于儿童韧带松弛和关节面较水平，儿童 AOD 发生率是成人的 3 倍[2,6,9-12]。其他诱发因素可能包括寰枕关节变小，头部重量占全身体重比例增大，使该部位不稳定性增加[2,6,7]。AOD 的诊断是基于矢状面颅底点和齿突之间间隙或 C1 和髁突间隙（CCI）的测量，这将在本章后面详细讨论[2,9]。

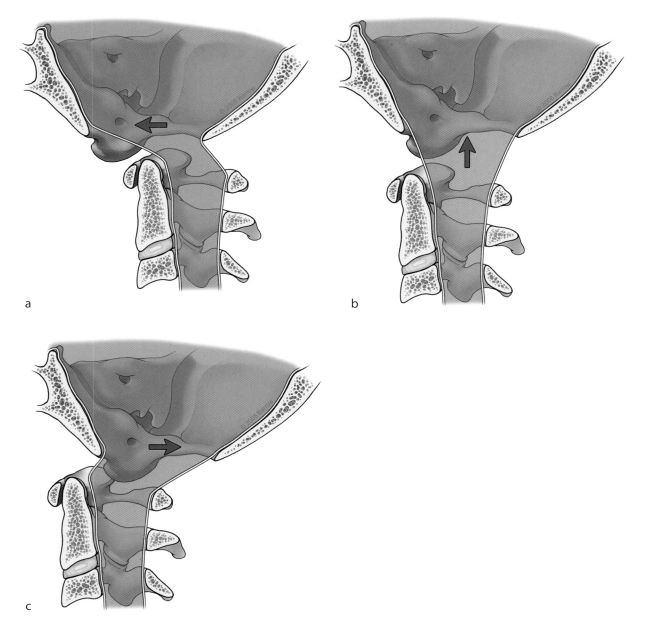

图 15.1 寰枕脱位的 Traynelis 分类。(a) I 型为前移位（箭头）。(b) II 型为垂直移位（箭头）。(c) III 型为后移位（箭头）(Used with permission from Barrow Neurological Institute, Phoenix, AZ.)

15.3.2 寰枢椎平移性半脱位

寰枢椎平移性半脱位是由于 C1 和 C2 之间的韧带不稳定，导致寰椎相对于枢椎前移位。这种半脱位通常归因于横韧带损伤，并可能导致脊髓在前方受到齿突、后方受到寰椎后弓的压迫[2, 13]。寰枢椎平移性半脱位常伴有 C1 环骨折，根据位置可分为两大类。区分 I 型和 II 型骨折是指导治疗的关键。I 型平移性寰枢关节半脱位需要内固定治疗，而在 II 型损伤患者中，74% 的患者可通过非手术治疗恢复[2, 14]。I 型损伤为韧带性损伤，发生在横韧带中点（ I A 型）或其骨膜嵌入点（ I B 型）。II 型损伤发生在 C1 侧块横韧带的止点处，包括 C1 侧块粉碎性骨折（ II A 型）或 C1 侧块结撕脱性骨折（ II B 型）。

15.3.3 寰枢关节旋转半脱位

寰枢关节旋转半脱位（AARS）会导致不同程度的寰枢椎游离和旋转，根据 Fielding 和 Hawkins 分型，可分为 I ~ Ⅳ 型（图 15.2）[15]。AARS 诊断的金标准是 CT，它可以帮助鉴别各种类型的 AARS。AARS 患者表现为头部向受累侧倾斜或偏离受累侧旋转。这种畸形的急性表现必须与肌性斜颈以及可能的创伤相鉴别。在 AARS 中，反射性胸锁乳突肌痉挛发生在同侧，而在肌肉性斜颈中，持续的痉挛发生在对侧。

许多学者认为 AARS 的半脱位是由于寰枢关节自然旋转受到阻力[2, 16, 17]。在 23° 范围内寰椎相对于枢椎可做任意方向旋转。在 23° ~65° 之间，翼韧带收紧会导致齿突的非线性旋转。超过 65° 的旋转都伴随着寰椎和枢椎的同步运动。

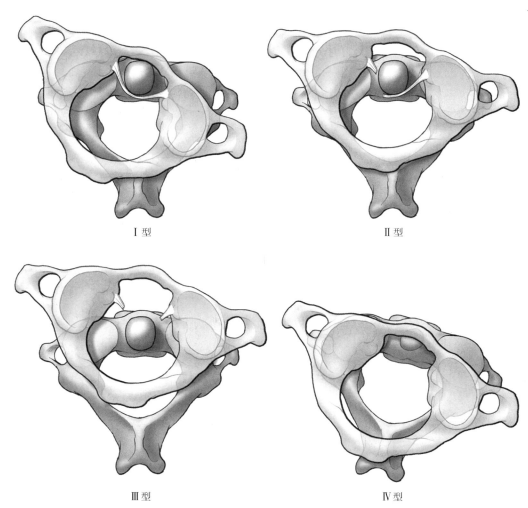

I 型   Ⅱ 型

Ⅲ 型   Ⅳ 型

图 15.2　寰枢关节旋转半脱位的 Fielding 和 Hawkins 分型。I 型是指横韧带完整，Ⅱ 型是指仅横韧带断裂，Ⅲ 型是指横韧带和翼韧带断裂，Ⅳ 型是指齿突发育不全伴 C2 寰椎后旋转移位（Used with permission from Barrow Neurological Institute, Phoenix, AZ. ）

I 型寰枢关节旋转半脱位

在 I 型 AARS 中，寰椎的孤立旋转大于 45°，由于齿突起到枢轴关节的作用，没有发生任何平行移位。I 型是最常见的 AARS 类型，可以通过复位和固定单独治疗。

Ⅱ型寰枢关节旋转半脱位

在Ⅱ型AARS中，寰椎旋转，其中一个外侧关节突作为枢轴关节，对侧关节突脱臼。Ⅱ型AARS涉及寰椎旋转超过40°，且仅存在横韧带缺损。由于枢椎连接处的解剖枢轴关节断裂，Ⅱ型AARS通常包括寰椎相对枢椎轴3~5 mm的前移位。如果在14天内确诊，Ⅱ型AARS可通过复位和Halo固定治疗。然而，损伤后超过14天确诊的需要行枕-寰-枢椎或寰-枢椎融合。

Ⅲ型寰枢关节旋转半脱位

Ⅲ型AARS涉及寰椎旋转，两侧侧块脱臼，寰椎相对齿突前移位超过5 mm。此外，翼状韧带和横韧带的破坏也与Ⅲ型AARS有关。这类AARS可采用复位和融合治疗[2, 15]。

Ⅳ型寰枢关节旋转半脱位

Ⅳ型AARS与Ⅲ型类似，两侧侧块均脱臼，但Ⅳ型由于齿突骨折或损伤，使寰椎相对于齿突发生后侧移位[2, 15]。与Ⅲ型AARS相似，Ⅳ型AARS采用复位融合治疗[2, 15]。

15.3.4 颅颈交界区骨折

颅颈交界区由于其复杂的解剖结构和其较大的活动范围，易受多种骨折类型的影响。儿童此部位的创伤性损伤通常涉及透明软骨结合（synchondrosis），透明软骨结合通常在5~7岁时融合[2, 18]。齿突透明软骨结合真性骨折导致齿突前移位，寰齿间隙正常[2, 18, 19]。虽然非移位性骨折可能难以发现，但移位性和非移位性透明软骨结合骨折均有53%的可能性与脊髓损伤相关[19, 20]。MRI显示的椎前软组织异常和CT显示的透明软骨结合增宽的证据有助于透明软骨结合骨折的诊断。齿突骨折可见于成人，也可见于年龄较大的儿童，是最常见的颅颈交界区骨折。根据Anderson和D Alonzo分类[21]，Ⅰ型、Ⅱ型和Ⅲ型齿突骨折分别发生在齿突尖端、基底部和C2椎体。

双侧神经中央透明软骨结合在3~6岁时趋于闭合，X线片上易被误认为是Hangman骨折（即峡部骨折）。此外，神经中央透明软骨结合骨折类似于齿突骨骺分离，可以通过外固定进行适当治疗[2, 22]。

寰椎骨折约占颈椎骨折的15%，并可伴有韧带损伤，如寰枕脱位[23, 24]。寰椎骨折在CT影像上最容易被发现，包括前弓、后弓、侧块或合并后弓骨折，称为Jefferson骨折。在稳定的情况下，孤立性C1骨折可采用Halo支具保守治疗[23]。

椎弓峡部骨折

峡部骨折，也称为Hangman骨折，是由过伸引起的损伤。孤立性峡部骨折通常不会导致神经损伤，因为峡部骨折通常会使椎管变宽。根据Effendi等的分类[25]，峡部骨折的特征是C2碎片向前或后移位，由Levine和Edwards首先在1985年修改该分类[26]，随后在2011年由Joaquim和Patel进一步修改[23]。

Ⅰ型峡部骨折

Ⅰ型峡部关节间骨折是峡部的细微骨折。没有位移及成角骨折或位移＜3 mm。

Ⅱ型峡部骨折

Ⅱ型关节间部骨折，C2相对C3有超过3 mm的前滑脱，此外还有严重的成角。平移最小的成角骨折为ⅡA型。

Ⅲ型峡部骨折

Ⅲ型骨折相对少见，类型包括前移位、单侧或双侧关节突关节脱位和严重成角畸形。这种类型的骨折是 C2 椎体滑脱伴双侧峡部骨折，多发生于高速创伤伴过伸和过屈病例中。和大多数颅颈交界区创伤一样，C2 峡部骨折的手术指征取决于不稳定的程度。Halo 牵引复位或佩戴支具适用于无严重成角或移位的峡部骨折。手术适用于广泛骨折、严重成角和小关节脱位[23, 27]。

15.4 特别注意点

应特别注意儿童患者中可能累及颅颈交界区的疾病。这些疾病包括：唐氏综合征、莫基奥综合征（和其他黏多糖贮积症）、Klippel-Feil 综合征，以及其他如 Chiari Ⅰ 型畸形、类风湿性关节炎和骨骼发育不良（所有这些都超出了本章讨论的范围）。

15.4.1 唐氏综合征

唐氏综合征（Down syndrome），或 21 三体综合征，是最常见的染色体疾病[28]。颅颈交界区韧带松弛，特别是横韧带松弛，可导致唐氏综合征患者发生进行性寰枢椎不稳。因此，10%~30% 的唐氏综合征患者的寰齿间隙增宽，超过 5 mm[29-31]。除寰枕活动度大[32]，唐氏综合征患者可能易发生齿突不全或齿突发育不全伴椎管狭窄[32-35]。

15.4.2 莫基奥综合征

莫基奥综合征（Morquio syndrome）患者（Ⅳ型黏多糖贮积症）存在产生 N - 乙酰半乳糖氨 - 6 - 硫酸酯酶（ⅣA 型）或 β - 半乳糖酶（ⅣB 型）的突变基因，而这两者都参与颅颈交界区的发育[36]。与唐氏综合征类似，莫基奥综合征患者易因齿突发育不全而导致寰枢不稳，但他们也可能有齿突后壁软组织肿块导致椎管狭窄[37]。

15.4.3 Klippel-Feil 综合征

该综合征有三个典型的诊断标准：短颈、低发际线和颈部活动受限，50% 的患者中都存在这三种表现[2, 38]。Klippel-Feil 综合征较为复杂，表现为椎体融合，且过早出现颈椎椎关节强硬的症状。而颈椎的异常融合增加力臂，导致颈椎不稳。Klippel-Feil 综合征患者，特别是有外伤史的患者，应仔细评估，因为存在枕 – 寰 – 枢椎不稳定和椎动脉损伤的高风险[39, 40]。

15.4.4 其他疾病

迪格奥尔格综合征（DiGeorge syndrome）是一种罕见的先天性疾病，常常累及颅颈交界区和其他器官系统。超过一半（59%）的迪格奥尔格综合征患者有 C1 后弓开放，58% 有齿突畸形，34% 有 C2~C3 融合[2, 41]。此外，有以下疾病的患者也容易发生颅颈不稳：Goldenhar 综合征（眼 – 耳 – 椎体综合征）、先天性脊柱骨骺发育不良、成骨不全症和幼年特发性关节炎。

游离齿突是一种解剖异常，是位于 C2 椎体上方的小圆形或卵圆形皮质小骨。游离齿突分为两种类型：原位和异位。区分两者有对治疗有重要意义。异位的游离齿突向前方迁移并融合到颅底骨，而原位的游离齿突骨沿 C1 前弓移动[42]。其中，原位齿突可复位至正常生理位置。

15.5 颅颈交界区损伤的诊断

影像学检查是小儿颅颈交界区损伤评估的主要手段。虽然 X 线片优于其他成像技术，但颅颈交界区损伤的诊断需要成像技术和多模态评估。在 Woodring 和 Lee 的一项研究中发现[43]，在 216 例颈椎外伤患者中，61% 的骨折和 36% 的半脱位 / 脱位在正侧位片和张口位 X 线片上未被发现。而高分辨率 CT 成像对评估骨结构和骨间隙最有意义。同时，MRI 在评估软组织结构、韧带、脊髓和神经根方面更有优势[2, 44]。

当对怀疑颅颈交界区损伤的患儿进行影像学检查时，应考虑创伤的机制和最常见的损伤。大多数 10 岁以下的颅颈交界区损伤患儿在没有骨折的情况下有韧带损伤。相比之下，在年龄较大的儿童患者中，80% 存在颈椎骨折；其余的只有韧带损伤，没有骨折[45, 46]。虽然影像学上可能缺乏异常或骨折的证据，但由于创伤后可能发生上颈椎部位的脊髓损伤，因此对幼儿患者进行进一步的 MRI 评估是必要的[2]。

AOD 是一种可能危及生命的创伤性疾病，需要仔细评估。根据 Pang 的建议，当怀疑有创伤性 AOD 时，应仔细测量 CCI，正常 CCI 关节间隙小于 2 mm。在冠状位 CT 上，CCI ≥ 4 mm 是诊断 AOD 的指标，特异性和敏感性均为 100%[8, 9]。CCI 测量方法优于其他三种方法，如 Sun interspinous ratio 法、dens-basin interval 法和 Powers ratio 法，这三种方法的灵敏度分别为 25%、50% 和 67%[8, 9, 47]。

寰齿距离可为寰枢关节半脱位提供诊断依据。在儿童中，寰齿距离在 X 线片水平超过 4 mm 就应当提高警惕。其他成像方式如 CT 和 MRI 可分别用于进一步确定 C1 侧块或横韧带的损伤。MRI 可清晰评估韧带信号强度或连续性的丢失。如前所述，区分Ⅰ型和Ⅱ型寰枢关节半脱位损伤是决定治疗方案的关键[2, 14, 48]。

颈椎管狭窄在年龄较大或体型较大的儿童中，并不是一种罕见的疾病。如前所述，颈椎管狭窄可导致年轻运动员颈髓神经失用症。颈椎管狭窄症可通过测量椎管前后径来评估。颈椎管正常直径为 17 mm，相对狭窄为 10～13 mm，绝对狭窄为直径小于 10 mm。但是，椎管直径向尾侧逐渐减小，C1 水平的正常值为 23 mm，C2 水平为 20 mm，C3 水平到 C6 水平为 17 mm，C7 水平为 15 mm。一个更可靠的方法是 Torg（即 Torg Pavlov）比值，即测量椎管直径与相应椎体直径的比值[49]。小于 0.8 的比值对诊断颈椎管狭窄敏感性高，特异性低[49, 50]。

15.6 治疗

颅颈交界区外伤伴发上颈段脊髓或延髓脊髓区损伤可危及生命。在紧急情况下，应升高平均动脉压以维持脊髓灌注[51]。尽管关于儿童患者的参数有限，但根据第三次美国成人急性脊髓损伤随机对照试验的结果，目前不建议使用甲泼尼龙治疗脊髓损伤[52]。

牵引复位是一种有效的保守治疗方式，可用于恢复慢性颅颈交界区损伤序列。对于急性颅颈交界区损伤，特别是不稳定情况下，禁止使用牵引，因为可能导致进一步脊髓牵拉和神经损伤。肌松剂结合牵引可使 60% 难复性儿童患者复位[53]。由于会对血管和脊髓产生牵拉，术中牵引应始终在神经电生理监测下完成。

颅颈交界区损伤的手术治疗多选用后路固定融合术（图 15.3～图 15.6）。

然而，由于儿童骨骼未发育成熟，行内固定治疗具有挑战性。年幼患儿的椎弓根、关节面和侧块可能太小,不适合螺钉固定,这也会对邻近结构造成不当的损伤。Steinmann 针固定和钢丝固定可首选用于儿童患者(图 15.4)。骨移植物的使用可提高融合率(图 15.3,图 15.5)[54]。在 Ahmed 等的一项研究中[55],自体肋骨移植物的融合失败率低于髂骨移植物。如何选择使用钢丝缠绕自体骨、钢丝缠绕固定棒或钉棒固定方式,很大程度上取决于患者的解剖结构和损伤的特征(图 15.7)。一般来说,在颅颈交界区行关节融合术需要采用结构骨移植提高骨融合率。从生物力学角度来看,钉棒技术存在优势,但一般不能用于 3 岁以下儿童,包括 Brooks 和 Jenkins 融合[56]、Dickman-Sonntag 棘间融合[57]。

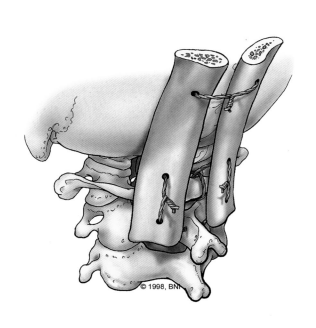

图 15.3　使用肋骨的骨移植物连接枕骨和颈椎椎板的枕颈融合(Used with permission from Barrow Neurological Institute, Phoenix, AZ.)

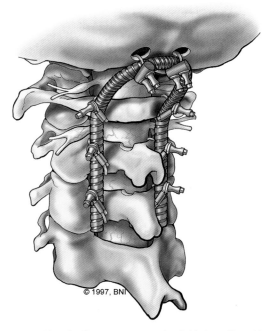

图 15.4　使用螺纹 Steinmann 钉连接上颈椎和枕骨的枕颈融合技术(Used with permission from Barrow Neurological Institute, Phoenix, AZ.)

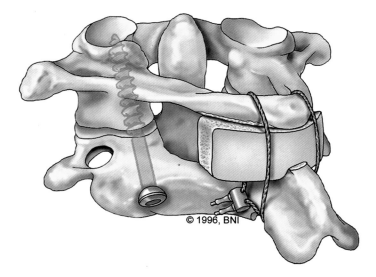

图 15.5　寰枢椎固定采用经关节螺钉固定,在 C2 棘突、寰椎间植骨并用电缆或钢丝环固定(Used with permission from Barrow Neurological Institute, Phoenix, AZ.)

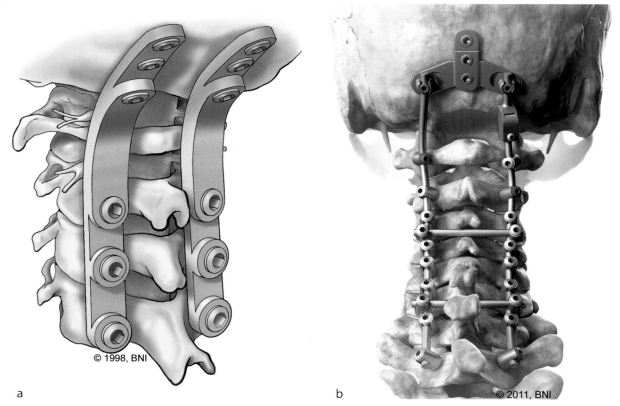

图 15.6 （a）枕颈螺钉钢板（即 Roy-Camille 钢板）。（b）具有多轴螺钉和棒的现代结构（Used with permission from Barrow Neurological Institute, Phoenix, AZ.）

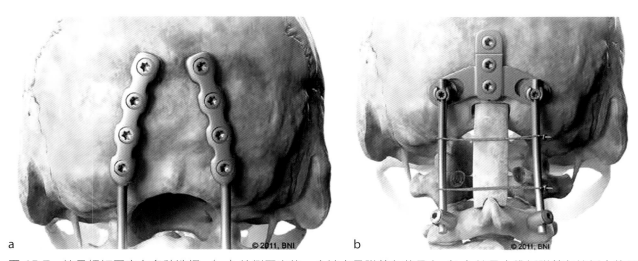

图 15.7 枕骨螺钉固定有多种选择。（a）外侧固定的一个缺点是附着在薄骨上；（b）枕骨中线板附着在枕板中的厚骨上。枕板中线图显示放置了肋骨移植物后的枕-C2 融合结构的后视图，该结构位于枕骨和 C2 棘突之间，提供了额外的稳定性支持（Used with permission from Barrow Neurological Institute, Phoenix, AZ.）

在某些特定情况下需要行前路手术，如经口减压和齿突螺钉固定术。难治性上颈髓或延髓的腹侧中线硬膜外压迫，需要经口入路，但该技术的固定技术和可操作空间有限[58-60]。直接螺钉固定齿突骨折存在优势，保留了枕颈部活动度。然而，这种技术对十字韧带的完整性有一定的要求[55,58]。

由于颅颈交界区邻近的关键结构及其解剖复杂性，行小儿颅颈交界区关节融合术时应考虑采用神经导航。固定物错位、神经损伤和椎动脉损伤并发症的发生率分别是 31%、5% 和 2%[61,62]。谨慎的术前计划和娴熟的操作技术可以降低手术风险。

颅颈交界区独特而复杂的解剖结构使得该区域的外伤处理具有挑战性。每个病例都是独特的，治疗必须根据患者和损伤情况而定。

参考文献

[1] Drake J, Vogl A, Mitchell A. Gray's Anatomy for Students. 3rd ed. Philadelphia, PA: Elsevier Churchill Livingstone; 2013

[2] Oppenlander M, Clark J, Sonntag VNT. Pediatric craniovertebral junction trauma. In: Schramm J, Di Rocco C, Akalan N, eds. Advances and Technical Standards in Neurosurgery. New York, NY: Springer; 2014:333-353

[3] Vanderah T, Gould D. Nolte's the Human Brain. 7th ed. Philadelphia, PA: Elsevier; 2015

[4] Lang J. Clinical Anatomy of the Cervical Spine. Stuttgart, Germany: Thieme; 1993

[5] Tubbs RS, Hallock JD, Radcliff V, et al. Ligaments of the craniocervical junction. J Neurosurg Spine. 2011; 14(6): 697-709 PubMed

[6] Hall GC, Kinsman MJ, Nazar RG, et al. Atlanto-occipital dislocation. World J Orthop. 2015; 6(2): 236-243 PubMed

[7] Fisher CG, Sun JC, Dvorak M. Recognition and management of atlanto-occipital dislocation: improving survival from an often fatal condition. Can J Surg. 2001; 44(6): 412-420 PubMed

[8] Traynelis VC, Marano GD, Dunker RO, Kaufman HH. Traumatic atlanto-occipital dislocation. Case report. J Neurosurg. 1986; 65(6): 863-870 PubMed

[9] Pang D, Nemzek WR, Zovickian J. Atlanto-occipital dislocation—part 2: the clinical use of (occipital) condyle-C1 interval, comparison with other diagnostic methods, and the manifestation, management, and outcome of atlanto-occipital dislocation in children. Neurosurgery. 2007; 61(5): 995-1015, discussion 1015 PubMed

[10] Garrett M, Consiglieri G, Kakarla UK, Chang SW, Dickman CA. Occipitoatlantal dislocation. Neurosurgery. 2010; 66(3) Suppl: 48-55 PubMed

[11] Bucholz RW, Burkhead WZ. The pathological anatomy of fatal atlanto-occipital dislocations. J Bone Joint Surg Am. 1979; 61(2): 248-250 PubMed

[12] Horn EM, Feiz-Erfan I, Lekovic GP, Dickman CA, Sonntag VK, Theodore N. Survivors of occipitoatlantal dislocation injuries: imaging and clinical correlates. J Neurosurg Spine. 2007; 6(2): 113-120 PubMed

[13] Maiman DJ, Cusick JF. Traumatic atlantoaxial dislocation. Surg Neurol. 1982; 18(5): 388-392 PubMed

[14] Dickman CA, Greene KA, Sonntag VK. Injuries involving the transverse atlantal ligament: classification and treatment guidelines based upon experience with 39 injuries. Neurosurgery. 1996; 38(1): 44-50 PubMed

[15] Fielding JW, Hawkins RJ. Atlanto-axial rotatory fixation. (Fixed rotatory subluxation of the atlanto-axial joint). J Bone Joint Surg Am. 1977; 59(1): 37-44 PubMed

[16] Pang D. Atlantoaxial rotatory fixation. Neurosurgery. 2010; 66(3) Suppl: 161-183 PubMed

[17] Pang D, Li V. Atlantoaxial rotatory fixation: part 2—new diagnostic paradigm and a new classification based on motion analysis using computed tomographic imaging. Neurosurgery. 2005; 57(5): 941-953, discussion 941-953 PubMed

[18] Bailey DK. The normal cervical spine in infants and children. Radiology. 1952; 59(5): 712-719 PubMed

[19] Connolly B, Emery D, Armstrong D. The odontoid synchondrotic slip: an injury unique to young children. Pediatr Radiol. 1995; 25 Suppl 1: S129-S133 PubMed

[20] Fassett DR, McCall T, Brockmeyer DL. Odontoid synchondrosis fractures in children. Neurosurg Focus. 2006; 20(2): E7 PubMed

[21] Anderson LD, D'Alonzo RT. Fractures of the odontoid process of the axis. J Bone Joint Surg Am. 1974; 56(8): 1663-1674 PubMed

[22] Swischuk LE, Hayden CKJr, Sarwar M. The dens-arch synchondrosis versus the hangman's fracture. Pediatr Radiol. 1979; 8(2): 100-102 PubMed

[23] Joaquim AF, Patel AA. Craniocervical traumatic injuries: evaluation and surgical decision making. Global Spine J. 2011; 1(1): 37-42 PubMed

[24] Hadley MN, Dickman CA, Browner CM, Sonntag VK. Acute traumatic atlas fractures: management and long term outcome. Neurosurgery. 1988; 23(1): 31-35 PubMed

[25] Effendi B, Roy D, Cornish B, Dussault RG, Laurin CA. Fractures of the ring of the axis. A classification based on the analysis of 131 cases. J Bone Joint Surg Br. 1981; 63-B(3): 319-327 PubMed

[26] Levine AM, Edwards CC. The management of traumatic spondylolisthesis of the axis. J Bone Joint Surg Am. 1985; 67(2): 217-226 PubMed

[27] Hadley MN, Walters BC, Grabb PA, et al. Guidelines for the management of acute cervical spine and spinal cord injuries. Clin Neurosurg. 2002; 49: 407-498 PubMed

[28] Jones K. Chromosomal abnormality syndromes. In: Jones K, ed. Smith's Recognizable Patterns of Human Malformations. Philadephia, PA: Saunders; 2013:8-10

[29] Caird MS, Wills BP, Dormans JP. Down syndrome in children: the role of the orthopaedic surgeon. J Am Acad Orthop Surg. 2006; 14(11): 610-619 PubMed

[30] Doyle JS, Lauerman WC, Wood KB, Krause DR. Complications and long-term outcome of upper cervical spine arthrodesis in patients with Down syndrome. Spine. 1996; 21(10): 1223-1231 PubMed

[31] Ferguson RL, Putney ME, Allen BLJr. Comparison of neurologic deficits with atlanto-dens intervals in patients with Down syndrome. J Spinal Disord. 1997; 10(3): 246-252 PubMed

[32] Wellborn CC, Sturm PF, Hatch RS, Bomze SR, Jablonski K. Intraobserver reproducibility and interobserver reliability of cervical spine measurements. J Pediatr Orthop. 2000; 20(1): 66-70 PubMed

[33] Wiesel SW, Rothman RH. Occipitoatlantal hypermobility. Spine. 1979; 4(3): 187-191 PubMed

[34] Matsunaga S, Imakiire T, Koga H, et al. Occult spinal canal stenosis due to C-1 hypoplasia in children with Down syndrome. J Neurosurg. 2007; 107(6) Suppl: 457-459 PubMed

[35] Segal LS, Drummond DS, Zanotti RM, Ecker ML, Mubarak SJ. Complications of posterior arthrodesis of the cervical spine in patients who have Down syndrome. J Bone Joint Surg Am. 1991; 73(10): 1547-1554 PubMed

[36] Montaño AM, Tomatsu S, Gottesman GS, Smith M, Orii T. International Morquio A Registry: clinical manifestation and natural course of Morquio A disease. J Inherit Metab Dis. 2007; 30(2): 165-174 PubMed

[37] Kulkarni MV, Williams JC, Yeakley JW, et al. Magnetic resonance imaging in the diagnosis of the cranio-cervical manifestations of the mucopolysaccharidoses. Magn Reson Imaging. 1987; 5(5): 317-323 PubMed

[38] Tracy MR, Dormans JP, Kusumi K. Klippel-Feil syndrome: clinical features and current understanding of etiology. Clin Orthop Relat Res. 2004(424): 183-190 PubMed

[39] Hasan I, Wapnick S, Kutscher ML, Couldwell WT. Vertebral arterial dissection associated with Klippel-Feil syndrome in a child. Childs Nerv Syst. 2002; 18(1-2): 67-70 PubMed

[40] Nagib MG, Maxwell RE, Chou SN. Identification and management of high-risk patients with Klippel-Feil syndrome. J Neurosurg. 1984; 61(3): 523-530 PubMed

[41] Ricchetti ET, States L, Hosalkar HS, et al. Radiographic study of the upper cervical spine in the 22q11.2 deletion syndrome. J Bone Joint Surg Am. 2004; 86-A(8): 1751-1760 PubMed

[42] Arvin B, Fournier-Gosselin MP, Fehlings MG. Os odontoideum: etiology and surgical management. Neurosurgery. 2010; 66(3) Suppl: 22-31 PubMed

[43] Woodring JH, Lee C. Limitations of cervical radiography in the evaluation of acute cervical trauma. J Trauma. 1993; 34(1): 32-39 PubMed

[44] Frank JB, Lim CK, Flynn JM, Dormans JP. The efficacy of magnetic resonance imaging in pediatric cervical spine clearance. Spine. 2002; 27(11): 1176-1179 PubMed

[45] Viccellio P, Simon H, Pressman BD, Shah MN, Mower WR, Hoffman JR, NEXUS Group. A prospective multicenter study of cervical spine injury in children. Pediatrics. 2001; 108(2): E20 PubMed

[46] Evans DL, Bethem D. Cervical spine injuries in children. J Pediatr Orthop. 1989; 9(5): 563-568 PubMed

[47] Dziurzynski K, Anderson PA, Bean DB, et al. A blinded assessment of radiographic criteria for atlanto-occipital dislocation. Spine. 2005; 30(12): 1427-1432 PubMed

[48] Klimo PJr, Ware ML, Gupta N, Brockmeyer D. Cervical spine trauma in the pediatric patient. Neurosurg Clin N Am. 2007; 18(4): 599-620 PubMed

[49] Pavlov H, Torg JS, Robie B, Jahre C. Cervical spinal stenosis: determination with vertebral body ratio method. Radiology. 1987; 164(3): 771-775 PubMed

[50] Boockvar JA, Durham SR, Sun PP. Cervical spinal stenosis and sports-related cervical cord neurapraxia in children. Spine. 2001; 26(24): 2709-2712, discussion 2713 PubMed

[51] Vale FL, Burns J, Jackson AB, Hadley MN. Combined medical and surgical treatment after acute spinal cord injury: results of a prospective pilot study to assess the merits of aggressive medical resuscitation and blood pressure management. J Neurosurg. 1997; 87(2): 239-246 PubMed

[52] Bracken MB, Shepard MJ, Holford TR, et al. Administration of methylprednisolone for 24 or 48 hours or tirilazad mesylate for 48 hours in the treatment of acute spinal cord injury. Results of the Third National Acute Spinal Cord Injury Randomized Controlled Trial. National Acute Spinal Cord Injury Study. JAMA. 1997; 277(20): 1597-1604 PubMed

[53] Dahdaleh NS, Dlouhy BJ, Menezes AH. Application of neuromuscular blockade and intraoperative 3D imaging in the reduction of basilar invagination. J Neurosurg Pediatr. 2012; 9(2): 119-124 PubMed

[54] Apostolides PJ, Dickman CA, Golfinos JG, Papadopoulos SM, Sonntag VK. Threaded steinmann pin fusion of the craniovertebral junction. Spine. 1996; 21(14): 1630-1637 PubMed

[55] Ahmed R, Traynelis VC, Menezes AH. Fusions at the craniovertebral junction. Childs Nerv Syst. 2008; 24(10): 1209-1224 PubMed

[56] Brooks AL, Jenkins EB. Atlanto-axial arthrodesis by the wedge compression method. J Bone Joint Surg Am. 1978; 60(3): 279-284 PubMed

[57] Dickman CA, Sonntag VK, Papadopoulos SM, Hadley MN. The interspinous method of posterior atlantoaxial arthrodesis. J Neurosurg. 1991; 74(2): 190-198 PubMed

[58] Sonntag VK, Dickman CA. Craniocervical stabilization. Clin Neurosurg. 1993; 40: 243-272 PubMed

[59] Oppenlander ME, Kalyvas J, Sonntag VK, Theodore N. Technical advances in pediatric craniovertebral junction surgery. Adv Tech Stand Neurosurg. 2014; 40: 201-213 PubMed

[60] Tuite GF, Veres R, Crockard HA, Sell D. Pediatric transoral surgery: indications, complications, and long-term outcome. J Neurosurg. 1996; 84(4): 573-583 PubMed

[61] Haque A, Price AV, Sklar FH, Swift DM, Weprin BE, Sacco DJ. Screw fixation of the upper cervical spine in the pediatric population. Clinical article. J Neurosurg Pediatr. 2009; 3(6): 529-533 PubMed

[62] Hedequist D, Proctor M. Screw fixation to C2 in children: a case series and technical report. J Pediatr Orthop. 2009; 29(1): 21-25 PubMed

16 颈椎穿透伤

Christine Hammer, James S. Harrop

摘要

颈椎穿透伤最常发生于 20~40 岁的男性，通常由于人为暴力损伤导致。其损伤机制包括弹道损伤和非弹道损伤。弹道损伤，常见的为枪伤，不常见的为射钉枪或军用级爆炸装置造成的伤害；非弹道穿透伤，最常见的为刀刺伤或其他锐器刺伤，不常见的为一些能够穿透皮肤的物体（如针、木头或玻璃碎片等）引发的事故或伤害。颈椎穿透伤引起颈椎不稳定相对少见，因此颈椎穿透伤通常可以保守治疗，或者颈围刚性固定，无需颈椎内固定。穿透的异物保留在体内有一定的感染风险，但对于抗生素治疗失败的患者，可采取手术治疗清创。激素的使用一直存在争议，因此不建议常规使用激素治疗颈椎穿透伤。

关键词 穿透性损伤 颈椎 稳定性 不稳定性 制动 减压 融合 脊髓损伤

16.1 引言

据美国国家脊髓损伤统计中心统计，在美国脊髓损伤（SCI）的发生率为百万分之 54，每年大约有 17 000 例新发的脊髓损伤病例[1]。其中累及颈椎的损伤占这些病例的一半以上[2]。然而，颈椎的穿透性损伤是导致脊髓损伤相对罕见的原因。这不仅是因为这种类型的损伤很少，也是因为穿透性脊髓损伤较少出现在颈椎[3]。在美国任意一家创伤中心，平均每年大约只有 10 例伤及颈椎的枪伤，且只有不到一半的受伤者能在最初的创伤中幸存下来[4]。此外，其他相关研究表明，在所有脊柱的穿透性损伤中（包含颈椎），出现脊髓损伤的比例不到 10%。其中颈椎穿透性损伤继发颈椎不稳定的发生率为 0.2%~4%，其中相对较少的患者需要通过手术内固定或支具外固定进行制动治疗[4]。

既往研究表明，约 80% 的新发脊髓损伤发生在男性。然而，在过去的几十年里，女性脊髓损伤的发病率有上升的趋势[5]。相关研究数据表明颈椎损伤（包括穿透伤）目前仍然是以男性最常见[6]。在美国，非拉美裔黑人在脊髓损伤病例中所占的比例不等于其在总体人群中的占比[1]。虽然脊髓损伤最常见的发生年龄为 20~40 岁，但其存在双峰分布，第二个较小的发病高峰出现在 65 岁以上的人群中[7]。近年来颈椎损伤患者的平均年龄一直在上升，这与普通人群的平均寿命在稳步上升相一致。颈椎穿透性损伤患者的年龄分布集中在 20~40 岁[8]。

总的来说，导致脊髓损伤最常见的原因从高到低排列依次是机动车事故、跌倒、暴力行为和体育娱乐活动等[9]。然而，在颈椎遭受穿透伤的患者中，最常报道的损伤机制是暴力行为，其次是意外事故。视地理位置不同，导致颈椎穿透伤的首要原因也存在差异，在美国，枪伤是更为常见，而在发展中国家，刺伤是主要因素[4]。

16.2 损伤机制

颈部穿透伤是发生在锁骨和颅底之间的损伤。该部位被分为三个区域，即环状软骨平面以下为 1 区，下颌角以上为 3 区，两者之间为 2 区。在这三个区域中的任何一个区域受伤都可能导致脊柱损伤（图 16.1）[10]。

2 区是颈部最大和最容易进行手术的区域。下颌骨限制了从颈前方进入 3 区的手术入路，而胸骨和锁骨的胸骨端骨结构可能阻碍进入 1 区的手术入路。当存在 1 区穿透性损伤时，除了脊柱，纵隔结构也有被损伤的风险。颈部 3 区的穿透伤可能伴随颅底和颅面部的损伤。涉及颈椎的穿透伤可大致分为弹道伤和投射伤[11]。通俗地说，弹道伤害通常涉及子弹、射钉枪或其他弹道来源（例如弓箭、与爆炸有关的碎片等）。非弹道损伤主要为刺伤，包括刀和其他锐性物体引起的损伤[12]。

经典力学公式 $KE = 1/2mv^2$ 将射弹的动能与其质量和速度联系起来。因此，预测损伤大小的最重要因素是子弹离开枪口的初速度。军用武器的初速度比民用武器如手枪的初速度要大得多[13]。除了子弹本身造成的损伤之外，其携带的动能传递到组织中形成空化波，进一步造成比射弹路径更大和更广范围的椭圆形的组织损伤。临时灶性空化的形成更多的是由高速射弹导致的［速度为 2000~3000 英尺 / 秒（610~914 m/s）］，而普通民用手枪和猎枪的射弹离开枪口的初速度仅为 1000~2000 英尺 / 秒（305~610 m/s）[13]。然而，这与空心子弹所利用的原理相同，在撞击骨骼时子弹通常会变形和膨胀导致损伤进一步增加[14]。研究表明，射弹穿透骨骼需要 6.8 J 的能量，而子弹穿透过程中传递的最大能量可能在 64~115 J 之间[15]。

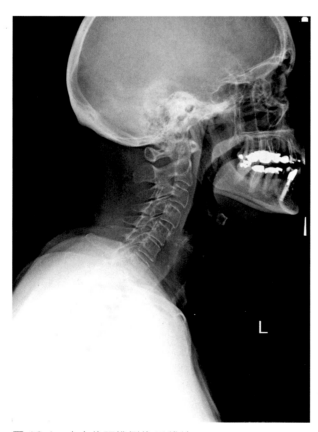

图 16.1　中立位颈椎侧位 X 线片

武器的材料和设计也影响损伤的严重程度。例如，从子弹碎片到空心子弹（撞击时即爆炸），再到子弹长度和所使用的材料。子弹的类型可能会影响穿透伤诊治时的外科手术策略。大多数子弹有一个铅芯，但外壳可以由铜、黄铜或镍制成。这些物质都有潜在的毒性。据报道，子弹嵌在脊柱内会导致铅中毒。铜蓄积中毒导致脑组织和兔脊髓神经元的坏死也均在文献中有相关报道[16]。

16.3　评估和治疗

16.3.1　初步评估

颈椎穿透性损伤应根据适用的基本或高级创伤生命支持指南对患者进行伤情评估和稳定支持治疗。颈部三个区域中的任何一个受伤都可能危及患者的气道。此外，3区的损伤可能会损害颅底的完整性。因此，这类损伤可能会导致无法经口或经鼻气管插管。每一个颈椎穿透伤都必须根据实际的具体情况进行个体化评估，并且必须保证气道通畅。失血可能导致持续性或进行性加重的低血压，进而影响脊髓血液灌注并进一步加重脊髓损伤。因此，快速的血液循环评估和维持血压稳定至关重要。根据目前的创伤指南，有必要预防性应用破伤风疫苗或免疫球蛋白[17]。如果存在神经损伤，应进行完整的神经功能评估，以了解神经损伤的范围和严重程度。颈椎穿透性损伤评估的关键体格检查包括上肢和下肢的感觉和运动功能，以及肛门直肠检查（评估骶骨和骶丛神经是否受累）。任何明显的残留物体，如刀柄和刀片，都应暂时留在原处直到通过影像学评估完整清晰地了解弹道轨迹、深度和神经血管结构的受累情况[18]。此外，残留的异物可能作为填塞物减少大出血和血肿的发生，不应轻易将其清除[13]。

16.3.2　影像学评估

X线和CT是评估颈椎穿透性损伤的主要影像学检查。此外，CT血管造影可用于评估颈部（如椎动脉/颈内和颈外动脉）和头部的血管结构是否存在损伤。丹佛筛查标准（DSC）以及修订版的孟菲斯标准可用于指导CTA的规范化使用[19]。丹佛筛查标准的症状和体征包括：

- 局灶性神经损害。
- 动脉性出血。
- 颈部血管杂音或震颤（<50岁）。
- 头部CT显示存在脑梗死。
- 进行性加重的颈部血肿。
- 神经功能体检结果与头部CT结果不符。

对于幸存下来的枪伤患者，影像学检查时子弹产生的伪影可能会影响对骨折的评估。额外的MRI可对椎间盘韧带复合体的损伤状况进行评估，但子弹等金属残留物的存在可能是该项检查的禁忌证[4]。放射科医生评估MRI检查的安全性，其必须考虑碎片所处的解剖位置，即碎片与静脉、动脉和神经结构的相互位置关系[4]。最近的一项前瞻性研究发现，颈部枪伤的患者进行MRI检查时，研究者没有发现残留子弹或碎片迁移，表明MRI检查可用于评估相关患者[20]。穿透性脊髓损伤的MRI特征与其他类型的脊髓损伤类似，包括T_2加权像脊髓内高信号或短时间反转恢复序列（STIR，常用的脂肪抑制序列之一）中椎间盘或韧带损伤后呈现高信号[21]。

除了脊柱和脊髓之外，颈部穿透伤对颅外颈动脉和椎动脉也可能造成损伤。因此，对于此类患者均应考虑进行颅颈部血管系统的影像学评估。最初的筛查可通过CTA进行；然而，患者一旦有任何疑似血管损伤的症状，都应考虑使用数字减影血管造影术进一步评估。在一项对187例于

2003—2008 年中东冲突期间因遭受钝性或穿透性颅脑损伤而接受数字减影血管造影的美国军人进行的系列病例研究显示，血管损伤的发生率为 26.2%[6]。在 15 例遭遇颈部穿透性损伤而存活的患者中，医生观察到的血管损伤情况包括 4 例颈内动脉和 1 例椎动脉夹层，5 例颈内动脉和 4 例椎动脉假性动脉瘤，1 例颈内动脉和 1 例椎动脉动静脉瘘，1 例颈外动脉假性动脉瘤。其中的大多数都可以接受血管内介入治疗。在这组血管病变中，颈动脉假性动脉瘤是最有可能需要通过开放手术治疗的病变。一名 30 岁男性的颈椎 CT 图像，他的颈部和躯干遭受了多处枪伤，但是幸存了下来（图16.2）。从神经损伤的角度来看该患者表现为四肢瘫，并合并血流动力学不稳，可能合并颈内动脉或其他大血管损伤。患者因此接受了血管外科和普通外科的联合手术，在行胸骨切开术时，手术医生遭遇了大出血，怀疑可能由于无名动脉或右侧颈总动脉的损伤所致。在随后的血管外科手术中，手术医生发现右侧颈总动脉的损伤在 50% 以上。他们切除了受损的血管组织并用涤纶补片修补重建了血管。术后患者接受了颈部 CTA 检查，结果显示右侧椎动脉的起始处被子弹碎片压迫导致显影模糊，直到椎动脉 V4 段才重新显影。而双侧颈内动脉和颈外动脉完好无损，无造影剂溢出的迹象。

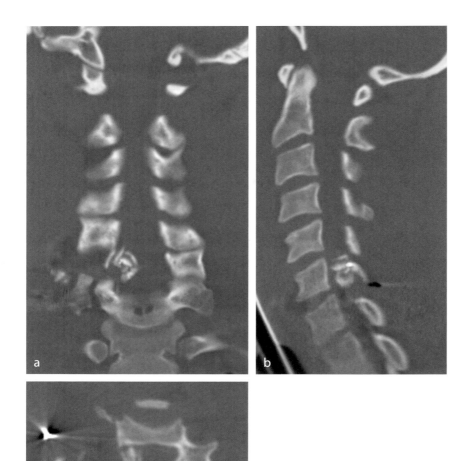

图 16.2　一名 30 岁的男性遭遇多处枪伤，右侧颈内动脉损伤。颈椎 CT 图像从多角度显示枪伤导致的颈椎损伤，包括子弹碎片对 C6 水平右侧椎动脉的压迫遮蔽

16.3.3 药物治疗

是否需要在发生急性脊髓损伤后大剂量使用类固醇激素目前仍旧存在争议。既往已有许多相关研究评估了在该患者群体中使用类固醇激素的风险和益处。Levy 等发现甲泼尼龙虽然不能显著改善脊髓损伤和枪伤患者的预后，但也没有显著增加并发症的发生率[22]。Heary 等进行了一项文献回顾，他们发现使用甲泼尼龙或地塞米松并没有获得明显的神经功能改善[23]。

来自外部的污染源和（或）内部来源（如子弹穿透内脏黏膜表面）的污物导致的潜在感染是穿透性损伤的一种固有风险[16]。目前，尚不被推荐预防性使用抗生素，但在感染的情况下仍需使用抗生素。如果使用广谱抗生素抗感染治疗失败，则需要进行清创冲洗治疗。

颈椎的制动固定不仅增加了医疗费用，限制了康复治疗的效果，还可能导致肌肉萎缩，同时增加了皮肤破裂和压疮形成的风险。Eftekhary 等的一项回顾性研究发现，目前普遍存在过度使用支具治疗枪伤相关的脊髓损伤的情况，颈椎支具并不能有效预防迟发性脊柱后凸畸形或神经功能的恶化[3]。其他研究同样发现，与穿透性损伤相关的颈椎不稳定发生率较低，因此他们认为在没有神经功能损伤或明显的椎间盘韧带断裂的影像学证据的情况下，不推荐使用颈椎支具进行外固定[24]。在另一项对颈部穿透性损伤患者的回顾性研究中，枪伤导致的颈椎不稳定的发生率<1%，而在锐器刺伤的患者中并没有颈椎不稳定的情况发生，因此他们支持针对颈椎的穿透性损伤并不需要使用颈椎外固定支具[11]。

16.3.4 手术治疗

颈椎穿透伤的患者颈椎不稳和颈髓损伤并不常见[4]。神经系统功能完好且没有遗留大块异物的颈椎穿透伤患者一般不需要颈椎外固定，保守治疗即可[4]。

椎板切除减压术可用于治疗椎管内血肿、骨碎片或其他异物造成的持续性神经压迫、椎管内或椎旁感染或需要移除残留穿透物体（如刀柄或刀片）的患者，以利于患者恢复[18]。无论是军方和民间的文献都认为对存在不完全性神经损伤和椎管侵占的患者，外科医生应尽量在24~48小时进行手术，否则椎板切除减压术可能并不能改善神经功能[25]。对于无神经功能损害或者完全性神经损害的枪伤患者，不建议进行椎板切除减压术取出小碎片或尝试修补脑脊液漏，除非存在持续性脑脊液漏导致瘘管形成[4]。椎管切除减压取出小碎片的手术必然会需要对神经组织进行操作，因此存在加重神经水肿或者扩大神经损伤范围的可能，无法保护或者改善神经功能。但是，对于有异物卡在骨头内的患者（例如刀片），手术取出异物是非常重要的[26]。

然而，在某些特殊情况下必须进行手术干预。其中一种情况是穿刺物有倒钩，例如射钉枪的钉子或弓箭的箭头。移除此类穿刺物有可能导致倒钩张开后继发的软组织和神经血管的二次损伤[12]。Nathoo 等建议研究分析类似含倒钩的钉子在移除过程中倒钩的位置变化，以起到教育警示作用[12]。另一种特殊情况是当体内残留异物为含铅或铜碎片时，需要考虑其潜在的毒性作用[23]，这在涉及军事人员的案例中可能特别重要。简易爆炸装置可能含有成分未知或多种不同的金属成分构成的弹头，在某些情况下可能有毒性甚至具有放射性。

任意损伤机制导致的颈椎穿透性损伤，一旦出现脑脊液漏，可尝试保守治疗，缝合封闭切口联合腰椎穿刺引流；保守治疗失败时可尝试开放手术进行硬膜缝合封闭或补片修补术，手术后需要进行脑脊液分流术[27]。

在大多数颈椎穿透性损伤的病例中，韧带损伤并不常见，因此对脊柱内固定的需求并不高。然而，如果因存在颈椎不稳定或椎板切除减压术后医源性的颈椎不稳定而需要进行颈椎内固定时，应在评估骨折形态和不稳定性后决定采用前路、后路还是联合手术入路[3, 11, 16, 24, 28-30]。AOSpine 下颈椎损伤分类系统可以提供一个概念性框架来评估穿透性损伤后的颈椎不稳定性。高能量暴力导致关节突、关节囊韧带复合体和后方张力带损伤以及出现颈椎平移脱位型损伤均可能需要手术干预[31]。图 16.3 显示了 1 例在一起抢劫案中遭遇多处枪伤的 29 岁男性受害者。在就诊时，评估神经功能 ASIA A 级，感觉运动平面在 C5 水平，需要紧急进行颈椎前路减压内固定手术（C4～C6）。颈部的 CTA 检查结果显示椎动脉在左侧的 C4～C5 处和右侧的 C5～C6 处受压。虽然损伤水平上下仍可见血流，但考虑到双侧椎动脉损伤，手术后 24 小时内患者接受了静脉滴注肝素的抗凝治疗。当部分凝血活酶时间（PTT）正常时可长期应用华法林抗凝治疗。

动脉夹层通常可以单独用药物抗凝剂（治疗）。假性动脉瘤和动静脉瘘通常适合通过血管内介入治疗。然而，一些涉及椎动脉或颈动脉损伤的情况可能需要开放手术治疗[6, 18, 32]。与平民损伤类似，战争相关的椎动脉损伤比较少见。且通常与颈椎骨折同时发生[33]。相对于椎动脉闭塞和其他损伤，椎动脉 V2 段假性动脉瘤更为常见，可采用弹簧圈栓塞、支架辅助下弹簧圈栓塞或药物进行治疗[6, 33, 34]。

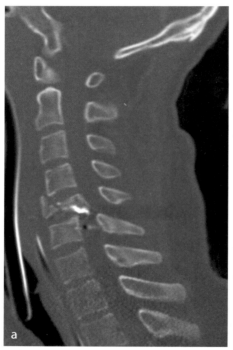
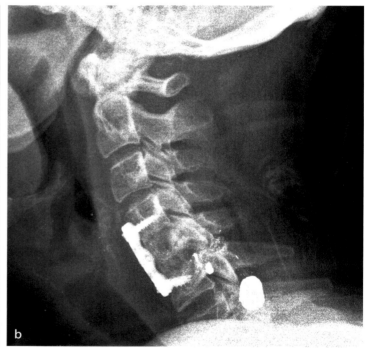
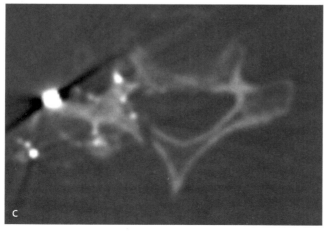

图 16.3　29 岁男性，抢劫案中枪伤受害者。（a、b）枪伤导致 C5 和 C6 椎体的广泛爆裂性骨折，C5 椎体碎骨块后移侵占大部分椎管导致骨性椎管狭窄，以及双侧 C5～C6 小关节断裂。（c）横断面图像显示椎动脉在 C4～C5 水平的左侧和 C5～C6 水平的右侧受压

参考文献

[1] National Spinal Cord Injury Statistical Center. Spinal cord injury: facts and figures at a glance from NSCISC Birmingham, AL: University of Alabama at Birmingham, 2016 https://www.nscisc.uab.edu/Public/Facts%20 2016.pdf

[2] DeVivo MJ, Chen Y. Trends in new injuries, prevalent cases, and aging with spinal cord injury. Arch Phys Med Rehabil. 2011; 92(3): 332-338 PubMed

[3] Eftekhary N, Nwosu K, McCoy E, Fukunaga D, Rolfe K. Overutilization of bracing in the management of penetrating spinal cord injury from gunshot wounds. J Neurosurg Spine. 2016; 25(1): 110-113. DOI: 10.3171/2015.12.SPINE151022. PubMed

[4] Beaty N, Slavin J, Diaz C, Zeleznick K, Ibrahimi D, Sansur CA. Cervical spine injury from gunshot wounds. J Neurosurg Spine. 2014; 21(3): 442-449 PubMed

[5] Devivo MJ. Epidemiology of traumatic spinal cord injury: trends and future implications. Spinal Cord. 2012; 50(5): 365-372 PubMed

[6] Bell RS, Vo AH, Roberts R, Wanebo J, Armonda RA. Wartime traumatic aneurysms: acute presentation, diagnosis, and multimodal treatment of 64 craniocervical arterial injuries. Neurosurgery. 2010; 66(1): 66-79, discussion 79 PubMed

[7] Clayton JL, Harris MB, Weintraub SL, et al. Risk factors for cervical spine injury. Injury. 2012; 43(4): 431-435 PubMed

[8] de Barros Filho TE, Cristante AF, Marcon RM, Ono A, Bilhar R. Gunshot injuries in the spine. Spinal Cord. 2014; 52(7): 504-510 PubMed

[9] Fredø HL, Rizvi SA, Lied B, Rønning P, Helseth E. The epidemiology of traumatic cervical spine fractures: a prospective population study from Norway. Scand J Trauma Resusc Emerg Med. 2012; 20: 85 PubMed

[10] Roon AJ, Christensen N. Evaluation and treatment of penetrating cervical injuries. J Trauma. 1979; 19(6): 391-397 PubMed

[11] Lustenberger T, Talving P, Lam L, et al. Unstable cervical spine fracture after penetrating neck injury: a rare entity in an analysis of 1,069 patients. J Trauma. 2011; 70(4): 870-872 PubMed

[12] Nathoo N, Sarkar A, Varma G, Mendel E. Nail-gun injury of the cervical spine: simple technique for removal of a barbed nail. J Neurosurg Spine. 2011; 15(1): 60-63 PubMed

[13] Patil R, Jaiswal G, Gupta TK. Gunshot wound causing complete spinal cord injury without mechanical violation of spinal axis: case report with review of literature. J Craniovertebr Junction Spine. 2015; 6(4): 149-157 PubMed

[14] Healey CD, Spilman SK, King BD, Sherrill JEII, Pelaez CA. Asymptomatic cervical spine fractures: current guidelines can fail older patients. J Trauma Acute Care Surg. 2017; 83(1): 119-125 PubMed

[15] Horsfall I, Prosser PD, Watson CH, Champion SM. An assessment of human performance in stabbing. Forensic Sci Int. 1999; 102(2-3): 79-89 PubMed

[16] Bono CM, Heary RF. Gunshot wounds to the spine. Spine J. 2004; 4(2): 230-240 PubMed

[17] Rhee P, Nunley MK, Demetriades D, Velmahos G, Doucet JJ. Tetanus and trauma: a review and recommendations. J Trauma. 2005; 58(5): 1082-1088 PubMed

[18] Enicker B, Gonya S, Hardcastle TC. Spinal stab injury with retained knife blades: 51 consecutive patients managed at a regional referral unit. Injury. 2015; 46(9): 1726-1733 PubMed

[19] Harrigan MR, Hadley MN, Dhall SS, et al. Management of vertebral artery injuries following non-penetrating cervical trauma. Neurosurgery. 2013; 72 Suppl 2: 234-243 PubMed

[20] Slavin J, Beaty N, Raghavan P, Sansur C, Aarabi B. Magnetic resonance imaging to evaluate cervical spinal cord injury from gunshot wounds from handguns. World Neurosurg. 2015; 84(6): 1916-1922 PubMed

[21] Gümüş M, Kapan M, Önder A, Böyük A, Girgin S, Taçyıldız I. Factors affecting morbidity in penetrating rectal injuries: a civilian experience. Ulus Travma Acil Cerrahi Derg. 2011; 17(5): 401-406 PubMed

[22] Levy ML, Gans W, Wijesinghe HS, SooHoo WE, Adkins RH, Stillerman CB. Use of methylprednisolone as an adjunct in the management of patients with penetrating spinal cord injury: outcome analysis. Neurosurgery. 1996; 39(6): 1141-1148, discussion 1148-1149 PubMed

[23] Heary RF, Vaccaro AR, Mesa JJ, et al. Steroids and gunshot wounds to the spine. Neurosurgery. 1997; 41(3): 576-583, discussion 583-584 PubMed

[24] Klein Y, Arieli I, Sagiv S, Peleg K, Ben-Galim P. Cervical spine injuries in civilian victims of explosions: should cervical collars be used? J Trauma Acute Care Surg. 2016; 80(6): 985-988 PubMed

[25] Jackson AB, Dijkers M, Devivo MJ, Poczatek RB. A demographic profile of new traumatic spinal cord injuries: change and stability over 30 years. Arch Phys Med Rehabil. 2004; 85(11): 1740-1748 PubMed

[26] Goldberg W, Mueller C, Panacek E, Tigges S, Hoffman JR, Mower WR, NEXUS Group. Distribution and patterns of blunt traumatic cervical spine injury. Ann Emerg Med. 2001; 38(1): 17-21 PubMed

[27] Wang Z, Liu Y, Qu Z, Leng J, Fu C, Liu G. Penetrating injury of the spinal cord treated surgically. Orthopedics. 2012; 35(7): E1136-E1140 PubMed

[28] Klimo PJr, Ragel BT, Rosner M, Gluf W, McCafferty R. Can surgery improve neurological function in penetrating spinal injury? A review of the military and civilian literature and treatment recommendations for military neurosurgeons. Neurosurg Focus. 2010; 28(5): E4 PubMed

[29] Medzon R, Rothenhaus T, Bono CM, Grindlinger G, Rathlev NK. Stability of cervical spine fractures after gunshot wounds to the head and neck. Spine. 2005; 30(20): 2274-2279 PubMed

[30] Schubl SD, Robitsek RJ, Sommerhalder C, et al. Cervical spine immobilization may be of value following firearm injury to the head and neck. Am J Emerg Med. 2016; 34(4): 726-729 PubMed

[31] Vaccaro AR, Schroeder GD, Kepler CK, et al. The surgical algorithm for the AOSpine thoracolumbar spine injury classification system. Eur Spine J. 2016; 25(4): 1087-1094 PubMed

[32] Xia X, Zhang F, Lu F, Jiang J, Wang L, Ma X. Stab wound with lodged knife tip causing spinal cord and vertebral artery injuries: case report and literature review. Spine. 2012; 37(15): E931-E934 PubMed

[33] Greer LT, Kuehn RB, Gillespie DL, et al. Contemporary management of combat-related vertebral artery injuries. J Trauma Acute Care Surg. 2013; 74(3): 818-824 PubMed

[34] Tannoury C, Degiacomo A. Fatal vertebral artery injury in penetrating cervical spine trauma. Case Rep Neurol Med. 2015; 2015: 571656. DOI: 10.1155/2015/571656. PubMed

17 颈椎外伤合并先天性椎管狭窄

Colin T. Dunn, Kelley E. Banagan, Steven C. Ludwig

摘要

先天性颈椎管狭窄症是一种骨性椎管狭窄，常并发颈椎退行性改变，继而表现为脊髓型颈椎病。虽有多个影像学标准被用于定义先天性椎管狭窄，如椎管正中矢状径和矢状面椎管椎体比值，但颈椎磁共振成像已逐渐成为首选的影像学检查。先天性椎管狭窄患者，尤其是那些参与接触性运动的患者，在颈椎创伤后出现神经损伤的风险更高。先天性颈椎管狭窄与许多此类损伤有关，包括颈髓神经失用症、臂丛神经失用症和脊髓中央管综合征。

先天性椎管狭窄会影响颈椎创伤患者能否重返赛场。虽然这种决定应对患者进行具体分析后作出，但已有多个标准用于判断先天性椎管狭窄患者能否被允许恢复接触性运动。先天性椎管狭窄患者颈椎创伤的临床处理差异不大，但对于有颈椎创伤风险的先天性椎管狭窄患者是否需要行预防性手术以及椎管狭窄的手术处理是否会影响重返赛场的决定目前仍存在争议。

关键词 先天性椎管狭窄 颈椎创伤 Torg 比值 颈髓神经失用症 针刺 脊髓中央管综合征

17.1 引言

颈椎管狭窄分为退行性和先天性两种类型。退行性椎管狭窄通常在较大年龄时出现并伴有脊髓病症状，这是由颈椎退行性病变侵犯颈椎管引起的。针对某些患者，椎管减压术可以通过减轻脊髓压迫来缓解症状。先天性椎管狭窄从患者很小的时候就存在，通常病因不明。有学者提出椎体骨化中心过早闭合以及神经激素介导的对成软骨细胞负性趋化作用可能与其发生有关[1, 2]。大多数先天性颈椎管狭窄患者在没有外伤或退行性改变的情况下是无明显临床表现的。

17.2 先天性椎管狭窄

17.2.1 先天性椎管狭窄的解剖学变化

先天性椎管狭窄的特点是在没有退行性改变的情况下，椎管面积在多个不同水平上均明显减少（图 17.1）。先天性椎管狭窄患者表现为更小的侧块、椎板长度和椎板 – 椎弓根角度，以及更大的椎板 – 椎间盘角度，导致椎管正中矢状径缩短[3]。先天性颈椎管狭窄与矢状面椎管直径和椎弓根间距的减小密切相关，但椎弓根长度无明显减小[4]。先天性椎管狭窄与多种疾病相关，包括软骨发育不全、Klippel-Feil 综合征、点状软骨发育不良和短纤维软骨发育不良[1]。

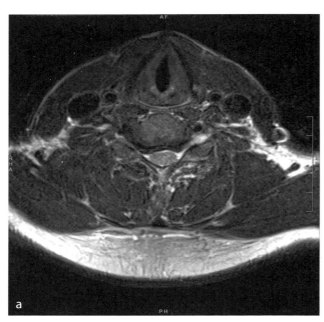
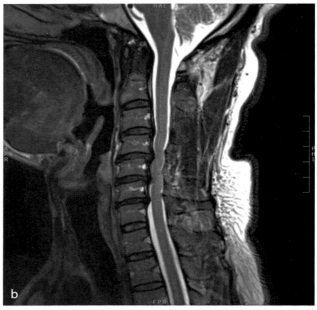

图 17.1 （a）轴位 T_2 加权像显示钩椎关节骨赘增生导致神经孔狭窄，右侧更明显，椎间盘突出导致中央椎管狭窄。（b）矢状位 T_2 加权像显示多层面的颈椎管狭窄。脊髓受压变形，但无信号变化

17.2.2 流行病学

由于缺乏公认的标准来定义先天性颈椎狭窄症，其真正发病率难以统计。在一项对骨骼标本的研究中，成人颈椎管狭窄的发生率约为 4.9%[5]。Nakashima 等[6]研究发现，在无症状研究对象中颈椎管狭窄（X 线片上椎管前后直径小于 14 mm）的发生率为 10.2%，在女性和老年患者中的发生率更高。足球运动员是一个特别容易遭受颈椎创伤的人群，各研究间对其先天性颈椎管狭窄患病率的评估结果各不相同。当使用 C3~C6 一个或多个节段的 Torg 比值＜0.8 来定义椎管狭窄时，职业足球运动员颈椎管狭窄的发生率约为 34%[7]。另一项对大学和高中足球运动员的研究发现，其中，7.6% 存在先天性颈椎狭窄[8]。

17.2.3 诊断

目前多种影像技术被应用于先天性颈椎管狭窄的诊断和评估。颈椎侧位片可用于评估颈椎管的骨性椎管直径，以鉴定筛选出先天性椎管狭窄的患者。骨性颈椎管矢状面直径的测量平均值从下颈椎的 17 mm 增加到 C1 的 23 mm。在任何节段低于 14 mm 的测量值都比正常值低 2 个标准差，因此该阈值被用来定义先天性颈椎管狭窄[9, 10]。

在侧位 X 线片上应用椎管与椎体矢状面前后径比率计算的 Torg 比值（图 17.2）是评估是否存在先天性颈椎管狭窄的常用参数。在计算该值时，在椎体中点处测量椎体的前后径，在椎体后缘和椎管后缘之间测量椎管的矢状直径。Pavlov 等[11]提出了使用 0.82 这个阈值来判断患者是否存在先天性颈椎管狭窄。相对于椎管正中矢状面直径，使用 Torg 比值的优势在于有利于消除由于目标距离、人体到胶片距离和身体体型差异引起的放大误差。

使用 Torg 比值评估颈椎管狭窄时因其对发现真正的颈椎管狭窄的阳性预测价值较差而备受争议，特别是在运动员中。Blackley 等[12]研究发现 CT 显示的 Torg 比值和椎管直径之间的相关性较差，Prasad 等[13]发现 MRI 显示的 Torg 比值与椎管内脊髓空间的相关性较差。Herzog 等[14]认为，

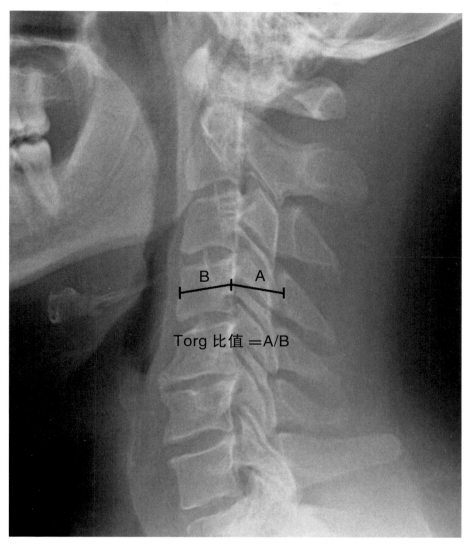

图 17.2 颈椎侧位片显示了 Torg 比值的计算方法。距离 A 为椎管正中矢状径，测量从椎体后缘到相应椎板前缘最近点之间的直线距离；距离 B 为椎体的正中矢状径，在椎体中心处测量的椎体中矢状面前后径

这些标准应用在足球运动员时其对椎管狭窄诊断的特异性较低，因为足球运动员的颈椎椎体直径较大，此时即使椎管直径正常，计算所得的 Torg 比值仍然较小。

Horne 等[15] 提出应用侧块 – 椎体后缘与椎管直径之比作为发育性颈椎管狭窄的一个新的影像学诊断指标。在确定该比率时，侧块测量值（lateral measurement，LM）为侧块后缘和椎体后缘之间的距离，椎管直径（canal diameter，CD）为椎板线和椎体后缘之间的距离。作者使用 C5 水平处的 LM/CD ≥ 0.735 作为鉴定成年人的发育性颈椎管狭窄的阈值标准，并且给出了良好的统计特征（特异性为 80%，敏感性为 76%）[15]。

MRI 和 CT 提供了脊柱软组织结构的更好分辨率，可更好地检测出先天性和获得性颈椎管狭窄。上述影像学检查及其相应参数被用于判断先天性椎管狭窄，包括 Torg 比值 < 0.82[16] 和脊髓周围脑脊液信号丢失[17]。联合使用 T_1 加权像和 T_2 加权像在轴位和矢状面上对整个颈椎进行 MRI，可提供对颈椎狭窄与否全面的综合性评估[18]。

17.3 先天性颈椎管狭窄在颈椎外伤时的神经损伤风险

17.3.1 永久性神经损伤

先天性颈椎管狭窄的患者通常无临床症状，直到脊椎退行性变化导致颈椎管进一步变窄。然而，患有先天性颈椎管狭窄的患者在颈椎创伤后更有可能遭受严重的神经损伤。

既往已有许多研究报告了先天性颈椎管狭窄和外伤性脊髓损伤之间存在密切联系。在 98 例经历过闭合性颈椎骨折和（或）脱位的患者中，Eismont 等[19]发现 X 线片上看到的椎管中矢状径的大小与外伤后神经损伤的发生与否和严重程度之间存在相关性。该研究中所有 14 例完全性四肢瘫痪患者的椎管直径均小于无神经功能缺损患者的平均直径。在另一项研究中，Kang 等[20]在 288 例颈椎急性骨折或脱位患者的 X 线片上测量了 Torg 比值和椎管中矢状径，发现椎管矢状径<13 mm 与脊髓损伤密切相关，且脊髓损伤组具有较小的 Torg 比值和椎管直径。

先天性颈椎管狭窄的患者在面对不显著的外伤时也可能出现神经损害增加的风险。Aebli 等[21]回顾性研究了遭遇轻微颈椎外伤患者的影像学特征，包括 68 例急性颈髓损伤的患者和 45 例无神经损害的患者，研究发现颈髓损伤组的 Torg 比值明显小于非颈髓损伤组。然而，他们并没有发现 Torg 比值和颈髓损伤的严重程度（美国脊髓损伤评分系统）之间存在负相关，也没有发现 Torg 比值在脊髓损伤康复组和未康复组之间存在差异。作者推荐 Torg 比值<0.7 的人群应被列为遭遇轻微颈椎外伤后可能出现神经损伤的高危人群。

Takao 等[22]指出先天性椎管狭窄可能是创伤性颈髓损伤的一个重要危险因素。在 30 例有创伤性颈髓损伤病史但在 C3~C4 节段无严重骨折或脱位的患者中，27 例（90%）患者存在颈椎管狭窄（该节段的椎管矢状面管径<8 mm），而在 607 例健康志愿者中只有 61 例（6.75%）在 C3~C4 节段存在颈椎管狭窄。此外，作者也发现在 C3~C4 节段无严重骨折或脱位的颈椎管狭窄患者的外伤性颈髓损伤的发生率是无椎管狭窄患者的 124.5 倍。

在 53 例伴有牵张后伸性损伤的患者中，Song 等[23]将脊髓损伤的严重程度分为四类：A 类（完全性脊髓损伤）、B 类（不完全性脊髓损伤）、C 类（神经根性损害）或 D 类（正常）。使用这种分类方法，作者发现了 Torg 比值和症状严重程度之间的反比关系。在另外一项有 103 例有类似损伤患者的研究中，作者通过测量 Torg 比值发现 20% 的患者存在颈椎管狭窄，并且这些患者的神经功能预后较差[24]。

17.3.2 暂时性颈部神经失用症

许多关于先天性颈椎管狭窄合并颈部创伤的文献所关注的对象主要为参与接触性运动的运动员，研究所关注的重点是颈髓神经失用症（cervical cord neurapraxia，CCN）的相对风险。CCN 是一种急性暂时性颈髓神经损伤，涉及感觉变化，如出现烧灼痛、麻木或刺痛，伴有或不伴肌力的变化，轻者仅表现为无力感，严重者可表现为四肢完全性瘫痪。CCN 最常见于颈椎遭受过屈性或过伸性损伤合并先天性颈椎管狭窄的运动员[25]。症状通常在 15 分钟内消退，但部分可持续长达 48 小时。这种损伤通过"钳夹"机制对脊髓产生压迫，即脊髓被夹在上一椎体的后下缘和下一椎体的椎板之间（图 17.3）[26]。据估计此类损伤在足球运动员中的发生率为 7/10 000[8]。

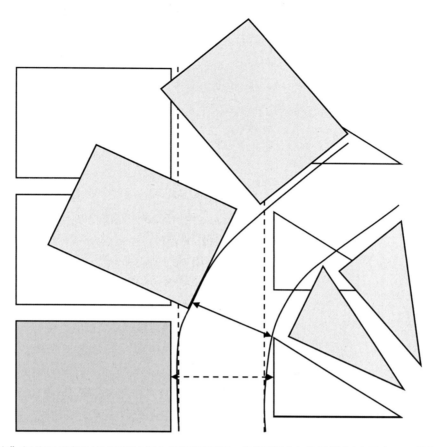

图 17.3 "钳夹"损伤导致暂时性颈部神经失用症示意图。在颈椎过度伸展损伤过程中，颈椎管变窄，脊髓被夹在椎体后下缘和下一椎体的椎板之间

在 24 例有 CCN 病史的患者中，Torg 等[27]发现其中 17 例患者存在先天性颈椎管狭窄的影像学特征。相比于对照组，神经失用症组有明显的椎管狭窄，其矢状面椎管直径和 Torg 比值均较小。在随后的一项研究中，Torg 等[28]对参与不同级别赛事的美国足球运动员进行了流行病学研究，他们发现在 45 例经历过短暂脊髓神经失用症的运动员中，有 42 例在 C3~C6 节段存在一个或多个节段的 Torg 比值<0.80。因此，这一导致在足球运动员中暂时性 CCN 的阈值的灵敏度被认定为93%；然而，由于该阈值的阳性预测比率较低（0.2%），作者指出不应将其用作确定某人是否适合参加接触性运动的筛选方法。

CCN 对未来神经损伤的风险是否有影响目前仍存在争议。在 77 例因足球运动受伤而导致永久性四肢瘫痪的球员中没有人在受伤前经历过 CCN。在同一研究中，45 例曾经历 CCN 的球员在随后的随访过程中都没有出现四肢瘫痪的情况[28]。在后来的一项研究中，Torg 等[25]回顾了 110 例有 CCN 病史的患者，并证实了先天性椎管狭窄是 CCN 的致病因素。在经历初次 CCN 发作后恢复参与接触性运动的 63 例患者中，有 35 例（56%）经历了 CCN 第二次发作。经历第二次 CCN 发作患者的 Torg 比值更小，椎间盘水平的椎管直径更小，容纳脊髓的空间更小。重返赛场的患者都没有出现永久性的神经损伤后遗症。根据这些发现，Torg 等[25]得出结论：①先天性颈椎管狭窄并不会使患者容易遭受永久性神经损伤；② CCN 与损伤引起的永久性四肢瘫痪无相关性。然而，之后有报道称存在 CCN 之后重返赛场的运动员出现永久性脊髓损伤的情况[29]。

虽然 CCN 与成年运动员的先天性颈椎管狭窄有关，但这种相关性尚未在儿童人群中获得证实。在一个病例系列研究中，13 例儿童出现了与体育运动相关的 CCN，但所有患儿在 C4 水平均具有正常的 Torg 比值和正常的椎管正中矢状径。Boockvar 等[10]提出，儿童患者的 CCN 不是由先天性椎管狭窄引起的，而是由于儿童脊柱韧带松弛、椎旁肌肉和关节突关节发育不成熟导致脊柱的活动度较大引起的[30]。

17.3.3 针刺样损伤

针刺样损伤是臂丛神经功能障碍导致单个上肢的短暂性疼痛和感觉异常，最常见于足球和其他有激烈碰撞的运动环境中[31]。相关症状包括放射到肩膀、手臂和手部的烧灼感和刺痛感。三角肌、冈上肌和肱二头肌也可能出现无力的症状。多种机制可导致针刺样损伤，包括：①头部向远离患肢的侧方弯曲，导致患侧臂丛和（或）神经根的牵拉损伤；②颈部过伸并向患侧弯曲导致患侧神经根受压；③臂丛神经遭受直接暴力造成的损伤[31, 32]。

Meyer 等[33]回顾性分析了 266 例大学生足球运动员中颈椎管狭窄（Torg 比值＜0.8）和针刺样损伤之间的相关性。有针刺样损伤球员的平均 Torg 比值明显较小，并且相对于无症状的球员，这些球员中出现颈椎管狭窄的比例更高（47.5%：25.1%）。作者得出结论，患有颈椎管狭窄的足球运动员遭遇针刺样损伤的风险增加 3 倍。此外，他们发现颈椎管狭窄只出现在由上述颈椎过伸过屈损伤引起针刺样损伤的运动员身上，此现象进一步支持了他们的结论，即正常的 Torg 比值对于由颈椎过伸过屈损伤引起针刺样损伤有预防作用，但对臂丛神经牵拉性损伤无保护作用。在另一项研究中，Kelly 等[34]使用 X 线片上的椎间孔与椎体的宽度比来估计椎间孔狭窄的程度，他们发现针刺样损伤与椎管和椎间孔的狭窄也存在相关性。

相关研究表明尽管复发性针刺样损伤与先天性椎管狭窄有关，但患有先天性椎管狭窄的球员遭受单次针刺样损伤的风险并不会更高。Castro 等[35]对 130 例大学足球运动员进行了前瞻性研究，评估以 Torg 标准诊断的先天性颈椎管狭窄是否对针刺样损伤的发生具有预测作用。作者发现在颈椎狭窄症的球员中，发生单次针刺样损伤的频率并不比没有颈椎管狭窄的球员高，但是多次发病的球员比只有单次发病的球员的 Torg 比值更小[11]。Castro 等[35]建议使用 0.70 作为 Torg 比值的阈值可能在临床上更合适，而不是 Pavlov 等提出的 0.80。另一项研究显示，53% 患有复发性针刺样损伤的运动员合并先天性的颈椎管狭窄，其 Torg 比值＜0.8[31]。

Page 等[32]回顾了使用 Torg 比值这一筛查工具作为评估球员针刺样损伤风险的价值，发现 Torg 比值＜0.8 时的敏感性和特异性分别为 71% 和 68%，阳性预测值为 22%。因此作者认为 Torg 比值在预测针刺样损伤方面并不准确，因此对无症状的运动员而言并没有临床实用价值。

17.3.4 脊髓中央管综合征

该综合征描述了一种不完全性脊髓损伤，临床表现为一系列神经功能障碍，轻者仅表现为手和前臂的无力，严重者表现为完全性四肢瘫，仅保留骶尾部神经功能。中央管综合征的特征是上肢的受累明显重于下肢。导致中央管综合征的脊髓损伤位于颈髓皮质脊髓侧束的中央部分[36]。虽然该综合征最常发生在头颈部遭受过伸性损伤的伴有潜在颈椎病的老年患者中，但也可出现在合并先天性颈椎管狭窄的年轻患者[37]。

Moehl 等[38]报道了一名 18 岁的青年人在机动车事故中遭受颈椎过伸性损伤后出现了脊髓中央管综合征，作者的结论是患者的先天性颈椎管狭窄类似于老年人的退变性颈椎管狭窄，使其易在外伤后出现脊髓损伤产生脊髓病。Countee 和 Vijayanathan[9]提供了另一份关于先天性颈椎狭窄症患者的病例报告，该患者在过伸性损伤后出现了脊髓中央管综合征。在另一个包含 11 例急性创伤性脊髓中央管综合征患者的报道中，10 例患者患有颈椎病或颈椎管狭窄，其中 2 例患有先天性颈椎管狭窄[39]。Finnoff 等[40] 报告了 1 例大学足球运动员在颈椎过伸伤后出现脊髓中央管综合征的病例，患者有先天性颈椎狭窄，其 C3~C4 水平的脊髓周围缺乏可用的储备移动空间。

17.4　治疗

17.4.1　脊髓中央管综合征

脊髓中央管综合征传统上多行保守治疗，只要通过细致的药物治疗和早期严格的颈椎制动，神经功能大多能获得实质性的改善。脊髓中央管综合征患者应使用硬颈托固定以防止进一步损伤，诊疗内容应包括安置在重症监护病房严密监护，保护呼吸道，维持呼吸通畅，并将平均动脉血压保持在 85~90 mmHg 以改善脊髓灌注[41]。一旦病情稳定，生命体征平稳，全面的影像学检查评估后没有发现脊柱存在轴向不稳定，患者应开始肢体锻炼，并接受物理和康复治疗。

在部分患者中，脊髓中央管综合征可以通过手术进行治疗，手术的方式包括颈椎前路减压融合术、颈椎后路减压融合术或单纯的颈椎后路减压术[42]。脊柱的不稳定性被认为是手术治疗的绝对指征，而潜在的椎管狭窄和颈椎病是手术的相对指征[37]。对于无骨性损伤但有椎管狭窄的中央管综合征患者，手术的价值和时机仍有争议[43]。在 24 例患有创伤性脊髓中央管综合征及潜在椎管狭窄或颈椎病的患者中，早期手术组（损伤后 24 小时内）与晚期手术组相比，尽管早期手术组的住院时间较短，但其运动评分的改善并不明显[44]。

17.4.2　针刺样损伤和颈髓神经失用症

针刺样损伤和颈髓神经失用症属于短暂的神经损伤，通常恢复快速且完整。当怀疑有针刺样损伤时，初步的评估应包括症状定位（单侧或双侧）、肌力评估、关节活动范围、颈部和上肢的反射以及通过 Spurling 征来鉴定是否存在颈部神经根的损伤。如果症状持续超过 1 小时，推荐行颈椎 X 线检查和 MRI 检查以评估是否存在颈椎不稳定或椎间孔狭窄。如果临床症状提示有短暂性脊髓损伤，急性处理应包括立即严格制动直到排除脊柱不稳定。对于运动员可以进行影像学检查以确定是否存在潜在的病理状况，并为能否重返赛场的决定提供参考。颈椎的 X 线片和 CT 可以识别韧带损伤、颈椎不稳定和骨性损伤；MRI 可以显示是否存在脊髓损伤和功能性椎管狭窄[45]。

17.4.3　先天性颈椎管狭窄对评估能否回归赛场的指导作用

目前许多指南已经被提出可用于指导评估运动员在神经损伤后是否可以恢复接触性体育运动。运动员能否重返赛场在很大程度上取决于其个人情况，包括患者的症状、病史、影像学表现、运动类型以及在运动中的职责[46]。

Torg 和 Ramsey-Emrhein[47] 提出了参与接触性体育运动员能否重返赛场的评估指南，并根据脊柱的状况将其分类为接触性运动的相对或绝对禁忌证（表 17.1）。他们认为在没有脊柱不稳定性的情况下，Torg 比值 ≤0.8 并不是参与接触性运动的禁忌证。下列情况被认为是相对禁忌证：① Torg 比值 ≤0.8，伴有一次 CCN 发病；②病史里记录的 CCN 发病与椎间盘疾病和（或）退行性疾病有关；③记录的 CCN 发作与 MRI 检查显示的脊髓损伤或脊髓水肿有关。病史里记录的 CCN 伴韧带不稳定、持续超过 36 小时的神经症状和（或）多次 CCN 发病被视为绝对禁忌证。

Cantu 等[48]提出关于能否重返赛场的决定需要考虑是否存在功能性椎管狭窄这一因素，其定义为 MRI、增强 CT 或脊髓造影显示的脊髓周围脑脊液信号丢失。作者提出对于经历过单次短暂性四肢瘫的患者，在恢复比赛之前必须证实颈椎在所有水平上有正常的椎管前后径，并且没有功能性椎管狭窄或韧带损伤的 MRI 或 CT 证据[49]。

表 17.1　颈髓神经失用症／短暂性四肢瘫痪合并颈椎管狭窄的患者能否重返赛场的部分评估指南

Torg	Cantu
无回归赛场的禁忌证： • 无症状，Torg 比值≤0.8 相对禁忌证： • 颈髓神经失用症发作一次且 Torg 比值≤0.8 • 颈髓神经失用症伴有椎间盘疾病和（或）退行性改变 • 颈髓神经失用症伴有脊髓损伤或脊髓水肿的 MRI 证据 绝对禁忌证： • 伴有韧带不稳定的颈髓神经失用症，神经症状持续超过 36 小时 • 多次发作的颈髓神经失用症	短暂性四肢瘫痪发作一次后，如果满足以下所有标准可恢复接触性运动： • 神经功能完全恢复 • 颈椎活动自如无受限 • 颈椎所有水平的椎管前后直径均正常（≥13 mm） • CT 或 MRI 上无功能性椎管狭窄（脊髓周围脑脊液信号丢失）或韧带损伤的证据 • 无脊髓压迫或水肿

缩写：AP，前后；CSF，脑脊液。

颈髓神经失用症的外科治疗对能否重返赛场的决定有重要影响。单节段颈椎前路或后路颈椎减压融合术后，如果脊髓周围能保留脑脊液信号就不是重返赛场的禁忌证。保留脑脊液信号的多节段颈椎减压融合术被认为是相对禁忌证。然而，对于先天性颈椎管狭窄且无脑脊液信号的患者，单节段颈前路椎间盘切除减压融合术是重返赛场的绝对禁忌证[50]。

17.4.4　外科治疗

在一个关于单中心接受非手术治疗的 101 例 C3~C4 水平的创伤性无骨折脱位型颈髓损伤患者的研究中，Takao 等[51]并未能发现入院时椎管狭窄率和出院时神经功能恢复率之间存在相关性。颈椎管狭窄与否是通过在 MRI 上测量脑脊液柱中矢状径来进行评估的，美国脊柱脊髓损伤运动功能评分被用于评估神经功能状态。在这些结果的基础上作者认为即使先前存在椎管狭窄的情况，也不推荐对没有严重骨折或脱位的创伤性颈椎脊髓损伤患者进行减压手术。

预防性减压

对先天性颈椎管狭窄的患者进行预防性减压手术的目的是防止颈椎轻微的退行性病变即造成明显的神经损伤，而这样的退变在正常无椎管狭窄的人群里是无致病性的。但是预防性减压手术对预防外伤导致先天性椎管狭窄患者出现神经损伤的价值目前仍受到质疑。

Lee 等[5]指出，尽管估计有 4.9% 的成年人患有颈椎管狭窄，但脊柱损伤仍然相对罕见。每年只有大约 1/30 000 的美国人因脊髓损伤而瘫痪。因此，作者建议不应仅根据颈椎狭窄的影像学证据就进行预防性减压。Takao 等[22]还提出由于创伤性颈椎脊髓损伤的绝对风险较低，使用预防性手术治疗颈椎管狭窄可能并不够谨慎。是否进行预防性减压手术的决定不应仅依赖于使用 Torg 比值来鉴定先天性椎管狭窄，因为这样做将无法识别在椎间盘水平因颈椎退变或软组织突出引起的继发性椎管狭窄[52]。

17.5 结论

先天性颈椎管狭窄是指颈椎的先天性骨性椎管狭窄与颈椎创伤后某些类型的神经损伤的风险增加有关。此类接触性运动的参与者在运动中受伤出现 CCN、针刺样损伤和脊髓中央管综合征等特定神经损害的风险相对较高。对于颈椎创伤患者，医生在建议恢复接触性运动之前应充分考虑先天性颈椎管狭窄的潜在影响。

参考文献

[1] Hulen CA, Herkowitz HN. Congenital spinal stenosis: review, pitfalls, and pearls of management. Semin Spine Surg. 2007; 19(3): 177-186 PubMed

[2] Roth M, Krkoska J, Toman I. Morphogenesis of the spinal canal, normal and stenotic. Neuroradiology. 1976; 10(5): 277-286 PubMed

[3] Jenkins TJ, Mai HT, Burgmeier RJ, Savage JW, Patel AA, Hsu WK. The triangle model of congenital cervical stenosis. Spine. 2016; 41(5): E242-E247 PubMed

[4] Bajwa NS, Toy JO, Young EY, Ahn NU. Establishment of parameters for congenital stenosis of the cervical spine: an anatomic descriptive analysis of 1,066 cadaveric specimens. Eur Spine J. 2012; 21(12): 2467-2474 PubMed

[5] Lee MJ, Cassinelli EH, Riew KD. Prevalence of cervical spine stenosis. Anatomic study in cadavers. J Bone Joint Surg Am. 2007; 89(2): 376-380 PubMed

[6] Nakashima H, Yukawa Y, Suda K, Yamagata M, Ueta T, Kato F. Narrow cervical canal in 1211 asymptomatic healthy subjects: the relationship with spinal cord compression on MRI. Eur Spine J. 2016; 25(7): 2149-2154 PubMed

[7] Odor JM, Watkins RG, Dillin WH, Dennis S, Saberi M. Incidence of cervical spinal stenosis in professional and rookie football players. Am J Sports Med. 1990; 18(5): 507-509 PubMed

[8] Smith MG, Fulcher M, Shanklin J, Tillett ED. The prevalence of congenital cervical spinal stenosis in 262 college and high school football players. J Ky Med Assoc. 1993; 91(7): 273-275 PubMed

[9] Countee RW, Vijayanathan T. Congenital stenosis of the cervical spine: diagnosis and management. J Natl Med Assoc. 1979; 71(3): 257-264 PubMed

[10] Boockvar JA, Durham SR, Sun PP. Cervical spinal stenosis and sports-related cervical cord neurapraxia in children. Spine. 2001; 26(24): 2709-2712, discussion 2713 PubMed

[11] Pavlov H, Torg JS, Robie B, Jahre C. Cervical spinal stenosis: determination with vertebral body ratio method. Radiology. 1987; 164(3): 771-775 PubMed

[12] Blackley HR, Plank LD, Robertson PA. Determining the sagittal dimensions of the canal of the cervical spine. The reliability of ratios of anatomical measurements. J Bone Joint Surg Br. 1999; 81(1): 110-112 PubMed

[13] Prasad SS, O'Malley M, Caplan M, Shackleford IM, Pydisetty RK. MRI measurements of the cervical spine and their correlation to Pavlov's ratio. Spine. 2003; 28(12): 1263-1268 PubMed

[14] Herzog RJ, Wiens JJ, Dillingham MF, Sontag MJ. Normal cervical spine morphometry and cervical spinal stenosis in asymptomatic professional football players. Plain film radiography, multiplanar computed tomography, and magnetic resonance imaging. Spine. 1991; 16(6) Suppl: S178-S186 PubMed

[15] Horne PH, Lampe LP, Nguyen JT, Herzog RJ, Albert TJ. A novel radiographic indicator of developmental cervical stenosis. J Bone Joint Surg Am. 2016; 98(14): 1206-1214 PubMed

[16] Yu M, Tang Y, Liu Z, Sun Y, Liu X. The morphological and clinical significance of developmental cervical stenosis. Eur Spine J. 2015; 24(8): 1583-1589 PubMed

[17] Brigham CD, Capo J. Cervical spinal cord contusion in professional athletes: a case series with implications for return to play. Spine. 2013; 38(4): 315-323 PubMed

[18] Lund T, José Santos de Moraes O. Cervical, thoracic, and lumbar stenosis. In: Winn HR, ed. Youmans and Winn Neurological Surgery. Vol 3. 7th ed. Philadelphia, PA: Elsevier; 2017:2373-2383

[19] Eismont FJ, Clifford S, Goldberg M, Green B. Cervical sagittal spinal canal size in spine injury. Spine. 1984; 9(7): 663-666 PubMed

[20] Kang JD, Figgie MP, Bohlman HH. Sagittal measurements of the cervical spine in subaxial fractures and

dislocations. An analysis of two hundred and eighty-eight patients with and without neurological deficits. J Bone Joint Surg Am. 1994; 76(11): 1617-1628 PubMed

[21] Aebli N, Wicki AG, Rüegg TB, Petrou N, Eisenlohr H, Krebs J. The Torg-Pavlov ratio for the prediction of acute spinal cord injury after a minor trauma to the cervical spine. Spine J. 2013; 13(6): 605-612 PubMed

[22] Takao T, Morishita Y, Okada S, et al. Clinical relationship between cervical spinal canal stenosis and traumatic cervical spinal cord injury without major fracture or dislocation. Eur Spine J. 2013; 22(10): 2228-2231 PubMed

[23] Song KJ, Choi BW, Kim SJ, Kim GH, Kim YS, Song JH. The relationship between spinal stenosis and neurological outcome in traumatic cervical spine injury: an analysis using Pavlov's ratio, spinal cord area, and spinal canal area. Clin Orthop Surg. 2009; 1(1): 11-18 PubMed

[24] Song KJ, Choi BW, Park CI, Lee KB. Prognostic factors in distractive extension injuries of the subaxial cervical spine. Eur J Orthop Surg Traumatol. 2015; 25 Suppl 1: S101-S106 PubMed

[25] Torg JS, Corcoran TA, Thibault LE, et al. Cervical cord neurapraxia: classification, pathomechanics, morbidity, and management guidelines. J Neurosurg. 1997; 87(6): 843-850 PubMed

[26] Penning L. Some aspects of plain radiography of the cervical spine in chronic myelopathy. Neurology. 1962; 12: 513-519 PubMed

[27] Torg JS, Pavlov H, Genuario SE, et al. Neurapraxia of the cervical spinal cord with transient quadriplegia. J Bone Joint Surg Am. 1986; 68(9): 1354-1370 PubMed

[28] Torg JS, Naranja RJJr, Pavlov H, Galinat BJ, Warren R, Stine RA. The relationship of developmental narrowing of the cervical spinal canal to reversible and irreversible injury of the cervical spinal cord in football players. J Bone Joint Surg Am. 1996; 78(9): 1308-1314 PubMed

[29] Brigham CD, Adamson TE. Permanent partial cervical spinal cord injury in a professional football player who had only congenital stenosis. A case report. J Bone Joint Surg Am. 2003; 85-A(8): 1553-1556 PubMed

[30] Boden BP, Tacchetti RL, Cantu RC, Knowles SB, Mueller FO. Catastrophic cervical spine injuries in high school and college football players. Am J Sports Med. 2006; 34(8): 1223-1232 PubMed

[31] Levitz CL, Reilly PJ, Torg JS. The pathomechanics of chronic, recurrent cervical nerve root neurapraxia. The chronic burner syndrome. Am J Sports Med. 1997; 25(1): 73-76 PubMed

[32] Page S, Guy JA. Neurapraxia, "stingers," and spinal stenosis in athletes. South Med J. 2004; 97(8): 766-769 PubMed

[33] Meyer SA, Schulte KR, Callaghan JJ, et al. Cervical spinal stenosis and stingers in collegiate football players. Am J Sports Med. 1994; 22(2): 158-166 PubMed

[34] Kelly JDIV, Aliquo D, Sitler MR, Odgers C, Moyer RA. Association of burners with cervical canal and foraminal stenosis. Am J Sports Med. 2000; 28(2): 214-217 PubMed

[35] Castro FPJr, Ricciardi J, Brunet ME, Busch MT, Whitecloud TSIII. Stingers, the Torg ratio, and the cervical spine. Am J Sports Med. 1997; 25(5): 603-608 PubMed

[36] Jimenez O, Marcillo A, Levi AD. A histopathological analysis of the human cervical spinal cord in patients with acute traumatic central cord syndrome. Spinal Cord. 2000; 38(9): 532-537 PubMed

[37] Nowak DD, Lee JK, Gelb DE, Poelstra KA, Ludwig SC. Central cord syndrome. J Am Acad Orthop Surg. 2009; 17(12): 756-765 PubMed

[38] Moiel RH, Raso E, Waltz TA. Central cord syndrome resulting from congenital narrowness of the cervical spinal canal. J Trauma. 1970; 10(6): 502-510 PubMed

[39] Quencer RM, Bunge RP, Egnor M, et al. Acute traumatic central cord syndrome: MRI-pathological correlations. Neuroradiology. 1992; 34(2): 85-94 PubMed

[40] Finnoff JT, Mildenberger D, Cassidy CD. Central cord syndrome in a football player with congenital spinal stenosis: a case report. Am J Sports Med. 2004; 32(2): 516-521 PubMed

[41] Molliqaj G, Payer M, Schaller K, Tessitore E. Acute traumatic central cord syndrome: a comprehensive review. Neurochirurgie. 2014; 60(1-2): 5-11 PubMed

[42] Brodell DW, Jain A, Elfar JC, Mesfin A. National trends in the management of central cord syndrome: an analysis of 16,134 patients. Spine J. 2015; 15(3): 435-442 PubMed

[43] Aarabi B, Hadley MN, Dhall SS, et al. Management of acute traumatic central cord syndrome (ATCCS). Neurosurgery. 2013; 72 Suppl 2: 195-204 PubMed

[44] Guest J, Eleraky MA, Apostolides PJ, Dickman CA, Sonntag VK. Traumatic central cord syndrome: results of surgical management. J Neurosurg. 2002; 97(1) Suppl: 25-32 PubMed

[45] Kurian PA, Light DI, Kerr HA. Burners, stingers, and cervical cord neurapraxia/transient quadriparesis. In: O'Brien M, Meehan WP III, eds. Head and Neck Injuries in Young Athletes. Cham: Springer International Publishing; 2016:129-141

[46] Creighton DW, Shrier I, Shultz R, Meeuwisse WH, Matheson GO. Return-to-play in sport: a decision-based model. Clin J Sport Med. 2010; 20(5): 379-385 PubMed

[47] Torg JS, Ramsey-Emrhein JA. Suggested management guidelines for participation in collision activities with congenital, developmental, or postinjury lesions involving the cervical spine. Med Sci Sports Exerc. 1997; 29(7) Suppl: S256-S272 PubMed

[48] Cantu RC. Functional cervical spinal stenosis: a contraindication to participation in contact sports. Med Sci Sports Exerc. 1993; 25(3): 316-317 PubMed

[49] Cantu RC, Li YM, Abdulhamid M, Chin LS. Return to play after cervical spine injury in sports. Curr Sports Med Rep. 2013; 12(1): 14-17 PubMed

[50] Maroon JC, El-Kadi H, Abla AA, et al. Cervical neurapraxia in elite athletes: evaluation and surgical treatment. Report of five cases. J Neurosurg Spine. 2007; 6(4): 356-363 PubMed

[51] Takao T, Okada S, Morishita Y, et al. Clinical influence of cervical spinal canal stenosis on neurological outcome after traumatic cervical spinal cord injury without major fracture or dislocation. Asian Spine J. 2016; 10(3): 536-542 PubMed

[52] Aebli N, Rüegg TB, Wicki AG, Petrou N, Krebs J. Predicting the risk and severity of acute spinal cord injury after a minor trauma to the cervical spine. Spine J. 2013; 13(6): 597-604 PubMed

18 类风湿性关节炎患者的颈椎创伤

Joseph D. Smucker, Rick C. Sasso

摘要

类风湿性关节炎（rheumatoid arthritis，RA）患者易患非创伤性颈椎疾病，此类病变进一步发展可能导致潜在的神经损害。随着类风湿性关节炎药物治疗的发展，典型的类风湿性颈椎病变的发生率似乎在下降和（或）出现颈椎受累发病时症状并不太明显。RA 的药物治疗可能使患者在接受手术治疗时面临独特的挑战，即在围手术期出现并发症的发生率可能较高，这些并发症可能涉及伤口的愈合、内固定放置后较差的骨融合和对支具的需求。颈椎创伤的非手术和手术治疗不仅要考虑创伤本身的性质，也要考虑与类风湿性关节炎相关的基础性颈椎病变以及类风湿性关节炎后续长期的药物治疗。细致评估患者的基本情况，严格遵守上述原则，可以有效地成功处理 RA 相关的颈椎创伤。

关键词 颈椎 创伤 类风湿性关节炎 非手术治疗 手术治疗 脊柱内固定 典型病例

18.1 引言

在过去的二十年里，类风湿性关节炎的治疗得到快速发展，使得类风湿性关节炎患者的病情控制良好，较少产生继发性的类风湿性颈椎病变[1, 2]。虽然考虑 RA 患者出现的颈椎病变、颈部疼痛和神经问题总是有益的，但这些疾病进展过程中产生的问题在本质上是非创伤性的，多与进展性炎性病变相关[2]。

类风湿性关节炎确实使患者易患颈椎疾病，包括 C1~C2 不稳定、下颈椎滑移、血管翳形成、破坏侵蚀性脊柱关节病、骨密度和骨质量下降、非创伤性神经根型和（或）脊髓型颈椎病[1-7]。此外，类风湿性关节炎的药物治疗可能对患者的骨骼健康、软组织愈合能力、骨愈合能力和围手术期并发症发生率产生负面影响[1, 8, 9]。基于以上原因，任何针对 RA 患者的手术干预都有可能增加术中和术后并发症的发生率，这些并发症可能与 RA 本身的进展相关或者与 RA 的治疗措施相关。这些临床特征将会显著影响外科医生在处理 RA 患者创伤性颈椎病变的风险评估和治疗策略。

尽管药物治疗后类风湿性颈椎病变的发生有下降的趋势，但评估类风湿性关节炎患者的医生必须认识到类风湿性颈椎疾病和急性创伤性颈椎病变之间存在的显著差异[2, 3, 5, 8-14]。此外，后续治疗必须考虑到这一独特患者群体在治疗期间并发症发生率明显增加的可能性。

18.2 发病率

目前还没有明确的研究阐明类风湿性关节炎患者中创伤性颈椎损伤的发生率。这两个疾病群体唯一的交叉点是潜在的创伤事件，因此必需要详细地询问患者病史，包括既往病史和用药史，以及近期如何受伤的创伤病史[1-3, 5, 11-15]。这不仅可能影响接诊医生治疗策略的制订，也可能影响放射科医生的读片判断和手术麻醉团队对围手术期风险的评估（包括感染、麻醉和并发症的风险）。

18.3 患者评估

普通颈椎创伤的评估方法及流程较为成熟[16-23]，对类风湿性关节炎患者颈椎创伤的评估与之类似[3-5, 14]，包括全面的病史、完整的体格检查以及合适的影像学评估。CT 成像提高了急诊时创伤性颈椎损伤诊断的敏感性和特异性，也适用于类风湿性关节炎患者的初步评估。然而，对于有创伤事件的类风湿性关节炎的患者，CT 阴性结果可能不适合作为最终的评估手段或者不能完全排除损伤的可能。对于这种独特的患者群体，动态 CT 检查可能非常重要[24]。众所周知，颈椎的类风湿性病变可能会引起压迫性病变，包括齿突后方血管翳的形成[6]。此外，仅使用卧位 X 线检查或 CT 检查可能不能使潜在的颈椎滑脱或不稳得到充分的评估。对于合并创伤和类风湿性关节炎的患者，应降低使用 MRI 的门槛，并需要清醒状态下直立位的动态 X 线片检查进行评估。对于新发颈痛或颈痛持续性加重的患者，医生应始终坚持完整的脊柱疾病筛查流程，即通过临床症状和影像学措施进行仔细筛查。在合并类风湿性关节炎的情况下，需要脊柱专家对这一特殊群体进行会诊的必要性大大增加[1, 3, 11, 25]。例如，即使是最有经验的外科专家也难以区分类风湿病性和创伤性的 C1~C2 不稳定之间的差异[24, 26]。手术后定期随访和适当外固定制动是患者安全护理的关键。

除了影像学评估，反复的临床和神经系统评估也在创伤患者的诊治中发挥关键作用。颈椎的牵张性损伤必须获得合适的处理和成功的治疗。此外，如果颈椎发现类风湿性病变，即使最终颈椎没有遭受创伤，在麻醉护理和插管过程中也应小心操作[27-33]。

18.4 非手术治疗

类风湿性关节炎患者的颈椎创伤非手术治疗与否是根据其是否有利于骨愈合来决定的[4, 34]。如果没有发现明显的颈椎创伤性损伤，但患者仍有持续的颈椎疼痛，此时让患者离开急诊科或医院是不合适的。在这种情况下，即使脊柱 CT 和 MRI 检查正常，脊柱外科专家也通常会建议患者行延迟动力位 X 线片检查作为对 CT 或 MRI 的补充。

如果明确排除了急性动态的颈椎不稳定，主管医生可在仔细权衡后决定是否停用颈围固定。但实际上很难完全排除颈椎的潜在不稳定性。如果患者之前有颈部疼痛，对于新发或加剧的颈痛必须仔细评估。急性、肌肉损伤/拉伤或颈部挥鞭样损伤实际上是一种排除性诊断而不是假设性诊断，对于类风湿性关节炎患者更是如此。在这种情况下，应努力寻找创伤患者在颈椎创伤事件之前曾做过的影像学检查，这有利于将急性损伤与既往基础的颈椎炎性病变区分开来。随访时，在清醒状态下对患者的评估对于停止颈椎外固定制动和进入下一步的非手术治疗阶段也至关重要。

在没有急性骨折和排除急性韧带不稳定的情况下，医生可以进行轻柔的、主动的（非被动的、非粗暴操作性）物理康复治疗和密切的临床评估，重点是合适的疼痛管理和非甾体抗炎药（NSAID）的使用。根据 RA 患者自身存在的药物诱导并发症的风险和非甾体抗炎药作为基础用药的使用情况，某些药物可能会被排除在考虑使用的范围之外。在随访过程中需要对患者进行系列临床评估以了解其疾病改善情况，随着时间的推移，患者的疼痛和功能障碍会逐渐得到改善。

当疼痛恢复至伤前基础水平或已缓解，以及当功能恢复至伤前基础水平且神经功能保持稳定时可停止对患者的临床和（或）影像学随访。在创伤后治疗过程中以及在创伤后随访中止时，脊柱外科医生与患者的风湿科医生保持协调和沟通是非常重要的。针对患者的健康宣教和保持医患之间的沟通仍然是后续随访过程中发现并发症的关键。

18.5　手术治疗

除了极少数个例，大多数情况下，类风湿性关节炎患者颈椎创伤后手术治疗的原则和策略与无类风湿性关节炎的颈椎创伤类似。现代颈椎内固定器械的发展使得颈椎创伤、颈椎风湿病和颈椎退行性疾病等颈椎疾病的治疗出现了革命性的变化（图 18.1），超越了以往的单平面椎板钢丝技术，目前使用的新型椎弓根螺钉的脊柱后路多点钉 / 棒固定系统目前是标准的治疗方式。所有患者都要考虑是采用单纯前路治疗还是前 / 后路联合治疗。对于骨质量下降或骨愈合潜力降低的患者来说，

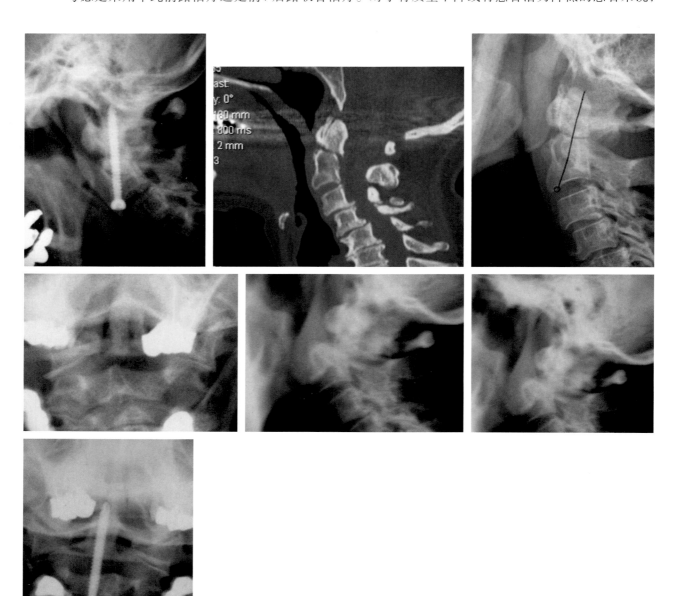

图 18.1　影像学检查提示 RA 患者的 C2 齿突创伤性骨折，通过手术治疗骨折获得了复位。该手术采用单一齿突螺钉技术，最初颈部疼痛获得缓解，但后来骨折未融合并进展形成假关节

慎重考虑这一点尤其重要。目前，颈椎后路内固定多采用强有力的固定技术，如椎弓根螺钉、椎板螺钉和 C1 侧块螺钉。对于 RA 患者，内固定的头尾端必须固定牢靠。当代的颈椎内固定系统通过多轴万向螺钉头、新型侧方连接系统、铰接式垂直棒和螺钉系统、预弯的垂直棒系统、多直径的棒系统和外科手术技术的改进，促进了这些新型颈椎螺钉技术与垂直棒稳定系统的牢固连接。计算机辅助脊柱导航彻底改变了外科医生对颈椎解剖、创伤解剖和内固定置入的理解和认知。

在撰写本节时，美国食品和药物管理局（FDA）批准了在颈椎后路治疗中使用多点 / 节段内固定器械系统以及计算机辅助导航技术。颈椎创伤时多节段颈椎内固定最实用和常用的入路是颈椎后路。无论是节段性内固定还是多节段减压均可通过单一颈椎后路手术技术来完成。事实上，目前用于治疗颈椎类风湿性病变的许多方法也是基于颈椎后入路，这些技术适用于类风湿性颈椎病患者创伤性颈椎病变的治疗。

类风湿性关节炎患者的多节段颈椎内固定应适当放宽使用适应证，同时还必须要考虑骨质量和内固定方法。在类风湿性关节炎患者中，如果不认真考虑以上因素可能会导致颈椎后路术后感染风险增加和骨愈合率下降。补充性颈椎前路内固定或辅以额外的颈椎外固定在颈椎进行短节段内固定时是需要慎重考虑的。

18.5.1　单纯前路手术技术

单纯颈椎前路固定融合和（或）减压手术是许多颈椎创伤非常有效的治疗技术[35-38]。虽然这超出了本章的具体范围，但前路技术提供了直接减压的优势，以减轻创伤性损伤患者可能出现的椎间盘源性和椎体骨折相关的神经压迫。在仔细考虑融合节段数量的前提下，颈椎前路椎体部分 / 次全切除融合内固定术可被单独用于治疗[39, 40]。椎间盘切除减压与融合术相结合可避免联合使用颈椎后路手术的可能。骨质量是与植骨块融合和内固定锚定力相关的需要考虑的因素。颈椎前路手术在融合面积和血管长入程度等与骨融合有关的因素方面具有优势。颈椎前路椎间盘切除减压融合术（ACDF）提供了矫正颈椎畸形的机会，但缺点是必须面对多节段 ACDF 术后骨融合与否的挑战。这些技术也提供了用钢板 / 螺钉系统进行多点固定的机会。与传统的前路钢板技术相比，加压钢板技术和可变角度螺钉的使用可以提供一致的内固定锚定和对融合植骨块的压缩力。

18.5.2　单纯后路手术技术

后路脊柱减压通常被认为是解决压迫性、创伤性脊柱病变的间接减压方法（图 18.2）。学者认为这些技术在缺乏内固定器械和融合方法的前提下在颈椎创伤的治疗中用处不大。RA 患者可能存在基础性的颈椎病变，单纯减压手术无法解决。单一的融合术可用于创伤性 C1~C2 病变和许多神经系统功能完整的颈椎损伤。不减压的颈椎后路融合术增加了骨融合表面积和更多潜在的内固定选择，特别是对于椎板内固定技术。

后路内固定融合术仍然是治疗颈椎创伤最实用的主要技术。这些技术可以实现多种多样的牢固的内固定方法，如椎弓根螺钉固定技术、经椎板螺钉技术和 C1~C2 经关节突固定技术。与侧块螺钉固定技术相比，这些技术有可能为骨质或骨愈合潜力降低的患者提供术后即刻稳定性。但与单纯前路手术相比，颈椎后路术后发生感染的风险更高。此外，这类手术的缺点是无法对椎间盘源性或椎体病变导致的神经压迫进行直接减压。

对于类风湿性关节炎患者，应用单纯后路技术和前后路联合内固定技术时必须要仔细考虑骨质量、骨融合愈合潜力和感染的风险。所有后路技术都是依赖外科医生的手术技术和能力在脊柱损伤区域的上方和下方实现稳定的内固定。椎弓根螺钉和经椎板螺钉技术为在损伤区域头侧和（或）尾

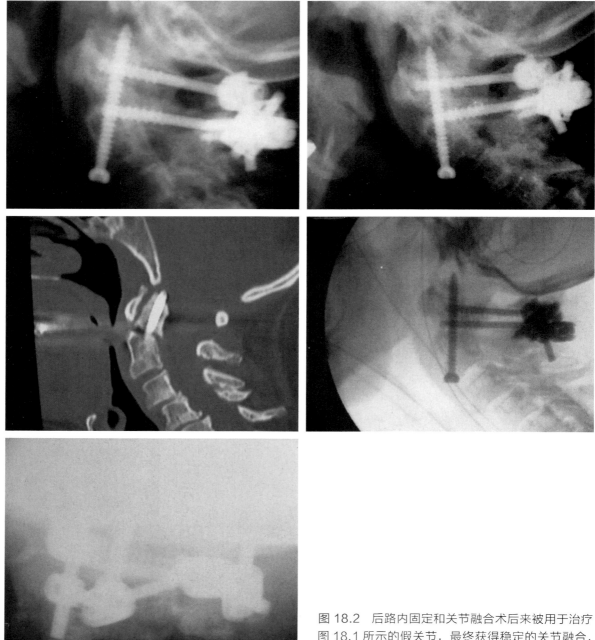

图 18.2 后路内固定和关节融合术后来被用于治疗图 18.1 所示的假关节，最终获得稳定的关节融合，颈部疼痛改善

侧实现有效内固定提供了极佳的选择，这对类风湿性关节炎患者尤其重要[41]。在损伤节段的头尾侧固定节段应尽量使用这些技术实现有效内固定水平的增加，包括那些在单纯后路减压手术时不需要涉及的脊柱节段。必要时使用经椎板螺钉或椎弓根螺钉在头侧延伸到 C2，在尾侧延伸到 C7，甚至用椎弓根螺钉延伸到 T1 或 T2 水平，都是很好的内固定节段的选择。

计算机辅助的脊柱导航系统可以帮助外科医生在进行多节段颈椎后路内固定手术中成功地实现内固定进针点的可视化和置入物的安全有效置入。在没有导航可用的情况下，术中 CT 成像也可以在一定程度上指导外科医生完成内固定的置入至最终结束手术。

18.5.3 前后路联合手术

应降低类风湿性关节炎患者颈椎创伤时颈椎前后路联合手术治疗的门槛，这不仅要基于术前的病情评估，也需要术中和术后的评估来予以明确。这种考虑的主要源于 RA 患者骨质量和骨融合潜力的下降。次要考虑的因素包括手术的复杂性和外科医生在损伤水平上下实现多点内固定的能力。理论上说，能在指定节段水平上下实现多点坚强内固定的同时提供更多的骨融合面积是外科医生在制订颈椎前后路联合手术时应考虑的主要因素。

参考文献

[1] Thonse R, Belthur M. Rheumatoid arthritis and neck pain. Postgrad Med J. 2003; 79(938): 711 PubMed

[2] Wasserman BR, Moskovich R, Razi AE. Rheumatoid arthritis of the cervical spine — clinical considerations. Bull NYU Hosp Jt Dis. 2011; 69(2): 136-148 PubMed

[3] Ambrose NL, Cunnane G. Importance of full evaluation in patients who complain of neck pain. Ir J Med Sci. 2009; 178(2): 209-210 PubMed

[4] Bréban S, Briot K, Kolta S, et al. Identification of rheumatoid arthritis patients with vertebral fractures using bone mineral density and trabecular bone score. J Clin Densitom. 2012; 15(3): 260-266 PubMed

[5] de Souza MC, de Ávila Fernandes E, Jones A, Lombardi IJr, Natour J. Assessment of cervical pain and function in patients with rheumatoid arthritis. Clin Rheumatol. 2011; 30(6): 831-836 PubMed

[6] Grob D, Würsch R, Grauer W, Sturzenegger J, Dvorak J. Atlantoaxial fusion and retrodental pannus in rheumatoid arthritis. Spine. 1997; 22(14): 1580-1583, discussion 1584 PubMed

[7] Mahajan R, Huisa BN. Vertebral artery dissection in rheumatoid arthritis with cervical spine disease. J Stroke Cerebrovasc Dis. 2013; 22(7): E245-E246 PubMed

[8] Bouchaud-Chabot A, Lioté F. Cervical spine involvement in rheumatoid arthritis. A review. Joint Bone Spine. 2002; 69(2): 141-154 PubMed

[9] Joaquim AF, Appenzeller S. Cervical spine involvement in rheumatoid arthritis—a systematic review. Autoimmun Rev. 2014; 13(12): 1195-1202 PubMed

[10] Dreyer SJ, Boden SD. Natural history of rheumatoid arthritis of the cervical spine. Clin Orthop Relat Res. 1999(366): 98-106 PubMed

[11] Kauppi MJ, Barcelos A, da Silva JA. Cervical complications of rheumatoid arthritis. Ann Rheum Dis. 2005; 64(3): 355-358 PubMed

[12] Kopacz KJ, Connolly PJ. The prevalence of cervical spondylolisthesis. Orthopedics. 1999; 22(7): 677-679 PubMed

[13] Narváez J, Narváez JA, Serrallonga M, et al. Subaxial cervical spine involvement in symptomatic rheumatoid arthritis patients: comparison with cervical spondylosis. Semin Arthritis Rheum. 2015; 45(1): 9-17 PubMed

[14] Zhang T, Pope J. Cervical spine involvement in rheumatoid arthritis over time: results from a meta-analysis. Arthritis Res Ther. 2015; 17: 148 PubMed

[15] Shen FH, Samartzis D, Jenis LG, An HS. Rheumatoid arthritis: evaluation and surgical management of the cervical spine. Spine J. 2004; 4(6): 689-700 PubMed

[16] Chew BG, Swartz C, Quigley MR, Altman DT, Daffner RH, Wilberger JE. Cervical spine clearance in the traumatically injured patient: is multidetector CT scanning sufficient alone? Clinical article. J Neurosurg Spine. 2013; 19(5): 576-581 PubMed

[17] Darras K, Andrews GT, McLaughlin PD, et al. Pearls for interpreting computed tomography of the cervical spine in trauma. Radiol Clin North Am. 2015; 53(4): 657-674, vii PubMed

[18] Griffith B, Vallee P, Krupp S, et al. Screening cervical spine CT in the emergency department, phase 3: increasing effectiveness of imaging. J Am Coll Radiol. 2014; 11(2): 139-144 PubMed

[19] Haris AM, Vasu C, Kanthila M, Ravichandra G, Acharya KD, Hussain MM. Assessment of MRI as a modality for evaluation of soft tissue injuries of the spine as compared to intraoperative assessment. J Clin Diagn Res. 2016; 10(3): TC01-TC05 PubMed

[20] Joaquim AF, Patel AA. Subaxial cervical spine trauma: evaluation and surgical decision-making. Global Spine J. 2014; 4(1): 63-70 PubMed

[21] Tran B, Saxe JM, Ekeh AP. Are flexion extension films necessary for cervical spine clearance in patients with neck pain after negative cervical CT scan? J Surg Res. 2013; 184(1): 411-413 PubMed

[22] Ulbrich EJ, Carrino JA, Sturzenegger M, Farshad M. Imaging of acute cervical spine trauma: when to obtain which modality. Semin Musculoskelet Radiol. 2013; 17(4): 380-388 PubMed

[23] Utz M, Khan S, O'Connor D, Meyers S. MDCT and MRI evaluation of cervical spine trauma. Insights Imaging. 2014; 5(1): 67-75 PubMed

[24] Söderman T, Olerud C, Shalabi A, Alavi K, Sundin A. Static and dynamic CT imaging of the cervical spine in patients with rheumatoid arthritis. Skeletal Radiol. 2015; 44(2): 241-248 PubMed

[25] Roche CJ, Eyes BE, Whitehouse GH. The rheumatoid cervical spine: signs of instability on plain cervical radiographs. Clin Radiol. 2002; 57(4): 241-249 PubMed

[26] Ecker RD, Dekutoski MB, Ebersold MJ. Symptomatic C1-2 fusion failure due to a fracture of the lateral C-1 posterior arch in a patient with rheumatoid arthritis. Case report and review of the literature. J Neurosurg. 2001; 94(1) Suppl: 137-139 PubMed

[27] Asano N, Ishiguro S, Sudo A. Head positioning for reduction and stabilization of the cervical spine during anesthetic induction in a patient with subaxial subluxation. J Neurosurg Anesthesiol. 2012; 24(2): 164-165 PubMed

[28] Cagla Ozbakis Akkurt B, Guler H, Inanoglu K, Dicle Turhanoglu A, Turhanoglu S, Asfuroglu Z. Disease activity in rheumatoid arthritis as a predictor of difficult intubation? Eur J Anaesthesiol. 2008; 25(10): 800-804 PubMed

[29] Cooper RM. Rheumatoid arthritis is a common disease with clinically important implications for the airway. J Bone Joint Surg Am. 1995; 77(9): 1463-1465 PubMed

[30] Hakala P, Randell T. Intubation difficulties in patients with rheumatoid arthritis. A retrospective analysis. Acta Anaesthesiol Scand. 1998; 42(2): 195-198 PubMed

[31] Lopez-Olivo MA, Andrabi TR, Palla SL, Suarez-Almazor ME. Cervical spine radiographs in patients with rheumatoid arthritis undergoing anesthesia. J Clin Rheumatol. 2012; 18(2): 61-66 PubMed

[32] Takenaka I, Aoyama K, Iwagaki T, Ishimura H, Takenaka Y, Kadoya T. Fluoroscopic observation of the occipitoatlantoaxial complex during intubation attempt in a rheumatoid patient with severe atlantoaxial subluxation. Anesthesiology. 2009; 111(4): 917-919 PubMed

[33] Tokunaga D, Hase H, Mikami Y, et al. Atlantoaxial subluxation in different intraoperative head positions in patients with rheumatoid arthritis. Anesthesiology. 2006; 104(4): 675-679 PubMed

[34] Ørstavik RE, Haugeberg G, Uhlig T, et al. Self reported non-vertebral fractures in rheumatoid arthritis and population based controls: incidence and relationship with bone mineral density and clinical variables. Ann Rheum Dis. 2004; 63(2): 177-182 PubMed

[35] Alves PL, Martins DE, Ueta RH, Del Curto D, Wajchenberg M, Puertas EB. Options for surgical treatment of cervical fractures in patients with spondylotic spine: a case series and review of the literature. J Med Case Reports. 2015; 9: 234 PubMed

[36] Feuchtbaum E, Buchowski J, Zebala L. Subaxial cervical spine trauma. Curr Rev Musculoskelet Med. 2016; 9(4): 496-504 PubMed

[37] Jack A, Hardy-St-Pierre G, Wilson M, Choy G, Fox R, Nataraj A. Anterior surgical fixation for cervical spine flexiondistraction injuries. World Neurosurg. 2017; 101: 365-371 PubMed

[38] Lins CC, Prado DT, Joaquim AF. Surgical treatment of traumatic cervical facet dislocation: anterior, posterior or combined approaches? Arq Neuropsiquiatr. 2016; 74(9): 745-749 PubMed

[39] Sasso RC, Ruggiero RAJr, Reilly TM, Hall PV. Early reconstruction failures after multilevel cervical corpectomy. Spine. 2003; 28(2): 140-142 PubMed

[40] Singh K, Vaccaro AR, Kim J, Lorenz EP, Lim TH, An HS. Biomechanical comparison of cervical spine reconstructive techniques after a multilevel corpectomy of the cervical spine. Spine. 2003; 28(20): 2352-2358, discussion 2358 PubMed

[41] Ilgenfritz RM, Gandhi AA, Fredericks DC, Grosland NM, Smucker JD. Considerations for the use of C7 crossing laminar screws in subaxial and cervicothoracic instrumentation. Spine. 2013; 38(4): E199-E204 PubMed

19 外伤性脊髓型颈椎病

Robert F. Heary, Raghav Gupta

摘要

外伤性颈脊髓损伤（spinal cord injury，SCI）主要发生在因机动车事故、运动、跌倒和斗殴导致钝性损伤的患者中。该类患者可因颈脊髓受压导致脊髓病症状。既往研究发现，颈椎管矢状径的减小与创伤后脊髓型颈椎病的发病率增加有关。此外，颈椎病、后纵韧带骨化（ossification of posterior longitudinal ligament，OPLL）和先天性颈椎管狭窄等多种情况亦可增加颈椎外伤后出现脊髓病症状的风险。本章节主要对因颈椎创伤而出现脊髓病的发病机制、临床表现和患者预后进行描述。

关键词 颈椎创伤 脊髓病 颈椎病 后纵韧带骨化 脊髓损伤 椎管狭窄

19.1 外伤性脊髓损伤

外伤性 SCI 的流行病学研究在既往文献中已经被广泛报道。在美国，外伤性脊髓损伤发生率为（25~59）/1 000 000，男性的发病率是女性的 3~4 倍[1]。导致外伤性脊髓损伤的病因很多，包括机动车事故、暴力行为、运动损伤、跌倒和其他各种原因。其中，在美国机动车事故是脊髓损伤最常见的原因，而跌倒是 60 岁以上中老年人出现损伤的首要原因[2]。外伤性 SCI 相当常见，颈部钝性损伤的患者有 2.4% 可以合并 SCI[3]。

急性外伤性颈脊髓损伤因脊髓受压导致一种称为脊髓病（myelopathy）的临床综合征。虽然脊髓型颈椎病（cervical myelopathy）的症状会因脊髓受压的位置和压迫的严重程度而多样化，但患者通常会出现平衡和（或）步态障碍、手部灵活性下降、手部和（或）脚部麻木、肠和膀胱失禁以及上和（或）下运动神经元功能障碍的表现。体格检查有助于诊断脊髓病，如巴宾斯基征、霍夫曼征、踝阵挛和下肢反射亢进等病理反射阳性，以及下肢肌张力增加或痉挛等可提示存在脊髓型颈椎病[4]。脊髓型颈椎病最常见的病因是脊椎病（spondylosis），其他病因包括但不限于脊椎肿瘤、后纵韧带骨化（OPLL）和先天性椎管狭窄（图 19.1）等。研究发现，椎管矢状径的减小与脊髓型颈椎病的增加有关[5]。鉴于上述每一种脊髓型颈椎病的病因都可以导致椎管矢状径的减小，当合并外伤时，这些情况就更容易导致脊髓受压引起的脊髓病。

19.2 椎管矢状径与 Torg 比值

脊柱侧位片上测量椎管前后径（即矢状径）曾被用于严重颈椎管狭窄的诊断。Morishita 等曾提出矢状径小于 13 mm 是导致可观察到的椎间盘病理性改变的阈值[6]。然而，由于不同种族人群[7]椎管大小以及影像学放大比例[4]存在差异，因此椎管矢状径绝对值并非一个十分可靠的参数。于

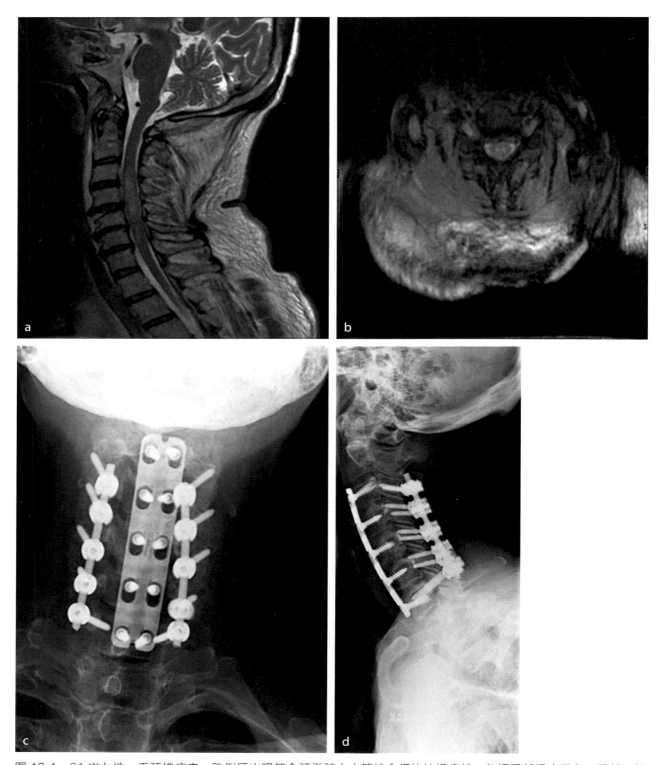

图 19.1　61 岁女性，无颈椎病史，跌倒后出现符合颈脊髓中央管综合征的神经症状，包括手部极度无力，手部、躯干和下肢感觉减退。（a）入院时 MRI（T_2W，矢状位）检查显示先天性椎管狭窄；C3~C6 脊髓异常信号；C4~C5 椎间盘异常信号影，C5 椎体上部疑似骨折。（b）MRI（T_2W，横断面）显示 C4~C5 水平椎管显著狭窄伴脊髓实质高信号。（c、d）受伤 6 个月后复查 X 线片显示前后路手术后 C3~C7 融合良好，该一期前后路联合手术可增加椎管空间，减少肿胀脊髓受压，促进神经功能恢复。术后 6 个月，上下肢肌力及感觉均显著改善

是，Torg 比值，即椎管矢状径与同一水平椎体矢状径的比值被提出用于诊断严重椎管狭窄[8]，在提出该参数的研究中，92% 被诊断为颈椎管狭窄的患者 Torg 比值小于 0.82[8]。脊髓型颈椎病患者和无脊髓型颈椎病的人群，平均 Torg 比值分别为 0.71 和 0.95（$P<0.001$），具有显著差异[9]。在颈椎有轻微损伤的患者中，Torg 比值小于 0.70 对预测脊髓损伤有最大的阳性似然比[10]。

19.3 颈椎病患者合并外伤

颈椎病（或骨关节炎）包括退行性椎间盘疾病（DDD）和小关节退行性变，这两种疾病在老年患者中都很常见。退行性椎间盘疾病是由于随着年龄的增长，氧气和营养物质在椎间盘内扩散受限导致脊柱内压缩力的径向再分布，影像学上可表现为椎间盘突出、椎间隙高度下降、黄韧带肥厚和骨赘形成等（图 19.2）。椎管腹侧的骨赘形成是对椎体终板应力增加的一种生理反应，可通过增加椎体终板的表面积来稳定邻近的椎体。这些骨赘可分别压迫颈脊髓和颈神经根而引起脊髓病和神经根病。颈椎病的临床症状可能包括颈部疼痛、手臂疼痛、上肢无力和（或）由脊髓或神经根压迫引起的神经症状。在 40 岁以上一般人群中在影像学上诊断为退行性椎间盘疾病的发病率为 21.7%[11, 12]。与此同时，每年颈椎病引起的脊髓病发生率约为 4/100 000，男性发生率较高。

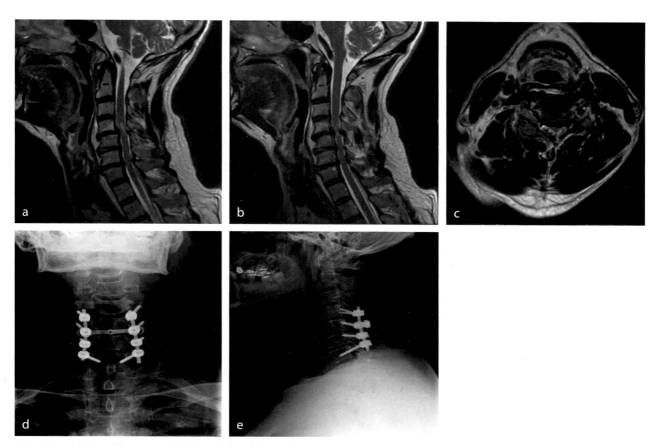

图 19.2 63 岁男性，无颈椎病史，车祸后出现脊髓损伤症状和体征，查体符合 ASIA 损伤分级中的 D 级脊髓损伤。（a、b）MRI（T_2W，矢状位）显示 C4~C5 半脱位，椎间盘突出压迫脊髓；C4~C6 黄韧带增生致使椎管狭窄。（c）MRI（T_2W，横断面）显示 C4~C5 节段椎管明显狭窄，脊髓高信号影。（d、e）C4~C6 后路减压融合术后 6 个月 X 线片显示矢状面序列得到重建，融合良好，神经功能完全恢复

颈椎病患者发生外伤后可出现神经功能受损，但影像学上可无明显异常。这类患者所受外伤的程度一般较轻，体现了临床表型和影像学表现的不一致性[13]。脊髓损伤的机制一般是外伤引起颈椎过伸，黄韧带向前突入椎管使脊髓前移，椎体后方的骨刺和突出的椎间盘进而从前方压迫脊髓出现脊髓病症状。此外，椎体外侧的钩椎关节肥大也可使椎管空间变窄。若外伤不仅引起颈椎的过伸，而且使其发生旋转，可进一步导致韧带和椎间盘的撕裂、损伤，继而引起脊髓的压迫[13, 14]。由于患者外伤前已经存在颈椎的异常，但无明显的临床症状，若当经受较小外伤后即出现脊髓型颈椎病症状，则会涉及医疗费用支付的纠纷问题。一般这种情况，医疗费用由机动车保险负责。

Koyanagi 等报道了 9 年时间内收集的 42 例急性外伤性颈脊髓损伤患者，这类患者无骨折或脱位，其中 38 例（90.5%）存在颈椎的退行性变[15]，最常受累的颈椎节段依次为 C3~C4、C4~C5 和 C5~C6，32 例存在椎间盘突出和（或）骨赘形成。值得注意的是，CT 显示脊髓损伤患者椎管矢状径显著低于无症状对照组，例如两组患者 C5 水平矢状径分别为 11 mm 和 13.2 mm（$P<0.001$）[15]。与之类似，在 Regenbogen 等的一项研究中，42 例不伴或仅伴轻微骨质损伤的外伤性颈脊髓损伤患者中，38 例（90.5%）存在中、重度的颈椎病［定义为前方或后方存在骨赘和（或）椎间盘间隙变窄］[13]。有趣的是，两篇文献的病例数和比例一模一样。

Regenbogen 等报道的一系列病例中，有 40% 患者的神经损伤类型与急性外伤性脊髓中央管综合征（CCS）相一致[13, 16]。CCS 最早于 1954 年由 Schneider 等提出，是最常见的不完全性脊髓损伤类型[13, 16]。CCS 通常表现为上肢运动功能障碍比下肢更严重，膀胱功能障碍，以及病变平面以下的各种感觉功能丧失。近一半的中央脊髓综合征病例是由先天性或退行性椎管狭窄患者的过伸损伤引起的[16, 17]。对于没有骨折、脱位或椎间盘突出的 CCS 患者进行手术的时机和有效性尚未明确。Guest 等曾报道，无论接受早期手术（初始损伤 24 小时以内）或是晚期手术（初始损伤 24 小时以后）的患者，运动功能总体上都没有明显改善[18]。Aito 等对 44 例因颈椎管狭窄同时发生颈椎过度伸展损伤进行保守治疗的患者和 38 例因骨骼和椎间盘韧带损伤进行手术治疗的患者的功能预后进行比较，发现无显著差异[19]。此外，传统神经外科治疗要求患者在病情稳定后解除神经的压迫（图 19.1）。因此，对于这类患者，是否需要手术，什么时间点进行手术仍存在争议。

19.4　后纵韧带骨化患者的创伤

后纵韧带骨化（OPLL）是一种与年龄相关的退行性疾病，在亚洲人群中发病率较高（2.4%），该疾病在男性和老年人群中更易发生，一般在 50~70 岁时出现相关症状[20]。后纵韧带骨化常累及颈椎[21]，虽然其发病机制尚未明确，但一般认为是由于髓核突出进入后纵韧带后引起的"后遗症"[22]，此外遗传、饮食和代谢因素也和疾病的发生相关[23]。骨化一般认为继发于后纵韧带肥厚，组织学上以软骨细胞和梭形细胞增殖以及钙化为特征[24]。后纵韧带骨化引起脊髓型颈椎病最早于 1960 年被报道。此后，相关报道逐渐增加[23]。

后纵韧带骨化可增加轻微创伤后颈脊髓损伤的风险[25]，在 Endo 等报道的 231 例颈脊髓损伤病例中，6.5% 存在颈椎后纵韧带骨化[26]。在亚洲，无骨折和（或）脱位的急性颈脊髓损伤患者中，后纵韧带骨化发生率高达 38%[15]。伴椎管狭窄（<10 mm）的后纵韧带骨化患者更容易发生与后纵韧带骨化相关的外伤性脊髓损伤[23]，同样混合型 OPLL 较孤立性或连续 OPLL 发生此类损伤的概率也更高[27, 28]。Matsunaga 等的一项研究前瞻性地收集了 368 例颈椎后纵韧带骨化患者，发现无论是否合并外伤，侧位 X 线片显示椎管狭窄程度达到 60% 或以上的所有 45 例患者在随访期间都发生了脊髓型颈椎病[27]。然而，在椎管狭窄未达到 60% 的患者中，随访中发生创伤性脊髓病和未

发生创伤性脊髓病患者间的椎管狭窄程度无明显差别[27]。

Graham 和 Lee 等曾报道，颈椎后纵韧带骨化患者最常见的轻微创伤是跌倒[25, 29]。临床表现最常见的是脊髓损伤综合征（如前所述，即上肢运动障碍比下肢更严重）[30, 31]。由于后纵韧带骨化患者多由于低能量创伤导致神经损伤，通常不伴随骨折等明显的影像学征象。因此，对这类后纵韧带骨化患者应保持警惕，在条件允许的情况下，初诊时就应行 MRI 和 CT 检查，防止延误诊断和治疗。对于孤立性后纵韧带骨化患者倾向于选择经前入路切除骨化组织，然而该入路出血较多，硬脊膜撕裂和脑脊液漏风险较高。这使得亚太地区大量有经验的脊柱外科医生倾向于使用经后入路手术方案。一般而言，多节段后纵韧带骨化患者首选后路手术。无论何种手术入路（前入路、后入路或前后联合入路），MRI 的 T_1 加权像上脊髓最狭窄部分的横截面积与颈椎狭窄性脊髓病患者的神经功能恢复密切相关[23, 32, 33]。

目前，少有证据支持对无症状后纵韧带骨化患者进行预防性手术。Matsunaga 等对 368 例无症状的后纵韧带骨化患者进行的前瞻性研究发现，当患者被告知病情和发生外伤性脊髓型颈椎病的风险后，轻微颈椎创伤的发生率就会显著下降，且发生的所有创伤事件都是由于机动车事故引起[27]。他们建议仅对于椎管狭窄程度大于 60%、易发生交通事故以及混合型后纵韧带骨化患者（在外伤性脊髓型颈椎病最为常见的后纵韧带骨化类型）进行预防性手术。Katoh 等同样建议，不要对没有神经系统症状的患者进行手术干预。总而言之，对患者进行手术治疗前，必须同时权衡手术相关的风险和 OPLL 患者颈部轻微创伤后发生严重神经功能障碍的可能性[34]。

19.5 先天性颈椎管狭窄患者的创伤

先天性颈椎管狭窄症在美国成年人中的患病率约为 4.9%，其以无明显颈椎病临床表现的多节段椎管狭窄为特征[35]，常与 Klippel-Feil 综合征[36]、软骨发育不全[37]、软骨发育不良[37]综合征有关。虽病因尚未明确，但先天性颈椎管狭窄可表现为颈椎的多种解剖学改变[38]，包括椎弓根间距、椎板长度和侧块体积的减少等，而这些改变会引起矢状面上椎管直径减小，从而导致该类患者在颈椎遭受重大或轻微创伤后发生脊髓病的风险增加[39]。先天性颈椎管狭窄的诊断可基于多种放射学诊断标准，包括 CT 成像上的 Torg 比值（<0.82）、椎管矢状径（<14 mm），以及侧位 X 线片上 C5 侧块–椎体后缘与椎管直径的比值（LM/CD≥0.735）等[40]。

患有先天性椎管狭窄且需要进行身体对抗（足球、橄榄球等）的运动员因颈椎创伤而出现脊髓损伤的风险较高。因此，既往神经外科文献对先天性椎管狭窄患者出现的神经损伤特征进行了充分描述，其包括暂时性颈神经麻痹、刺痛（臂丛神经暂时性神经麻痹）和继发于颈椎过伸损伤的外伤性颈髓损伤中央管综合征等（详见第 17 章）。

19.6 结论

颈椎病、后纵韧带骨化和先天性椎管狭窄均可因为颈椎管矢状面管径的减小及颈脊髓受压风险的增加，而增加脊髓损伤和颈椎外伤后出现脊髓损害的风险。对于在外伤之前即有脊髓病症状的患者，笔者的观点是，由此产生的医疗保险索赔应由个人的医疗保险单处理。反之，若该类患者在外伤前并未出现神经症状，外伤之后出现则可申请工伤补贴（工作导致）或保险公司理赔（车祸导致）。即在这些情况下，从保险责任承担的角度来看，潜在的颈椎病、后纵韧带骨化或先天性狭窄不该被认定为"前提条件"，尤其是当患者在外伤前并不清楚疾病具体情况及其可引起的外伤后脊髓损伤风险增加等信息时。

19.7 其他

不同地区报道的脊髓受压、先天性或获得性椎管狭窄的发病率都不同。特别是亚太地区的发病率和美国具有显著差异，因此描述和评估该类疾病时应充分考虑地区和人种差异。

参考文献

[1] Devivo MJ. Epidemiology of traumatic spinal cord injury: trends and future implications. Spinal Cord. 2012; 50(5): 365-372 PubMed

[2] Price C, Makintubee S, Herndon W, Istre GR. Epidemiology of traumatic spinal cord injury and acute hospitalization and rehabilitation charges for spinal cord injuries in Oklahoma, 1988-1990. Am J Epidemiol. 1994; 139(1): 37-47 PubMed

[3] Goldberg W, Mueller C, Panacek E, Tigges S, Hoffman JR, Mower WR, NEXUS Group. Distribution and patterns of blunt traumatic cervical spine injury. Ann Emerg Med. 2001; 38(1): 17-21 PubMed

[4] Edwards CCII, Riew KD, Anderson PA, Hilibrand AS, Vaccaro AF. Cervical myelopathy. current diagnostic and treatment strategies. Spine J. 2003; 3(1): 68-81 PubMed

[5] Eismont FJ, Clifford S, Goldberg M, Green B. Cervical sagittal spinal canal size in spine injury. Spine. 1984; 9(7): 663-666 PubMed

[6] Morishita Y, Naito M, Hymanson H, Miyazaki M, Wu G, Wang JC. The relationship between the cervical spinal canal diameter and the pathological changes in the cervical spine. Eur Spine J. 2009; 18(6): 877-883 PubMed

[7] Murone I. The importance of the sagittal diameters of the cervical spinal canal in relation to spondylosis and myelopathy. J Bone Joint Surg Br. 1974; 56(1): 30-36 PubMed

[8] Pavlov H, Torg JS, Robie B, Jahre C. Cervical spinal stenosis: determination with vertebral body ratio method. Radiology. 1987; 164(3): 771-775 PubMed

[9] Yue WM, Tan SB, Tan MH, Koh DC, Tan CT. The Torg-Pavlov ratio in cervical spondylotic myelopathy: a comparative study between patients with cervical spondylotic myelopathy and a nonspondylotic, nonmyelopathic population. Spine. 2001; 26(16): 1760-1764 PubMed

[10] Aebli N, Wicki AG, Rüegg TB, Petrou N, Eisenlohr H, Krebs J. The Torg-Pavlov ratio for the prediction of acute spinal cord injury after a minor trauma to the cervical spine. Spine J. 2013; 13(6): 605-612 PubMed

[11] Wilder FV, Hall BJ, Barrett JP. Smoking and osteoarthritis: is there an association? The Clearwater Osteoarthritis Study. Osteoarthritis Cartilage. 2003; 11(1): 29-35 PubMed

[12] Lee MJ, Dettori JR, Standaert CJ, Brodt ED, Chapman JR. The natural history of degeneration of the lumbar and cervical spines: a systematic review. Spine. 2012; 37(22) Suppl: S18-S30 PubMed

[13] Regenbogen VS, Rogers LF, Atlas SW, Kim KS. Cervical spinal cord injuries in patients with cervical spondylosis. AJR Am J Roentgenol. 1986; 146(2): 277-284 PubMed

[14] Forsyth HF. Extension Injuries of the Cervical Spine. J Bone Joint Surg Am. 1964; 46: 1792-1797 PubMed

[15] Koyanagi I, Iwasaki Y, Hida K, Akino M, Imamura H, Abe H. Acute cervical cord injury without fracture or dislocation of the spinal column. J Neurosurg. 2000; 93(1) Suppl: 15-20 PubMed

[16] Schneider RC, Cherry G, Pantek H. The syndrome of acute central cervical spinal cord injury; with special reference to the mechanisms involved in hyperextension injuries of cervical spine. J Neurosurg. 1954; 11(6): 546-577 PubMed

[17] Aarabi B, Koltz M, Ibrahimi D. Hyperextension cervical spine injuries and traumatic central cord syndrome. Neurosurg Focus. 2008; 25(5): E9 PubMed

[18] Guest J, Eleraky MA, Apostolides PJ, Dickman CA, Sonntag VK. Traumatic central cord syndrome: results of surgical management. J Neurosurg. 2002; 97(1) Suppl: 25-32 PubMed

[19] Aito S, D'Andrea M, Werhagen L, et al. Neurological and functional outcome in traumatic central cord syndrome. Spinal Cord. 2007; 45(4): 292-297 PubMed

[20] Choi BW, Song KJ, Chang H. Ossification of the posterior longitudinal ligament: a review of literature. Asian Spine J. 2011; 5(4): 267-276 PubMed

[21] Saetia K, Cho D, Lee S, Kim DH, Kim SD. Ossification of the posterior longitudinal ligament: a review. Neurosurg Focus. 2011; 30(3): E1 PubMed

[22] Hirakawa H, Kusumi T, Nitobe T, et al. An immunohistochemical evaluation of extracellular matrix components in the spinal posterior longitudinal ligament and intervertebral disc of the tiptoe walking mouse. J Orthop Sci. 2004; 9(6): 591-597 PubMed

[23] Katoh S, Ikata T, Hirai N, Okada Y, Nakauchi K. Influence of minor trauma to the neck on the neurological outcome in patients with ossification of the posterior longitudinal ligament (OPLL) of the cervical spine. Paraplegia. 1995; 33(6): 330-333 PubMed

[24] Song J, Mizuno J, Hashizume Y, Nakagawa H. Immunohistochemistry of symptomatic hypertrophy of the posterior longitudinal ligament with special reference to ligamentous ossification. Spinal Cord. 2006; 44(9): 576-581 PubMed

[25] Lee CK, Yoon DH, Kim KN, et al. Characteristics of cervical spine trauma in patients with ankylosing spondylitis and ossification of the posterior longitudinal ligament. World Neurosurg. 2016; 96: 202-208 PubMed

[26] Endo S, Shimamura T, Nakae H, et al. Cervical spinal cord injury associated with ossification of the posterior longitudinal ligament. Arch Orthop Trauma Surg. 1994; 113(4): 218-221 PubMed

[27] Matsunaga S, Sakou T, Hayashi K, Ishidou Y, Hirotsu M, Komiya S. Trauma-induced myelopathy in patients with ossification of the posterior longitudinal ligament. J Neurosurg. 2002; 97(2) Suppl: 172-175 PubMed

[28] Abiola R, Rubery P, Mesfin A. Ossification of the posterior longitudinal ligament: etiology, diagnosis, and outcomes of nonoperative and operative management. Global Spine J. 2016; 6(2): 195-204 PubMed

[29] Graham B, Van Peteghem PK. Fractures of the spine in ankylosing spondylitis. Diagnosis, treatment, and complications. Spine. 1989; 14(8): 803-807 PubMed

[30] Murray GC, Persellin RH. Cervical fracture complicating ankylosing spondylitis: a report of eight cases and review of the literature. Am J Med. 1981; 70(5): 1033-1041 PubMed

[31] Kewalramani LS, Taylor RG, Albrand OW. Cervical spine injury in patients with ankylosing spondylitis. J Trauma. 1975; 15(10): 931-934 PubMed

[32] Okada Y, Ikata T, Yamada H, Sakamoto R, Katoh S. Magnetic resonance imaging study on the results of surgery for cervical compression myelopathy. Spine. 1993; 18(14): 2024-2029 PubMed

[33] Fujiwara K, Yonenobu K, Hiroshima K, Ebara S, Yamashita K, Ono K. Morphometry of the cervical spinal cord and its relation to pathology in cases with compression myelopathy. Spine. 1988; 13(11): 1212-1216 PubMed

[34] Mizuno J, Nakagawa H. Ossified posterior longitudinal ligament: management strategies and outcomes. Spine J. 2006; 6(6) Suppl: 282S-288S PubMed

[35] Lee MJ, Cassinelli EH, Riew KD. Prevalence of cervical spine stenosis. Anatomic study in cadavers. J Bone Joint Surg Am. 2007; 89(2): 376-380 PubMed

[36] Hensinger RN, Lang JE, MacEwen GD. Klippel-Feil syndrome: a constellation of associated anomalies. J Bone Joint Surg Am. 1974; 56(6): 1246-1253 PubMed

[37] Bhattacharjee S, Mudumba V, Aniruddh PK. Spinal canal stenosis at the level of Atlas. J Craniovertebr Junction Spine. 2011; 2(1): 38-40 PubMed

[38] Jenkins TJ, Mai HT, Burgmeier RJ, Savage JW, Patel AA, Hsu WK. The Triangle Model of congenital cervical stenosis. Spine. 2016; 41(5): E242-E247 PubMed

[39] Stratford J. Congenital cervical spinal stenosis: a factor in myelopathy. Acta Neurochir (Wien). 1978; 41(1-3): 101-106 PubMed

[40] Horne PH, Lampe LP, Nguyen JT, Herzog RJ, Albert TJ. A novel radiographic indicator of developmental cervical stenosis. J Bone Joint Surg Am. 2016; 98(14): 1206-1214 PubMed

20 脊柱微创手术

Tyler Atkins, Domagoj Coric

摘要

在过去十余年间，一些学者发表了数篇关于微创脊柱手术治疗颈椎外伤的解剖学可行性研究、病例报告和小规模病例研究。本章将对目前已经开始通过微创手术技术治疗的一类特定的颈椎创伤性疾病进行回顾，并对手术入路进行讨论。作为开放手术的改进，常可通过利用术中导航，采用各式各样的前路、后路（或联合）的微创手术（MIS）技术对许多常见的上颈椎骨折，包括齿突骨折、C2 椎体及椎弓骨折、C1~C2 联合损伤等进行治疗。除了总结已发表的技术外，本章还结合影像学资料介绍了两个典型的病例。下颈椎骨折的部分病例亦可通过经皮侧块或椎弓根螺钉进行微创治疗，我们对文献报道的这些技术和治疗效果进行了总结。目前，人们越来越关注在治疗疾病的同时减少手术创伤，因此不断有新的手术器械及影像导航被开发并逐步应用于颈椎外伤的微创手术治疗中。

关键词 微创手术 颈椎创伤 骨折 经皮的 齿突 C1 C2 下颈椎

20.1 微创手术在颈椎创伤中的应用

微创手术在过去数十年间逐渐流行，多应用于包括外伤在内的多种腰椎疾病中，最常见的应该是运用经皮椎弓根螺钉-棒系统治疗胸腰椎骨折，因其不需要切开复位或减压。当然，颈椎微创手术也取得了相似的进展，但进展主要集中在退行性颈椎疾病的微创减压技术上，而非器械的发明和运用上。过去的十年间，已发表了一些微创手术治疗特定颈椎疾患的解剖可行性研究、病例报道和系列病例研究的文献。我们将回顾颈椎微创手术技术及其适用的具体颈椎创伤类疾病。

因颈椎解剖结构复杂，包括颈髓结构的重要性、椎动脉的存在以及上颈椎和下颈椎独特的骨性结构，微创固定技术运用于颈椎疾病中发生严重并发症的可能性变得较高，因此手术医生对微创技术治疗此类疾病持保守态度。

然而，尽管存在以上风险，微创手术固定颈椎外伤仍具有较强的吸引力，因为老年人群因跌倒、冲击出现颈椎外伤的发生率较高，但常用的传统刚性颈环或 Halo 支架固定（提供更佳的高位颈椎固定效果）等非手术方法在老年人群中的治疗效果不佳且并发症较高。而传统的开放式手术，如后路 C1~C2 融合或高位颈椎前路椎间盘切除融合术（ACDF）也同样具有较高的并发症[1-3]。因此，在这类患者群体中，进行微创手术同时具有避免长时间颈椎固定支撑和减少手术并发症的优点，是较为可行的办法。

许多经皮颈椎螺钉微创技术来源于腰椎微创技术。而术中影像辅助导航系统的日益普及和成熟，提高了经皮置入颈椎器械的安全性和有效性，从而推动了颈椎微创手术的发展。

20.2　可用微创固定技术治疗的外伤

20.2.1　齿突骨折

通过微创技术置入齿突螺钉的研究已经取得了良好的初期结果。Wang 等报告了 19 例接受经皮齿突螺钉置入术治疗 Ⅱ 型和 Ⅲ 型齿突骨折的病例[4]。其手术步骤与传统开放性手术大致相同，首先将患者置于 Gardner-Wells 牵引钳上，牵引力为 2 kg。然后利用两个 C 臂在前后和侧位两个方向进行精准透视后，在 C5~C6 水平的胸锁乳突肌内侧缘做一个 1 cm 的单侧水平切口，切开至胸锁乳突肌内侧缘。此时，将钝性导管解剖器穿过深部组织直至 C2~C3 椎间盘间隙的前上缘。在理想位置放置一根锋利的导引导丝穿过导管，然后器械就可按照与开放式螺钉放置相同的顺序通过导丝置入（在透视下控制导丝的同时进行钻孔、攻丝和螺钉置入）。作者报告未见手术并发症，尤其是没有损伤颈前部无法看到的组织结构。这项前瞻性研究将经皮螺钉治疗的患者与 23 例接受开放性手术的患者进行比较，发现两者具有相似的融合成功率，然而前者手术时间更短，术后吞咽困难发生率更低。类似的齿突螺钉放置方法可见图 20.1~ 图 20.4。

Holly 等描述了另一种微创固定 Ⅱ 型齿突骨折的方法，即利用扩张管状牵开器和透视进行 C1~C2 后路融合[5]。他们的研究中包含 5 例 Ⅱ 型齿突骨折患者，所有患者均俯卧在 Mayfield 固定装置上，以 C2 为中心往两侧各做一个 2 cm 的切口，暴露椎体后份后放置 C1 侧块和 C2 椎弓根螺钉，以及剥离关节面，放置同种异体骨和脱钙骨，并在两侧放置适当大小的棒。平均随访 32 个月，未发生并发症且融合率为 100%。CT 引导用于后路杂交术式融合（一侧使用 C1 和 C3 侧块螺钉，另一侧使用 C1~C2 经关节螺钉和 C4 侧块螺钉）治疗前滑脱齿突骨折的图像见图 20.5~ 图 20.7。

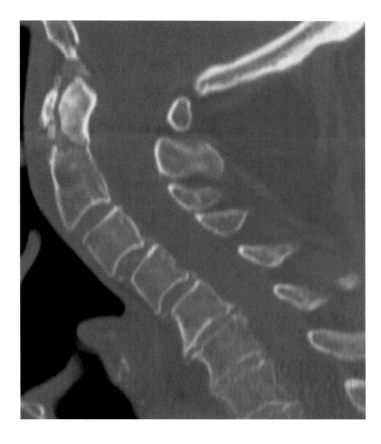

图 20.1　颈椎矢状位 CT 重建显示齿突 Ⅱ 型骨折，最适合采用前路齿突螺钉固定

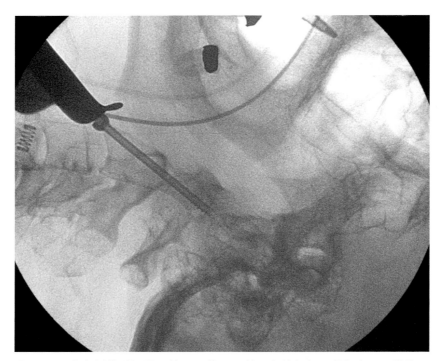

图 20.2　术中侧位透视显示撑开器位于颈前下部软组织，螺钉在 C2 椎体下缘进入

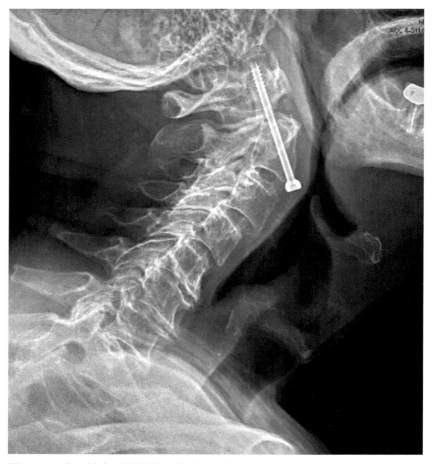

图 20.3　术后站立颈椎侧位 X 线片显示齿突螺钉

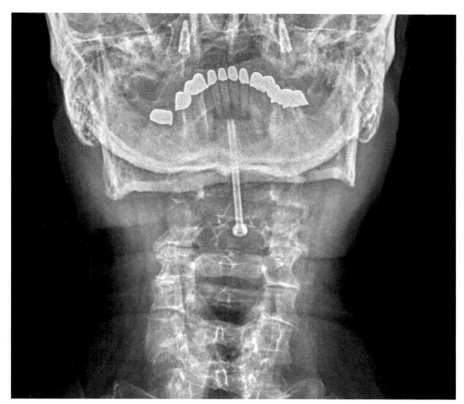

图 20.4 术后站立颈椎正位 X 线片显示齿突螺钉处于理想中线位置

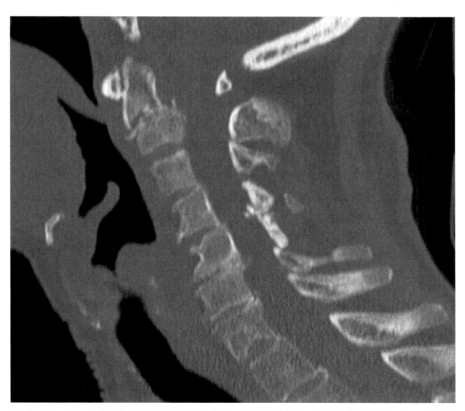

图 20.5 颈椎矢状位 CT 重建显示 II 型齿突骨折未愈合伴微小前移位和 C1 环骨折不伴移位。该病例不适合继续保守治疗，也不适合采用单独放置齿突前路螺钉治疗

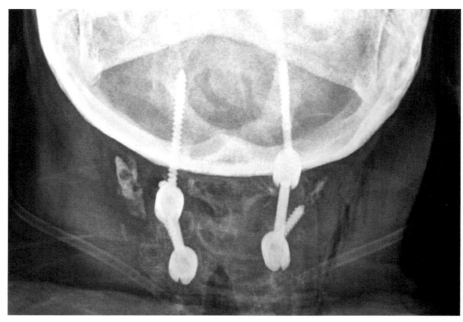

图 20.6　颈椎正位 X 线片显示在术中 CT 引导下，小切口置入右侧 C1~C2 跨关节螺钉、C4 侧块螺钉和左侧 C1、C3 侧块螺钉的结果

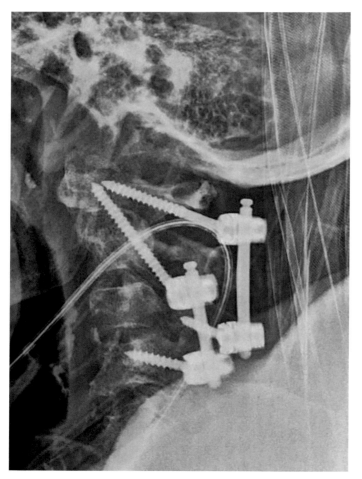

图 20.7　术中 CT 引导下经小切口技术 C1~C4 节段置入的混合型螺钉

20.2.2 创伤性枢椎滑脱

Hangman 骨折，尤其是 Levine-Edwards Ⅱ 型骨折（移位＞3 mm，成角＜10°），似乎是微创特定的适应证。这种常见的骨折类型可以通过 2 枚螺钉经过 C2 峡部直接穿过骨折线进行固定治疗。两个独立的团队针对这一微创技术进行了报道。Wu 等报告了 10 例利用该技术治疗的 Hangman 骨折患者[6]。他们利用经鼻气管插管、Mayfield 头架固定便于术中透视定位，术中利用冠状位、侧位和张口位透视引导双侧经皮放置 C2 椎弓根螺钉固定骨折。Buchholz 等报告了采用类似技术治疗的 5 例病例，术中使用 CT 图像进行导航，其参考架连接到 Mayfield 头架上[7]。两位作者均未报告任何并发症。所有患者均接受术后 CT 评估螺钉位置，Bucholz 等报告无螺钉误置，Wu 等指出 20 枚螺钉中有 3 枚穿破椎弓根，但穿破范围均小于 2 mm（2 枚内侧，1 枚外侧）。

20.2.3 C2 椎体骨折

Kantelhardt 等报道的病例中，至少有 1 例复杂 C2 椎体骨折患者接受经皮微创技术治疗[8]。作者将参考架固定在 Mayfield 头架上，利用术中 CT 图像引导技术进行导航，然后经皮置入双侧 C2 椎弓根螺钉和双侧 C3 侧块螺钉，在管状撑开器内下行 C2~C3 关节去皮质，置入短棒，并用人工合成的骨移植替代物填充。作者报道无并发症。

20.2.4 C1~C2 复合伤

寰椎和枢椎的联合骨折和韧带损伤的形式多种多样，但通常都需行 C1~C2 关节融合术。Wu 等报道了使用经皮前路置入 3 枚螺钉治疗 C1 环和 C2 齿突复合骨折的 7 例病例[9]。他们使用 Gardner-Wells 牵引钳、透视及前述类似的技术经皮齿突螺钉从前路进入高位颈椎，在齿突中线置入单枚螺钉，然后通过一个 10 mm 的切口将双侧经关节螺钉置入到 C1 侧块。作者未报道相关手术并发症。

该作者还报道了使用前 / 后联合入路技术，即前路使用双侧经皮寰枢椎经关节突螺钉固定术（与上述技术相同）联合后路小切口 C1~C2 钢丝固定融合[10]，该技术适用于更复杂的 C1~C2 损伤，作者在 5 例病例中使用了该技术，包括 3 例 Jefferson 骨折合并横韧带断裂，1 例 Jefferson 骨折合并 Ⅱ 型齿突骨折，以及 1 例寰枢椎脱位，无并发症报道。利用术中 CT 引导，对前移位的 Ⅱ 型齿突骨折合并 C1 前后弓骨折进行后路杂交手术融合（一侧使用 C1 和 C3 侧块螺钉，另一侧使用 C1~C2 经关节突螺钉和 C4 侧块螺钉）的图像见图 20.5~图 20.7。

20.2.5 下颈椎骨折

外科医生在对下颈椎创伤后路手术治疗中根据其经验和习惯更多倾向于使用侧块螺钉，而较少使用椎弓根螺钉。已有文献报道使用微创技术后路置入颈椎螺钉，可单独作为颈椎外伤的手术治疗方法，亦可作为前路手术后的进一步加固的措施。

侧块螺钉

Wang 等于 2003 年和 2006 年分别发表了两篇病例报告，一篇中包含 3 例颈椎外伤患者，另一篇的 18 例病例中有 10 例为外伤患者，共计 13 例颈椎外伤患者。两项研究均报道了同样的微创手术技术，即在下颈椎中使用管状牵开器置入侧块螺钉[11, 12]。他们使用该技术在 C3~C7 范围内最多融合两个节段。在这两项研究中，有 5 例患者接受了单纯后路手术（包括 2 名双侧关节突脱位无神经损伤的患者，2 例单侧关节突脱位无神经损伤的患者，以及 1 例骨折脱位伴不完全性四肢瘫患者），剩下的 8 例患者行前路椎间盘切除或椎体次全切减压融合术和后路微创内固定术。前后路联合治疗的外伤包括爆裂性骨折和骨折脱位。作者描述的手术步骤如下：患者俯卧位，头环固定，沿中线切开 2 cm，在透视引导下将管状牵开器放置在侧块上，切除侧块后表面和小关节面，使用透视定位和改良 Magerl 技术置入万向螺钉，并通过管状牵开器放置连接棒。在总共 21 例患者中，由于下颈椎透视不清，作者术中临时将 2 例患者改为开放式内固定，以安全放置下颈椎固定螺钉。他们报告所有病例均无神经系统并发症且得到成功融合。

Fang 等报告了与上述类似的技术，但他使用了薄型钢板而非带螺塞的多轴螺钉和连接棒[13]。作者描述了 2 例前路融合术后进一步经后路微创融合的病例：1 例双侧小关节脱位和 1 例爆裂性骨折。管状撑开器的使用和放置位置和上述研究一样，区别在于后者先把钢板放置好，后置入螺钉，这种方法的优点在于可以更方便地在不同颈椎节段间调整管状撑开器的位置。

椎弓根螺钉

Komatsubara 等报告了一项纳入 56 例因颈椎骨折接受开放性手术或微创手术患者的对照研究[14]，其中 37 例患者术中使用 CT 导航和自稳式管状撑开器以放置颈椎椎弓根螺钉，他们发现微创手术组无论是手术时间、术中出血量或是螺钉误置率都显著降低。他们的手术技术包括在 CT 导航的引导下，在侧面做一个小的皮肤切口，放置自稳式的管状牵开器，利用克氏针定位，随后置入钉棒。Schaefer 等报道了另一项在下颈椎使用微创技术置入椎弓根螺钉的研究，但其使用透视而未使用 CT 导航[15]。在纳入的 15 例患者中，只有 3 例是外伤患者。大多数患者（11/15）接受了前后路联合手术，但在所有后路微创治疗中，无严重并发症发生，且无任何病例术中临时改为开放性手术。然而术后 CT 显示，螺钉误置（穿破椎弓根壁）的比例较高（23.6%），这些破口大多位于椎动脉的侧方（18.1%），这提示微创置入椎弓根螺钉的操作具有一定挑战性，在没有术中导航的情况下难以进行。

总之，研究人员报道了微创内固定技术在下颈椎手术中的运用及结论，并探讨了该技术的难点。例如由于解剖结构原因，部分患者透视难以观察清楚。微创手术中管状撑开器内置入钉棒具有较大难度，且其对于固定节段长短有一定限制。另外，由于管状撑开器内体积和位置的限制，置钉角度亦会受限。

20.3 结论和前景

目前关于使用微创手术治疗颈椎外伤的文献极其有限，且这类文献仅着眼于特定外伤类型的少数病例。因此，现有文献仅能证明微创手术治疗颈椎外伤理论上的可行性。目前尚缺乏对微创手术和标准开放手术治疗各类损伤类型效果的对比研究，以及对微创手术潜在优势（更低的手术并发症、更少的术后疼痛等）的正式评估。虽然缺少大样本研究，但微创手术的局限性却不得不提。首先对于不习惯使用经皮器械、术中图像引导以及独特透视角度的医生需要进行一个漫长的学习曲线才能进行微创手术。术者在术中常需引导才能正确置入螺钉，部分术者使用两次或三次术中 CT 透视，这会增加患者受到的辐射量，延长手术时间，继而削弱微创手术本身的优势。

微创手术的相对禁忌证包括存在明显的后凸畸形、骨骼或血管解剖结构变异以及在该手术部位的既往手术史。

鉴于微创手术技术在包括创伤在内的胸腰段疾病中的日益普及，我们有理由推测其适应证将逐步包含各类颈椎外伤。随着颈椎外伤的发生率在老龄化人群中日益提高，以及术中导航的逐渐成熟，微创手术技术，包括管状撑开器的肌肉撑开技术和经皮螺钉固定术，在未来仍将是可取和可行的。

参考文献

[1] Daentzer D, Flörkemeier T. Conservative treatment of upper cervical spine injuries with the halo vest: an appropriate option for all patients independent of their age? J Neurosurg Spine. 2009; 10(6): 543-550 PubMed

[2] Delcourt T, Bégué T, Saintyves G, Mebtouche N, Cottin P. Management of upper cervical spine fractures in elderly patients: current trends and outcomes. Injury. 2015; 46 Suppl 1: S24-S27 PubMed

[3] Jackson AP, Haak MH, Khan N, Meyer PR. Cervical spine injuries in the elderly: acute postoperative mortality. Spine. 2005; 30(13): 1524-1527 PubMed

[4] Wang J, Zhou Y, Zhang ZF, Li CQ, Zheng WJ, Liu J. Comparison of percutaneous and open anterior screw fixation in the treatment of type II and rostral type III odontoid fractures. Spine. 2011; 36(18): 1459-1463 PubMed

[5] Holly LT, Isaacs RE, Frempong-Boadu AK. Minimally invasive atlantoaxial fusion. Neurosurgery. 2010; 66(3) Suppl: 193-197 PubMed

[6] Wu YS, Lin Y, Zhang XL, et al. Management of hangman's fracture with percutaneous transpedicular screw fixation. Eur Spine J. 2013; 22(1): 79-86 PubMed

[7] Buchholz AL, Morgan SL, Robinson LC, Frankel BM. Minimally invasive percutaneous screw fixation of traumatic spondylolisthesis of the axis. J Neurosurg Spine. 2015; 22(5): 459-465 PubMed

[8] Kantelhardt SR, Keric N, Conrad J, Archavlis E, Giese A. Minimally invasive instrumentation of uncomplicated cervical fractures. Eur Spine J. 2016; 25(1): 127-133 PubMed

[9] Wu AM, Wang XY, Chi YL, et al. Management of acute combination atlas-axis fractures with percutaneous triple anterior screw fixation in elderly patients. Orthop Traumatol Surg Res. 2012; 98(8): 894-899 PubMed

[10] Wu AM, Wang XY, Zhou F, Zhang XL, Xu HZ, Chi YL. Percutaneous atlantoaxial anterior transarticular screw fixation combined with mini-open posterior C1/2 wire fusion for patients with a high-riding vertebral artery. J Spinal Cord Med. 2016; 39(2): 234-239 PubMed

[11] Wang MY, Prusmack CJ, Green BA, Gruen JP, Levi AD. Minimally invasive lateral mass screws in the treatment of cervical facet dislocations: technical note. Neurosurgery. 2003; 52(2): 444-447, discussion 447-448 PubMed

[12] Wang MY, Levi AD. Minimally invasive lateral mass screw fixation in the cervical spine: initial clinical experience with long-term follow-up. Neurosurgery. 2006; 58(5): 907-912, discussion 907-912 PubMed

[13] Fong S, Duplessis S. Minimally invasive lateral mass plating in the treatment of posterior cervical trauma: surgical technique. J Spinal Disord Tech. 2005; 18(3): 224-228 PubMed

[14] Schaefer C, Begemann P, Fuhrhop I, et al. Percutaneous instrumentation of the cervical and cervico-thoracic spine using pedicle screws: preliminary clinical results and analysis of accuracy. Eur Spine J. 2011; 20(6): 977-985 PubMed

[15] Komatsubara T, Tokioka T, Sugimoto Y, Ozaki T. Minimally Invasive Cervical Pedicle Screw Fixation by a Posterolateral Approach for Acute Cervical Injury. Clin Spine Surg. 2016 Epub ahead of print PubMed

21 神经介入技术在颈部创伤中的应用

Neil Majmundar, Fawaz Al-Mufti, Michael Nosko, Anil Nanda,
Sudipta Roychowdhury, Gaurav Gupta

摘要

由于造影技术的进步、器械安全性的提高以及较低的并发症发生率，血管内技术在治疗颈部创伤后动脉损伤中的应用变得越来越普遍。穿透性和非穿透性损伤的治疗方式包括常规医疗处理、栓塞和支架置入。本章将讨论颈部创伤后动脉损伤的类型、自然史，治疗措施以及成像技术和神经介入 / 血管内技术在其诊断和治疗中的作用。

关键词 颈动脉损伤 椎动脉损伤 钝性脑血管损伤 血管内 神经介入

21.1 介绍

颈部损伤若同时合并颈动脉和椎动脉的创伤性损伤则可能造成严重的神经损害[1]。造影技术的发展使得颈部创伤后颈动脉和椎动脉损伤的诊断率逐步增加，其最主要的治疗方法是抗凝 / 抗血小板治疗，以避免潜在的缺血性并发症。对于更复杂和难治性的损伤，若常规治疗措施无效或患者因禁忌证不适用系统性抗凝药时，可以考虑神经介入技术。由于成像技术的发展、医疗设备安全性的提高以及较低的并发症发生率，这类血管内技术在颈部外伤引起的动脉损伤治疗中得到越来越多的应用。

21.2 颈部创伤后血管损伤的类型

21.2.1 穿透伤

颈部穿透伤一般定义为颈阔肌被穿透的损伤，并可根据解剖位置分为三个区：1 区是指从锁骨 / 胸骨到环状软骨的区域，2 区是指从环状软骨到下颌角的区域，3 区是指从下颌角到颅底的区域[2]。颈部穿透伤中 4.9%~6% 出现颈动脉损伤[3, 4]。合并颈动脉或椎动脉损伤的死亡率约为 10%，若两者同时合并，则死亡率为 50%[5]。这些损伤若不加处理，死亡率极高，甚至接近于 100%[6]。

动脉穿透伤最常见于枪伤或刺伤，可导致颅外颈动脉或椎动脉假性动脉瘤[7]。尽管有关于这些假性动脉瘤可自发消退的病例报告[8]，但更多证据表明其可导致脑卒中，如果不治疗，假性动脉瘤会扩大并引起局部结构受压、局部疼痛和动静脉（AV）瘘[9-12]。

21.2.2 非穿透伤

钝性脑血管损伤

高能量非穿透性钝性外力可引起颈椎钝性损伤并导致钝性脑血管损伤（blunt cerebrovascular

injury, BCVI）[13]，有 1%～2% 的钝性损伤患者可合并此类血管损伤[14-16]，在住院超过 24 小时的创伤患者中有约 2.4% 可合并此类损伤[15]。由于先进的无创成像技术的进步和推广以及筛查方案的改进，BCVI 的诊断率近年来显著提升[17, 18]。对诊断为钝性脑血管损伤患者进行全面的筛查有助于更早地进行抗凝治疗，从而显著降低脑卒中的风险[1]。钝性脑血管损伤中的颈内动脉损伤率（0.019%～0.8%）略高于椎动脉（0.09%～0.71%）[14, 19-22]。

BCVI 中神经外科相关的并发症和死亡率较高，分别为 56% 和 30%[14]。缺血性脑卒中发生率为 9%～12%，且多发生于未开始进行抗凝或抗血小板治疗的患者[15, 16]。

BCVI 通常继发于较高能量创伤传递过程中。以下疾病具有较高的合并 BCVI 损伤的风险，包括 Le Fort 2 型或 3 型骨折、累及颈动脉管的颅底骨折、伴有弥漫性轴索损伤的创伤性脑损伤（格拉斯哥昏迷评分 <6）、颈椎椎体或横突孔骨折 / 半脱位、颈椎韧带损伤、悬吊引起的缺氧性脑损伤，以及晾衣绳 / 安全带勒伤引起的局部肿胀、疼痛和精神状态改变等[20, 23-25]。Crisey 和 Bernstein 总结了导致 BCVI 的四种基本损伤机制（表 21.1），其中以 2 型（即头颈部过度伸展和旋转）最为常见[26]。

表 21.1　Crisey 和 Bernstein 总结的损伤机制

损伤类型	损伤机制
1 型	外力直接作用于颈部
2 型	颈部过度伸展和旋转
3 型	口腔内创伤
4 型	累及蝶骨或岩骨的颅底骨折

创伤患者往往病情复杂，从而掩盖了钝性脑血管损伤的表型和体征。这类患者往往入院时即已行气管插管，且常合并多系统损伤，难以对其进行准确的神经功能评估。BCVI 的症状和体征主要包括鼻、口或颈部出血、50 岁以下患者出现颈部杂音、迅速扩大的颈部血肿、CT 或 MRI 提示脑卒中、霍纳综合征、偏瘫、椎基底动脉功能不全，以及与影像学结果不一致的神经功能缺损[25]。正如前述，早期和全面的筛查方案使得 BCVI 的诊断率得到显著提高，有利于早期治疗，改善创伤患者的预后。Colorado 大学和 Tennessee 大学开发的筛查方案有助于识别 BCVI 的危险因素、体征和症状以及选择恰当的治疗方案[20, 23, 24]。

颈部血管拉伸损伤可能导致内膜损伤，继而导致血管壁剥离和动脉夹层。这些损伤可继发于颈部推拿按摩，通常发生在颈部过度伸展和旋转后[6, 27]。

颈动脉或椎动脉闭塞性损伤可继发于骨折引起的半脱位或脱位。这些损伤通常无需直接进行神经介入治疗，但如果出现较多的活动性出血，或切开复位可引起进一步血管损伤，则可能需要于近端进行封堵。

21.3　血管损伤的病理生理学

21.3.1　机制

钝性血管损伤是由于创伤后高能量转移所导致[28]。损伤可引起血管内膜瓣的形成，进而导致血管夹层。剥脱的内膜下层为血小板聚集提供了条件，进一步引发血栓形成，血栓则可导致血管阻塞、血管狭窄或远端栓塞，继而导致梗死[28]。

相较于颅内段，颅外颈动脉和椎动脉夹层更为常见，因为其血管更长且活动度更高[29]。动脉夹层是由于血管壁撕裂，血液淤积产生的假腔，随着颅内段血管的中膜和外膜结构稳定性逐步被破坏，血管夹层可导致硬膜内蛛网膜下腔出血伴或不伴硬膜外血肿。内膜下剥离更常见于颅内血管夹层，而颅外血管夹层通常在中膜或中膜与外膜之间进行剥离。

21.3.2 假性动脉瘤

假性动脉瘤也被称为创伤性动脉瘤，系因动脉壁内膜破裂，血流进入动脉壁内，导致血管壁分层和外膜扩张所致[28]。假性动脉瘤缺乏正常的血管壁层，因而结构薄弱，若血液进一步淤积于此将导致病情进展。假性动脉瘤中的血肿亦会压迫血管真腔，引起血管狭窄。

创伤性假性动脉瘤占钝性脑血管损伤总病例数的10%左右[30]。假性动脉瘤可急性发生，亦可因损伤逐步进展而来。约8%的颈动脉损伤最初只表现为管腔不规则，但可逐步进展为假性动脉瘤[31]。10.3%~23%的钝性脑血管损伤（BCVI）患者会形成颅外颈动脉假性动脉瘤，主要累及血管的上部和中部[15,30,32]。椎动脉假性动脉瘤发生率较低，在BCVI患者中的发生率仅为3.7%~6.5%[15,30]。

在结构上，颅内动脉瘤有两种类型：囊状和梭形。囊状假性动脉瘤较为少见，但扩大的可能性更高（33.3%）且导致缺血性并发症的风险更高[28]，其可继发于任何导致血管壁正常解剖结构被撕裂或破坏的机制[28]。梭形动脉瘤继发于动脉拉伸损伤，相对来说症状较轻，约一半患者可以通过抗血小板治疗来缓解[28,30]。

21.3.3 脑卒中

在动脉损伤的情况下，血管的完全阻塞（如血管完全闭塞或离断），导致缺血性脑卒中的风险最高，但相对少见[15,32,33]。颈部创伤患者导致缺血性脑卒中最常见的病因是动脉壁损伤引起的血栓栓塞[16,34]，具体机制是血栓形成或血管狭窄引起血流量显著减少或内膜损伤后形成的血栓脱落在远处栓塞。假性动脉瘤因易导致血栓形成，栓塞远端血管，从而显著提高缺血性脑卒中发生的风险（15.4%）[30]。颈动脉和椎动脉损伤导致脑卒中的风险因素将在后续章节进行详细介绍，钝性脑血管损伤分级见表21.2。

表21.2　钝性脑血管损伤分级[32]

分级	描述
1级	创伤后血管腔不规则或狭窄程度≤25%的血管夹层
2级	创伤后狭窄程度>25%的血管夹层或壁间血肿、腔内血栓形成、内膜瓣形成
3级	创伤性假性动脉瘤形成
4级	创伤后血管闭塞
5级	血管离断或活动性出血

21.4　颈动脉损伤

颅底骨折是颈动脉钝性损伤的高危因素[20,24]。到目前为止，机动车碰撞是钝性颈动脉损伤最常见的病因，占总病例的一半以上[23,35,36]。其他较为少见的病因包括颈部套勒和整脊治疗（更易导致椎动脉损伤）等[37]。肌纤维发育不良患者也容易多发颈动脉夹层。

颈内动脉的 C2~C3 处最易发生损伤，尤其是在颈部过度伸展、侧屈和旋转的情况下[28]。在过度伸展的情况下，颈内动脉容易被下颌角压迫，过度旋转时易被茎突所压迫[36, 38]。颈内动脉远端亦可在创伤导致颈椎侧块过度伸展时发生损伤[39]。

患者发生脑卒中的风险与颈内动脉受损分级相关（表 21.3）。1 级颈内动脉损伤患者有 3% 的脑卒中风险，大多数损伤（70%）在使用或不使用抗凝剂的情况下都会自发缓解。4%~12% 的损伤会持续进展至更高级别损伤[27, 28]。使用抗凝剂可以降低进展的风险[27, 40]。约 70% 的 2 级损伤（有 11% 的脑卒中风险）在肝素抗凝的情况下仍会发展为更高级别的损伤，绝大多数 3 级和 4 级损伤患者即使在治疗后仍会持续进展。随着时间的推移，损伤持续发展，患者可能会出现神经功能损害，57%~75% 的患者在受伤后 1~24 小时内出现神经损害症状，这可解释住院时间超过 24 小时的创伤患者中 BCVI 比率较高的情况[27]。这些损伤的处理措施将在本章后文进行介绍。

21.5 椎动脉损伤

累及椎动脉的钝性脑血管损伤在因钝性损伤严格筛查后入院治疗患者中的发生率为 0.5%~2%[25, 41-44]。大多数钝性椎动脉损伤是由车祸引起，脊柱推拿、颈部突然旋转以及颈后部的直接创伤亦可引起[27, 45, 46]。

椎动脉损伤多发生于 V2、V3 节段处，对应于 C1 横突孔和跨越枕颈交界区，因为血管在该位置相对固定[47]。

椎动脉钝性损伤分级与脑卒中风险关系见表 21.4。椎动脉钝性损伤的等级与脑卒中风险并非密切相关，其中 2 级损伤的脑卒中风险最高（40%）[40]。1 级椎动脉钝性损伤的脑卒中风险（19%）显著高于 1 级颈动脉损伤的脑卒中风险（3%）。椎动脉引起的脑卒中发生之前通常没有短暂性脑缺血发作的早期征象[27]。从损伤到脑卒中发生的平均间隔时间为 4 天（8 小时至 12 天）[27]。

颈椎损伤包括颈椎横突孔骨折（最常见类型）、小关节骨折脱位和椎体半脱位，是椎动脉损伤最重要的危险因素[20, 23, 24, 48]。在颈椎骨折或韧带损伤的病例中，椎动脉损伤的发生率约为 6%，但不同的报道结果差异较大，甚至有报道高达 70%[40, 41, 48]。单侧椎动脉 BCVI 相关的总死亡率为 16%，而双侧椎动脉损伤几乎都是致命性的[41]。在一些极端病例中，椎动脉及其周围静脉丛之间会形成动静脉瘘[49-51]。

表 21.3 颈内动脉钝性损伤分级与脑卒中风险	
分级	脑卒中风险
1 级	3%
2 级	11%
3 级	33%
4 级	44%

表 21.4 椎动脉钝性损伤分级于脑卒中风险	
等级	脑卒中风险
1 级	19%
2 级	40%
3 级	13%
4 级	33%

21.6 影像学检查

对于怀疑脑部或颈部出现损伤的患者，一般需首先行头颅和颈椎的 CT 检查。非对比扫描后的 CT 血管增强造影（CTA）是筛查诊断血管损伤的主要手段。CT 血管造影扫描出现外伤性蛛网膜下腔出血时，必须排除继发于颅外动脉夹层、颅内延伸的蛛网膜下腔出血。在所有疑似存在血管损伤的病例中，必须进行头颈部 CTA 检查。

21.6.1 CT

头颈部 CT 检查有助于识别脑卒中、骨折和明显巨大血肿。动脉损伤在非对比扫描中很少被发现，表现为继发于血肿形成的动脉壁新月形增厚[52]。椎动脉夹层（20%）也可能导致颅后窝蛛网膜下腔出血[53]。

21.6.2 CTA

头颈部 CTA 是颈部创伤患者血管损伤的首选筛查工具，对血管损伤的诊断相对快速、敏感、特异[44,54]，还有助于观察相关的骨与软组织解剖结构。一般做了 CTA 检查就无需再进行数字减影血管造影（DSA）。

21.6.3 MRI

头颈部 MRI 不如 CTA 或 DSA 准确。MRI 最佳序列是脂肪抑制 T_1 加权像（T_1WI），因其有助于区分内膜瓣和梭形动脉瘤。血管壁上的血肿可在 T_2 加权像（T_2WI）上显示为高亮信号，称为新月征。MRI 最有效的用途是可以观察到梗死灶，因其相较于 CT、CTA 可更早期清楚地观察到颅内潜在梗死灶。MRI 观察夹层最理想的方法是利用颈部和（或）大脑的 MRA（与轴位黑血序列对比或不对比）[55]。

因为 MRI 检查时间较长，所以在创伤患者中使用较少。对于没有任何明显血管损伤迹象或症状且正在接受颈椎 MRI 检查韧带损伤的患者，可以结合颈椎 MRI 进行 MRA（与 CTA 相当）检查。

21.6.4 DSA

DSA 是诊断外伤后颈动脉和椎动脉损伤的金标准。DSA 可对动脉解剖结构和动脉内实时血流进行高度的可视化分析，有助于医生对明显的血管壁损伤或轻微血流动力学改变进行观察和判断。DSA 另一优点是可以在检查的同时进行治疗。此外，其还可显示前 / 后循环和侧支循环，这对于治疗策略的选择至关重要。

在动脉夹层情况下，内膜瓣一般见于夹层最近端，假腔存在于内膜瓣内。假腔内对比剂流速较慢，在静脉期仍将处在假腔内。夹层形态也可以在二次检查时发生改变[53]。在血管闭塞的情况下，受损的动脉会逐渐变细至闭塞点，导致该点处的血液流动停滞。在合并骨折或半脱位情况下，血管可能会扭结成团。对于可疑的创伤性血管病变（假性动脉瘤）必须在 6 周内每隔 7~10 天重复进行 CTA 或 DSA 检查。

21.7 颈部创伤中血管损伤的处理

对于颈部创伤后出现血管损伤的患者，有数种治疗方式可供选择，包括保守治疗 / 观察、抗凝、抗血小板治疗、神经血管内介入治疗和手术等。在颈动脉 / 椎动脉穿透性损伤的病例中，内科治疗的作用十分有限。图 21.1 和图 21.2 提供了累及颈动脉和椎动脉的非复杂损伤治疗的基本流程。

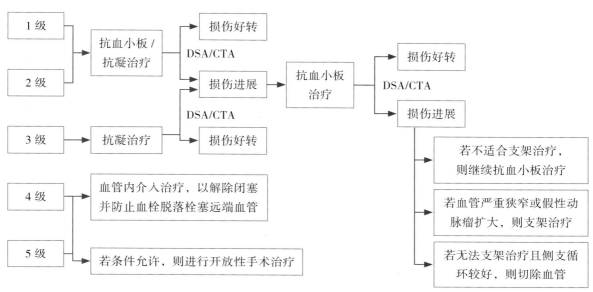

图 21.1　颈动脉损伤治疗流程

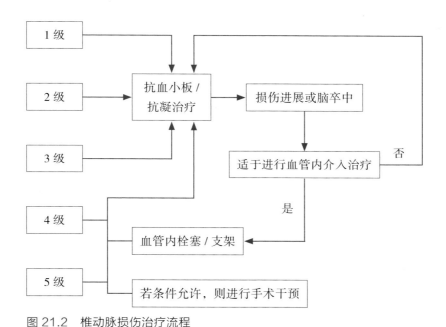

图 21.2　椎动脉损伤治疗流程

21.7.1 穿透伤的处理

穿透性颈部创伤处理方法的选择主要取决于患者的初期临床表现和损伤的部位。对于有大血管或呼吸道损伤症状的患者，需要紧急进行呼吸道管理和手术干预[2]。出现 1 区或 3 区损伤的患者应进行血管内介入治疗[56, 57]。对于 2 区损伤的处理目前尚存争议，通常需要外科手术探查，以发现及处理各种血管损伤[2, 57]。一般来说，对于这些病例，血管内介入的作用包括通过临时球囊闭塞血管协助确定损伤部位、在动脉无法手术的情况下切除血管，以及在可以保留动脉的情况下进行支架重建（图 21.3，图 21.4）[6, 50]。本章后续将讨论使用血管内介入技术治疗其他血管损伤，如动静脉瘘等。

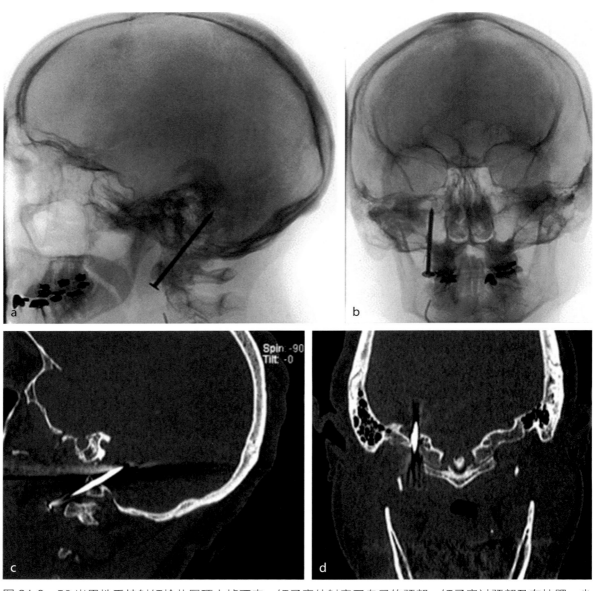

图 21.3　52 岁男性手持射钉枪从屋顶上掉下来，钉子意外射穿了自己的颈部。钉子穿过颈部及右枕髁，尖端嵌入小脑内。（a）侧位片、（b）正位相显示钉子的位置，（c）CT 矢状面显示钉子穿过枕髁邻近颈静脉孔，（d）CT 冠状面显示钉子穿过颈静脉孔

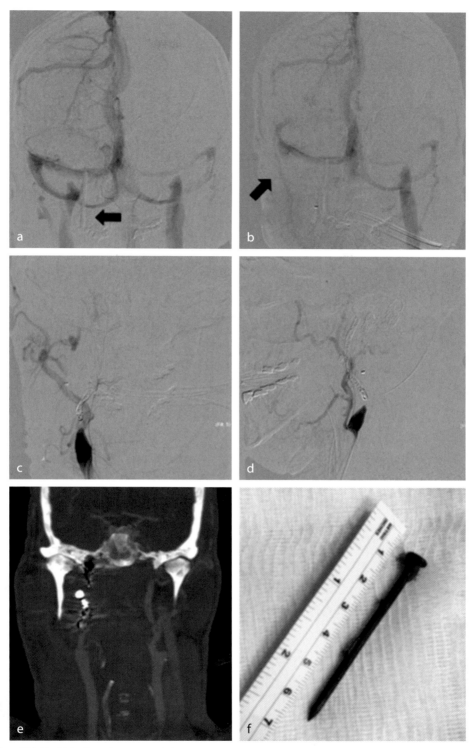

图 21.4 52 岁男性被钉枪打伤后行 CTA 检查，因怀疑血管损伤行血管造影。因钉子带倒钩，故怀疑右乙状窦和右颈内静脉受伤。因此，在试图拔出带倒钩的钉子之前，预先栓塞右乙状窦和右颈内静脉。在透视引导下取钉过程中，其中一个倒钩损伤了右颈内动脉（ICA）。然后用球囊辅助弹簧圈闭塞右颈内动脉。（a）数字减影血管造影（DSA）前后视图，显示钉子（箭头）与静脉结构的距离很近。（b）右乙状窦（箭头）和颈静脉栓塞后的 DSA 前后视图。（c）右颈内静脉使用弹簧圈栓塞后的 DSA 前后视图。（e）CTA 冠状位片显示用于栓塞右颈内静脉的线圈。在此图像中也可以看出右颈内静脉缺乏造影剂填充。请注意，尽管对右颈内静脉使用弹簧圈进行了栓塞，但右颈内动脉、大脑前动脉、大脑中动脉仍有足量造影剂填充。（f）取出的钉子

21.7.2 非穿透伤的处理

对于钝性脑血管损伤患者处理措施主要取决于损伤等级、进展情况以及脑卒中风险。使用抗血栓药物治疗（抗凝和抗血小板治疗）的目的是预防血栓栓塞事件的发生，从而降低脑卒中的风险[16, 34]。多系统损伤的患者病情复杂，出血相关并发症较多，处理较为困难。颈椎创伤继发动脉损伤患者的预后在很大程度上取决于开始治疗时神经功能情况[58-60]。一些研究表明，神经系统正常的低级别损伤患者发生脑卒中的风险很小，并且具有较好的预后[61-63]。

正如前几节所述，非穿透性损伤包括钝性脑血管损伤（BCVI）、导致动脉夹层的伸展性损伤和压迫引起的动脉扭曲。动脉扭曲一般在手术减压过程中可以得到缓解，一旦骨折固定后，应进行DSA检查。如果准备对存在血管损伤的患者进行开放性神经外科手术，必须于术前考虑利用血管内介入技术切除部分血管，因为开放性神经外科手术解除肌肉和骨骼的"填塞效应"时可能会导致破裂或出现夹层的颈动脉或椎动脉术中大出血。

如果CTA结果为阴性或不明确，但仍高度怀疑存在血管损伤时，则应进一步行DSA检查。根据CTA上的损伤位置和等级，没有任何抗凝禁忌证的患者应开始接受抗血小板或抗凝治疗，这两种治疗对预防脑卒中同样有效[64, 65]。接受抗血小板治疗的患者脑卒中的风险为1.8%~3.7%，而接受抗凝治疗的患者有1.2%的脑卒中风险[66, 67]。

开始接受肝素治疗的患者，部分凝血活酶时间（PTT）的调整目标应该是40~50秒[27]。对于出血风险高的患者应避免对其进行肝素化，包括颅内出血、腹腔内损伤（脾/肝）、骨盆骨折和即将进行手术的患者等。

颈动脉损伤的处理

1级或2级损伤患者发生脑卒中的风险为3%~11%，应对其开始使用肝素或阿司匹林治疗。1级损伤一般会自行缓解，而大多数2级损伤（70%）尽管用肝素治疗，病情仍然有可能会发展。在门诊，开具阿司匹林处方很方便，因此将其列为首选药物。

3级损伤/假性动脉瘤的患者应开始使用肝素，并在损伤后7~10天行CTA或DSA检查重新评估损伤情况[31]。若假性动脉瘤已消退可停止抗凝治疗；若假性动脉瘤尚未消退，则应将肝素过渡到阿司匹林的抗血小板治疗。对于有严重狭窄或假性动脉瘤进一步扩大的患者，可以考虑放置支架。如果有足够的侧支循环，可以通过神经介入技术切除或堵塞血管。坚持服用阿司匹林的患者应在受伤3个月后行CTA或DSA进行重新评估病情。如果假性动脉瘤已经消退，可以停止使用阿司匹林。不适合放置支架的患者应长期保持阿司匹林或氯吡格雷治疗[25]。

4级损伤的患者应接受血管内介入治疗，以解除闭塞并防止血栓脱落栓塞远端血管。

5级损伤患者的死亡率很高。有手术机会的患者应接受开放性手术修复。血管完全或不完全离断的患者可通过血管内介入进行治疗；对于血管完全离断的患者，应该闭塞动脉；对于不完全离断的患者，可以进行支架治疗。

椎动脉损伤的处理

与颈动脉损伤的处理类似，应使用CTA或DSA对双侧椎动脉进行详细评估，优势椎动脉、侧支循环以及损伤等级等信息都会影响损伤的总体治疗方案。

虽然对椎动脉损伤的治疗方案没有具体的指南，但在CTA或DSA上看到颅外椎动脉损伤的患者，若无禁忌证（较高出血性并发症风险），应立即开始静脉注射肝素或阿司匹林治疗。无症状的颅外血管夹层患者一般用抗血小板药物治疗，首选小剂量阿司匹林。颅内夹层的患者则需要进行血管内介入干预，可行动脉闭塞（解剖结构条件允许的情况下）或置入支架。大面积梗死的患者应在受伤后维持 6 个月的抗凝血治疗。初次受伤后 3 个月应进行 CTA、MRA 或 DSA 检查，以重新评估病变。如果病变没有愈合，或者患者仍有症状，必须考虑进行血管内介入干预。有时，部分患者会因动脉夹层出现急性血栓形成，并可在 DSA 检查中观察到。对于这类少见病例，尚缺乏具体的建议和指南，但神经介入技术可能可以被用来预防致命的基底动脉闭塞（图 21.5）。

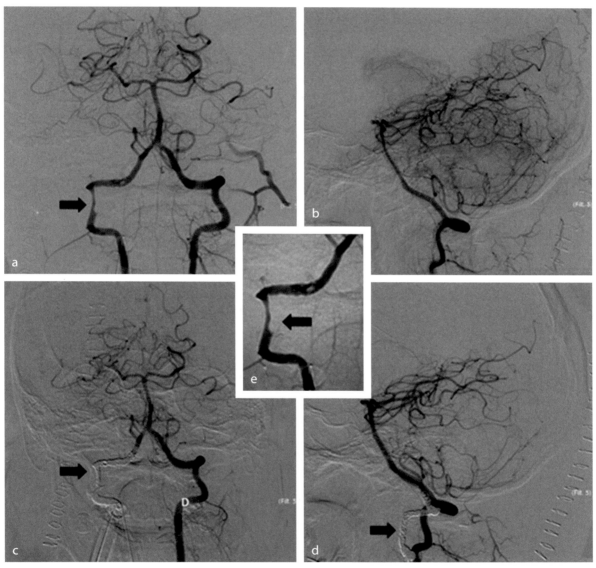

图 21.5　31 岁的患者在一场篮球比赛中出现头晕和共济失调。初步影像显示右侧小脑梗死，可能还有右侧椎动脉夹层。（a）DSA 前后视图。左侧椎动脉注射造影剂，并回流至右侧椎动脉，基底动脉充盈。C1~C2 之间的狭窄段证明右侧椎动脉存在夹层（箭头），在夹层的远端也有一个局灶性低密度区域，为血管内血栓。（b）DSA 侧视图。左侧椎动脉的注射造影剂。（c）DSA 前后视图示右侧椎动脉使用弹簧圈闭塞后（箭头）左侧椎动脉注入造影剂。（d）DSA 侧位视图示使用弹簧圈闭塞后（箭头）左侧椎动脉注入造影剂。（e）右侧椎动脉夹层（箭头）和腔内血栓局部放大

21.7.3 血管内介入治疗的应用

适应证

血管内介入治疗的目标是与标准的内科治疗相结合，以防止血栓栓塞性脑卒中和（或）动脉损伤的进展。神经介入治疗方案包括临时球囊闭塞以检查是否具有充足的侧支循环、血管切除、血管栓塞和支架/血流分流器的放置操作。损伤较重的患者，或因可能出现出血性并发症而不宜进行药物治疗的患者，可能适合进行血管内栓塞治疗，但在急性期不能使用支架。必须注意，某些血管内介入治疗依赖于同时开始抗血小板治疗，这可能会显著增加出血性并发症的风险。

颈动脉损伤的血管内介入干预的适应证包括：

1. 需要栓塞的严重病变（4 级和 5 级）。

2. 扩大/扩张的假性动脉瘤。

3. 在 DSA 上进展或经药物治疗后仍存血管夹层的症状。

4. 血栓栓塞引起的复发性脑卒中。

椎动脉损伤的血管内介入干预的适应证包括：

1. 硬膜内夹层并蛛网膜下腔出血。

2. 经 DSA 检查进展或尽管接受治疗仍有症状的硬膜外夹层。

3. 扩大/扩张的假性动脉瘤。

4. 继发于血栓栓塞的脑卒中。

优势侧的椎动脉发生急性闭塞或狭窄的患者有较高的脑卒中风险，应紧急进行血管内介入干预以恢复血流。

栓塞

紧急情况下，栓塞的目的是控制和预防损伤血管的活动性出血。在必须栓塞合并动脉瘤的动脉的情况下，可提前进行球囊闭塞试验观察脑组织对缺血耐受程度。正如本章前面所描述的，穿透性损伤后可能形成创伤性瘘管[50,51]。已有文献报道使用栓塞术治疗涉及非优势椎动脉的创伤性动静脉瘘，且疗效较佳（图 21.6）[50,51]。在这些情况下，导管血管造影有助于观察侧支循环，并能了解患者的血管解剖结构、血流和静脉灌注模式。在累及优势椎动脉损伤病例中，弹簧圈栓塞（coil embolization）与支架放置相结合的方法也被成功地尝试过，并仍是治疗该类严重损伤的一种策略[50]。

有多种材料可供选择用于栓塞。弹簧圈、聚乙烯醇（PVA）制品或液体栓塞剂［如氰基丙烯酸正丁酯（NBCA）或 Onyx］可被用于控制出血[1]。液体栓塞剂可以安全地用于创伤性瘘管的治疗，因为这类病例需要将栓塞剂精确地注入较小口径的血管[68]。

可拆卸的弹簧圈可阻塞血流并促进血栓形成，是在创伤患者进行大血管闭塞中首选的栓塞材料。值得一提的是，在创伤患者中，在弹簧圈周围形成血块或血栓可能需要更长的时间，因为他们的凝血因子储备往往已经耗尽[1]。

NBCA 是一种与任何离子溶液接触都会聚合的液态栓塞剂，其黏度和聚合时间随浓度的变化而变化，根据稀释程度，该材料可在短时间（数秒内）内形成凝固并阻塞血管。因此，NBCA 通常被选择性用于较小口径血管的栓塞。与弹簧圈不同的是，液体栓塞剂的使用无需凝血因子的参与。

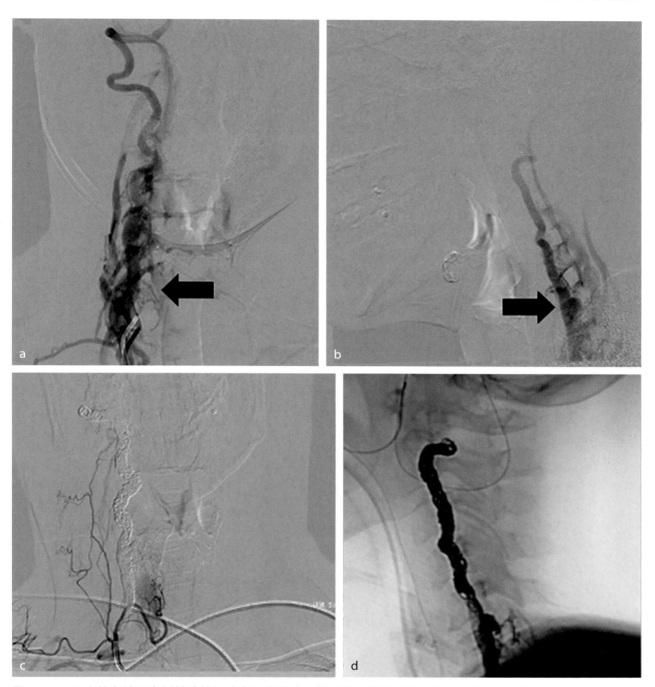

图 21.6 44 岁的女性因右侧搏动性耳鸣来医院就诊。鉴于其近期有颈部外伤史，怀疑是椎静脉瘘，故行 CTA 检查。DSA 示其右侧椎动脉局灶性夹层，并在右侧椎动脉中部形成假性动脉瘤。有广泛的动静脉分流到右侧椎静脉、脊柱旁静脉丛和硬膜外静脉丛。因此，患者被诊断为椎静脉瘘。由于右侧存在广泛的瘘管，患者面临继发于窃血现象（ steal phenomenon ）的椎基底动脉卒中和继发于动静脉分流至硬膜外静脉丛的蛛网膜下腔出血的风险。建议对椎静脉瘘进行栓塞术。（ a ）DSA 前后视图示椎静脉瘘，注意在血管造影的动脉阶段，静脉结构中有大量的对比剂（箭头）。（ b ）DSA 侧视图示静脉瘘和假性动脉瘤。（ c ）右侧椎动脉栓塞后的 DSA 前后视图。首先，进行了球囊辅助弹簧圈栓塞。接着，使用 Onyx 栓塞瘘管和假性动脉瘤。（ d ）未注射造影剂的 DSA 侧位片，可见用于栓塞动脉及其瘘管的弹簧圈和 Onyx

Onyx（美敦力 – 明尼阿波利斯）也是一种液体栓塞剂，是由乙烯 – 乙烯醇（EVOH）共聚物混合在二甲基亚砜（DMSO）中形成。为了提供放射不透明程度，在溶液中加入了钽。不同浓度的 Onyx 具有不同的黏度，可根据实际情况调整。因其具有非黏附性 / 内聚性以及类似熔岩的沉淀方式，注射 Onyx 更为可控。因此，对于血管栓塞控制性更佳[69, 70]。总而言之，小血管栓塞首选液体栓塞剂，而大口径血管栓塞则首选弹簧圈。

支架置入

血管内支架置入术的目的是在避免缺血和出血并发症的同时，最大程度恢复接近正常的血流。其优势是可以保留主要血管，但缺点是需要进行 6~12 个月的抗血小板治疗，而这对于某些本身就具有较高出血风险的患者而言是禁忌证。虽然在急性期为不严重的病变（如夹层）安装支架是一个不错的选择，但这些损伤（1 级和 2 级）已被证明只需通过药物治疗而无需介入干预即可痊愈。对于重度损伤、夹层和假性动脉瘤，支架治疗已被证明安全、有效，且患者预后较好[29, 50, 71, 72]。

已有多种支架在说明书使用范围外用于脑血管钝性损伤（BCVI）的治疗。自扩张支架更能耐受外界压迫，但这些装置因是超说明书使用，应作为最后的选择方案。这些扩张的支架可使受损的狭窄血管的管腔扩张，并将内膜瓣重新纳入内皮壁。球囊扩张型支架通常不是首选[73, 74]。由于其具有较高的径向力，对于治疗位于上颈部假性动脉瘤的效果并不理想[75]。覆膜支架一般不用于颅内循环，但可用于治疗颅外动静脉瘘、假性动脉瘤和发生动脉瘤的动脉重建[76]。

假性动脉瘤可以通过弹簧圈、支架或两者的组合来治疗。支架被放置在动脉瘤上，然后微导管穿过支架，于其内置入弹簧圈，以防止弹簧圈疝出[76-78]。Cohen 等最近发表了一组 9 例 BCVI 后的假性动脉瘤患者，采用血管内介入治疗（血流分流、支架辅助的弹簧圈、重叠支架和球囊扩张支架），没有出现任何围手术期或远期并发症[77]。

血流导向支架，主要是管道栓塞器，已被证明能有效地治疗颈动脉和椎动脉假性动脉瘤[79-85]。然而，因其为超适应证使用，术前应该与患者或其家属沟通。对于没有活动性出血或明显管腔狭窄的创伤性假性动脉瘤或进展的慢性假性动脉瘤患者，可使用血流改道技术以重建血管[77, 85, 86]。管道栓塞器是一种可在血管狭窄处通过人工控制自撑开器械，可独立作为治疗手段[75]。

尽管相对于开放性手术，血管内介入治疗的并发症较少，但依然存在。直接的并发症包括医源性夹层、支架内狭窄或闭塞，以及动脉入口处假性动脉瘤的形成。支架相关并发症包括内膜增生引起的再狭窄、急性 / 亚急性血栓形成、支架远端移位、载瘤动脉再狭窄或血管进一步损伤。虽然已发表的支架置入并发症发生率因急性期和慢性期的使用以及患者的动脉位置和损伤时神经功能状态不同而不同，但总体而言，使用支架治疗创伤性血管损伤不失为一个不错的选择。

21.8 结论

随着神经介入技术的发展，它们将继续取代并发症较高的开放性手术。神经介入技术提供了一种更快、更安全、更有效的方法来观察和治疗颈部创伤合并的动脉损伤。筛查方案的完善和成像技术的进步使得这类损伤的诊断越来愈容易，介入技术可以在药物治疗及开放性手术不适用时或无效时起到预防脑梗死的目的，这些都对患者预后的改善起到重要推动作用（图 21.7~ 图 21.10）。

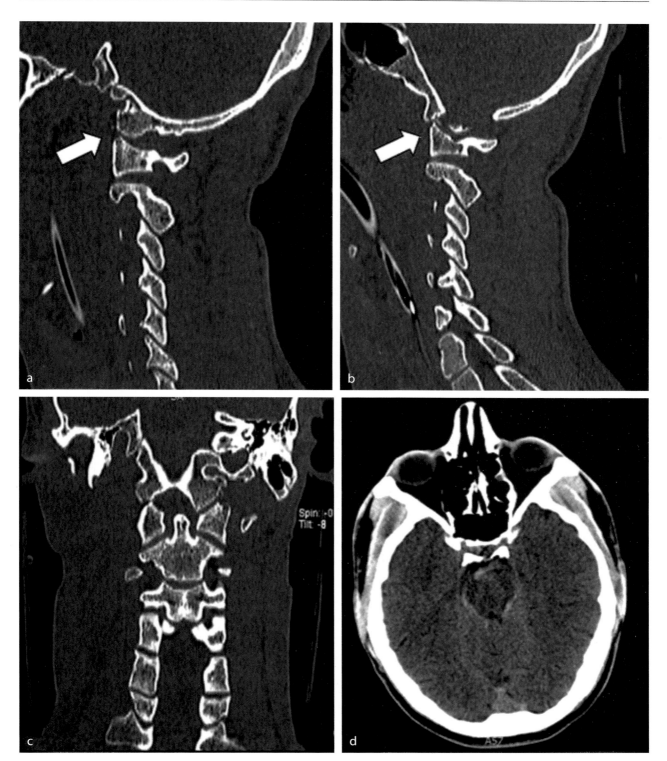

图 21.7 20 岁男性车祸后全身多发伤。值得注意的是，CT 显示存在寰枕脱位。（a）CT 矢状面显示右枕骨脱位（箭头）。（b）CT 矢状面显示左侧枕髁骨折伴脱位（箭头）。（c）CT 重建冠状面。（d）头颅 CT（横断面）显示蛛网膜下腔出血，鉴于颈椎骨折及其损伤机制，怀疑患者是椎体 - 基底动脉损伤所致

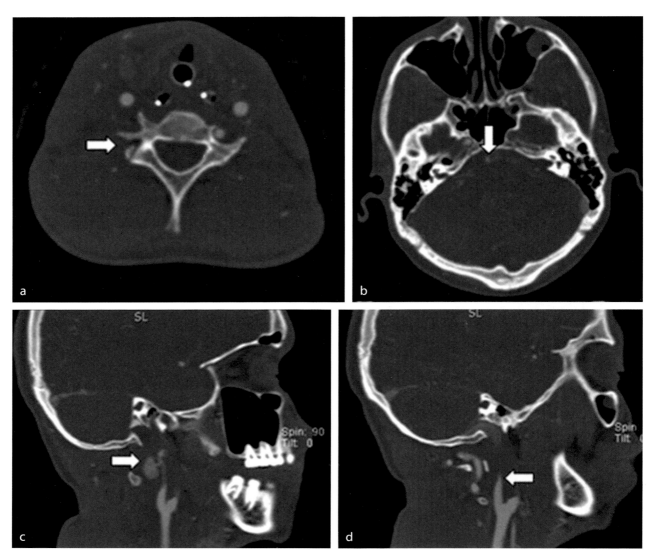

图 21.8 （a）CTA 颈部横断面显示右椎动脉无造影剂填充（箭头）。（b）CTA 头部横断面示基底动脉（箭头）似乎有一个充盈缺损，可能是继发于非闭塞性血栓或夹层。（c）CTA 颈部矢状位显示右颈内动脉局灶性夹层，伴有 11 mm×8 mm 的假性动脉瘤（箭头）。（d）CTA 颈部矢状位显示左颈内动脉夹层和闭塞。注意造影剂如何逐渐减小到只有一个点（箭头）

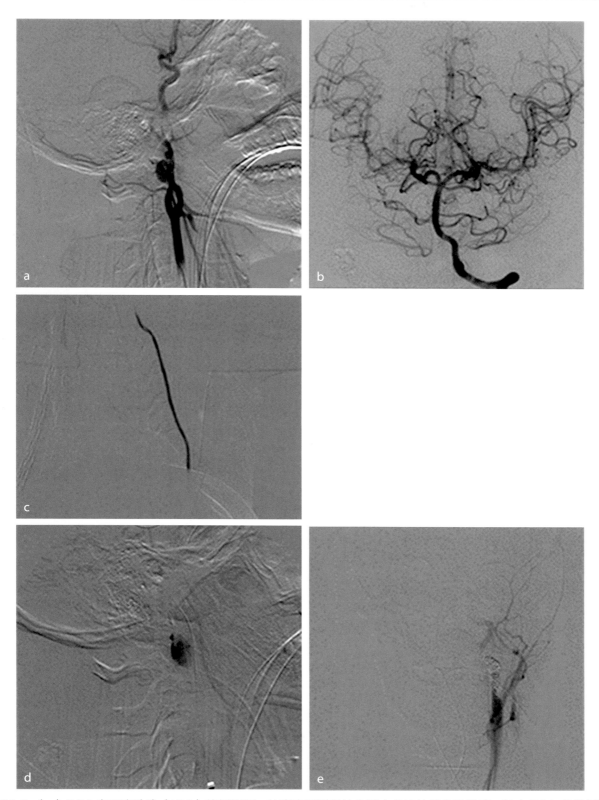

图 21.9 （a）DSA 右颈内动脉（ICA）的侧视图，注意夹层引起的向后方凸出的假性动脉瘤。（b）DSA 前后视图，左椎动脉在椎 - 基底动脉交界处的近端有一个纺锤形的扩张，其与夹层有关。（c）左椎动脉的 DSA 侧视图显示血管夹层。（d）右颈内动脉采用自扩张支架穿过假性动脉瘤。去除支架传送装置后，血管造影显示动脉口径变大，假性动脉瘤处血液持续缓慢地充盈。（e）左侧 ICA 的 DSA 前后位视图，该动脉被气囊辅助下弹簧圈所闭塞

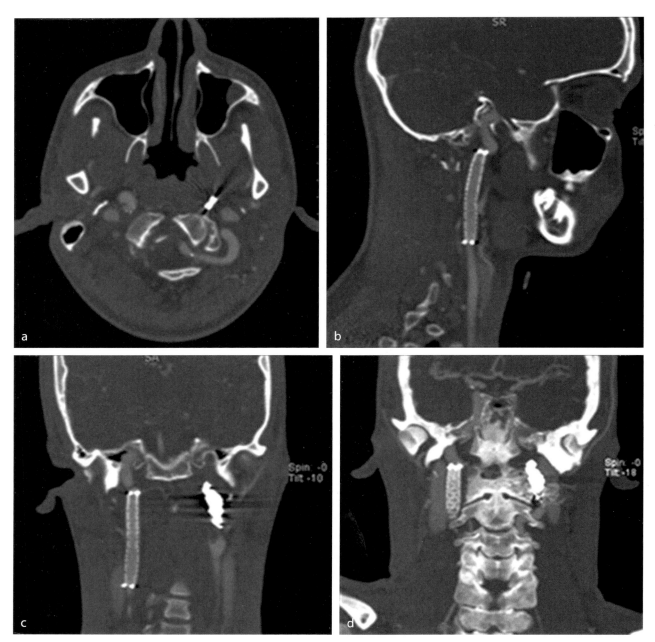

图 21.10 术后 6 个月行 CT 血管造影（CTA）检查。（a）颈部横断面 CTA 显示支架置入后的左椎动脉。（b）CTA 颈部矢状片显示右颈内动脉假性动脉瘤消退。（c、d）颈椎 CTA 冠状片显示右侧颈内动脉支架置入，左侧颈内动脉 弹簧圈栓塞。注意左侧聚集的造影剂来源于右侧颈内动脉和后循环

参考文献

[1] Radvany MG, Gailloud P. Endovascular management of neurovascular arterial injuries in the face and neck. Semin Intervent Radiol. 2010; 27(1): 44-54 PubMed

[2] Sperry JL, Moore EE, Coimbra R, et al. Western Trauma Association critical decisions in trauma: penetrating neck trauma. J Trauma Acute Care Surg. 2013; 75(6): 936-940 PubMed

[3] Demetriades D, Asensio JA, Velmahos G, Thal E. Complex problems in penetrating neck trauma. Surg Clin North Am. 1996; 76(4): 661-683 PubMed

[4] Navsaria P, Omoshoro-Jones J, Nicol A. An analysis of 32 surgically managed penetrating carotid artery injuries. Eur J Vasc Endovasc Surg. 2002; 24(4): 349-355 PubMed

[5] Landreneau RJ, Weigelt JA, Megison SM, Meier DE, Fry WJ. Combined carotid-vertebral arterial trauma. Arch Surg. 1992; 127(3): 301-304 PubMed

[6] Lee TS, Ducic Y, Gordin E, Stroman D. Management of carotid artery trauma. Craniomaxillofac Trauma Reconstr. 2014; 7(3): 175-189 PubMed

[7] Anand VK, Raila FA, McAuley JR, Reed JM. Giant pseudoaneurysm of the extracranial vertical artery. Otolaryngol Head Neck Surg. 1993; 109(6): 1057-1060 PubMed

[8] Tekiner A, Gokcek C, Bayar MA, Erdem Y, Kilic C. Spontaneus resolution of a traumatic vertebral artery pseudoaneurysm. Turk Neurosurg. 2011; 21(1): 90-93 PubMed

[9] Inaraja Pérez GC, Rodríguez Morata A, Reyes Ortega JP, Gómez Medialdea R, Cabezudo García P. Endovascular treatment of a symptomatic vertebral artery pseudoaneurysm. Ann Vasc Surg. 2015; 29(5): 1018.E5-1018.E8 PubMed

[10] Detwiler K, Godersky JC, Gentry L. Pseudoaneurysm of the extracranial vertebral artery. Case report. J Neurosurg. 1987; 67(6): 935-939 PubMed

[11] Roper PR, Guinto FCJr, Wolma FJ. Posttraumatic vertebral artery aneurysm and arteriovenous fistula: a case report. Surgery. 1984; 96(3): 556-559 PubMed

[12] Ross DA, Olsen WL, Halbach V, Rosegay H, Pitts LH. Cervical root compression by a traumatic pseudoaneurysm of the vertebral artery: case report. Neurosurgery. 1988; 22(2): 414-417 PubMed

[13] Fusco MR, Harrigan MR. Cerebrovascular dissections: a review. Part II: blunt cerebrovascular injury. Neurosurgery. 2011; 68(2): 517-530, discussion 530 PubMed

[14] Kerwin AJ, Bynoe RP, Murray J, et al. Liberalized screening for blunt carotid and vertebral artery injuries is justified. J Trauma. 2001; 51(2): 308-314 PubMed

[15] Stein DM, Boswell S, Sliker CW, Lui FY, Scalea TM. Blunt cerebrovascular injuries: does treatment always matter? J Trauma. 2009; 66(1): 132-143, discussion 143-144 PubMed

[16] Griessenauer CJ, Fleming JB, Richards BF, et al. Timing and mechanism of ischemic stroke due to extracranial blunt traumatic cerebrovascular injury. J Neurosurg. 2013; 118(2): 397-404 PubMed

[17] Harrigan MR, Falola MI, Shannon CN, Westrick AC, Walters BC. Incidence and trends in the diagnosis of traumatic extracranial cerebrovascular injury in the nationwide inpatient sample database, 2003-2010. J Neurotrauma. 2014; 31(11): 1056-1062 PubMed

[18] Spaniolas K, Velmahos GC, Alam HB, de Moya M, Tabbara M, Sailhamer E. Does improved detection of blunt vertebral artery injuries lead to improved outcomes? Analysis of the National Trauma Data Bank. World J Surg. 2008; 32(10): 2190-2194 PubMed

[19] Miller PR, Fabian TC, Bee TK, et al. Blunt cerebrovascular injuries: diagnosis and treatment. J Trauma. 2001; 51(2): 279-285, discussion 285-286 PubMed

[20] Miller PR, Fabian TC, Croce MA, et al. Prospective screening for blunt cerebrovascular injuries: analysis of diagnostic modalities and outcomes. Ann Surg. 2002; 236(3): 386-393, discussion 393-395 PubMed

[21] Berne JD, Norwood SH, McAuley CE, Vallina VL, Creath RG, McLarty J. The high morbidity of blunt cerebrovascular injury in an unscreened population: more evidence of the need for mandatory screening protocols. J Am Coll Surg. 2001; 192(3): 314-321 PubMed

[22] Berne JD, Norwood SH, McAuley CE, Villareal DH. Helical computed tomographic angiography: an excellent screening test for blunt cerebrovascular injury. J Trauma. 2004; 57(1): 11-17, discussion 17-19 PubMed

[23] Biffl WL, Moore EE, Offner PJ, et al. Optimizing screening for blunt cerebrovascular injuries. Am J Surg. 1999; 178(6): 517-522 PubMed

[24] Burlew CC, Biffl WL, Moore EE, Barnett CC, Johnson JL, Bensard DD. Blunt cerebrovascular injuries: redefining screening criteria in the era of noninvasive diagnosis. J Trauma Acute Care Surg. 2012; 72(2): 330-335, discussion 336-337, quiz 539 PubMed

[25] Biffl WL, Cothren CC, Moore EE, et al. Western Trauma Association critical decisions in trauma: screening for and treatment of blunt cerebrovascular injuries. J Trauma. 2009; 67(6): 1150-1153 PubMed

[26] Crissey MM, Bernstein EF. Delayed presentation of carotid intimal tear following blunt craniocervical trauma. Surgery. 1974; 75(4): 543-549 PubMed

[27] Greenberg MS. Handbook of Neurosurgery. New York, NY: Thieme; 2010

[28] Foreman PM, Griessenauer CJ, Harrigan MR. Blunt cerebrovascular injury. In: Winn HR, ed. Youmans and Winn Neurological Surgery. Vol 4. Philadelphia, PA: Elsevier; 2017:3124-3129

[29] Moon K, Albuquerque FC, Cole T, Gross BA, McDougall CG. Stroke prevention by endovascular treatment of carotid and vertebral artery dissections. J Neurointerv Surg. 2016 PubMed

[30] Foreman PM, Griessenauer CJ, Falola M, Harrigan MR. Extracranial traumatic aneurysms due to blunt cerebrovascular injury. J Neurosurg. 2014; 120(6): 1437-1445 PubMed

[31] Biffl WL, Ray CEJr, Moore EE, et al. Treatment-related outcomes from blunt cerebrovascular injuries: importance of routine follow-up arteriography. Ann Surg. 2002; 235(5): 699-706, discussion 706-707 PubMed

[32] Biffl WL, Moore EE, Offner PJ, Brega KE, Franciose RJ, Burch JM. Blunt carotid arterial injuries: implications of a new grading scale. J Trauma. 1999; 47(5): 845-853 PubMed

[33] Morton RP, Hanak BW, Levitt MR, et al. Blunt traumatic occlusion of the internal carotid and vertebral arteries. J Neurosurg. 2014; 120(6): 1446-1450 PubMed

[34] Redekop GJ. Extracranial carotid and vertebral artery dissection: a review. Can J Neurol Sci. 2008; 35(2): 146-152 PubMed

[35] Biffl WL, Moore EE, Ryu RK, et al. The unrecognized epidemic of blunt carotid arterial injuries: early diagnosis improves neurologic outcome. Ann Surg. 1998; 228(4): 462-470 PubMed

[36] Kraus RR, Bergstein JM, DeBord JR. Diagnosis, treatment, and outcome of blunt carotid arterial injuries. Am J Surg. 1999; 178(3): 190-193 PubMed

[37] Biller J, Hingtgen WL, Adams HPJr, Smoker WR, Godersky JC, Toffol GJ. Cervicocephalic arterial dissections. A tenyear experience. Arch Neurol. 1986; 43(12): 1234-1238 PubMed

[38] Zelenock GB, Kazmers A, Whitehouse WMJr, et al. Extracranial internal carotid artery dissections: noniatrogenic traumatic lesions. Arch Surg. 1982; 117(4): 425-432 PubMed

[39] Arthurs ZM, Starnes BW. Blunt carotid and vertebral artery injuries. Injury. 2008; 39(11): 1232-1241 PubMed

[40] Biffl WL, Moore EE, Elliott JP, et al. The devastating potential of blunt vertebral arterial injuries. Ann Surg. 2000; 231(5): 672-681 PubMed

[41] Berne JD, Norwood SH. Blunt vertebral artery injuries in the era of computed tomographic angiographic screening: incidence and outcomes from 8,292 patients. J Trauma. 2009; 67(6): 1333-1338 PubMed

[42] Cothren CC, Moore EE. Blunt cerebrovascular injuries. Clinics (São Paulo). 2005; 60(6): 489-496 PubMed

[43] Fassett DR, Dailey AT, Vaccaro AR. Vertebral artery injuries associated with cervical spine injuries: a review of the literature. J Spinal Disord Tech. 2008; 21(4): 252-258 PubMed

[44] Eastman AL, Chason DP, Perez CL, McAnulty AL, Minei JP. Computed tomographic angiography for the diagnosis of blunt cervical vascular injury: is it ready for primetime? J Trauma. 2006; 60(5): 925-929, discussion 929 PubMed

[45] Mas JL, Henin D, Bousser MG, Chain F, Hauw JJ. Dissecting aneurysm of the vertebral artery and cervical manipulation: a case report with autopsy. Neurology. 1989; 39(4): 512-515 PubMed

[46] Caplan LR, Zarins CK, Hemmati M. Spontaneous dissection of the extracranial vertebral arteries. Stroke. 1985; 16(6): 1030-1038 PubMed

[47] Desouza RM, Crocker MJ, Haliasos N, Rennie A, Saxena A. Blunt traumatic vertebral artery injury: a clinical review. Eur Spine J. 2011; 20(9): 1405-1416 PubMed

[48] Cothren CC, Moore EE, Biffl WL, et al. Cervical spine fracture patterns predictive of blunt vertebral artery injury. J Trauma. 2003; 55(5): 811-813 PubMed

[49] Madoz A, Desal H, Auffray-Calvier E, et al. Vertebrovertebral arteriovenous fistula diagnosis and treatment: report of 8 cases and review of the literature. J Neuroradiol. 2006; 33(5): 319-327 PubMed

[50] Herrera DA, Vargas SA, Dublin AB. Endovascular treatment of traumatic injuries of the vertebral artery. AJNR Am J Neuroradiol. 2008; 29(8): 1585-1589 PubMed

[51] Beaujeux RL, Reizine DC, Casasco A, et al. Endovascular treatment of vertebral arteriovenous fistula. Radiology. 1992; 183(2): 361-367 PubMed

[52] Hodge CJJr, Leeson M, Cacayorin E, Petro G, Culebras A, Iliya A. Computed tomographic evaluation of extracranial carotid artery disease. Neurosurgery. 1987; 21(2): 167-176 PubMed

[53] Kitanaka C, Tanaka J, Kuwahara M, et al. Nonsurgical treatment of unruptured intracranial vertebral artery dissection with serial follow-up angiography. J Neurosurg. 1994; 80(4): 667-674 PubMed

[54] Malhotra AK, Camacho M, Ivatury RR, et al. Computed tomographic angiography for the diagnosis of blunt carotid/vertebral artery injury: a note of caution. Ann Surg. 2007; 246(4): 632-642, discussion 642-643 PubMed

[55] Hunter MA, Santosh C, Teasdale E, Forbes KP. High-resolution double inversion recovery black-blood imaging of cervical artery dissection using 3T MR imaging. AJNR Am J Neuroradiol. 2012; 33(11): E133-E137 PubMed

[56] Starnes BW, Arthurs ZM. Endovascular management of vascular trauma. Perspect Vasc Surg Endovasc Ther. 2006; 18(2): 114-129 PubMed

[57] Reva VA, Pronchenko AA, Samokhvalov IM. Operative management of penetrating carotid artery injuries. Eur J Vasc Endovasc Surg. 2011; 42(1): 16-20 PubMed

[58] Timberlake GA, Rice JC, Kerstein MD, Rush DS, McSwain NEJr. Penetrating injury to the carotid artery. A

reappraisal of management. Am Surg. 1989; 55(3): 154-157 PubMed

[59] McKevitt EC, Kirkpatrick AW, Vertesi L, Granger R, Simons RK. Blunt vascular neck injuries: diagnosis and outcomes of extracranial vessel injury. J Trauma. 2002; 53(3): 472-476 PubMed

[60] Sclafani SJ, Panetta T, Goldstein AS, et al. The management of arterial injuries caused by penetration of zone III of the neck. J Trauma. 1985; 25(9): 871-881 PubMed

[61] Colella JJ, Diamond DL. Blunt carotid injury: reassessing the role of anticoagulation. Am Surg. 1996; 62(3): 212-217 PubMed

[62] Martin RF, Eldrup-Jorgensen J, Clark DE, Bredenberg CE. Blunt trauma to the carotid arteries. J Vasc Surg. 1991; 14(6): 789-793, discussion 793-795 PubMed

[63] Fabian TC, Patton JHJr, Croce MA, Minard G, Kudsk KA, Pritchard FE. Blunt carotid injury. Importance of early diagnosis and anticoagulant therapy. Ann Surg. 1996; 223(5): 513-522, discussion 522-525 PubMed

[64] Edwards NM, Fabian TC, Claridge JA, Timmons SD, Fischer PE, Croce MA. Antithrombotic therapy and endovascular stents are effective treatment for blunt carotid injuries: results from long term follow up. J Am Coll Surg. 2007; 204(5): 1007-1013, discussion 1014-1015 PubMed

[65] Markus HS, Hayter E, Levi C, Feldman A, Venables G, Norris J, CADISS trial investigators. Antiplatelet treatment compared with anticoagulation treatment for cervical artery dissection (CADISS): a randomised trial. Lancet Neurol. 2015; 14(4): 361-367 PubMed

[66] Engelter ST, Brandt T, Debette S, et al. Cervical Artery Dissection in Ischemic Stroke Patients (CADISP) Study Group. Antiplatelets versus anticoagulation in cervical artery dissection. Stroke. 2007; 38(9): 2605-2611 PubMed

[67] Lyrer P, Engelter S. Antithrombotic drugs for carotid artery dissection. Cochrane Database Syst Rev. 2003(3): CD000255 PubMed

[68] Alderazi YJ, Cruz GM, Kass-Hout T, Prestigiacomo CJ, Duffis EJ, Gandhi CD. Endovascular therapy for cerebrovascular injuries after head and neck trauma. Trauma. 2015; 17(4): 258-269 PubMed

[69] Medel R, Crowley RW, Hamilton DK, Dumont AS. Endovascular obliteration of an intracranial pseudoaneurysm: the utility of Onyx. J Neurosurg Pediatr. 2009; 4(5): 445-448 PubMed

[70] Weber W, Kis B, Siekmann R, Kuehne D. Endovascular treatment of intracranial arteriovenous malformations with onyx: technical aspects. AJNR Am J Neuroradiol. 2007; 28(2): 371-377 PubMed

[71] Pham MH, Rahme RJ, Arnaout O, et al. Endovascular stenting of extracranial carotid and vertebral artery dissections: a systematic review of the literature. Neurosurgery. 2011; 68(4): 856-866, discussion 866 PubMed

[72] Parkhutik V, Lago A, Tembl JI, Aparici F, Vazquez V, Mainar E. Angioplasty and stenting of symptomatic and asymptomatic vertebral artery stenosis: to treat or not to treat. Eur J Neurol. 2010; 17(2): 267-272 PubMed

[73] Ansari SA, Thompson BG, Gemmete JJ, Gandhi D. Endovascular treatment of distal cervical and intracranial dissections with the neuroform stent. Neurosurgery. 2008; 62(3): 636-646, discussion 636-646 PubMed

[74] Jeon P, Kim BM, Kim DI, et al. Emergent self-expanding stent placement for acute intracranial or extracranial internal carotid artery dissection with significant hemodynamic insufficiency. AJNR Am J Neuroradiol. 2010; 31(8): 1529-1532 PubMed

[75] Wang A, Santarelli J, Stiefel MF. Pipeline embolization device as primary treatment for cervical internal carotid artery pseudoaneurysms. Surg Neurol Int. 2017; 8: 3 PubMed

[76] Yi AC, Palmer E, Luh GY, Jacobson JP, Smith DC. Endovascular treatment of carotid and vertebral pseudoaneurysms with covered stents. AJNR Am J Neuroradiol. 2008; 29(5): 983-987 PubMed

[77] Cohen JE, Gomori JM, Rajz G, et al. Vertebral artery pseudoaneurysms secondary to blunt trauma: endovascular management by means of neurostents and flow diverters. J Clin Neurosci. 2016; 32: 77-82 PubMed

[78] Kansagra AP, Cooke DL, English JD, et al. Current trends in endovascular management of traumatic cerebrovascular injury. J Neurointerv Surg. 2014; 6(1): 47-50 PubMed

[79] Nerva JD, Morton RP, Levitt MR, et al. Pipeline Embolization Device as primary treatment for blister aneurysms and iatrogenic pseudoaneurysms of the internal carotid artery. J Neurointerv Surg. 2015; 7(3): 210-216 PubMed

[80] Amenta PS, Starke RM, Jabbour PM, et al. Successful treatment of a traumatic carotid pseudoaneurysm with the Pipeline stent: case report and review of the literature. Surg Neurol Int. 2012; 3: 160 PubMed

[81] Fischer S, Vajda Z, Aguilar Perez M, et al. Pipeline Embolization Device (PED) for neurovascular reconstruction: initial experience in the treatment of 101 intracranial aneurysms and dissections. Neuroradiology. 2012; 54(4): 369-382 PubMed

[82] Kerolus M, Tan LA, Chen M. Treatment of a giant vertebral artery pseudoaneurysm secondary to gunshot wound to the neck using pipeline embolization device. Br J Neurosurg. 2016; •••: 1-2 PubMed

[83] Dolati P, Eichberg DG, Thomas A, Ogilvy CS. Application of Pipeline Embolization Device for iatrogenic pseudoaneurysms of the extracranial vertebral artery: a case report and systematic review of the literature. Cureus. 2015; 7(10): E356 PubMed

[84] Ambekar S, Sharma M, Smith D, Cuellar H. Successful treatment of iatrogenic vertebral pseudoaneurysm using pipeline embolization device. Case Rep Vasc Med. 2014; 2014: 341748 PubMed

[85] Patel PD, Chalouhi N, Atallah E, et al. Off-label uses of the Pipeline Embolization Device: a review of the literature. Neurosurg Focus. 2017; 42(6): E4 PubMed

[86] Kadkhodayan Y, Shetty VS, Blackburn SL, Reynolds MR, Cross DTIII, Moran CJ. Pipeline embolization device and subsequent vessel sacrifice for treatment of a bleeding carotid pseudoaneurysm at the skull base: a case report. J Neurointerv Surg. 2013; 5(5): E31 PubMed

22 骨移植材料的选择、替代品和取材技术

Arash J. Sayari, Ankur S. Narain, Fady Y. Hijji, Krishna T. Kudaravalli,

Kelly H. Yom, Kern Singh

摘要

颈椎外伤后，首先应决定是采用手术治疗还是保守治疗。当需要手术治疗时，通常采用颈椎融合术。因此，选择何种骨移植材料至关重要。选择移植物时须考虑多种因素，包括成骨潜能、生物相容性、费用、结构支撑能力、植入位置、免疫遗传特性和保存技术。虽然自体骨移植是颈椎融合术的金标准，但存在取骨区疼痛等并发症。为了尽量减少自体移植骨的比例，异体骨移植是颈椎手术移植物的主要选择。最近植入替代物术后疗效的研究结果引起了研究者对移植替代物的关注。本章目的是讨论各种颈椎植入物的选择，并描述其使用的适应证。

关键词 颈椎 植骨 脱矿骨基质 骨融合 髂骨移植 同种异体骨移植 骨植入替代物

22.1 引言

治疗外伤性颈椎病变通常行前、后路颈椎融合术。手术治疗过程中充分进行植骨融合至关重要。充分的融合不仅能保证脊柱的稳定性，还能改善术后疼痛、残疾和神经功能损害的预后[1-4]。应当重视颈椎术后融合失败或假关节形成，症状性假关节形成可导致疼痛复发，是颈椎翻修手术的主要原因[5-8]。为了促进骨融合，可以使用多种骨移植材料及其替代品。人类最早记载的同种异体移植手术是在 19 世纪末，当时 William MacEwen 用其他患者的骨头替换了一个 4 岁男孩肱骨近端2/3 部分[9]。Albee 描述了在治疗 Pott 病期间将自体胫骨皮质骨植入腰椎棘突裂隙中[10]。Smith 和 Robinson 描述了植入马蹄形三皮质髂骨的颈椎前路椎间盘切除和融合术[11]。同样，Cloward 报道了从髂骨前上方取骨用于颈椎前路融合术的方法[12]。

在目前的临床实践中，自体骨移植仍然是颈椎融合术中植骨的金标准。然而，随着植入物技术的发展，已经发明了一些替代品来代替自体骨，如异体骨、移植增强剂和移植物替代品。随着融合材料的增多，外科医生必须了解每种植入物的相对疗效。因此，本章的目的是回顾分析不同类型的生物融合制剂，重点关注它们在颈椎创伤中的使用情况（表 22.1）。

22.2 骨植入与融合生物学

植骨融合的最重要的三个要素包括骨传导、骨诱导和成骨潜能。手术医生应正确理解宿主和植入物之间的关系，这是植入物设计和选择的基础。骨传导特性与植入物 - 宿主内环境有关，有利于组织、毛细血管和多能干细胞（multipotent stem cell，MSC）进一步生长。多能干细胞形成的支架促进了哈弗斯管（Haversian canals）的形成和骨的生长。

表 22.1　颈椎植入物选择总结

植骨类型	骨传导	骨诱导	成骨	机械支撑
自体移植				
松质骨	+++	+++	+++	+
皮质骨	+	+	+	+++
带血管蒂	++	+	++	+++
骨髓穿刺液（BMA）	–	++	+++	–
富血小板血浆（PRP）	–	+++	–	–
同种异体移植物				
松质骨	++	+	–	+
皮质骨	+	+	–	+++
脱钙骨基质（DBM）	++	++	–	–
陶瓷制品	+	–	–	+++
生长因子	–	+	+	–

注：BMA，bone marrow aspirate；DBM，demineralized bone matrix；PRP，platelet-rich plasma；
–、+、++、+++ 表示活性程度，– 为无活性；+++ 为最大活性。
数据来自 Robert 等[13] 和 Khan 等[14]。

骨诱导特性与植入物中生长因子的释放效率及其刺激骨生长的能力有关[15]。骨诱导植入物聚集多能干细胞，多能干细胞可分化为成软骨细胞和成骨细胞并通过软骨内成骨形成新骨[13]。分子水平研究表明，自体植入物中含有多种生长因子，调节 MSC 的聚集和分化。这些生长因子调节骨生长、发育和修复的生长因子包括转化生长因子 β（TGF-β）、蛋白质超家族［TGF-β1 和骨形态发生蛋白（BMP）2 型、4 型和 7 型］、成纤维细胞生长因子 α（FGF-α）、胰岛素样生长因子 1（IGF-1）、粒细胞集落刺激因子、血小板衍生生长因子 -bb（PDGF-bb）和内皮衍生生长因子[16]。这些生长因子中很多也是炎症细胞因子，这也解释了为什么在骨愈合和修复的早期阶段不推荐使用抗炎药[14]。

最后，植入物的成骨潜能与移植物中 MSC 和骨祖细胞的密度相关，这些细胞可以分化为成骨细胞，最终成为骨细胞。只有新鲜的自体骨移植、自体和同种异体骨髓移植才具有这些特性，并含有能够直接成骨的活性细胞。

22.3　自体骨移植物

自体骨移植物是指移植物来自患者的自身骨。在外伤性和非外伤性颈椎疾病手术中，自体骨移植由于其优越的骨整合潜能和无免疫原性而成为植入物的金标准。自体骨移植可以根据其位置来区分，包括手术部位的自体骨移植和其他部位的自体骨移植。自体骨移植最常见的取材位置是髂骨。髂骨移植（iliac crest bone grafts，ICBG）已在腰椎和颈椎手术中证明可以成功实现骨性融合。此外，自体移植物可根据获得的植入物类型进行分类，如松质骨、皮质骨、带血管蒂或骨髓穿刺液。

22.3.1 自体松质骨移植

松质骨是最常用的自体骨移植物，其为骨的进一步生长提供了支架。与皮质骨一样，移植物植入后出现包括移植物逐渐吸收、骨重建和爬行替代形成等过程[17, 18]。植骨后出血和炎症是这一过程的基础。MSC 的聚集使植骨床最短在 2 天内形成纤维肉芽[13]。此外，巨噬细胞利用趋化作用聚集在植入部位并开始降解坏死组织。血运重建以端对端或对位重建的方式快速完成。来自宿主和植入物的多能干细胞开始分化为骨祖细胞，并最终分化为成骨细胞，这些成骨细胞排列并沉积在植入物和宿主的界面上形成类骨质。然而，植入物中央仍有坏死组织存在。组织坏死后破骨吸收能力增强，同时成骨细胞活性增加，以新骨取代缺损的坏死骨组织。骨融合的最后一步是持续的骨重建，这可能需要一年的时间来完成[18]。

松质骨的骨小梁具有较大的表面积，富含 MSC、成骨细胞和骨细胞，因此具有优越的骨引导、骨诱导和成骨潜能[14, 16, 19]。这一概念在颈椎融合术中的去皮质操作完成后非常明显。当暴露出脊柱后部结构（椎板、椎弓根、横突）的髓腔后，骨髓内的多能干细胞浸润植骨融合位点，为植入物宿主界面提供成骨蛋白和丰富的血液供应。

这些优点也说明了松质骨移植不能提供与皮质骨移植相同的机械强度。事实上，松质骨的密度只有皮质骨的 1/4。因此，松质骨更常用于填补小的缺损而不用于支撑。然而，由于其相对快速的融合，自体松质骨最早用于促进坏死中心部位的植骨。早期稳定性增强是在移植骨植入时产生的，但随着时间的推移会正常化。应尽可能使用局部可用的自体移植物进行植骨融合，特别是单节段手术更容易将其植入到手术部位，并且在腰椎手术中其融合率与髂骨移植相似[20, 21]。

22.3.2 自体皮质骨移植

自体皮质骨移植与松质骨移植有不同的作用，最显著的是其密度和高度排列的哈弗斯管和沃克曼管，导致其血管重建率约为松质骨的一半。在自体松质骨移植和自体皮质骨移植中，爬行替代过程均遵循向心模式形成新的骨组织。然而，自体皮质骨移植的早期骨融合是由破骨细胞而不是成骨细胞决定。破骨细胞吸收率从植入后 2 周到 6 个月内持续上升，在 1 年之后下降到接近正常水平[14]。植骨在内部吸收的过程中，成骨细胞开始成骨，最终用新的、可存活的骨替换植入的自体皮质骨。由于破骨活性决定皮质自体移植骨的重塑，早期的骨丢失可能导致植入物中心坏死并影响其机械强度，但最终会完全愈合并具有接近正常的机械强度。Enneking 等对 23 只自体腓骨移植犬进行了力学研究，并证实了上述观点。植入物在 6 周时表现出孔隙增加和机械强度减弱，但在 12 个月时完全达到正常的机械强度[22]。然而只有 60% 的研究对象植骨完全重塑，这进一步说明坏死骨和活性骨的混合不会影响其整体强度。

由于皮质骨移植材料中骨细胞、成骨细胞和浸润性多能干细胞较少，因此其成骨、成骨诱导和骨传导潜能较松质骨移植材料差。然而，当用作骨支撑结构时，自体皮质移植物提供了较强的初始机械强度和稳定性。

22.3.3 自体带血管蒂骨移植

带血管蒂骨移植是指在移植过程中吻合动脉和静脉血管的移植物，可以更快促进移植物融合。充分的血管吻合可促进超过 90% 的骨细胞和其他骨祖细胞存活[23]。此外，因为带血管蒂骨移植血管重建过程基本上是完整的，允许通过 I 期或 II 期骨愈合的方式进行类似于正常骨的重塑过程，因而可以迅速融合。因此，与非带血管的自体移植物所表现的一样，爬行替代不会牺牲早期机械强度。带血管蒂骨植入的主要问题是取材困难和不易正确植入这些移植物。这些移植物的植入需要具有挑战性的骨科和微血管手术技术，同时增加了手术次数和取材时的出血。

最常用的带血管蒂骨移植物是游离腓骨及其腓动脉。在移植物取材前行血管造影术有助于评估血管蒂[24]。如果造影提示腓动脉蒂很短时，带旋髂深动脉分支的髂峰移植物和带伸肌室间支持带上动脉蒂桡骨瓣是更合适的选择。

带血管蒂骨移植对肿瘤和畸形引起的脊柱大量骨缺损最有帮助，在颈椎外伤中应用并不常见。尽管如此，必要时仍需考虑带血管蒂腓骨移植，其在轴面上的强度几乎是髂骨移植的 5 倍[25]。

22.3.4　自体骨髓穿刺液

虽然骨髓穿刺液（bone marrow aspirate，BMA）在技术上并不能称为一种骨移植，并且在颈椎融合术中不如皮质骨或松质骨移植常用，但由于其成骨特性和其他的优势引起关注。BMA 通过微创技术较易从髂骨或椎体中获取。BMA 的生物学特性使它可以作为一种自体移植的干细胞，这种干细胞可以复制并分化成结缔组织。这种分化是通过骨髓成骨作用产生成骨细胞进而促进成骨。

虽然 BMA 具有理论上的优势，但 BMA 中能够分化成成骨细胞的真正数量是不确定的，BMA 分化为成骨细胞在年轻患者中约为 1/50 000，而在老年人中则只有 1/1 000 000。最近关于 BMA 对骨重塑和骨修复影响的研究主要集中在其内皮祖细胞的浓度和刺激血管重建的能力[26]。BMA 含有趋化性有丝分裂原，可以诱导和聚集局部生长因子，这与其成骨特性有关。

然而，由于 BMA 处于半液体状态，且缺乏结构支撑，因此 BMA 无法聚集在植骨区域。BMA 的迁移与异位骨化有关。因此，BMA 在手术部位的应用可能并不一定有益，例如颈椎[15]。尽管人们努力将 BMA 与松质骨和骨移植替代品混合以减轻这些缺点[27, 28]，但 BMA 在颈椎中的临床应用迄今为止仍然很少。近年来有人尝试将 BMA 混入基质和扩展剂（如脱矿骨基质），以使得 BMA 在将来可以具备骨传导性。

22.3.5　自体富血小板血浆

富血小板血浆（platelet-rich plasma，PRP）是从自体全血中制备的，然后经过特定的离心程序制备成高浓度的血小板。该悬浮液富含生长因子，如 TGF-β、PDGF 和血管内皮生长因子（vascular endothelial growth factor，VEGF）。聚集性血小板溶液与氯化钙混合，形成可应用于手术部位的血小板凝块。最近研究发现 PRP、骨痂形成和细胞增殖之间的联系[26]。Feiz-Erfan 等随机选择 50 例颈椎退行性椎间盘疾病或椎间盘突出患者接受同种异体骨移植或同种异体骨植入加血小板浓缩液[29]。作者发现，与对照组相比，PRP 组的整体融合率为 84%，融合率显著提高。然而，这种差异在术后 12 个月消失。目前还需进一步的研究明确 PRP 在颈椎手术中的应用价值，进而促进其更广泛的应用。

22.3.6　自体移植的局限性

自体骨移植取材有诸多的局限性。取材部位发生病变是最值得关注的问题，这也是最常见的并发症[30]。髂骨移植并发症发病率与取材量有关，当取材量大于 17 cm³ 时，并发症发生率增加[31]。有趣的是，在最近一组 25 例通过相同部位皮肤切口行髂骨移植的腰椎融合患者中，超过 2/3 的患者不能准确确认在哪一侧行髂骨移植[32]。颈椎外伤特别是合并多系统外伤时需重视手术时间和输血量，而行自体骨植入患者的手术时间和输血量都显著增加[33]。此外，自体骨移植取材有限，这也对替代移植材料提出了需求，尤其是在儿童患者中。自体骨移植仍然是颈椎手术的金标准，但其缺点促进了可行替代移植物的研发。

22.4 同种异体移植物

同种异体移植是将组织移植到同一物种的两个不同个体之间。在过去的 20 年里，同种异体骨移植在骨科手术中得到了广泛的应用，并成为骨移植的第二选择[34]。同种异体移植的普及基于其可定制性、抗载荷和结构支撑作用。

然而，同种异体移植并非没有缺点，最突出的是其骨重塑的能力不足。具体来说，同种异体移植的愈合和重建潜力低于自体骨移植。此外，虽然新鲜冷冻移植物能保持其机械强度，但生物力学研究表明，冻干的同种异体皮质移植物在移植过程中会丢失一半以上的强度[35]。异体移植物的另一个主要问题是病毒传播风险。虽然规范的样本处理降低了这种风险，但同时也减弱了植入物的生物活性和机械强度。在同种异体骨移植过程中，各病毒的传播整体风险为，人类免疫缺陷病毒（HIV）小于 1/1 000 000，丙型肝炎病毒为 1/100 000，乙型肝炎病毒为 1/63 000[36, 37]。美国组织库协会（AATB）创建了一个高质量的组织库确保此类同种异体组织的可用性。目前，美国有 60 多个这样的组织库，AATB 和美国食品和药物管理局（FDA）努力改进组织质量，最大可能地降低疾病传播的风险，提高经过合理处理的高质量同种异体移植物的可用性。

自体骨移植不存在组织相容性，而异体骨移植融合涉及免疫系统中复杂的体液和细胞介导的反应过程。不管如何处理移植物，供体抗原［主要组织相容性复合体（major histocompatibility complex，MHC）Ⅰ类和Ⅱ类］仍然可能引起宿主 T 细胞反应[14]。

22.4.1 同种异体松质骨移植

与自体移植物不同，同种异体松质骨的骨愈合能力有限，其骨传导、骨诱导和成骨特性与自体骨相比较差。移植物植入后 2 周内，巨噬细胞和淋巴细胞介导的炎症反应诱导骨结合。过度的宿主免疫反应不仅会破坏骨结合所需的骨诱导生长因子，还会形成包裹性的纤维组织层。纤维化的程度取决于供体和宿主之间的组织相容性，组织相容性较差时可导致骨结合延迟长达 8 年[14, 26]。

新的移植物处理技术的发展能改善了临床治疗效果。Boyce 等在 1999 年的一篇综述中指出，无菌和低抗原性是成功进行异体移植的两个主要因素[34]。应用冻干和冷冻同种异体松质移植物在一定程度上解决了宿主免疫原性问题。然而，在降低冻干松质骨移植物抗原性的同时也消耗了过多的成骨诱导生长因子，导致其骨传导性能降低。与新鲜和新鲜冷冻的异体植入物相比，冻干松质骨骨重构和血管生成能力较差。

22.4.2 同种异体皮质骨移植

同种异体松质骨由于其表面积和血管重建的能力较强，与皮质骨移植相比融合更快，但其早期机械稳定性较差。同种异体皮质骨移植其显著的特点是能够即刻抵抗机械负荷，这对脊柱手术至关重要。然而，血管形成较差可能导致长达 1 年或直到血管重建时的相关强度降低。与同种异体松质骨移植涉及整个骨小梁的新生不同，同种皮质骨移植是通过骨痂的形成来实现骨的再生。松质和皮质异体移植物均可引起宿主炎症反应和纤维组织形成，但在移植物宿主边缘形成新的骨膜是异体皮质骨移植所特有的。

临床上，同种异体皮质骨移植用于颈椎椎体间融合术显示出良好的效果。Butterman 等 1996 年的一篇综述指出，植入冷冻同种异体腓骨和髂骨融合率均约为 92%[38]。在颈椎单节段融合手术中，髂骨自体骨植入和新鲜冷冻或冻干同种异体骨植入术后椎间隙塌陷和融合率相似。早期的研究表明，双节段颈前路椎间盘切除融合术（ACDF）同种异体植入物术后沉降率和不愈合率明显较高[38]。最近一项比较自体髂骨移植物和同种异体腓骨移植物效果的研究表明，尽管同种异体移植物愈合的时间较长，但单节段和双节段 ACDF 术后融合率相似[39]。Yue 等报道了 71 例行同种异体植骨的 ACDF 患者术后随访 7 年以上融合率为 92.6%，结果表明冷冻干燥和新鲜冷冻同种异体骨移植在 ACDF 手术中是有效的[40]。

22.4.3 脱钙骨基质

脱钙骨基质（demineralized bone matrix，DBM）是一种经过酸和矿物萃取或脱钙后的同种异体移植物。生长因子、非胶原蛋白和胶原蛋白被保留，形成一个骨性交错结构，可聚集 MSC 沉积成新骨。尽管 DBM 缺乏结构强度，但其骨小梁环境有助于增强骨传导潜能。

由于骨脱矿不会消耗 DBM 生长因子，DBM 的成骨诱导性能优于同种异体松质和皮质骨。这种移植形式更易诱导 MSC 向成骨细胞分化，促进骨愈合。然而，专利技术限制了 DBM 的制备，目前最广泛使用的脱钙技术是使用 0.5 mol 盐酸（HCl）洗涤[14]。其他技术包括醋酸、乳酸和硝酸制剂；然而，也有学者认为用这些方法制备的 DBM 质量较差。为了使 DBM 和宿主的相互作用最大化，Boyce 等建议将脱矿量控制在原始水平的 40% 以下[34]。

DBM 可以制备成多种形式（凝胶、油灰性状的物质、弹性条、糊状物），含或不含骨碎片。这种情况下皮质和松质骨碎片可增加其载荷能力，并提供更多的骨传导和骨诱导性能。DBM 也可与手术暴露过程中获得的局部自体移植物联合应用。Zadegan 等在 2016 年对 12 项研究进行了系统性回顾，分析了 DBM 使用后包括融合率在内的各种指标[41]，结果表明 DBM 单独使用或与其他材料联合使用融合率为 88.8%~100%，虽然术后 1 年融合率低于自体移植物，但差异无统计学意义。基于这些研究结果，DBM 常用作骨移植物的添加剂，配合其他形式的同种异体移植物或金属笼网来提供机械强度。然而，需要更多证据来明确颈椎手术中 DBM 的真正疗效。

22.5 骨移植替代品

如果颈椎外伤行急诊手术需要立刻重建脊柱稳定性，使用自体骨移植可行性较差。矿化的骨基质和骨移植替代品不仅有助于恢复脊柱稳定性，而且还提供了促进骨形成的生物学环境。

22.5.1 陶瓷基质

陶瓷基质可以作为无机物体制剂生产，以模拟骨矿物，包括羟基磷灰石（HA）和（或）磷酸三钙（TCP）[42]。陶瓷基质的优点是能够在灭菌的同时保持机械强度。陶瓷还具有广泛的骨传导特性，具有允许骨长入的三维环境。与 DBM 相似，陶瓷最常用作与局部自体移植物、BMA 和（或）椎体间笼网移植物的添加剂。

珊瑚 HA 是一种从海珊瑚中提取的 HA 类替代品，商品名为 Pro Osteon（Zimmer Biomet，Warsaw，IN），其孔隙率分别为 50% 和 65%。虽然大多数研究表明其融合率在 70%~100% 之间，Bruneau 等在 ACDF 中使用 HA 镀化的技术发现单节段 ACDF 融合率为 98%，双节段 ACDF 融合率为 100%[43]。同样地，一项随机对照试验（RCT）表明，与 ICBG 相比，尽管 HA 在结构上较差，且与椎体塌陷和骨折相关，但使用 Pro Osteon 200（50% 孔隙率）总体有着良好的临床效果[44]。由于 TCP 具有最高的陶瓷抗压强度，外科医生可能认为其有更好的融合率[45, 46]。使用 60% HA 和 40% TCP 混合制备成双相磷酸钙（BCP）。Cho 等进行了一项聚醚醚酮（PEEK）笼网中植入 BCP 或髂骨移植的随机对照实验，研究发现两组患者术后 6 个月随访时融合率均为 100%[47]。

陶瓷植入物的主要问题包括再吸收能力和机械强度。TCP 的钙磷比为 1.5，导致植入物快速吸收和结构支持较差；HA 的钙磷比为 1.67，导致骨吸收过于缓慢，不利于骨重建[48]。因此，尽管 TCP 或 HA 植入物填充骨缺损是有用的，但是恰当的 TCP-HA 组合制品可能在颈椎融合术中有更广泛的应用价值。

其他类型的陶瓷在颈椎手术中的应用缺乏相应的研究报道。包括目前上市销售的商品名为 OSTEOSET（Wright Medical，Memphis，TN）磷酸钙、硫酸钙和焦磷酸钙。

22.5.2 生长因子

如前所述，各种促有丝分裂细胞因子具有与骨生长相关的骨诱导特性。BMP 在其中是研究最广泛的，其在颈椎融合术中的应用尤其引起关注。重组人 BMP-2（rhBMP-2）最初被批准用于腰椎，目前已在其说明书使用范围之外得到成功应用。Baskin 等对 33 例患者进行了前瞻性 RCT 研究，将可吸收胶原蛋白海绵（ACS）载体中的 rhBMP-2 与自体髂骨移植进行了比较。两组物质在植入前均置于同种异体腓骨移植物中，两组均行前方镀化[49]。33 例患者在 6 个月时均得到融合，但 rhBMP-2 组患者在 24 个月时手臂疼痛改善更明显。在颈椎后路融合术中也有类似的研究报道[50]。其他非随机临床研究也报道了使用 rhBMP-2 术后融合率为 100%，表明其在颈椎融合中具有很好的有效性[51-54]。

尽管有这些令人鼓舞的研究结果，在颈椎中使用 rhBMP-2 仍存在一些问题。Smucker 等一项双变量研究表明，在 ACDF 中使用 rhBMP-2 与肿胀相关的并发症的风险增加了 10 倍。虽然与使用剂量相关的反应起源于更高的并发症发生率，但吞咽困难增加、需手术清除的血肿发生率和住院时间延长是与 rhBMP-2 直接相关的并发症[52, 55]。最近，Arnold 等汇总了两项颈椎椎间盘置换术对照研究的数据，并将其与第三项 RCT 的亚组分析进行了比较，后者患者在 ACDF 术中接受了 rhBMP-2/ACS[56]。研究结果表明，rhBMP-2 成功诱导骨融合，但与同种异体移植相比异位骨化风险增加。其他研究讨论了 rhBMP-2 高费用问题。有研究认为 rhBMP-2 可节省费用，从长期来看，使用 rhBMP-2 患者的门诊就诊次数减少、翻修手术率降低，继而降低了总费用[57, 58]。然而，其颈椎手术中应用的长期成本分析尚不清楚。总的来说，rhBMP-2 在颈椎的手术中已经展现出很好的应用前景，但是外科医生必须承认其潜在的并发症风险。

其他可诱导骨形成的因子包括 PDGF、TGF-β 和 BMP-7/ 成骨蛋白-1（OP-1）。然而，其在颈椎手术中的应用价值有限。

22.5.3 其他替代品

目前，还没有 FDA 批准用于颈椎前路融合术的人工骨移植替代品。然而，FDA 正在进行一项试验，以期完成对 P-15 的评估[59]。该物质是由 15 个氨基酸合成的多肽，作为 I 型胶原蛋白结构域上的一个结合位点，与新骨形成相关。P-15 骨性油灰状物质，也被称为 i-FACTOR（Cerapedics Inc.，Westminster，CO），是一种 P-15 和脱蛋白 HA 的混合物，有研究报道其术后融合率为 89%，而使用局部自体骨移植的融合率为 85.8%[59]。B2A 是一种附加的合成多肽，用于结合宿主 BMP-2 并放大反应[60]。然而，目前关于颈椎手术使用 B2A 的研究数据有限。

聚甲基丙烯酸甲酯（PMMA）在整个骨科领域具有广泛应用，并在长期随访中证明其可诱导骨融合。然而，其成骨能力有限、植入物迁移和早期随访融合不佳限制了其在颈椎融合手术中的应用[48, 61]。

22.6　取材技术

通常，外科医生首先显露出植骨部位以了解所需的植骨体积。在处理植骨部位时，可以制备与移植物体积相匹配的植骨腔用来放置植入物，同时应小心处理毛刺以避免植骨部位发生坏死。植骨的成功取决于植骨床的准备和细致的手术技术。

髂嵴是自体移植物取材最常用的部位。如果患者有盆腔外伤史或手术史，需行术前影像学检查。髂嵴位于髂前上棘（anterior superior ilial spine，ASIS）后方，可在体表触及，最厚可达 5 cm。髂结节处存在一个长约 35 mm、宽约 10 mm、深约 30 mm 的安全区[62]。取材时应标记出髂前上棘和髂结节位置，并作一条长 6~8 cm 与髂嵴平行的线。髂结节偏内侧或外侧 1~2 cm 切口可避免髂嵴出现瘢痕。

当需要准备全层髂骨植入物时，可直接垂直于髂嵴切割，逐步完成取材[63]。然而这种技术导致髂骨机械强度减弱，有发生骨折的风险。根据生物力学研究的建议，在 ASIS 后方至少 3 cm 处取材可以降低这种风险[63, 64]。使用摆锯可截取方形移植物，同时保持髂嵴边缘完整性[65]。股外侧皮神经通常沿腰大肌前方走行，在 ASIS 后方至少 2.5 cm 取材也可以避免损伤该神经[66]。

自体松质骨移植可采用微创技术获得。在髂骨的两个面之间插入一个 Meunier 环钻，通过双手来回运动可以使其底部折断，移植物可通过环钻的套筒取出。标准的植入物体积为 0.6~1.2 ml 的致密骨质。如果需要的植骨量较大，可以将环钻重新插入相同的位置，前后成 45° 角进行取材常可以避免二次切口。取材时，应注意植入物置入时间和植入物的水合反应，植骨时应与植骨床充分接触，同时要避免软组织嵌入[14]。既往研究报道过髂嵴后路取材在后路腰椎手术中可能更合适，因为可以通过同一个手术切口进行取材[32, 67]。

铰刀／冲洗器／吸气器系统（RIAS）可以从髂嵴以外的部位获取大量自体松质骨。研究表明，与髂骨移植相比，股骨管状自体松质骨移植可能含有更多的生长因子[16]。然而，该技术在颈椎手术中并不常规应用，因此不在本文讨论的范围之内。

22.7　结论

骨传导、骨诱导和成骨特性是颈椎手术选择骨移植物的主要依据。自体骨移植物在颈椎植骨中有着悠久的历史，尽管报道了不同的取材位置，但髂嵴取材仍然是金标准。由于自体移植可能合并并发症，已经有大量研究报道了具有自体移植特性的替代品的疗效。同种异体移植物具有自体骨移植相似的骨传导和骨诱导特性，但不具有成骨能力，并且有潜在的疾病传播风险。与同种异体移植物相比，DBM 具有明显的优势。DBM 特有的优势是可以制备成多种形式的产品，也可以与其他骨移植替代品联合使用。生长因子（如 rhBMP-2）在颈椎手术中引起广泛关注，但需重视其相关并发症。目前几个正在进行的 FDA 试验以及未来的相关研究对明确骨移植替代材料的临床疗效是非常重要的。

参考文献

[1] Bohlman HH, Emery SE, Goodfellow DB, Jones PK. Robinson anterior cervical discectomy and arthrodesis for cervical radiculopathy. Long-term follow-up of one hundred and twenty-two patients. J Bone Joint Surg

Am. 1993; 75(9): 1298-1307 PubMed

[2] Lowery GL, Swank ML, McDonough RF. Surgical revision for failed anterior cervical fusions. Articular pillar plating or anterior revision? Spine. 1995; 20(22): 2436-2441 PubMed

[3] Newman M. The outcome of pseudarthrosis after cervical anterior fusion. Spine. 1993; 18(16): 2380-2382 PubMed

[4] Phillips FM, Carlson G, Emery SE, Bohlman HH. Anterior cervical pseudarthrosis. Natural history and treatment. Spine. 1997; 22(14): 1585-1589 PubMed

[5] Liu X, Min S, Zhang H, Zhou Z, Wang H, Jin A. Anterior corpectomy versus posterior laminoplasty for multilevel cervical myelopathy: a systematic review and meta-analysis. Eur Spine J. 2014; 23(2): 362-372 PubMed

[6] Slizofski WJ, Collier BD, Flatley TJ, Carrera GF, Hellman RS, Isitman AT. Painful pseudarthrosis following lumbar spinal fusion: detection by combined SPECT and planar bone scintigraphy. Skeletal Radiol. 1987; 16(2): 136-141 PubMed

[7] van Eck CF, Regan C, Donaldson WF, Kang JD, Lee JY. The revision rate and occurrence of adjacent segment disease after anterior cervical discectomy and fusion: a study of 672 consecutive patients. Spine. 2014; 39(26): 2143-2147 PubMed

[8] Whitecloud TSIII. Anterior surgery for cervical spondylotic myelopathy. Smith-Robinson, Cloward, and vertebrectomy. Spine. 1988; 13(7): 861-863 PubMed

[9] MacEwen W. Observation concerning transplantation of bone: illustrated by a case of interhuman osseous transplantation whereby over two thirds of the shaft of a humerus was restored. Proc R Soc Lond. 1881; 32: 232-247 PubMed

[10] Albee FH. Transplantation of portions of the tibia into the spine for Pott's disease: a preliminary report. JAMA. 1911; 57: 885 PubMed

[11] Smith GW, Robinson RA. The treatment of certain cervical-spine disorders by anterior removal of the intervertebral disc and interbody fusion. J Bone Joint Surg Am. 1958; 40-A(3): 607-624 PubMed

[12] Cloward RB. The anterior approach for removal of ruptured cervical disks. J Neurosurg. 1958; 15(6): 602-617 PubMed

[13] Roberts TT, Rosenbaum AJ. Bone grafts, bone substitutes and orthobiologics: the bridge between basic science and clinical advancements in fracture healing. Organogenesis. 2012; 8(4): 114-124 PubMed

[14] Khan SN, Cammisa FPJr, Sandhu HS, Diwan AD, Girardi FP, Lane JM. The biology of bone grafting. J Am Acad Orthop Surg. 2005; 13(1): 77-86 PubMed

[15] Pape HC, Evans A, Kobbe P. Autologous bone graft: properties and techniques. J Orthop Trauma. 2010; 24 Suppl 1: S36-S40 PubMed

[16] Schmidmaier G, Herrmann S, Green J, et al. Quantitative assessment of growth factors in reaming aspirate, iliac crest, and platelet preparation. Bone. 2006; 39(5): 1156-1163 PubMed

[17] Berven S, Tay BK, Kleinstueck FS, Bradford DS. Clinical applications of bone graft substitutes in spine surgery: consideration of mineralized and demineralized preparations and growth factor supplementation. Eur Spine J. 2001; 10 Suppl 2: S169-S177 PubMed

[18] Burchardt H. The biology of bone graft repair. Clin Orthop Relat Res. 1983(174): 28-42 PubMed

[19] Giannoudis PV, Dinopoulos H, Tsiridis E. Bone substitutes: an update. Injury. 2005; 36 Suppl 3: S20-S27 PubMed

[20] Ito Z, Imagama S, Kanemura T, et al. Bone union rate with autologous iliac bone versus local bone graft in posterior lumbar interbody fusion (PLIF): a multicenter study. Eur Spine J. 2013; 22(5): 1158-1163 PubMed

[21] Sengupta DK, Truumees E, Patel CK, et al. Outcome of local bone versus autogenous iliac crest bone graft in the instrumented posterolateral fusion of the lumbar spine. Spine. 2006; 31(9): 985-991 PubMed

[22] Enneking WF, Burchardt H, Puhl JJ, Piotrowski G. Physical and biological aspects of repair in dog cortical-bone transplants. J Bone Joint Surg Am. 1975; 57(2): 237-252 PubMed

[23] Ashton BA, Allen TD, Howlett CR, Eaglesom CC, Hattori A, Owen M. Formation of bone and cartilage by marrow stromal cells in diffusion chambers in vivo. Clin Orthop Relat Res. 1980(151): 294-307 PubMed

[24] Wuisman PI, Jiya TU, Van Dijk M, Sugihara S, Van Royen BJ, Winters HA. Free vascularized bone graft in spinal surgery: indications and outcome in eight cases. Eur Spine J. 1999; 8(4): 296-303 PubMed

[25] Wittenberg RH, Moeller J, Shea M, White AAIII, Hayes WC. Compressive strength of autologous and allogenous bone grafts for thoracolumbar and cervical spine fusion. Spine. 1990; 15(10): 1073-1078 PubMed

[26] Flynn JM. Fracture Repair and Bone Grafting. OKU 10: Orthopaedic Knowledge Update. Rosemont, IL: American Academy of Orthopaedic Surgeons; 2011:11-12

[27] Niu CC, Tsai TT, Fu TS, Lai PL, Chen LH, Chen WJ. A comparison of posterolateral lumbar fusion comparing

autograft, autogenous laminectomy bone with bone marrow aspirate, and calcium sulphate with bone marrow aspirate: a prospective randomized study. Spine. 2009; 34(25): 2715-2719 PubMed

[28] Vadalà G, Di Martino A, Tirindelli MC, Denaro L, Denaro V. Use of autologous bone marrow cells concentrate enriched with platelet-rich fibrin on corticocancellous bone allograft for posterolateral multilevel cervical fusion. J Tissue Eng Regen Med. 2008; 2(8): 515-520 PubMed

[29] Feiz-Erfan I, Harrigan M, Sonntag VK, Harrington TR. Effect of autologous platelet gel on early and late graft fusion in anterior cervical spine surgery. J Neurosurg Spine. 2007; 7(5): 496-502 PubMed

[30] Fernyhough JC, Schimandle JJ, Weigel MC, Edwards CC, Levine AM. Chronic donor site pain complicating bone graft harvesting from the posterior iliac crest for spinal fusion. Spine. 1992; 17(12): 1474-1480 PubMed

[31] Betz RR, Lavelle WF, Samdani AF. Bone grafting options in children. Spine. 2010; 35(17): 1648-1654 PubMed

[32] Pirris SM, Nottmeier EW, Kimes S, O'Brien M, Rahmathulla G. A retrospective study of iliac crest bone grafting techniques with allograft reconstruction: do patients even know which iliac crest was harvested? Clinical article. J Neurosurg Spine. 2014; 21(4): 595-600 PubMed

[33] Murphy ME, McCutcheon BA, Grauberger J, et al. Allograft versus autograft in cervical and lumbar spinal fusions: an examination of operative time, length of stay, surgical site infection, and blood transfusions. J Neurosurg Sci. 2016 PubMed

[34] Boyce T, Edwards J, Scarborough N. Allograft bone. The influence of processing on safety and performance. Orthop Clin North Am. 1999; 30(4): 571-581 PubMed

[35] Hamer AJ, Strachan JR, Black MM, Ibbotson CJ, Stockley I, Elson RA. Biochemical properties of cortical allograft bone using a new method of bone strength measurement. A comparison of fresh, fresh-frozen and irradiated bone. J Bone Joint Surg Br. 1996; 78(3): 363-368 PubMed

[36] Laurencin CT. Musculoskeletal Allograft Tissue Banking and Safety. Bone Graft Substitutes. W. Conshohocken, PA: ASTM International; 2003:30-67

[37] Buck BE, Malinin TI, Brown MD. Bone transplantation and human immunodeficiency virus. An estimate of risk of acquired immunodeficiency syndrome (AIDS). Clin Orthop Relat Res. 1989(240): 129-136 PubMed

[38] Buttermann GR, Glazer PA, Bradford DS. The use of bone allografts in the spine. Clin Orthop Relat Res. 1996(324): 75-85 PubMed

[39] Suchomel P, Barsa P, Buchvald P, Svobodnik A, Vanickova E. Autologous versus allogenic bone grafts in instrumented anterior cervical discectomy and fusion: a prospective study with respect to bone union pattern. Eur Spine J. 2004; 13(6): 510-515 PubMed

[40] Yue WM, Brodner W, Highland TR. Long-term results after anterior cervical discectomy and fusion with allograft and plating: a 5- to 11-year radiologic and clinical follow-up study. Spine. 2005; 30(19): 2138-2144 PubMed

[41] Zadegan SA, Abedi A, Jazayeri SB, Vaccaro AR, Rahimi-Movaghar V. Demineralized bone matrix in anterior cervical discectomy and fusion: a systematic review. Eur Spine J. 2017; 26(4): 958-974 PubMed

[42] Helm GA. Bone graft substitutes for use in spinal fusions. Clin Neurosurg. 2005; 52: 250-255 PubMed

[43] Bruneau M, Nisolle JF, Gilliard C, Gustin T. Anterior cervical interbody fusion with hydroxyapatite graft and plate system. Neurosurg Focus. 2001; 10(4): E8 PubMed

[44] McConnell JR, Freeman BJ, Debnath UK, Grevitt MP, Prince HG, Webb JK. A prospective randomized comparison of coralline hydroxyapatite with autograft in cervical interbody fusion. Spine. 2003; 28(4): 317-323 PubMed

[45] Sugawara T, Itoh Y, Hirano Y, Higashiyama N, Mizoi K. β-tricalcium phosphate promotes bony fusion after anterior cervical discectomy and fusion using titanium cages. Spine. 2011; 36(23): E1509-E1514 PubMed

[46] Dai LY, Jiang LS. Anterior cervical fusion with interbody cage containing beta-tricalcium phosphate augmented with plate fixation: a prospective randomized study with 2-year follow-up. Eur Spine J. 2008; 17(5): 698-705 PubMed

[47] Cho DY, Lee WY, Sheu PC, Chen CC. Cage containing a biphasic calcium phosphate ceramic (Triosite) for the treatment of cervical spondylosis. Surg Neurol. 2005; 63(6): 497-503, discussion 503-504 PubMed

[48] Chau AM, Mobbs RJ. Bone graft substitutes in anterior cervical discectomy and fusion. Eur Spine J. 2009; 18(4): 449-464 PubMed

[49] Baskin DS, Ryan P, Sonntag V, Westmark R, Widmayer MA. A prospective, randomized, controlled cervical fusion study using recombinant human bone morphogenetic protein-2 with the CORNERSTONE-SR allograft ring and the ATLANTIS anterior cervical plate. Spine. 2003; 28(12): 1219-1224, discussion 1225 PubMed

[50] Yan L, Chang Z, He B, et al. Efficacy of rhBMP-2 versus iliac crest bone graft for posterior C1-C2 fusion in patients older than 60 years. Orthopedics. 2014; 37(1): E51-E57 PubMed

[51] Tumialán LM, Pan J, Rodts GE, Mummaneni PV. The safety and efficacy of anterior cervical discectomy and fusion with polyetheretherketone spacer and recombinant human bone morphogenetic protein-2: a review of 200 patients. J Neurosurg Spine. 2008; 8(6): 529-535 PubMed

[52] Vaidya R, Carp J, Sethi A, Bartol S, Craig J, Les CM. Complications of anterior cervical discectomy and fusion using recombinant human bone morphogenetic protein-2. Eur Spine J. 2007; 16(8): 1257-1265 PubMed

[53] Shields LB, Raque GH, Glassman SD, et al. Adverse effects associated with high-dose recombinant human bone morphogenetic protein-2 use in anterior cervical spine fusion. Spine. 2006; 31(5): 542-547 PubMed

[54] Boakye M, Mummaneni PV, Garrett M, Rodts G, Haid R. Anterior cervical discectomy and fusion involving a polyetheretherketone spacer and bone morphogenetic protein. J Neurosurg Spine. 2005; 2(5): 521-525 PubMed

[55] Buttermann GR. Prospective nonrandomized comparison of an allograft with bone morphogenic protein versus an iliac-crest autograft in anterior cervical discectomy and fusion. Spine J. 2008; 8(3): 426-435 PubMed

[56] Arnold PM, Anderson KK, Selim A, Dryer RF, Kenneth Burkus J. Heterotopic ossification following single-level anterior cervical discectomy and fusion: results from the prospective, multicenter, historically controlled trial comparing allograft to an optimized dose of rhBMP-2. J Neurosurg Spine. 2016; 25(3): 292-302 PubMed

[57] Carreon LY, Glassman SD, Djurasovic M, et al. RhBMP-2 versus iliac crest bone graft for lumbar spine fusion in patients over 60 years of age: a cost-utility study. Spine. 2009; 34(3): 238-243 PubMed

[58] Ackerman SJ, Mafilios MS, Polly DWJr. Economic evaluation of bone morphogenetic protein versus autogenous iliac crest bone graft in single-level anterior lumbar fusion: an evidence-based modeling approach. Spine. 2002; 27(16) Suppl 1: S94-S99 PubMed

[59] Arnold PM, Sasso RC, Janssen ME, et al. Efficacy of i-Factor bone graft versus autograft in anterior cervical discectomy and fusion: results of the prospective, randomized, single-blinded Food and Drug Administration Investigational Device Exemption Study. Spine. 2016; 41(13): 1075-1083 PubMed

[60] Sardar Z, Alexander D, Oxner W, et al. Twelve-month results of a multicenter, blinded, pilot study of a novel peptide (B2A) in promoting lumbar spine fusion. J Neurosurg Spine. 2015; 22(4): 358-366 PubMed

[61] Bärlocher CB, Barth A, Krauss JK, Binggeli R, Seiler RW. Comparative evaluation of microdiscectomy only, autograft fusion, polymethylmethacrylate interposition, and threaded titanium cage fusion for treatment of single-level cervical disc disease: a prospective randomized study in 125 patients. Neurosurg Focus. 2002; 12(1): E4 PubMed

[62] Missiuna PC, Gandhi HS, Farrokhyar F, Harnett BE, Dore EM, Roberts B. Anatomically safe and minimally invasive transcrestal technique for procurement of autogenous cancellous bone graft from the mid-iliac crest. Can J Surg. 2011; 54(5): 327-332 PubMed

[63] Hu RW, Bohlman HH. Fracture at the iliac bone graft harvest site after fusion of the spine. Clin Orthop Relat Res. 1994(309): 208-213 PubMed

[64] Varga E, Hu R, Hearn TC, Woodside T, Yang JP. Biomechanical analysis of hemipelvic deformation after corticospongious bone graft harvest from the posterior iliac crest. Spine. 1996; 21(13): 1494-1499 PubMed

[65] Behairy YM, Al-Sebai W. A modified technique for harvesting full-thickness iliac crest bone graft. Spine. 2001; 26(6): 695-697 PubMed

[66] Murata Y, Takahashi K, Yamagata M, Shimada Y, Moriya H. The anatomy of the lateral femoral cutaneous nerve, with special reference to the harvesting of iliac bone graft. J Bone Joint Surg Am. 2000; 82(5): 746-747 PubMed

[67] Merritt AL, Spinnicke A, Pettigrew K, Alamin TF. Gluteal-sparing approach for posterior iliac crest bone graft: description of a new technique and assessment of morbidity in ninety-two patients after spinal fusion. Spine. 2010; 35(14): 1396-1400 PubMed

23　颈椎损伤的非手术处理与治疗

Jacob Hoffman, Mark L. Prasarn

摘要

对于创伤造成的颈椎骨性损伤和韧带损伤，非手术治疗至关重要，它既作为初始治疗的一部分，也常为这些病例的最终治疗方案。在现场首先应该对颈椎进行充分的评估和固定，继而进行全面的体格检查以评估脊柱的稳定性，到院后须完善影像学检查。要尽量减少颈椎活动，可以通过闭合复位技术来处理部分患者，使颈椎处于自然解剖位置以防止神经功能进一步恶化。许多颈椎损伤病例可通过非手术方式作为治疗方案获得良好的功能结果。

关键词　非手术治疗　颈椎　创伤　韧带损伤　固定　脊柱稳定性　减压

23.1　引言

颈椎损伤包括多种损伤形式，从轻度韧带损伤到伴有严重脊髓损伤的骨折脱位。非手术治疗至关重要，它既作为初始治疗的一部分，也常为大部分病例的最终治疗方案。大部分的颈椎骨折和稳定的韧带损伤可采用非手术治疗，能避免手术风险。经适当的检查、诊断以及医患沟通，大多数患者通过非手术治疗可获得长期良好的预后。

从创伤现场开始，所有病例均先采用非手术治疗方式。先固定患者、快速评估伤情，并明确治疗方案。严格进行固定以尽可能减少受伤颈椎活动，防止造成严重的神经损伤。所有颈椎损伤先假定存在不稳，直到能证明其稳定性。

非手术治疗和手术干预的最终治疗目标相同。包括：①保护神经功能；②改善已存在的神经功能障碍；③复位脊柱畸形并维持正常的脊柱序列；④最大可能地减少脊柱活动功能的丢失；⑤实现骨折愈合和脊柱稳定；⑥防止长期疼痛和残疾。

23.2　现场的处理

高级创伤生命支持（ATLS）协议要求对急性创伤病例应优先治疗威胁生命的损伤，应立即处理气道、呼吸和循环的损伤。脊髓损伤的最大风险发生在高能量撞击时。然而，在初始治疗期间的任何时候都可能出现神经功能缺损的进展。高达 25% 的脊髓损伤发生在患者接受医疗护理之后[1]。因此，急救人员首先固定颈椎以防止神经功能损害至关重要。

在过去的几十年里，脊柱创伤患者的现场护理得到了极大的改善；在遵循 ATLS 复苏方案的原则下，对创伤患者进行转移、固定和转运。ATLS 方案指导医务人员应假定所有创伤患者都发生了脊髓损伤。在现场应立即将患者转移至颈托、头部固定装置和脊柱背板中。

对于疑似颈椎损伤的运动员，卫生保健者将面临救治普通人群时所没有的挑战。运动员穿戴的保护装置妨碍医务人员维护呼吸道、观察颈部和胸部情况。2015 年美国国家运动训练师协会更新了急性脊髓损伤治疗的执行概要[2]。其建议如果伤者情况允许，可在转移到医院之前由专业人员拆除相关装置。在转送至急诊室前，除面罩外其他东西都可以留在原地，然后将受伤的运动员转移至坚固的颈椎稳定装置中，并放置在脊柱背板上。

23.3 医院的处理

患者应躺在带有颈托的背板上到达急诊室。在颈椎不稳定的情况下，尽管尝试固定颈椎，仍然可能出现颈椎异常活动。在充分评估脊柱稳定性前，患者应避免在背板上下移动。对于大多数颈椎损伤患者，颈托提供了可靠的稳定性能[3]。在颈部韧带完全断裂的情况下，颈托限制颈椎活动的作用极小。在限制活动方面，手动稳定脊柱是非常重要的[4]。

在初次和二次检查期间，临床医生必须对颈椎损伤保持高度怀疑。任何头部或颌面部受伤的外伤患者都应假定有颈椎损伤。颈椎损伤漏诊的常见原因包括多发性损伤、中毒或创伤性脑损伤引起的精神状态改变，或非连续性脊髓损伤[5, 6]。由于其他严重损伤，许多颈椎外伤患者需要快速顺序插管。在二次检查和影像学检查之前，通常会对患者进行插管和机械通气。一项比较四种不同插管技术的研究发现，使用 Lightwand（Aaron Medical，St. petersburg，FL）引起的颈椎异常活动最少，而使用常用的 Macintosh 叶片引起的颈椎异常活动最多[7]。气道管理过程中，引起颈椎异常活动较少的技术可降低继发性神经损伤的风险。

多发性创伤患者分散的损伤往往掩盖了脊柱的损伤。面部创伤或闭合性头部损伤的患者应考虑存在颈椎损伤。接诊医生必须仔细检查脊柱，包括检查患者的颈椎姿势。任何明显的成角或旋转错位都提示患者可能存在颈椎脱位或半脱位。医生应触诊颈椎后部，注意观察棘突间的台阶感或清醒患者的异常疼痛。复诊时应仔细检查患者的神经功能。相关检查结果根据美国脊髓损伤协会（ASIA）的指导方针仔细记录。在住院期间患者应接受一系列的检查，相关检查尽可能由熟悉患者情况的同一组医生进行。如果患者合并脊髓休克，在球海绵体肌反射恢复之前无法评估其远端运动功能。

患者血流动力学稳定时应行 CT 检查，应尽力协调地将患者从背板上转移。应在搬运后一次性扫描大脑、面部、脊柱、胸部、腹部和骨盆图像。对于非连续性骨折，应仔细检查整个脊柱。在钝性创伤和脊柱骨折的情况下，非连续性脊柱损伤的发生率为 19%[5]。

压疮发生的风险与患者在背板上停留的时间成正比，患者在背板上停留 8 小时压疮发生率为 100%[8]。应尽快将患者从背板上转移，在将患者转移时必须继续进行正确的脊柱固定。

与所有现有的证据相反，滚动式是一种无效且具有潜在危险的脊柱固定技术，但它仍然被普遍使用。事实上，2004 年以前进行的研究表明滚动患者可以产生剧烈的运动[8]。近来许多研究重新评价了这一有争议的做法。与其他转移方法相比，滚动患者使不稳定的受节段产生更多的运动[3, 9-17]。举起和滑移搬运患者的技巧可使受伤节段产生的运动较少，因而具有一定的优势[13]。

23.4 影像学研究

所有疑似脊髓损伤的外伤患者都应该对整个脊柱轴进行成像并仔细检查。在没有小关节突脱位或存在明显的脊柱损伤时，接诊医生需进一步明确是否需要行 MRI 扫描。在决定行 MRI 检查时，须警惕患者行该检查时引起的脊柱异常活动。MRI 优势在于评估可能存在的神经功能损伤，而 CT 评估神经功能损伤能力有限。MRI 另一个指征是评估脊柱后份韧带复合体，其对脊柱的稳定性非常重要。如果患者已明确脊柱不稳定需行手术治疗，通常不需要行 MRI 检查评估背侧韧带复合体情况。

特定的损伤机制和骨折模式有助于治疗团队寻找常见的相关非脊柱损伤，这些急性损伤患者通常存在危及生命的情况，因而颈椎骨折的治疗可能会推迟。此外，颈椎损伤的机制对于诊断患者合并其他部位损伤具有一定的意义，临床医生不能仅专注于颈椎病变。一项回顾性分析 492 例伴有脊柱创伤病史患者行颈椎 CT 检查的研究发现，60% 的患者合并其他部位或器官损伤[5]。

23.5 颈椎闭合复位

当患者行影像学检查且生命体征平稳后，颈椎关节突半脱位或脱位或爆裂性骨折患者可以使用颅骨牵引进行闭合复位。这种方法在急性期治疗可以恢复颈椎序列及其稳定性。颅骨牵引的禁忌包括颈椎牵张性损伤、部分颅骨骨折和稳定性骨折[18, 19]。

当颈椎脱位节段需要闭合复位时，应在患者意识清醒时进行。同时复位过程中应进行一系列神经检查。如果患者意识不清或昏迷，无法进行可靠的神经系统检查，则应在复位前进行 MRI 检查以排除明显的椎间盘突出。闭合复位可即刻恢复颈椎畸形，间接减轻神经压迫并维持脊柱稳定性。颈椎闭合复位安全有效，在伤后最初几个小时内使用可以显著改善神经功能。动物实验结果表明伤后 3 小时内减压可使神经系统功能更快更好地恢复[21]。小部分脊髓功能丧失的患者接受紧急复位神经功能即刻开始恢复[22]。因此，对于能够进行神经功能检查的骨折患者，应尽早行闭合复位。一般条件较差的患者行紧急复位或 MRI 检查前，首先要确保其血流动力学稳定。

急性颈椎脱位患者复位前是否行 MRI 检查尚存争议。建议复位前行 MRI 检查的学者认为，颈椎脱位患者合并椎间盘突出或其他占位性病变行复位时存在风险。Eismont 等报道了 6 名患者的研究，这些患者在颈椎小关节半脱位或脱位后，检查显示椎间盘突出，椎间盘明显突出到椎管中。该研究的第 1 例患者未行脊髓造影和 CT 检查，患者接受全身麻醉下背侧切开复位内固定术，苏醒后患者四肢全瘫。脊髓造影后行前路减压手术，这例患者诊断为椎间盘突出。作者建议所有患者在尝试闭合复位以及术前均应行 MRI 检查[23-25]。其他一些研究同样报道了患者在全身麻醉下切开复位后出现神经功能障碍[23, 25]。有研究报道患者在清醒状态下牵引时出现神经功能障碍进展[26]。一部分外科医生建议影像学提示椎间盘突出时应选择减压和切开复位术。

复位前 MRI 可能会导致大量患者在急诊科进行手法复位之前接受手术减压、切开复位和稳定术。有学者主张对意识清醒并能进行相关神经功能检查的患者行即刻闭合复位。Vaccaro 等报道了 11 例患者在清醒状态下行闭合复位前后接受了 MRI 检查，研究发现尽管复位前后椎间盘突出发生率较高（18% vs 56%），但在复位过程中没有患者出现神经功能恶化[20]。Darsaut 等对 17 例颈椎脱位患者在 MRI 辅助下进行闭合复位，旨在探讨椎间盘突出对闭合复位疗效的影响，研究结果表明这种方法有效且安全[27]。

常用的治疗选择是基于患者的神经系统状况。如果患者不能配合体格检查，则应尽快进行 MRI 检查。MRI 检查的主要缺点是患者可能错失早期神经管减压的重要时机。损伤后的神经功能恢复与脊髓压迫持续时间密切相关[28]。如果患者合并严重的脊髓损伤，脊髓将持续受到压迫。如果患者合并 ASIA A 级、B 级或 C 级损伤，并且能够配合复位和相关神经系统检查，则应考虑即刻进行闭合复位，可在复位后行 MRI 检查。如果患者无法配合明确检查，应在复位前行急诊 MRI 检查。如果患者合并椎间盘突出，建议先行前路减压。图 23.1 为急性下颈椎半脱位和脱位患者的治疗选择流程图。

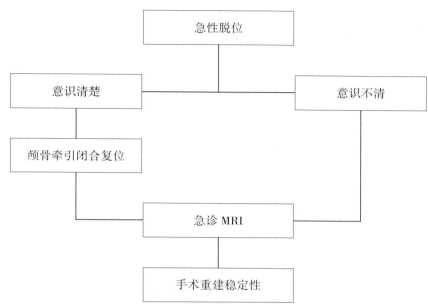

图 23.1 闭合复位流程图

23.6 复位技术

早在公元前 4 世纪，人们就尝试通过复位来矫正脊柱畸形[29]。复位的目的是在可控制的程度上重建颈椎的解剖序列。重建椎体序列起到椎管间接减压作用，伤后早期复位可能会减缓神经损伤的进展。使用 Gardner-Wells 钳应置于头部赤道下方、耳郭上方 1 cm 处，Gardner-Wells 钳的牵引力与颈椎的纵轴平行。通过后置针可获得屈曲力矩，而前置针则会产生伸展力矩。销钉压力拧紧到 3.6 kg。拧紧销钉到合适的扭矩时，销钉上的一个预先校准的指示器会显示测量值。

建议初始牵引重量不超过 4.5 kg。如果患者合并韧带不稳定，过大的重量可能导致严重的并发症。增加牵引重量后应行神经系统检查和侧位片检查，避免导致医源性颈椎牵拉性损伤。应逐渐增加牵引重量直到成功复位，牵引重量应减轻到能维持成复位所需的最小重量。继续进行常规检查，牵引完成后可进行椎体稳定性检查。术前合并肺部和皮肤问题可以通过使用动态治疗床来解决。如果脱位无法复位，则行 MRI 检查后应急诊切开复位。

如果患者在闭合复位时出现神经功能急性恶化，可能存在多种原因，如椎间盘突出移位，神经中软组织出血或水肿，血管损伤累及脊髓和（或）出血进入硬膜外、硬膜下或蛛网膜下腔。合并后纵韧带骨化（OPLL）患者应谨慎进行复位，复位后 OPLL 可能发生移位并导致椎管狭窄加重[26]。在尝试闭合复位过程中，如果意识清醒患者出现神经功能减退，则必须立即停止复位，患者应重新接受检查，并行急诊 MRI 检查。如果发现占位性病变导致脊髓受压，则需行急诊切开减压、复位，同时重建椎体稳定性[6, 26]。

建议使用 Gardner-Wells 钳是因为当使用钢销时，其结构具有很高的拔出强度[30]。如果牵引重量超过 25 kg，则无法使用 MRI 兼容的钛针钳。使用不锈钢针可提供超过 60 kg 的牵引重量进行复位[26]。可以考虑使用 Halo 牵引，Halo 牵引可将力分布在 4 个钛针上。不锈钢针的主要缺点是 MRI 不兼容。不锈钢钉失效的一个潜在原因是颅骨骨折。颅骨牵引的潜在并发症包括颅骨穿孔、脱位、针位感染、颅骨骨折或颞浅动脉撕裂伤[19, 31-33]。长期牵引的并发症包括颈椎压疮、肺炎和静脉血栓栓塞[19]。当患者生理状况允许时，应进行手术重建椎体稳定性（图 23.2）。

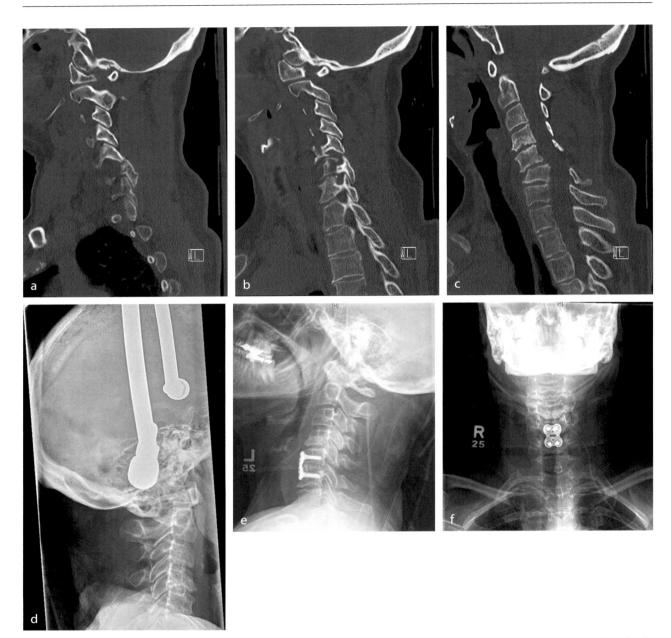

图 23.2　下颈椎脱位闭合复位病例。矢状位 CT 重建显示右侧 C5~C6 关节突脱位（a），左侧关节突镶嵌（b），
C5~C6 成后凸形态（c）。患者意识清楚，因此使用 Gardner-Wells 钳颅骨牵引进行闭合复位，牵引重量达 45 磅
（d）。牵引重量降低至 15 磅（1 磅 = 0.45 千克），然后行 C5~C6 前路减压和融合术，无并发症（e、f）

23.7　确定性治疗

　　大多数颈椎损伤应行非手术治疗。当决定行非手术治疗时，外科医生必须全面了解患者病情。
患者合并进展性神经功能损害或其他椎体不稳定时应考虑手术治疗。后侧韧带复合体是椎体稳定的
关键，合并韧带损伤的成年患者需行脊柱融合来维持稳定性。损伤后即刻出现神经损伤不是手术的
绝对指征。

　　其余的颈椎损伤早期可采用非手术治疗。可采用多种治疗方案，包括卧床、长时程骨牵引、
Halo 牵引、外固定矫形架或石膏。合并明显骨折患者可以早期在运动治疗床上进行卧床休息，骨折

早期愈合后行支具保护和运动疗法。疼痛应作为患者是否可以起床和运动的重要指标，同时在外固定矫形架上拍摄站立位片以确认脊柱在生理负荷下是稳定的。

23.8 手术干预的时机

在急性脊髓损伤的情况下，关于牵引或手术适当时机的争论仍在继续。尽管早期手术干预已被证明可以预防与长时间卧床有关的并发症，但并没有大量的证据表明其能改善神经功能[34-37]。完全性脊髓损伤和神经功能完整的患者，在适当的手术或非手术治疗下，神经功能可能维持不变。不完全性脊髓损伤患者通常可以通过手术或非手术治疗改善神经功能。不完全性脊髓损伤的后期颈椎管减压手术证明可以改善神经功能，甚至是在创伤发生多年后[38]。尽管急性脊髓损伤的手术时机研究（STASCIS）表明在 24 小时内进行颈椎减压的患者与延迟减压的患者相比出现 AIS B 级改善的可能性高出 2.8 倍，但是支持早期手术的证据依然较少[39]。

23.9 上颈椎损伤

上颈椎骨折或椎间盘韧带损伤患者的死亡率高，长期随访预后不良。随着人口老龄化，上颈椎骨折和韧带损伤的发生率越来越高。低能量跌倒外伤可导致骨量减少的患者发生 C1 和 C2 骨折。与年轻患者相比，合并神经功能损伤的老年患者的生存率较低[40]。

颅颈交界区的韧带损伤可导致枕颈分离。枕颈损伤与高能量外伤有关，通常由尸检发现[41]。寰枕脱位诊断较为困难，早期使用 CT 可以提高诊断率[42]。诊疗医生必须密切关注诊断为寰枕脱位的患者，注意观察其生命体征，防止神经功能恶化。现场施救时应小心地将这些患者固定在带刚性项圈的背板上，头部可用沙袋和胶带进一步固定。患者在初步检查后应尽早使用 Halo 背心，直到手术重建椎体稳定性。寰枕Ⅱ型损伤是牵引（轴向牵引）的绝对禁忌证。早期明确诊断后建议行枕颈椎融合术，术后至少佩戴 3 个月的 Halo 背心[42-44]。颈椎脱位进行非手术治疗的文献很少，主要是一些病例报告[45]。

枕髁和 C1 骨折常采用非手术治疗。1988 年，Anderson 和 Montessano 提出了广泛应用的基于形态学的枕髁骨折分类系统[46]。Ⅰ型骨折为非移位、粉碎性骨折。Ⅱ型骨折累及颅底骨折并延伸至枕髁。Ⅲ型骨折是由于旋转力引起的鼻翼韧带张力撕脱。Tuli 等提出了一种基于椎体稳定性的附加分类系统[47]。孤立型Ⅰ型骨折通常是稳定的，患者无需固定。ⅡA 型骨折是不伴有韧带断裂的稳定性骨折，患者需要佩戴刚性颈托。影像学提示椎体不稳或 MRI 提示韧带断裂（ⅡB 型），患者需要手术重建脊柱稳定性。枕髁骨折患者即使合并神经损伤，早期采用非手术治疗也可取得良好的效果[48-50]。

通过颅骨传递到寰椎的轴向力产生的压缩力可导致 C1 爆裂或 Jefferson 骨折。此类骨折稳定性较好，可通过颈托保守治疗[51]。不稳定的寰椎环骨折侧块外侧移位超过＞7 mm，表明存在横韧带断裂，通常需要手术恢复椎体稳定性[52]。

齿突骨折是 C2 最常见的骨折，可根据骨折的解剖位置和移位程度进行分类。齿突骨折大多可以通过刚性矫形器或 Halo 背心治疗。Anderson 和 D'Alonzo Ⅰ型撕脱伤较少见，可以使用软颈托或硬颈托治疗[53]。贯穿寰椎椎体的骨折（Ⅲ型）无需手术即可愈合，预后良好。齿突中部Ⅱ型横形骨折因其相关骨不连率高而在治疗上存在较大争议。背侧移位的齿突骨折建议行手术治疗[54-58]。Polin 报道了一组采用刚性颈托或 Halo 背心治疗的 36 例Ⅱ型齿突骨折患者，结果表明这两种治疗方法预后结果相似。[58] 既往研究报道采用 Halo 背心或硬颈托治疗 II 型齿突骨折时骨不连的发生率在 54%~75% 之间 [59-62]。65 岁以上的后移位齿突骨折患者发生骨不连的风险较高 [60, 63]。老年患者采用 Halo 背心治疗齿突骨折的并发症发病率和死亡率较高 [64]。老年患者发生骨不连的临床相关性仍存在争议。有研究报道通过密切随访可避免手术干预，在骨不连随访期间未发现患者寰枢椎不稳或神经系统恶化 [59]。与此相反，Kepler 等在一个类似的队列中报道了 17% 的患者新发神经功能损伤 [65]。此类患者最终治疗应遵循个性化原则，包括与患者及其家属共同决策。

横韧带断裂可采用矫形器或 Halo 背心治疗 [66, 67]。非手术治疗可避免 C1~C2 关节融合术导致的活动功能明显丢失。Dickman 等发现如果韧带完全断裂，则骨折不愈合率达 100%。这类损伤合并神经功能障碍比例较高，且常合并其他上颈椎损伤。寰枢关节融合术适用于治疗不伴骨性撕脱的、横韧带完全断裂的神经功能正常或障碍患者 [68]。

其余大多数轴位颈椎损伤可通过矫正器或 Halo 背心来稳定椎体。大多数 C2 椎体骨折是稳定的，可以用颈托治疗 [69]。外伤性枢椎滑脱最常继发于脊柱过伸和轴向负荷，很少合并神经功能障碍。发生在从腹侧到背侧的椎体皮质的非典型骨折除外 [70]，这些不典型骨折可能需要通过手术以防止神经功能减退。严重的 Hangman 骨折伴 C2~C3 不稳定需要手术治疗。大多数其他轴性颈椎损伤可以选择非手术治疗 [52, 69-74]。一项回顾性分析 41 例 Hangman 骨折的研究，其中 11 例（27%）采用颈托治疗、27 例（66%）采用 Halo 背心治疗、3 例（7%）采用手术治疗。在行手术治疗的患者中，1 例是由于发生非典型骨折导致 Halo 背心固定失败，另外 2 例并发颈椎骨折。所有患者在 4~6 周随访时骨折均实现愈合（图 23.3）[75]。

23.10 下颈椎损伤

下颈椎由于活动量较大，是颈椎损伤常见部位。下颈椎损伤包括从单纯棘突骨折到关节突骨折脱位的各种情况。下颈椎骨折诊断错误可导致严重的不良后果，包括神经功能丧失、神经损伤和残疾。孤立性、轻微移位、椎板骨折、横突骨折和棘突骨折均可采用颈托治疗。单节段压缩骨折韧带保持完整时可行非手术治疗。此外，由于屈曲 - 压缩机制造成的损伤而背侧韧带完整的患者可以用颈椎矫形器治疗。

爆裂性骨折是由轴向负荷产生压缩力破坏椎体的前后部所造成的。爆裂性骨折通常因骨折碎片后移导致神经损伤。外科医生可以用下颈椎损伤分类（SLIC）系统来帮助判断这类骨折是否可以行非手术治疗 [76]。综合评分包括损伤形态、神经功能情况和后侧韧带复合体损伤评分。得分 ≤3 分的可采用保守治疗，得分 ≥5 分可采用手术治疗（表 23.1）。SLIC 系统的评分为 4 分的患者中有65% 接受非手术治疗 [77]。骨折碎片后移压迫脊髓产生神经损伤时，应行急诊前路减压和重建脊柱稳定性。SLIC 评分为 4 分或其他不确定的损伤，需要进一步检查以明确治疗方案。

屈曲-分离损伤常导致关节突骨折、半脱位或脱位。下颈椎关节突骨折脱位是由高能量外伤引起的。如前所述，非手术治疗针对具有适应证的清醒患者急诊行闭合复位。如果复位失败，或无法进行神经系统检查的情况下合并椎间盘突出患者应急诊行减压和恢复脊柱稳定性。高达 40% 的患者在 Halo 背心固定 3 个月后仍然提示椎体不稳，因而闭合复位患者常需行手术重建脊柱稳定性 [78, 79]。此外，使用 Halo 背心可显著增加并发症发病率甚至死亡率 [64, 80]。

老年患者在跌倒后影像学检查虽无明显损伤，但外科医生应密切评估其有无脊髓中央管综合征。颈椎病和椎管狭窄患者的过伸瞬间导致椎管急剧变窄，撞击时可导致神经受压，此类患者受伤后可能不合并椎体不稳定。严重颈椎病和椎管狭窄的患者脊髓中央管损伤综合征可迅速进展为严重

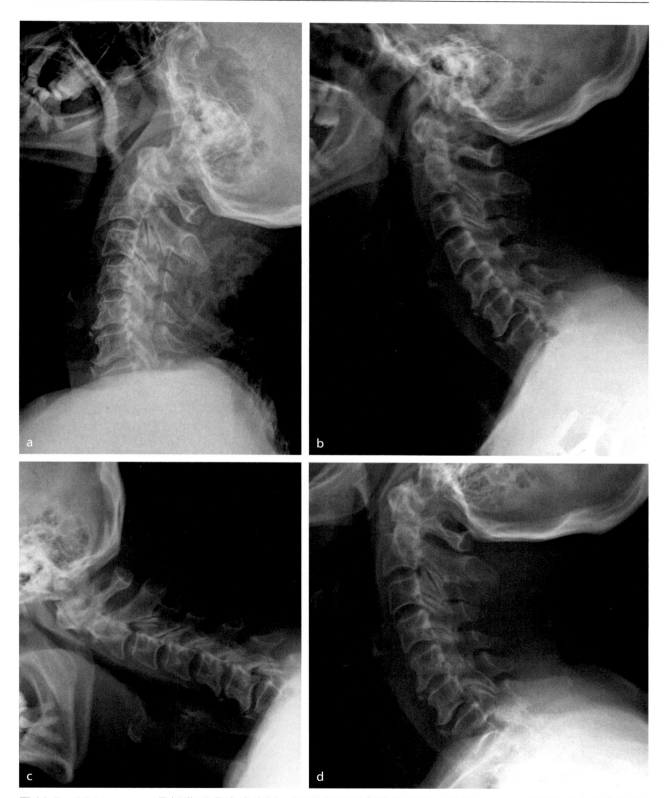

图 23.3　C2 Hangman 骨折非手术治疗病例。67 岁车祸后多发伤患者，C2 Hangman 骨折和 C6 横突骨折。（a）患者行颈椎非手术治疗。在 3 个月的随访中，侧位（b）、屈曲（c）和伸展（d）片显示骨折完全愈合，颈椎稳定。患者在整个治疗过程中神经系统保持正常

脊髓损伤[81]。这类患者应即刻行手术减压并维持椎体稳定。在急性情况下可以放置项圈使患者更舒适。目前颈椎骨折的治疗方案见表 23.2[82]。

表 23.1 SLIC 分型系统

	分值
损伤类型	
无结构改变	0
压缩	1
爆裂	+1＝2
分离	3
旋转 / 移位	4
DLC 完整性	
无损伤	0
不确定损伤	1
断裂	2
神经功能	
无损伤	0
神经根损伤	1
脊髓完全性损伤	2
脊髓不完全性损伤	3
持续性压迫	+1

总分≤3 分可保守治疗；≥5 分选择手术治疗；4 分则根据术者经验决定是否手术。

表 23.2 颈椎损伤的治疗方案

颈椎外伤	观察	颈托	Halo 背心	手术
寰枕关节脱位				√
稳定性 Jefferson 骨折		√	√	
不稳定性 Jefferson 骨折			√	√
椎体骨折		√	√	
Ⅰ 型齿突骨折	√	√		
Ⅱ 型齿突骨折		√	√	√
Ⅲ 型齿突骨折		√	√	
单侧小关节脱位				√
双侧小关节脱位				√
下颈椎压缩性骨折		√	√	
单侧小关节骨折		√	√	√
棘突骨折	√	√		

23.11 非手术治疗的关键

首诊时必须准确评估患者颈椎损伤情况。外科医生应反复核查患者病情以明确脊柱稳定性的情况。当移动患者或进行站立检查时，外科医生需重新评估脊柱稳定性。佩戴矫形器或明确治疗方案时行站立影像学检查可进一步明确椎体稳定性情况及治疗效果。Mehta 等报道，25% 的胸腰椎骨折患者行站立 X 线检查后治疗策略发生变化[83]。Humphry 等报道了 4 例颈椎外伤后不稳定患者，CT 和 MRI 未发现不稳定征象，但站立 X 线片上提示存在椎体不稳定[84]。

颈椎外伤患者如果无法明确是否合并韧带断裂或关节突不稳定，须行详细的影像学检查明确是否存在颈椎半脱位。单纯局部后凸不表示背侧韧带断裂，但是必须明确后凸是由于前柱塌陷还是后柱分离所致。可通过触诊棘突明确后份韧带损伤的情况，也可以通过 MRI 检查进行评估。

站立 X 线片可用于测量进行性后凸、椎体滑脱或高度丢失。记住，由于正常人在没有脊柱损伤的情况下站立时脊柱后凸会明显得多，因此在仰卧位照片增加的脊柱后凸可能没有意义。

参考文献

[1] Podolsky S, Baraff LJ, Simon RR, Hoffman JR, Larmon B, Ablon W. Efficacy of cervical spine immobilization methods. J Trauma. 1983; 23(6): 461-465 PubMed

[2] Trainers NA. Appropriate care of the spine injured athlete. Updated from 1998 document. 2015. http://www.nata.org/sites/default/files/Executive-Summary-Spine-Injury.pdf

[3] Prasarn ML, Horodyski M, Dubose D, et al. Total motion generated in the unstable cervical spine during management of the typical trauma patient: a comparison of methods in a cadaver model. Spine. 2012; 37(11): 937-942 PubMed

[4] Del Rossi G, Heffernan TP, Horodyski M, Rechtine GR. The effectiveness of extrication collars tested during the execution of spine-board transfer techniques. Spine J. 2004; 4(6): 619-623 PubMed

[5] Nelson DW, Martin MJ, Martin ND, Beekley A. Evaluation of the risk of noncontiguous fractures of the spine in blunt trauma. J Trauma Acute Care Surg. 2013; 75(1): 135-139 PubMed

[6] Rizzolo SJ, Vaccaro AR, Cotler JM. Cervical spine trauma. Spine. 1994; 19(20): 2288-2298 PubMed

[7] Wendling AL, Tighe PJ, Conrad BP, Baslanti TO, Horodyski M, Rechtine GR. A comparison of 4 airway devices on cervical spine alignment in cadaver models of global ligamentous instability at c1-2. Anesth Analg. 2013; 117(1): 126-132 PubMed

[8] Curry K, Casady L. The relationship between extended periods of immobility and decubitus ulcer formation in the acutely spinal cord-injured individual. J Neurosci Nurs. 1992; 24(4): 185-189 PubMed

[9] McGuire RA, Neville S, Green BA, Watts C. Spinal instability and the log-rolling maneuver. J Trauma. 1987; 27(5): 525-531 PubMed

[10] Bearden BG, Conrad BP, Horodyski M, Rechtine GR. Motion in the unstable cervical spine: comparison of manual turning and use of the Jackson table in prone positioning. J Neurosurg Spine. 2007; 7(2): 161-164 PubMed

[11] Conrad BP, Horodyski M, Wright J, Ruetz P, Rechtine GRII. Log-rolling technique producing unacceptable motion during body position changes in patients with traumatic spinal cord injury. J Neurosurg Spine. 2007; 6(6): 540-543 PubMed

[12] Del Rossi G, Horodyski M, Conrad BP, Dipaola CP, Dipaola MJ, Rechtine GR. Transferring patients with thoracolumbar spinal instability: are there alternatives to the log roll maneuver? Spine. 2008; 33(14): 1611-1615 PubMed

[13] Del Rossi G, Horodyski M, Heffernan TP, et al. Spine-board transfer techniques and the unstable cervical spine. Spine. 2004; 29(7): E134-E138 PubMed

[14] Del Rossi G, Horodyski MH, Conrad BP, Di Paola CP, Di Paola MJ, Rechtine GR. The 6-plus-person lift transfer technique compared with other methods of spine boarding. J Athl Train. 2008; 43(1): 6-13 PubMed

[15] DiPaola CP, DiPaola MJ, Conrad BP, et al. Total motion generated in the unstable cervical spine during

management of the typical trauma patient – a comparison of methods in a cadaver model.pdfr motion produced by manual and Jackson. J Bone Jt Surg. 2008; 90(8): 1698-1704 PubMed

[16] DiPaola MJ, DiPaola CP, Conrad BP, et al. Cervical spine motion in manual versus Jackson table turning methods in a cadaveric global instability model. J Spinal Disord Tech. 2008; 21(4): 273-280 PubMed

[17] Rechtine GR, Conrad BP, Bearden BG, Horodyski M. Biomechanical analysis of cervical and thoracolumbar spine motion in intact and partially and completely unstable cadaver spine models with kinetic bed therapy or traditional log roll. J Trauma. 2007; 62(2): 383-388, discussion 388 PubMed

[18] Lauweryns P. Role of conservative treatment of cervical spine injuries. Eur Spine J. 2010; 19 Suppl 1: S23-S26 PubMed

[19] Uche EO, Nwankwo OE, Okorie E, Muobike A. Skull traction for cervical spinal injury in Enugu: A 5-year retrospective multicenter analysis of the clinical outcomes of patients treated with two common devices. Niger J Clin Pract. 2016; 19(5): 580-584 PubMed

[20] Vaccaro AR, Falatyn SP, Flanders AE, Balderston RA, Northrup BE, Cotler JM. Magnetic resonance evaluation of the intervertebral disc, spinal ligaments, and spinal cord before and after closed traction reduction of cervical spine dislocations. Spine. 1999; 24(12): 1210-1217 PubMed

[21] Lieben MA, Carlson GD, Minato Y, et al. Early time-dependent decompression for injury: evoked potentials. Electroencephalogr Clin Neurophysiol. 1997; 14(12): 951-962 PubMed

[22] Brunette DD, Rockswold GL. Neurologic recovery following rapid spinal realignment for complete cervical spinal cord injury. J Trauma. 1987; 27(4): 445-447 PubMed

[23] Olerud C, Jónsson HJr. Compression of the cervical spine cord after reduction of fracture dislocations. Report of 2 cases. Acta Orthop Scand. 1991; 62(6): 599-601 PubMed

[24] Eismont FJ, Arena MJ, Green BA. Extrusion of an intervertebral disc associated with traumatic subluxation or dislocation of cervical facets. Case report. J Bone Joint Surg Am. 1991; 73(10): 1555-1560 PubMed

[25] Jeanneret B, Magerl F, Ward EH, Ward JC. Posterior stabilization of the cervical spine with hook plates. Spine. 1991; 16(3) Suppl: S56-S63 PubMed

[26] Wimberley DW, Vaccaro AR, Goyal N, et al. Acute quadriplegia following closed traction reduction of a cervical facet dislocation in the setting of ossification of the posterior longitudinal ligament: case report. Spine. 2005; 30(15): E433-E438 PubMed

[27] Darsaut TE, Ashforth R, Bhargava R, et al. A pilot study of magnetic resonance imaging-guided closed reduction of cervical spine fractures. Spine. 2006; 31(18): 2085-2090 PubMed

[28] Delamarter RB, Sherman J, Carr JB. Pathophysiology of spinal cord injury. Recovery after immediate and delayed decompression. J Bone Joint Surg Am. 1995; 77(7): 1042-1049 PubMed

[29] Sanan A, Rengachary SS. The history of spinal biomechanics. Neurosurgery. 1996; 39(4): 657-668, discussion 668-669 PubMed

[30] Blumberg KD, Catalano JB, Cotler JM, Balderston RA. The pullout strength of titanium alloy MRI-compatible and stainless steel MRI-incompatible Gardner-Wells tongs. Spine. 1993; 18(13): 1895-1896 PubMed

[31] Choo JHN, Liu WY, Kumar VP. Complications from the Gardner-Wells tongs. Injury. 1996; 27(7): 512-513 PubMed

[32] Soyer J, Iborra JP, Fargues P, Pries P, Clarac JP. Abces cerebral secondaire a l'utilisation de traction crainienne par etrier de Gardner-Wells. Chirugie. 1999; 124: 432-434 PubMed

[33] Nimityongskul P, Bose WJ, Hurley DPJr, Anderson LD. Superficial temporal artery laceration. A complication of skull tong traction. Orthop Rev. 1992; 21(6): 761, 764-765 PubMed

[34] McKinley W, Meade MA, Kirshblum S, Barnard B. Outcomes of early surgical management versus late or no surgical intervention after acute spinal cord injury. Arch Phys Med Rehabil. 2004; 85(11): 1818-1825 PubMed

[35] Pollard ME, Apple DF. Factors associated with improved neurologic outcomes in patients with incomplete tetraplegia. Spine. 2003; 28(1): 33-39 PubMed

[36] Rutges JP, Oner FC, Leenen LP. Timing of thoracic and lumbar fracture fixation in spinal injuries: a systematic review of neurological and clinical outcome. Eur Spine J. 2007; 16(5): 579-587 PubMed

[37] Vaccaro AR, Daugherty RJ, Sheehan TP, et al. Neurologic outcome of early versus late surgery for cervical spinal cord injury. Spine. 1997; 22(22): 2609-2613 PubMed

[38] Bohlman HH, Anderson PA. Anterior decompression and arthrodesis of the cervical spine: long-term motor improvement. Part I — improvement in incomplete traumatic quadriparesis. J Bone Joint Surg Am. 1992; 74(5): 671-682 PubMed

[39] Fehlings MG, Vaccaro A, Wilson JR, et al. Early versus delayed decompression for traumatic cervical spinal cord injury: results of the Surgical Timing in Acute Spinal Cord Injury Study (STASCIS). PLoS One. 2012;

7(2): E32037 PubMed

[40] Morita T, Takebayashi T, Irifune H, Ohnishi H, Hirayama S, Yamashita T. Factors affecting survival of patients in the acute phase of upper cervical spine injuries. Arch Orthop Trauma Surg. 2017; 137(4): 543-548 PubMed

[41] Alker GJJr, Oh YS, Leslie EV. High cervical spine and craniocervical junction injuries in fatal traffic accidents: a radiological study. Orthop Clin North Am. 1978; 9(4): 1003-1010 PubMed

[42] Reis A, Bransford R, Penoyar T, Chapman JR, Bellabarba C. Diagnosis and treatment of craniocervical dissociation in 48 consecutive survivors. Evid Based Spine Care J. 2010; 1(2): 69-70 PubMed

[43] Govender S, Vlok GJ, Fisher-Jeffes N, Du Preez CP. Traumatic dislocation of the atlanto-occipital joint. J Bone Joint Surg Br. 2003; 85(6): 875-878 PubMed

[44] Cooper Z, Gross JA, Lacey JM, Traven N, Mirza SK, Arbabi S. Identifying survivors with traumatic craniocervical dissociation: a retrospective study. J Surg Res. 2010; 160(1): 3-8 PubMed

[45] Kaplan NB, Molinari C, Molinari RW. Nonoperative management of craniocervical ligamentous distraction injury: literature review. Global Spine J. 2015; 5(6): 505-512 PubMed

[46] Anderson PA, Montesano PX. Morphology and treatment of occipital condyle fractures. Spine. 1988; 13(7): 731-736 PubMed

[47] Tuli S, Tator CH, Fehlings MG, Mackay M. Occipital condyle fractures. Neurosurgery. 1997; 41(2): 368-376, discussion 376-377 PubMed

[48] Maddox JJ, Rodriguez-Feo JA, Maddox GE, Gullung G, McGwin G, Theiss SM. Non-operative treatment of occipital condyle fractures. Spine. 2012; 37(16): E964-E968 PubMed

[49] Karam YR, Traynelis VC. Occipital condyle fractures. Neurosurgery. 2010; 66(3) Suppl: 56-59 PubMed

[50] Young WF, Rosenwasser RH, Getch C, Jallo J. Diagnosis and management of occipital condyle fractures. Neurosurgery. 1994; 34(2): 257-260, discussion 260-261 PubMed

[51] Vieweg U, Meyer B, Schramm J, U. V. Differential treatment in acute upper cervical spine injuries: a critical review of a single-institution series. Surg Neurol. 2000; 54(3): 203-210, discussion 210-211 PubMed

[52] Hadley MN, Dickman CA, Browner CM, Sonntag VK. Acute traumatic atlas fractures: management and long term outcome. Neurosurgery. 1988; 23(1): 31-35 PubMed

[53] Anderson LD, D'Alonzo RT. Fractures of the odontoid process of the axis. J Bone Joint Surg Am. 1974; 56(8): 1663-1674 PubMed

[54] Hanssen AD, Cabanela ME. Fractures of the dens in adult patients. J Trauma. 1987; 27(8): 928-934 PubMed

[55] Wang G-J, Mabie KN, Whitehill R, Stamp WG. The nonsurgical management of odontoid fractures in adults. Spine. 1984; 9(3): 229-230 PubMed

[56] van Holsbeeck E, Stoffelen D, Fabry G. Fractures of the odontoid process. Conservative and operative treatment. Prognostic factors. Acta Orthop Belg. 1993; 59(1): 17-21 PubMed

[57] Bettini N, Cervellati S, Di Silvestre M, Palmisani M, Bianco T, Savini R. The nonsurgical treatment of fractures of the dens epistrophei. Chir Organi Mov. 1991; 76(1): 17-24 PubMed

[58] Polin RS, Szabo T, Bogaev CA, Replogle RE, Jane JA. Nonoperative management of types II and III odontoid fractures: the Philadelphia collar versus the halo vest. Neurosurgery. 1996; 38(3): 450-456, discussion 456-457 PubMed

[59] Hart R, Saterbak A, Rapp T, Clark C. Nonoperative management of dens fracture nonunion in elderly patients without myelopathy. Spine. 2000; 25(11): 1339-1343 PubMed

[60] Koivikko MP, Kiuru MJ, Koskinen SK, Myllynen P, Santavirta S, Kivisaari L. Factors associated with nonunion in conservatively-treated type II fractures of the odontoid process. J Bone Joint Surg Br. 2004; 86(8): 1146-1151 PubMed

[61] Ryan MD, Taylor TKF. Odontoid fractures in the elderly. J Spinal Disord. 1993; 6(5): 397-401 PubMed

[62] Clark C, White A. Fracture of the dens. J Bone Joint Surg Am. 1985; 67(9): 1340-1348

[63] Stoney J, O'Brien J, Wilde P. Treatment of type-two odontoid fractures in halothoracic vests. J Bone Joint Surg Br. 1998; 80(3): 452-455 PubMed

[64] Tashjian RZ, Majercik S, Biffl WL, Palumbo MA, Cioffi WG. Halo-vest immobilization increases early morbidity and mortality in elderly odontoid fractures. J Trauma. 2006; 60(1): 199-203 PubMed

[65] Kepler CK, Vaccaro AR, Dibra F, et al. Neurologic injury because of trauma after type II odontoid nonunion. Spine J. 2014; 14(6): 903-908 PubMed

[66] Pennington RGC, Gnanalingham KK, Van Dellen JR. Unilateral avulsion fracture of the transverse atlantal ligament: successful treatment in a rigid cervical collar. Br J Neurosurg. 2004; 18(4): 382-384 PubMed

[67] Lo PA, Drake JM, Hedden D, Narotam P, Dirks PB. Avulsion transverse ligament injuries in children: successful treatment with nonoperative management. Report of three cases. J Neurosurg. 2002; 96(3) Suppl:

338-342 PubMed

[68] Dickman CA, Mamourian A, Sonntag VKH, Drayer BP. Magnetic resonance imaging of the transverse atlantal ligament for the evaluation of atlantoaxial instability. J Neurosurg. 1991; 75(2): 221-227 PubMed

[69] Fujimura Y, Nishi Y, Kobayashi K. Classification and treatment of axis body fractures. J Orthop Trauma. 1996; 10(8): 536-540 PubMed

[70] Starr JK, Eismont FJ. Atypical hangman's fractures. Spine. 1993; 18(14): 1954-1957 PubMed

[71] Seljeskog EL, Chou SN, Words KEY. Spectrum of the hangman's fracture. J Neurosurg. 1976; 45(1): 3-8 PubMed

[72] Hadley MN, Dickman CA, Browner CM, Sonntag VKH. Acute axis fractures: a review of 229 cases. J Neurosurg. 1989; 71(5 Pt 1): 642-647 PubMed

[73] German JW, Hart BL, Benzel EC. Nonoperative management of vertical C2 body fractures. Neurosurgery. 2005; 56(3): 516-521, discussion 516-521 PubMed

[74] Greene KA, Dickman CA, Marciano FF, Drabier JB, Hadley MN, Sonntag VK. Acute axis fractures. Analysis of management and outcome in 340 consecutive cases. Spine. 1997; 22(16): 1843-1852 PubMed

[75] Al-Mahfoudh R, Beagrie C, Woolley E, et al. Management of typical and atypical hangman's fractures. Global Spine J. 2016; 6(3): 248-256 PubMed

[76] Vaccaro AR, Hulbert RJ, Patel AA, et al. Spine Trauma Study Group. The subaxial cervical spine injury classification system: a novel approach to recognize the importance of morphology, neurology, and integrity of the disco-ligamentous complex. Spine. 2007; 32(21): 2365-2374 PubMed

[77] Samuel S, Lin J-L, Smith MM, et al. Subaxial injury classification scoring system treatment recommendations: external agreement study based on retrospective review of 185 patients. Spine. 2015; 40(3): 137-142 PubMed

[78] Beyer CA, Cabanela ME. Unilateral facet dislocations and fracture-dislocations of the cervical spine: a review. Orthopedics. 1992; 15(3): 311-315 PubMed

[79] Beyer CA, Cabanela ME, Berquist TH. Unilateral facet dislocations and fracture-dislocations of the cervical spine. J Bone Joint Surg Br. 1991; 73(6): 977-981 PubMed

[80] Bradley JFIII, Jones MA, Farmer EA, Fann SA, Bynoe R. Swallowing dysfunction in trauma patients with cervical spine fractures treated with halo-vest fixation. J Trauma. 2011; 70(1): 46-48, discussion 48-50 PubMed

[81] Harrop JS, Sharan A, Ratliff J. Central cord injury: pathophysiology, management, and outcomes. Spine J. 2006; 6(6) Suppl: S198-S206 PubMed

[82] Prasarn M, Rechtine GR. Non-operative management of spinal injuries. In: Spine Surgery: Techniques, Complications Avoidance, and Management. Benzel BC.; 2016

[83] Mehta JS, Reed MR, McVie JL, Sanderson PL. Weight-bearing radiographs in thoracolumbar fractures: do they influence management? Spine. 2004; 29(5): 564-567 PubMed

[84] Humphry S, Clarke A, Hutton M, Chan D. Erect radiographs to assess clinical instability in patients with blunt cervical spine trauma. J Bone Joint Surg Am. 2012; 94(23): E1741-E1744 PubMed

24　脊髓损伤后康复：方法与注意事项

George M. Ghobrial, Allan D. Levi

摘要

鉴于美国急性创伤性颈脊髓损伤（SCI）患病率的增加，制订有效的康复策略的需求也随之增加。然而，康复是一个多方面的过程，需要对 SCI 的病理生理学有深刻的理解。脊髓损伤患者早期康复训练可最大程度地恢复、改善神经系统功能，防止运动功能进一步恶化。有效康复策略的研究和临床试验大大促进了康复技术的进步，如使用硬膜外刺激、各种细胞替代疗法和外骨骼，这些技术又进而促进了临床医生制订脊髓损伤康复策略。最佳的康复计划可以显著提高颈椎脊髓损伤患者生活质量，促进其神经功能恢复。

关键词　脊髓损伤　康复　临床试验　生活质量　Charcot 脊柱关节病　脊髓空洞症　外骨骼细胞替代疗法

24.1　概述

在过去的几十年里，由于临床医生和科学家提出的康复试验疗法尚未证明可以有效改善急性创伤性脊髓损伤的自然进程，因此开发有效的脊髓损伤康复策略一直是研究的热点[1,2]。第二次世界大战后，在 Munro 和 Guttmann 的领导下，康复模式发生了范式转变，他们努力训练的目标是提高脊髓损伤患者的自理能力，恢复其既往生活，并把体育训练融入康复中[3,4]。

在美国，每天大约有 30 人发生脊髓损伤，其中被分为 A 级（美国脊髓损伤协会损伤分级）的完全性颈椎运动损伤患者自主功能恢复的可能性极低。粗略估计约 10% 的颈椎损伤 ASIA 损伤量表（AIS）评分为 A 级的患者可恢复为不完全性运动损伤（AIS 评分 C 级或 D 级）。此外，由于脊髓损伤长期护理条件的改善和长期生存率的提高，仅在美国的脊髓损伤患者就超过了 200 万[6]。并且这个数字估计还会增加，公众对完全性和不完全性脊髓损伤患者康复意义和兴趣也在稳步提升。硬膜外刺激、细胞替代疗法和外骨骼应用方面的研究进展鼓励了新的康复措施发展[5,7-11]。临床医生正确了解康复的重要性对创伤性颈椎脊髓损伤患者是至关重要的。从长远来看，这方面的护理很可能对最大可能地提高患者生活质量（QOL）产生广泛的影响。与此同时，通过临床试验研发脊髓损伤治疗方法的过程将是缓慢而艰巨的。

本章将讨论急性颈椎创伤性 SCI 患者的康复护理问题，重点聚焦患者从住院到之后的长期康复的过渡阶段。由于原发性和继发性损伤治疗在理论和技术实践上存在的差距，导致 SCI 患者的临床研究有诸多障碍。因此，相比于脊髓损伤的治疗，脊髓的康复可能更易取得新的进展。在本章的最后，讨论了几种外科医生在未来可能会越来越频繁地看到的康复技术，如电刺激和外骨骼的使用。

24.1.1 脊髓损伤术后恢复期对远期生活质量的意义

脊柱外科医生对颈椎脊髓损伤患者生活质量的影响超过了急诊手术减压、恢复脊柱稳定以及早期的住院治疗[12,13]。颈椎脊髓损伤患者自我报告健康相关生活质量（HRQOL）评分往往较低，而分数本身会受到残障严重程度的影响[14-17]。脊髓损伤患者身体机能往往发生明显的负面改变，典型特征是肌肉萎缩和脂肪累积，同时并存疾病的风险也会大大增加，如神经性疼痛、抑郁、肥胖、骨质疏松、糖尿病、心脏病和危及生命的肺炎[18-20]。对于普通公众，体力活动已被证明可以降低心血管疾病、肥胖、糖尿病和骨质疏松症的风险，在脊髓损伤患者中也是如此[21,22]。这些身体组织的改善已经在几个方面得到了证明。Castro 等对完全性脊髓损伤的成人患者进行肌肉活检，发现脂肪组织在损伤后 6 个月后显著增加。类似结果在创伤较小的 MRI 和骨密度测量研究中也得到了证实[23,24]。这些变化可以通过为运动功能障碍者量身定制的无创康复措施逆转[15-17,25,26]。因此，脊柱外科医生理应明白，脊柱手术只是这些患者一生中不断增加的医疗需求和社会负担的开始。

现代临床试验和研究主要以药理学为主，侧重于减轻炎症对脊髓的破坏性影响（即限制继发性损伤对高危脊髓组织的普遍影响）[27]。针对新的疾病机制的药物治疗和临床试验将在后续章节讨论。

24.2 初始评估，确定康复目标，最大化改善生活质量

康复计划通常由康复医学专业的医生、物理治疗团队和职业治疗师针对患者个人的神经状态量身定制。该计划的目标是帮助患者独立，实现日常生活活动（ADL），重新适应受伤前的职业，并帮助患者制订日常生活活动计划以及需要帮助的日常生活活动[14]。对于医护人员来说，四肢瘫患者和重度颈椎病患者康复目标和要求很明显与非卧床性颈椎病患者不同。在美国，脊髓损伤患者在外伤前大多有稳定的工作。因此，重返工作岗位对患者来说是一个重要的激励因素，可以给其自身满足感、社会使命感并提高生活质量[28]。Ferdiana 等评估了依赖轮椅生活的脊髓损伤患者 5 年后重返工作岗位的预测因素[29]。重返工作岗位时间的中位数为 13 个月，51% 的患者工作时间超过 1 小时 / 周，43% 的患者工作时间超过 12 小时 / 周。直观地说，重返工作岗位最重要的确定的预测因素是体力强度水平[29]。Wood-Dauphinee 和 Küchler 认为患者的幸福是由多方面构成的[14]。归根结底，患者的视角是幸福感最重要的方面，取决于身体、社交和心理健康。身体部分除了娱乐、性功能和睡眠质量外，还包括所有患者特有的日常生活活动。社会因素包括但不限于患者的独立性、家庭关系、角色履行和亲密关系。最后，心理成分包括情绪、情感、情绪稳定性、记忆、推理和理解。

在标准化的过渡阶段应使用脊髓损伤特定的分级评估工具如"强度、敏感性和理解力分级重定义评估"（GRASSP）[30,31]和国际脊髓损伤神经学分类标准（ISNCSCI）评估对患者进行全面的体格检查和详细的神经系统检查[32]。这两种工具由专业人员对患者进行连续评估有重要意义。使用 GRASSP、ISNCSCI 和其他方法评估脊髓损伤康复进程的可靠性取决于是否由专业人员进行[30]。评估人员要了解每一项测试的准确性、可靠性和各测试之间的可信度，这样可以正确解读不同评估工具间微小差异的意义。此外，康复的考虑因素还包括评估感官模式、理解力、运动范围、平衡、行走和步态、负重能力、进行日常生活活动的职业和家庭需求，以及每项活动的耐力水平。严重脊髓损伤限制了有氧和无氧训练，因此患者康复疗法应该包括心血管和力量训练[33]。脊髓损伤的康复还需了解影响行走或肢体功能的多发创伤中的合并骨科损伤。训练计划应该考虑骨损伤及相关限制。创伤性脑损伤（TBI）会使患者融入社会以及与护理团队和家庭的互动变得更加困难。重要的是多达 20% 的脊髓损伤患者并发 TBI，因而必须引起重视[34]。随着患者生存期和生活水平的提高，

一些问题在慢性颈椎脊髓损伤患者中越来越普遍。例如肌肉骨骼损伤和慢性疼痛，肠道、膀胱和性功能障碍，以及需要手术干预的肌肉痉挛，这些需求必须得到重视并及时处理[35]。

24.3　治疗高位脊髓损伤注意事项

在损伤后的第一年，脊髓损伤患者无法接受训练：在脊髓损伤后的前 6 个月，四肢瘫患者的身体训练的能力非常有限[36, 37]。此外，上颈椎和下颈椎脊髓损伤患者上肢力量相对于截瘫患者分别保留约 30% 和 60%[38]。目前缺乏高质量、详细的针对脊髓损伤患者有效的力量训练或肌肉训练的研究。因此，最重要的康复是尽早持续进行力量训练和有氧运动。Nilsson 等[39]与 Davis 和 Shephard 等的研究分别表明，脊髓损伤康复训练患者在短短的 8~16 周内肌肉力量和耐力都得到了改善[40]。包括自主神经和躯体神经在内的正常生理反应在损伤后都会影响呼吸和呼吸反射。脊髓损伤患者肺功能下降，通过实验可观察到最大肺活量、用力呼气量和最大呼吸容量减少[41, 42]。正如 Estenne 和 De Troyer 所证明的那样，这些测量参数也依赖于患者的姿势，他们发现当患者从坐位转变为仰卧位时，四肢瘫患者的肺活量会下降[43]。Noreau 和 Shephard 的研究表明，截瘫和四肢瘫患者的最大摄氧量分别为 15 ml/（kg·min）和 10 ml/（kg·min）（VO_{2max}）[37]，这种差异可以归因于缺乏交感神经支配。截瘫患者的心率可以达到理论最大值的 90%。颈脊髓损伤患者最大心率可以达到每分钟 100~120 次[42]。利用功能性电刺激（FES）经皮刺激患者肌纤维，可以促进肌肉疲劳和肌肉肥大，而脊髓损伤患者无法自主激活这些功能[42]。人们认识到功能性电刺激也是康复的一种。使用功能性电刺激可以帮助截瘫患者更容易达到和维持理想的心率范围，同时避免了上肢持续高强度运动和关节过度活动[44-46]。然而，相互矛盾的数据表明虽然功能性电刺激有一定的意义，但它仍然不能纠正第三胸椎以上完全性损伤患者交感神经调节的缺乏[46]。在临床研究中使用功能性电刺激有一定作用，但仍处于发展初期。McBain 等证实在呼气阶段增强 SCI 患者呼吸肌功能，有助于预防此类患者致死性的吸入性肺炎[46, 47]。一种更常用的功能性电刺激方法是通过定时刺激腹部肌肉来改善呼吸功能，从而增加腹直肌和呼吸次级肌肉的收缩[48]。McCaughey 等的一项荟萃分析指出，在大多数纳入的研究中，功能性电刺激被证明能增加呼吸功能[48]。然而，这些研究质量较低，大多数研究是小样本量的队列研究。

虽然在证明功能性电刺激对呼吸功能恢复的有效性方面存在困难，但已经证明了功能性电刺激改善脊髓损伤恢复的重大前景。Sadowsky 等纳入了使用功能性电刺激的慢性脊髓损伤患者，比较了两组年龄、性别、脊髓损伤水平和严重程度匹配的患者，发现接受功能性电刺激的队列恢复明显更好[49]。对照组在观察期内 ASIA 运动和感觉构成的综合评分下降了 9 分，而功能性电刺激组综合评分提高了 20 分。一项对慢性（损伤后 18 个月）ASIA C 级和 D 级脊髓损伤患者进行物理治疗的临床试验显示，功能性电刺激组获益更大[50]。最后，虽然许多关于使用功能性电刺激的脊髓损伤患者的研究纳入的研究对象较少，但在发病率明显更高的卒中患者中已显示出明显的益处[51, 52]。

24.4　创伤性脊髓损伤疼痛

脊髓损伤患者合并慢性疼痛可能限制其康复[53]。脊髓损伤合并慢性疼痛的诊断过程耗时且复杂，其中 75% 以上的脊髓损伤患者疼痛是多因素的且最终需要治疗[54]。早期常见的轻度疼痛类型是肌肉骨骼疼痛。机械不稳引起的疼痛最常发生在颈椎脊髓损伤后，胸椎和腰椎较少见，由于椎间盘韧带、关节突或骨折没有及时处理导致椎体不稳引起的疼痛通常延迟出现[54]。这种情况在创伤最初 6 个月较常见，通常在伤后 5 年达到顶峰，这很可能是由于过度使用骨骼系统造成的损伤[55]。骨损伤在脊髓损伤患者中很常见[56]的原因是，脊髓损伤患者由于关节和肌肉群以代偿方式进行活动，这种活动往往超过其正常耐受能力，因而导致疼痛。重度颈椎脊髓损伤患者肩关节疼痛的发病率达 50% 以上[33]。除了造成脊髓损伤的创伤外，功能肌肉和关节的过度使用也可导致关节病[57]。肌肉萎缩后进一步加速关节病变。拮抗肌在关节运动中起平衡作用，因此拮抗肌在肌肉萎缩后会导致相关关节病变更为明显。韧带、肌腱短缩和肌肉萎缩将进一步加重脊髓损伤后的关节病变和疼痛[56]。在一篇关于患者长期使用轮椅继发肩部疼痛后进行治疗的文献中，三项随机对照试验发现，以臂力练习、有或无肌电生物反馈的阻力性强化和常规肩带伸展运动为形式的运动是有效的[56]。

24.5 神经性疼痛、迟发性疼痛和脊髓损伤

除了早发性肌肉骨骼疼痛，早期脊髓损伤平面神经性疼痛在受伤后几天到几周内发生，患者常主诉严重或难以忍受的疼痛[55]。这种疼痛是由于传入性 C 纤维过度活跃所致。脊髓损伤后的创伤性神经性疼痛往往很难明确具体的原因，多达 2/3 的患者发展为慢性神经性疼痛。这些症状将持续存在，并且对口服止痛药无效[58-60]。但一项使用吗啡和可乐定治疗神经性疼痛的双盲随机对照试验证明，鞘内给药是有效的。鞘内给药可以使镇痛药的浓度大大超过口服的安全浓度[61]。晚期脊髓损伤平面以下神经性疼痛发生在损伤水平以下和损伤后的某个时间点（2 年）[55,62]，这种类型的疼痛严重且使用止痛药的效果很差，可能是源于脊髓丘脑束投射的吻侧靶区传入神经阻滞的结果[63]。

躯体疼痛是指由脊丘脑束介导的疼痛。虽然内脏痛和躯体痛是通过离散的脊髓通路来调节的，但内脏痛也可以通过自主神经系统来调节。因此，考虑到躯体疼痛调解的可靠解剖结构，这个问题已经适用于脊髓损伤手术[64]。对疼痛类型和各种脊髓损伤技术的全面讨论超出了本章的范围。

内脏疼痛在脊髓损伤人群中发生的比例非常小，在脊髓损伤患者中发生相对较晚，通常认为是由肠、膀胱和肾脏功能障碍引起的[55]。内脏疼痛存在许多诱因，医生应积极进行检查以避免延误诊断而诱发严重的疾病。应及时进行全面病史采集、体格检查和影像学检查。创伤后脊髓空洞症（PTS）、神经根撕脱伤继发的神经性疼痛和 Charcot 脊柱关节病三种神经外科疾病可伴有神经性疼痛，可以进行手术干预[65,66]。

24.6 Charcot 脊柱关节病

由于颈脊髓损伤后脊柱活动的神经保护性反馈机制丧失，所以 Charcot 脊柱关节病通常会影响胸腰椎和腰骶椎[66-71]。Jacobs 等回顾性分析了 23 例平均年龄为 43 岁的脊髓损伤患者，从脊髓损伤到出现 Charcot 脊柱关节病症状，平均时间为 20 年[66]。Haus 等研究报道了脊髓损伤后 Charcot 脊柱关节病发病平均持续时间为 7.6 年[72]。Charcot 脊柱关节病典型的 CT 表现为椎体骨质侵蚀以及后份小关节、邻近椎体反应性骨形成。

Charcot 颈胸椎关节病极为罕见，表现为骨化增加，而椎旁肌萎缩和去神经支配引起椎体轻度不稳定使此类人群发生假关节的风险大大增加[73]。通常，患者没有典型表现，可能仅表现为姿势不良或者坐立不稳。患者主诉无疼痛，但可指出由于骨侵蚀导致异常骨擦音的位置。对于缺乏下肢代偿机制的脊髓损伤患者来说，无法坐直并保持水平视线是一种痛苦，并且严重影响日常生活活动。最终，影像学检查可能发现整个椎体缺失病变，周围形成皮质骨赘和瘢痕。X 线检查可能显示一个甚至两个腰椎的完全侵蚀。此外，在脊柱畸形部位合并血清肿或椎旁炎症可能导致骨髓炎难以

完全自愈[74]，血清肿合并感染的发生率高达 17%[65, 75, 76]。此外，由于剪切力可导致明显的炎症和疼痛，患者可能出现自主神经反射障碍，心率和血压波动可危及患者生命[69, 77, 78]。

Charcot 脊柱关节病的外科治疗具有挑战性，即使是经验丰富的脊柱外科医生发生术后融合失败或假关节的风险也很高（35%~75%）[66, 72]。由于炎症存在以及解剖标志缺乏，患者发生其他并发症的风险大大增加，包括手术部位感染、脑脊液（CSF）漏、内固定失败、进展性畸形和出血[79]。正如 Haus 所报道，随着脊髓损伤患者人群的生活质量的提高和寿命的增加，即使患者在首次发病痊愈后，相邻或远端也可再次发生症状性 Charcot 脊柱关节病[72]。

既往 Charcot 脊柱关节病的手术治疗涉及前后联合入路，以获得充分的畸形矫正和脊柱曲度重建[71]。随着 Charcot 脊柱关节病发病率的升高和脊柱外科医生对三柱截骨日益了解，后路矫形手术的比例也在逐渐增加[68, 80]。但患者术后内固定长期处于高剪切力状态将导致骨融合延迟，因此外科医生设计了多种内固定方式以减轻高剪切力和旋转力带来的影响。增加内固定稳定性和拮抗应力的策略包括但不限于长节段融合、更大直径的椎弓根螺钉、更粗的钛棒和钴铬棒、四棒结构和横联等。

24.7 创伤后脊髓空洞症

脊髓空洞症是由异常的脑脊液流体动力学引起的罕见的脊髓囊性空泡。该囊肿将导致患者的神经功能逐步减退，神经功能损害可在损伤数年或数十年后发生[81]。尽管创伤性脊髓损伤发病率在 15~25 岁和 25~44 岁这两个年龄组中有所下降，但老年人的发病率仍在大幅增加[82]。Jain 等的一项研究表明脊髓损伤发病率的增加通常与脊髓空洞症的发病率相关[82]。脊髓损伤导致截瘫后脊髓空洞症的发病时间从几个月到几年不等，报道的发病率为 1%~4%[83-88]。Bastian 在 1867 年首先发现了创伤后瘘管[89]，Bastian 和他的同事于 1966 年在临床影像学上首次完整地描述了脊髓空洞症[87]。当颈脊髓完全性损伤患者的运动和感觉丧失异常加重时外科医生应考虑脊髓空洞症[87]。

既往报道脊髓空洞症发病率较低，在 0.3%~3.2% 之间，最常见于严重或完全性脊髓损伤[87]。然而，由于脊髓损伤人群的寿命延长以及 MRI 等检查的广泛使用，脊髓空洞症的发病率实际上要高得多[90]。

成人脊髓空洞症的治疗主要是外科手术，目的是恢复脑脊液的自然流动[91-95]。关于手术治疗脊髓空洞症的文献仅限于非常少的前瞻性非随机研究，这些研究提供了手术治疗的一般性原则[96-98]。成人脊髓空洞症管理的第一步应该是正确诊断脊髓空洞症的影像学检查表现。如果发现病变应及时治疗[99]。脊髓空洞症可能被误诊为髓内肿瘤（特别是血管网状细胞瘤和室管膜瘤），早期应进行 MRI 检查进行诊断[100]。创伤后脊髓栓系伴脑脊液流动障碍可通过 MRI 诊断。如果发现了这种病理情况，首先可通过显微手术去除蛛网膜病变，随后采用硬脑膜成形术来恢复正常的脑脊液流动，上述操作将有利于恢复脊髓周围的自然结构形态。部分外科医生认为此时应该结束治疗[86, 91, 96-99]，但许多外科医生仍建议进一步行脑脊液分流术，如同膀胱胸膜分流术、膀胱蛛网膜下腔分流术、脑室腹腔分流术和腰腹腹腔分流术[12, 97, 101-103]。然而，单纯脑脊液分流术的失败率极高，而且成人非 Chiari 型脊髓空洞症易复发[96, 101]。

24.8 高强度、高容量靶向性脊髓损伤康复和硬膜外刺激

最近的脊髓损伤康复集中在高强度、高容量、重复性的康复训练，改善完全性和不完全性脊髓损伤患者的神经功能[104]。运动恢复疗法等方法是基于运动损伤或完全横断后可以通过强化训练实

现运动激活的认识发展起来的[105-112]。正是基于这样一种理论，即脊髓损伤后的运动可以通过模拟中央模式发生器（CPG）的重复训练来保持，运动反射通路在没有大脑中枢输入的情况下运行，因此低于脊髓损伤水平[104、111、112]。Grillner 等的研究探讨了 CPG 在猫体内的潜在作用。他们已经证明截瘫的猫可以有条件的站立，实现完整的后肢力量负重，并在跑步机上通过高强度的体能训练实现不同速度的运动[110、112、113]。脊髓损伤康复后的负重活动已被证明不可缺少，Harkema 等研究也表明负重跑步活动增加了损伤后的髋关节伸肌活动[111、113]。然而，完全性运动脊髓损伤患者的情况更加复杂，尚未证明强化运动训练能使其获益[111、114、115]。

最近，硬膜外刺激作为一种加强完全性和不完全性瘫痪患者神经康复的措施引起了关注。对完全性脊髓损伤患者辅助站立或行走[111、114、115]以及皮肤感觉和痛觉刺激可诱发下肢肌电图（EMG）活动[116-119]。已证明硬膜外刺激能节律性地刺激下肢肌肉群[120、121]。Harkema 等评估了 1 例 23 岁 C7/T1 损伤合并 AIS B 级完全性运动损伤的男性患者使用硬膜外刺激的效果。经过术后 26 个月持续辅助 170 次步行运动训练后，发现患者内侧腘绳肌有轻微的肌电活动。将脊髓刺激器放置在 T11/L1 处，在训练时刺激 40~120 分钟，电压和频率分别为 0.5~10.0 V 和 5~40 Hz。患者主诉轻微的感觉异常，无疼痛不适。第一次进行硬膜外刺激训练时患者在无需他人协助的情况下站立，患者抗阻力为体重的 65%。硬膜外刺激也有助于在没有康复教练辅助的情况下最大程度地提高患者从坐到站的能力和承担下肢载荷，且患者胃肠、膀胱和性功能也有所改善[116]。此外，患者低体重情况以及情绪得到改善。康复治疗近 2 年后，患者可以弯曲膝盖并控制所有的关节，血压和体温调节能力也有所改善[122]。作者承认完全性运动损伤有许多分级，这影响了患者运动轴突的再生连接和运动功能的恢复。由于临床医生对运动纤维破坏程度了解有限，因而对这一例病例报道的患者预后和功能改善的具体机制尚不清楚。

24.9 外骨骼在脊髓损伤中的应用

中枢神经系统再生和修复的复杂生理机制限制了脊髓损伤治疗领域的发展，外骨骼在急性期康复和长期日常生活活动中的应用为其提供了新的方法。脊髓损伤后通常伴随肌肉快速萎缩，特别是完全性脊髓损伤患者，目前有些分子机制仍不清楚[18、23]。因此，虽然增加运动强度对急性脊髓损伤患者有着重要意义，但在进行康复治疗时无论是否使用矫形器或轮椅，都需要消耗患者大量的能量，并显著影响患者的日常生活活动[10]。使用被动或主动动力驱动的机器人外骨骼可以帮助支撑患者萎缩的肌肉，提高其载荷和耐力，并减少其能量消耗。主动运动的机器人外骨骼利用外部电池辅助支撑有受伤风险的关节，符合人体工程学，且设计上变得更加高效[11]。最近，Grasmücke 和联合研究人员发明了一种混合辅助肢体外骨骼（Hal，Cyberdyne Inc.，Japan），它利用不完全性脊髓损伤佩戴者的肌电刺激作为动力外骨骼步态和肢体辅助的脉冲[123]。他们报告说根据他们的经验，患者积极使用这种设备训练可有效改善其日常生活活动[8、124]。虽然 Hal 外骨骼或其他外骨骼不是患者日常步行的长期替代品，但外骨骼技术和效率的不断进步正在改善脊髓损伤患者的生活。

24.10 增强神经恢复的实验策略：细胞替代治疗

凭借不同的新方法已经开发许多实验策略，以帮助恢复脊髓病的功能损害。最近，首次提供了有效治疗原发性脊髓损伤的转化疗法已经进入临床试验。即细胞替代疗法，包括用神经元和星形胶质细胞群体替换损失的神经结构，旨在重建功能连接，并在促炎和损伤状态下增强对神经的保护[125, 126]。细胞替代疗法将在后续章节中讨论。

24.11 结论

外科医生和其他卫生保健从业人员所进行的脊髓损伤患者的康复护理是一个多学科参与的过程，需要了解与脊髓损伤相关的病理和生理过程。需要在发生脊髓损伤后立即制订严格的康复计划以避免损伤后功能迅速恶化。脊髓损伤平面较高和损伤严重的患者康复需求在增加。此外，脊髓损伤对经济、社会有重要影响，积极和先进的康复计划可以提高脊髓损伤患者的生活质量和幸福感，并促进其功能恢复。

参考文献

[1] Witiw CD, Fehlings MG. Acute spinal cord injury. J Spinal Disord Tech. 2015; 28(6): 202-210 PubMed

[2] Wyndaele M, Wyndaele JJ. Incidence, prevalence and epidemiology of spinal cord injury: what learns a worldwide literature survey? Spinal Cord. 2006; 44(9): 523-529 PubMed

[3] Munro D. The rehabilitation of patients totally paralyzed below the waist, with special reference to making them ambulatory and capable of earning their own living. V. An end-result study of 445 cases. N Engl J Med. 1954; 250(1): 4-14 PubMed

[4] Schültke E. Ludwig Guttmann: emerging concept of rehabilitation after spinal cord injury. J Hist Neurosci. 2001; 10(3): 300-307 PubMed

[5] Gomes-Osman J, Cortes M, Guest J, Pascual-Leone A. A systematic review of experimental strategies aimed at improving motor function after acute and chronic spinal cord injury. J Neurotrauma. 2016; 33(5): 425-438 PubMed

[6] Fawcett JW, Curt A, Steeves JD, et al. Guidelines for the conduct of clinical trials for spinal cord injury as developed by the ICCP panel: spontaneous recovery after spinal cord injury and statistical power needed for therapeutic clinical trials. Spinal Cord. 2007; 45(3): 190-205 PubMed

[7] Angeli CAEV, Edgerton VR, Gerasimenko YP, Harkema SJ. Altering spinal cord excitability enables voluntary movements after chronic complete paralysis in humans. Brain. 2014; 137(Pt 5): 1394-1409 PubMed

[8] Cruciger O, Tegenthoff M, Schwenkreis P, Schildhauer TA, Aach M. Locomotion training using voluntary driven exoskeleton (HAL) in acute incomplete SCI. Neurology. 2014; 83(5): 474 PubMed

[9] Louie DR, Eng JJ, Lam T, Spinal Cord Injury Research Evidence (SCIRE) Research Team. Gait speed using powered robotic exoskeletons after spinal cord injury: a systematic review and correlational study. J Neuroeng Rehabil. 2015; 12: 82 PubMed

[10] Massucci M, Brunetti G, Piperno R, Betti L, Franceschini M. Walking with the advanced reciprocating gait orthosis (ARGO) in thoracic paraplegic patients: energy expenditure and cardiorespiratory performance. Spinal Cord. 1998; 36(4): 223-227 PubMed

[11] Sale P, Franceschini M, Waldner A, Hesse S. Use of the robot assisted gait therapy in rehabilitation of patients with stroke and spinal cord injury. Eur J Phys Rehabil Med. 2012; 48(1): 111-121 PubMed

[12] Fehlings MG, Vaccaro A, Wilson JR, et al. Early versus delayed decompression for traumatic cervical spinal cord injury: results of the Surgical Timing in Acute Spinal Cord Injury Study (STASCIS). PLoS One. 2012; 7(2): E32037 PubMed

[13] Ahuja CS, Martin AR, Fehlings M. Recent advances in managing a spinal cord injury secondary to trauma. F1000 Res. 2016; 5: 5PubMed

[14] Wood-Dauphinee S, K, ü, chler T. Quality of life as a rehabilitation outcome: are we missing the boat? Can J Rehabil. 1992; 6: 3-12 PubMed

[15] DeVivo MJ, Richards JS. Community reintegration and quality of life following spinal cord injury. Paraplegia. 1992; 30(2): 108-112 PubMed

[16] Eisenberg MG, Saltz CC. Quality of life among aging spinal cord injured persons: long term rehabilitation outcomes. Paraplegia. 1991; 29(8): 514-520 PubMed

[17] Gerhart KA. Spinal cord injury outcomes in a population-based sample. J Trauma. 1991; 31(11): 1529-1535 PubMed

[18] Castro MJ, Apple DFJr, Hillegass EA, Dudley GA. Influence of complete spinal cord injury on skeletal muscle crosssectional area within the first 6 months of injury. Eur J Appl Physiol Occup Physiol. 1999; 80(4):

373-378 PubMed

[19] Spungen AMAR, Adkins RH, Stewart CA, et al. Factors influencing body composition in persons with spinal cord injury: a cross-sectional study. J Appl Physiol (1985). 2003; 95(6): 2398-2407 PubMed

[20] Cragg JJNV, Noonan VK, Noreau L, Borisoff JF, Kramer JK. Neuropathic pain, depression, and cardiovascular disease: a national multicenter study. Neuroepidemiology. 2015; 44(3): 130-137 PubMed

[21] Hoffman MD. Cardiorespiratory fitness and training in quadriplegics and paraplegics. Sports Med. 1986; 3(5): 312-330 PubMed

[22] Le CT, Price M. Survival from spinal cord injury. J Chronic Dis. 1982; 35(6): 487-492 PubMed

[23] Castro MJ, Apple DF, Hillegass EA, Dudley GA. Influence of complete spinal cord injury on skeletal muscle crosssectional area within the first 6 months of injury. J Appl Physiol. 1999; 80(4): 373-378 PubMed

[24] Fisher JA, McNelis MA, Gorgey AS, Dolbow DR, Goetz LL. Does upper extremity training influence body composition after spinal cord injury? Aging Dis. 2015; 6(4): 271-281 PubMed

[25] Gorgey ASMK, Mather KJ, Cupp HR, Gater DR. Effects of resistance training on adiposity and metabolism after spinal cord injury. Med Sci Sports Exerc. 2012; 44(1): 165-174 PubMed

[26] Ruther CL, Golden CL, H, arris RT, Dudley GA. Hypertrophy, resistance training, and the nature of skeletal muscle activation. J Strength Cond Res. 1995; 9(3): 155-159 PubMed

[27] Kim YH, Ha KY, Kim SI. Spinal cord injury and related clinical trials. Clin Orthop Surg. 2017; 9(1): 1-9 PubMed

[28] Hilton G, Unsworth C, Murphy G. The experience of attempting to return to work following spinal cord injury: a systematic review of the qualitative literature. Disabil Rehabil. 2018; 40(15): 1745-1753 PubMed

[29] Ferdiana A, Post MW, de Groot S, Bültmann U, van der Klink JJ. Predictors of return to work 5 years after discharge for wheelchair-dependent individuals with spinal cord injury. J Rehabil Med. 2014; 46(10): 984-990 PubMed

[30] Kalsi-Ryan S, Beaton D, Curt A, et al. The Graded Redefined Assessment of Strength Sensibility and Prehension: reliability and validity. J Neurotrauma. 2012; 29(5): 905-914 PubMed

[31] Kalsi-Ryan S, Curt A, Verrier MC, Fehlings MG. Development of the Graded Redefined Assessment of Strength, Sensibility and Prehension (GRASSP): reviewing measurement specific to the upper limb in tetraplegia. J Neurosurg Spine. 2012; 17(1) Suppl: 65-76 PubMed

[32] Marino RJ, Jones L, Kirshblum S, Tal J, Dasgupta A. Reliability and repeatability of the motor and sensory examination of the international standards for neurological classification of spinal cord injury. J Spinal Cord Med. 2008; 31(2): 166-170 PubMed

[33] Holtz ALR. Rehabilitation. In: Spinal Cord Injury. Vol 1. 1st ed. New York, NY: Oxford University Press; 2010

[34] Macciocchi S, Seel RT, Thompson N, Byams R, Bowman B. Spinal cord injury and co-occurring traumatic brain injury: assessment and incidence. Arch Phys Med Rehabil. 2008; 89(7): 1350-1357 PubMed

[35] Cyr LB. Sequelae of SCI after discharge from the initial rehabilitation program. Rehabil Nurs. 1989; 14(6): 326-329, 337 PubMed

[36] Nas K, Yazmalar L, Şah V, Aydın A, Öneş K. Rehabilitation of spinal cord injuries. World J Orthop. 2015; 6(1): 8-16 PubMed

[37] Noreau L, Shephard RJ. Spinal cord injury, exercise and quality of life. Sports Med. 1995; 20(4): 226-250 PubMed

[38] Noreau L, Shephard RJ, Simard C, Paré G, Pomerleau P. Relationship of impairment and functional ability to habitual activity and fitness following spinal cord injury. Int J Rehabil Res. 1993; 16(4): 265-275 PubMed

[39] Nilsson S, Staff PH, Pruett ED. Physical work capacity and the effect of training on subjects with long-standing paraplegia. Scand J Rehabil Med. 1975; 7(2): 51-56 PubMed

[40] Davis GM, Shephard RJ. Strength training for wheelchair users. Br J Sports Med. 1990; 24(1): 25-30 PubMed

[41] Anke A, Aksnes AK, Stanghelle JK, Hjeltnes N. Lung volumes in tetraplegic patients according to cervical spinal cord injury level. Scand J Rehabil Med. 1993; 25(2): 73-77 PubMed

[42] Van Loan MD, McCluer S, Loftin JM, Boileau RA. Comparison of physiological responses to maximal arm exercise among able-bodied, paraplegics and quadriplegics. Paraplegia. 1987; 25(5): 397-405 PubMed

[43] Estenne M, De Troyer A. Mechanism of the postural dependence of vital capacity in tetraplegic subjects. Am Rev Respir Dis. 1987; 135(2): 367-371 PubMed

[44] Hettinga DM, Andrews BJ. Oxygen consumption during functional electrical stimulation-assisted exercise in persons with spinal cord injury: implications for fitness and health. Sports Med. 2008; 38(10): 825-838 PubMed

[45] Taylor JA, Picard G, Widrick JJ. Aerobic capacity with hybrid FES rowing in spinal cord injury: comparison with armsonly exercise and preliminary findings with regular training. PM R. 2011; 3(9): 817-824 PubMed

[46] Qiu S, Alzhab S, Picard G, Taylor JA. Ventilation limits aerobic capacity after functional electrical stimulation

row training in high spinal cord injury. Med Sci Sports Exerc. 2016; 48(6): 1111-1118 PubMed

[47] McBain RA, Boswell-Ruys CL, Lee BB, Gandevia SC, Butler JE. Electrical stimulation of abdominal muscles to produce cough in spinal cord injury: effect of stimulus intensity. Neurorehabil Neural Repair. 2015; 29(4): 362-369 PubMed

[48] McCaughey EJ, Borotkanics RJ, Gollee H, Folz RJ, McLachlan AJ. Abdominal functional electrical stimulation to improve respiratory function after spinal cord injury: a systematic review and meta-analysis. Spinal Cord. 2016; 54(9): 628-639 PubMed

[49] Sadowsky CL, Hammond ER, Strohl AB, et al. Lower extremity functional electrical stimulation cycling promotes physical and functional recovery in chronic spinal cord injury. J Spinal Cord Med. 2013; 36(6): 623-631 PubMed

[50] Kapadia N, Masani K, Catharine Craven B, et al. A randomized trial of functional electrical stimulation for walking in incomplete spinal cord injury: effects on walking competency. J Spinal Cord Med. 2014; 37(5): 511-524 PubMed

[51] Howlett OA, Lannin NA, Ada L, McKinstry C. Functional electrical stimulation improves activity after stroke: a systematic review with meta-analysis. Arch Phys Med Rehabil. 2015; 96(5): 934-943 PubMed

[52] Quandt F, Hummel FC. The influence of functional electrical stimulation on hand motor recovery in stroke patients: a review. Exp Transl Stroke Med. 2014; 6: 9 PubMed

[53] Mariano AJ. Chronic pain and spinal cord injury. Clin J Pain. 1992; 8(2): 87-92 PubMed

[54] Siddall PJ, Loeser JD. Pain following spinal cord injury. Spinal Cord. 2001; 39(2): 63-73 PubMed

[55] Siddall PJ, McClelland JM, Rutkowski SB, Cousins MJ. A longitudinal study of the prevalence and characteristics of pain in the first 5 years following spinal cord injury. Pain. 2003; 103(3): 249-257 PubMed

[56] Cratsenberg KA, Deitrick CE, Harrington TK, et al. Effectiveness of exercise programs for management of shoulder pain in manual wheelchair users with spinal cord injury. J Neurol Phys Ther. 2015; 39(4): 197-203 PubMed

[57] Bachasson D, Singh A, Shah SB, Lane JG, Ward SR. The role of the peripheral and central nervous systems in rotator cuff disease. J Shoulder Elbow Surg. 2015; 24(8): 1322-1335 PubMed

[58] Davidoff G, Roth E, Guarracini M, Sliwa J, Yarkony G. Function-limiting dysesthetic pain syndrome among traumatic spinal cord injury patients: a cross-sectional study. Pain. 1987; 29(1): 39-48 PubMed

[59] Baastrup C, Finnerup NB. Pharmacological management of neuropathic pain following spinal cord injury. CNS Drugs. 2008; 22(6): 455-475 PubMed

[60] Drewes AM, Andreasen A, Poulsen LH. Valproate for treatment of chronic central pain after spinal cord injury. A double-blind cross-over study. Paraplegia. 1994; 32(8): 565-569 PubMed

[61] Siddall PJ, Molloy AR, Walker S, Mather LE, Rutkowski SB, Cousins MJ. The efficacy of intrathecal morphine and clonidine in the treatment of pain after spinal cord injury. Anesth Analg. 2000; 91(6): 1493-1498 PubMed

[62] Davis L, Martin J. Studies upon spinal cord injuries; the nature and treatment of pain. J Neurosurg. 1947; 4(6): 483-491 PubMed

[63] Vierck CJJr, Siddall P, Yezierski RP. Pain following spinal cord injury: animal models and mechanistic studies. Pain. 2000; 89(1): 1-5 PubMed

[64] Konrad P. Dorsal root entry zone lesion, midline myelotomy and anterolateral cordotomy. Neurosurg Clin N Am. 2014; 25(4): 699-722 PubMed

[65] Snoddy MC, Lee DH, Kuhn JE. Charcot shoulder and elbow: a review of the literature and update on treatment. J Shoulder Elbow Surg. 2017; 26(3): 544-552 PubMed

[66] Jacobs WB, Bransford RJ, Bellabarba C, Chapman JR. Surgical management of Charcot spinal arthropathy: a singlecenter retrospective series highlighting the evolution of management. J Neurosurg Spine. 2012; 17(5): 422-431 PubMed

[67] Aebli N, Pötzel T, Krebs J. Characteristics and surgical management of neuropathic (Charcot) spinal arthropathy after spinal cord injury. Spine J. 2014; 14(6): 884-891 PubMed

[68] David KS, Agarwala AO, Rampersaud YR. Charcot arthropathy of the lumbar spine treated using one-staged posterior three-column shortening and fusion. Spine. 2010; 35(14): E657-E662 PubMed

[69] Morita M, Iwasaki M, Okuda S, Oda T, Miyauchi A. Autonomic dysreflexia associated with Charcot spine following spinal cord injury: a case report and literature review. Eur Spine J. 2010; 19 Suppl 2: S179-S182 PubMed

[70] Suda Y, Shioda M, Kohno H, Machida M, Yamagishi M. Surgical treatment of Charcot spine. J Spinal Disord Tech. 2007; 20(1): 85-88 PubMed

[71] Kalen V, Isono SS, Cho CS, Perkash I. Charcot arthropathy of the spine in long-standing paraplegia. Spine. 1987; 12(1): 42-47 PubMed

[72] Haus BM, Hsu AR, Yim ES, Meter JJ, Rinsky LA. Long-term follow-up of the surgical management of

neuropathic arthropathy of the spine. Spine J. 2010; 10(6): E6-E16 PubMed

[73] Aydinli U, Mohan NK, Kara K. Posttraumatic Charcot (neuropathic) spinal arthropathy at the cervicothoracic junction. World Neurosurg. 2016; 94: 580.E1-580.E4 PubMed

[74] Grassner L, Geuther M, Mach O, Bühren V, Vastmans J, Maier D. Charcot spinal arthropathy: an increasing long-term sequel after spinal cord injury with no straightforward management. Spinal Cord Ser Cases. 2015; 1: 15022 PubMed

[75] Suda Y, Saito M, Shioda M, Kato H, Shibasaki K. Infected Charcot spine. Spinal Cord. 2005; 43(4): 256-259 PubMed

[76] Mikawa Y, Watanabe R, Yamano Y, Morii S. Infected Charcot spine following spinal cord injury. Spine. 1989; 14(8): 892-895 PubMed

[77] Selmi F, Frankel HL, Kumaraguru AP, Apostopoulos V. Charcot joint of the spine, a cause of autonomic dysreflexia in spinal cord injured patients. Spinal Cord. 2002; 40(9): 481-483 PubMed

[78] Shan RS, Linassi AG, Dzus AK, Woo A. Hardware failure and spinal pseudoarthrosis causing autonomic dysreflexia: a report of two cases. Spinal Cord. 2009; 47(12): 899-900 PubMed

[79] Goodwin CR, Ahmed AK, Abu-Bonsrah N, De la Garza-Ramos R, Petteys RJ, Sciubba DM. Charcot spinal arthropathy after spinal cord injury. Spine J. 2016; 16(8): E545-E546 PubMed

[80] Kim TW, Seo EM, Hwang JT, Kwak BC. Charcot spine treated using a single staged posterolateral costotransversectomy approach in a patient with traumatic spinal cord injury. J Korean Neurosurg Soc. 2013; 54(6): 532-536 PubMed

[81] Heiss JD, Snyder K, Peterson MM, et al. Pathophysiology of primary spinal syringomyelia. J Neurosurg Spine. 2012; 17(5): 367-380 PubMed

[82] Jain NB, Ayers GD, Peterson EN, et al. Traumatic spinal cord injury in the United States, 1993-2012. JAMA. 2015; 313(22): 2236-2243 PubMed

[83] Kramer KM, Levine AM. Posttraumatic syringomyelia: a review of 21 cases. Clin Orthop Relat Res. 1997(334): 190-199 PubMed

[84] Klekamp J, Batzdorf U, Samii M, Bothe HW. Treatment of syringomyelia associated with arachnoid scarring caused by arachnoiditis or trauma. J Neurosurg. 1997; 86(2): 233-240 PubMed

[85] Haney A, Stiller J, Zelnik N, Goodwin L. Association of posttraumatic spinal arachnoid cyst and syringomyelia. J Comput Tomogr. 1985; 9(2): 137-140 PubMed

[86] Fehlings MG, Austin JW. Posttraumatic syringomyelia. J Neurosurg Spine. 2011; 14(5): 570-572, discussion 572 PubMed

[87] Barnett HJ, Botterell EH, Jousse AT, Wynn-Jones M. Progressive myelopathy as a sequel to traumatic paraplegia. Brain. 1966; 89(1): 159-174 PubMed

[88] el Masry WS, Biyani A. Incidence, management, and outcome of post-traumatic syringomyelia. In memory of Mr Bernard Williams. J Neurol Neurosurg Psychiatry. 1996; 60(2): 141-146 PubMed

[89] Bastian HC. On a case of concussion-lesion, with extensive secondary degenerations of the spinal cord, followed by general muscular atrophy. Med Chir Trans. 1867; 50: 499-542.1 PubMed

[90] Foster JB. Neurology of syringomyelia. In: Batzdorf U, ed. Syringomyelia: Current Concepts in Diagnosis and Treatment. Baltimore, MD: Williams & Wilkins; 1991:91-115

[91] Bonfield CM, Levi AD, Arnold PM, Okonkwo DO. Surgical management of post-traumatic syringomyelia. Spine. 2010; 35(21) Suppl: S245-S258 PubMed

[92] Burchiel K. Neurosurgery: diagnosis and surgical management of cervical syringomyelia. West J Med. 1986; 145(1): 84-85 PubMed

[93] Matsumoto T, Symon L. Surgical management of syringomyelia–current results. Surg Neurol. 1989; 32(4): 258-265 PubMed

[94] Ohata K, Gotoh T, Matsusaka Y, et al. Surgical management of syringomyelia associated with spinal adhesive arachnoiditis. J Clin Neurosci. 2001; 8(1): 40-42 PubMed

[95] Pearce JM. Surgical management of syringomyelia. Br Med J (Clin Res Ed). 1981; 283(6301): 1204-1205 PubMed

[96] Ghobrial GM, Dalyai RT, Maltenfort MG, Prasad SK, Harrop JS, Sharan AD. Arachnolysis or cerebrospinal fluid diversion for adult-onset syringomyelia? A systematic review of the literature. World Neurosurg. 2015; 83(5): 829-835 PubMed

[97] Klekamp J. Treatment of posttraumatic syringomyelia. J Neurosurg Spine. 2012; 17(3): 199-211 PubMed

[98] Klekamp J. Treatment of syringomyelia related to nontraumatic arachnoid pathologies of the spinal canal. Neurosurgery. 2013; 72(3): 376-389, discussion 389 PubMed

[99] Than KD, Mummaneni PV. Perspective: surgical options for adult syringomyelia. World Neurosurg. 2015; 83(4): 464-465 PubMed

[100] Samii M, Klekamp J. Surgical results of 100 intramedullary tumors in relation to accompanying

syringomyelia. Neurosurgery. 1994; 35(5): 865-873, discussion 873 PubMed

[101] Ghobrial GM, Amenta PS, Maltenfort M, et al. Longitudinal incidence and concurrence rates for traumatic brain injury and spine injury – a twenty year analysis. Clin Neurol Neurosurg. 2014; 123: 174-180 PubMed

[102] Krebs J, Koch HG, Hartmann K, Frotzler A. The characteristics of posttraumatic syringomyelia. Spinal Cord. 2016; 54(6): 463-466 PubMed

[103] Leahy HP, Beckley AA, Formal CS, Fried GW. Post-traumatic syringomyelia refractory to surgical intervention: a series of cases on recurrent syringomyelia. Spinal Cord Ser Cases. 2015; 1: 15013 PubMed

[104] Sadowsky CLMJ, McDonald JW. Activity-based restorative therapies: concepts and applications in spinal cord injuryrelated neurorehabilitation. Dev Disabil Res Rev. 2009; 15(2): 112-116 PubMed

[105] Barbeau H, Rossignol S. Recovery of locomotion after chronic spinalization in the adult cat. Brain Res. 1987; 412(1): 84-95 PubMed

[106] De Leon RD, Hodgson JA, Roy RR, Edgerton VR. Full weight-bearing hindlimb standing following stand training in the adult spinal cat. J Neurophysiol. 1998; 80(1): 83-91 PubMed

[107] Grillner S. Neurobiological bases of rhythmic motor acts in vertebrates. Science. 1985; 228(4696): 143-149 PubMed

[108] Grillner S, Wallén P. Central pattern generators for locomotion, with special reference to vertebrates. Annu Rev Neurosci. 1985; 8: 233-261 PubMed

[109] Grillner S, Zangger P. On the central generation of locomotion in the low spinal cat. Exp Brain Res. 1979; 34(2): 241-261 PubMed

[110] Grillner S, Rossignol S. On the initiation of the swing phase of locomotion in chronic spinal cats. Brain Res. 1978; 146(2): 269-277 PubMed

[111] Harkema SJHS, Hurley SL, Patel UK, Requejo PS, Dobkin BH, Edgerton VR. Human lumbosacral spinal cord interprets loading during stepping. J Neurophysiol. 1997; 77(2): 797-811 PubMed

[112] Lovely RGGR, Gregor RJ, Roy RR, Edgerton VR. Effects of training on the recovery of full-weight-bearing stepping in the adult spinal cat. Exp Neurol. 1986; 92(2): 421-435 PubMed

[113] Hubli M, Dietz V. The physiological basis of neurorehabilitation-locomotor training after spinal cord injury. J Neuroeng Rehabil. 2013; 10(5): 5 PubMed

[114] Dietz V, Colombo G, Jensen L. Locomotor activity in spinal man. Lancet. 1994; 344(8932): 1260-1263 PubMed

[115] Harkema SJ. Plasticity of interneuronal networks of the functionally isolated human spinal cord. Brain Res Brain Res Rev. 2008; 57(1): 255-264 PubMed

[116] Harkema S, Gerasimenko Y, Hodes J, et al. Effect of epidural stimulation of the lumbosacral spinal cord on voluntary movement, standing, and assisted stepping after motor complete paraplegia: a case study. Lancet. 2011; 377(9781): 1938-1947 PubMed

[117] Jilge B, Minassian K, Rattay F, et al. Initiating extension of the lower limbs in subjects with complete spinal cord injury by epidural lumbar cord stimulation. Exp Brain Res. 2004; 154(3): 308-326 PubMed

[118] Kuhn RA. Functional capacity of the isolated human spinal cord. Brain. 1950; 73(1): 1-51 PubMed

[119] Nadeau S, Jacquemin G, Fournier C, Lamarre Y, Rossignol S. Spontaneous motor rhythms of the back and legs in a patient with a complete spinal cord transection. Neurorehabil Neural Repair. 2010; 24(4): 377-383 PubMed

[120] Dimitrijevic MR, Gerasimenko Y, Pinter MM. Evidence for a spinal central pattern generator in humans. Ann N Y Acad Sci. 1998; 860: 360-376 PubMed

[121] Minassian K, Jilge B, Rattay F, et al. Stepping-like movements in humans with complete spinal cord injury induced by epidural stimulation of the lumbar cord: electromyographic study of compound muscle action potentials. Spinal Cord. 2004; 42(7): 401-416 PubMed

[122] Edgerton VR, Harkema S. Epidural stimulation of the spinal cord in spinal cord injury: current status and future challenges. Expert Rev Neurother. 2011; 11(10): 1351-1353 PubMed

[123] Sczesny-Kaiser M, Kowalewski R, Schildhauer TA, et al. Treadmill training with HAL exoskeleton: a novel approach for symptomatic therapy in patients with limb-girdle muscular dystrophy-preliminary study. Front Neurosci. 2017; 11: 449

[124] Aach M, Cruciger O, Sczesny-Kaiser M, et al. Voluntary driven exoskeleton as a new tool for rehabilitation in chronic spinal cord injury: a pilot study. Spine J. 2014; 14(12): 2847-2853 PubMed

[125] Badner A, Siddiqui AM, Fehlings MG. Spinal cord injuries: how could cell therapy help? Expert Opin Biol Ther. 2017; 17(5): 529-541 PubMed

[126] Krucoff MO, Rahimpour S, Slutzky MW, Edgerton VR, Turner DA. Enhancing nervous system recovery through neurobiologics, neural interface training, and neurorehabilitation. Front Neurosci. 2016; 10: 584 PubMed

25 临床试验更新：我们该何去何从

Jetan H. Badhiwala, Michael G. Fehlings

摘要

从美国国家急性脊髓损伤研究（NASCIS）Ⅰ期试验开始，脊髓损伤（SCI）相关研究迈入临床试验阶段已 30 余年。SCI 对患者及其家庭，以及社会带来沉重的经济负担，由此带来了 SCI 领域相关临床试验爆发式增长。然而其中许多研究因为其方法学的缺陷而饱受争议，本章节对既往和当前的 SCI 研究进行回顾，重点关注随机对照的前瞻性试验取得的相关成果、目前遇到的困难以及可以应用于后期实验的经验。

关键词 脊髓损伤 随机对照试验 试验设计 结果 患者选择 神经保护剂 生活质量指数 手术减压

25.1 随机对照试验

25.1.1 神经保护措施

神经保护措施旨在抑制脊髓损伤造成继发性神经损害的一种或多种机制[1, 2]，目前已有 9 篇 SCI 相关随机对照试验（RCT）发表（表 25.1）。（译者注：表 25.1 内数字与正文不一致处，已按原始文献调整）

甲泼尼龙、纳洛酮和替拉扎特

3 项北美地区和 1 项日本开展的临床试验评估了甲泼尼龙（MP）的疗效，该药物理论上可在 SCI 继发性损伤级联反应的早期阻断神经元膜脂质过氧化[3]。

NASCIS Ⅰ期试验

美国国家急性脊髓损伤研究（NASCIS）Ⅰ期试验结果于 1984 年发表[4]。该研究为首个评估神经保护药物在急性 SCI 中疗效的 RCT 研究，开创了 SCI 的临床研究时代。该研究为一项多中心、双盲的 RCT 研究，比较了 MP 的两种静脉用药方法：①高剂量方案，入院时一次 1000 mg 的大剂量给药，此后每天 1 次，持续 10 天（总共 11 000 mg）；②低剂量方案，入院时给药 100 mg，此后每天使用同等剂量，维持 10 天（总共 1100 mg）。1979—1981 年间共有 330 例急性 SCI 患者纳入该试验，在治疗 6 周和 6 个月时，两组患者运动神经功能、针刺觉和轻触觉恢复情况无显著差异，两组死亡率亦无显著差异。然而高剂量组创伤和手术部位伤口感染率显著升高（危险比 *RR* 为 3.55，95% 置信区间为 1.20~10.59）。值得提出的是尽管缺乏确凿的临床证据，NASCIS Ⅰ期试验发表的那个时代糖皮质激素在急性 SCI 中使用极为广泛。学者对糖皮质激素应用存在争论，这引发了将患者随机分配到非 MP 组的伦理问题，因此该研究未纳入安慰剂对照。由于 NASCIS Ⅰ期试验未能显示 MP 治疗存在"剂量效应"，且表明高剂量 MP 存在潜在危害，因此该试验结果对急性 SCI 中常

表 25.1 颈椎损伤的治疗方案

试验	样本量	纳入标准	干预组	对照组	结局	关键发现
NASCIS I 期试验[4]	330 (9个中心)	急性 SCI; 年龄>13 岁; 受伤后 48 小时内纳入及无其他并发症或危及生命的情况	N=165; MP（高剂量）：静脉推注 1000 mg/d, 持续 10 天	N=165; MP（低剂量）：静脉推注 100 mg/d, 持续 10 天	NASCIS 运动和感觉评分	6 周和 6 个月时运动和感觉评分无显著改善; 高剂量 MP 组伤口感染率显著增加（RR=3.55, 95% CI: 1.20~10.59）
NASCIS II 期试验[6]	487 (10个中心)	急性 SCI; 年龄>13 岁; 损伤 12 小时内随机分组; 无其他并发症或危及生命的情况	MP: N=162, 30 mg/kg 静脉推注, 随后 5.4 mg/(kg·h) 静脉滴注 23 小时; 纳洛酮: N=154, 5.4 mg/(kg·h) 静脉推注, 随后 4.0 mg/(kg·h) 静脉滴注 23 小时	安慰剂: N=171, 静脉推注后静脉滴注	NASCIS 运动和感觉评分	损伤 8 小时内使用 MP 治疗 6 个月后: 运动功能显著改善（评分增加 16.0 vs 11.2, P=0.03）; 针刺觉显著改善（评分增加 11.4 vs 6.6, P=0.02）; 触觉显著改善（评分增加 8.9 vs 4.3, P=0.03）; 损伤 8 小时后使用 MP 治疗后运动和感觉功能改善程度无显著差异
NASCIS III 期试验[12]	499 (16个中心)	急性 SCI; 年龄>13 岁; 损伤 6 小时内随机分组; 8 小时内可接受研究药物治疗; 无其他并发症或危及生命的情况; 体重<109 kg	MP: 5.4 mg/(kg·h) 静脉滴注 48 小时; 替拉扎特: 2.5 mg/kg 每 6 个小时静脉推注 15~20 分钟, 持续 48 小时; 所有患者在随机分组前均接受静脉推注 30 mg/kg MP 治疗	MP: 5.4 mg/(kg·h) 静脉滴注 24 小时	ASIA 分级; ASIA 运动评分; FIM	MP 给药 48 小时 vs MP 给药 24 小时; 6 周和 6 个月时运动和感觉评分无显著改善; 损伤后 3~8 小时分别予 MP 治疗 48 小时和 24 小时: 6 周时运动功能显著改善（增加分数 12.5 vs 7.6, P=0.04）; 6 个月时运动功能显著改善（增加分数 17.6 vs 11.2, P=0.01）; 与替拉扎特和 24 小时 MP 治疗组相比, 48 小时治疗患者 6 个月随访时神经功能分级改善 1 个级别（P=0.03）且 6 个月时 FIM 评分改善非显著增加（P=0.08）, 更易发生吸血症; 替拉扎特和 MP 治疗 24 小时运动功能改善率无显著差异
Otani 等[13]	158 (42个中心)	急性 SCI; 损伤 8 小时内可开始治疗	MP: 30 mg/kg 静脉推注, 随后 5.4 mg/(kg·h) 静脉滴注	安慰剂	NASCIS 运动和感觉评分	MP 与安慰剂相比可非显著增加运动功能恢复程度（3.9 分）

表 25.1（续） 颈椎损伤的治疗方案

试验	样本量	纳入标准	干预组	对照组	结局	关键发现
Matsumoto 等[14]	46（单中心）	• 急性颈椎 SCI • 非手术治疗 • 受伤 8 小时内随机分组 • 无枪击伤或致命并发症	• MP：N=23 • 30 mg/kg 静脉推注，随后 23 小时内 5.4 mg/（kg·h）静脉滴注	• 安慰剂 N=23	• 并发症发生率	• 2 个月内 MP 组肺部并发症发生率（34.8%）显著高于安慰剂组（4.34%）（P=0.009） • 2 个月内 MP 组胃肠道并发症发生率（17.4%）显著高于安慰剂组（0）（P=0.036） • 2 个月内 60 岁以上肺部并发症发生率（17.4%）显著增高（P=0.029）
Geisler 等[15]（GM1，神经节苷脂 1）	34（单中心）	• 急性 SCI • 年龄≥18 岁 • 受伤后 72 小时内可接受研究药物治疗	• GM1：每天 100 mg 静脉推注，共 18~32 剂	• 安慰剂	• Frankel 分级 • ASIA 运动评分	GM1 与安慰剂相比： • 从起始到 1 年随访时 Frankel 评级分布改善更明显（P=0.034） • 从起始到 1 年随访时 ASIA 运动评分改善更显著（369 分 vs 21.6 分）（P=0.047）
Geisler 等[16]（GM1，神经节苷脂 2）多中心	760（28 个中心）	• 急性 SCI • 年龄≥18 岁 • 受伤后 72 小时内可接受研究药物治疗 • 至少一条下肢运动功能能产生实质性改善	• GM1（小剂量）：N=331 300 mg 负荷剂量，随后每天 100 mg，维持 56 天 • GM1（大剂量）：N=99 600 mg 负荷剂量，随后每天 200 mg，维持 56 天 • 所有患者受伤后 8 小时内均接受 NASCIS II 中所使用的 MP 剂量	• 安慰剂：N=330 • 负荷剂量，然后给药维持 56 天	• ASIA 分级 • ASIA 运动评分 • Benzel 分级	• 大剂量 GM1 vs 小剂量 GM1 vs 安慰剂 • 26 周时 Benzel 分级至少改善 2 个等级比例无显著差异（2.0% vs 3.6% vs 7.3%） • 8 周时 GM1 组功能改善比例显著高于安慰剂组（11.9% vs 8.2%）
Pitts 等[18]（TRH）	20（单中心）	• 急性 SCI • 受伤 12 小时内随机分组	• TRH 组：0.2 mg/kg 静脉推注，随后 6 小时 0.2 mg/（kg·h）静脉滴注	• 安慰剂：静脉使用等量生理盐水	• Sunnybrook 评分 • ASIA 运动和感觉评分	• 对完全性损伤者无治疗效果 • 对非完全性损伤患者，4 个月时 TRH 组运动、感觉和 Sunnybrook 评分显著高于安慰剂组

表 25.1（续） 颈椎损伤的治疗方案

试验	样本量	纳入标准	干预组	对照组	结局	关键发现
Pointillart 等[21]（尼莫地平）	106（单中心）	急性 SCI；年龄：15~65 岁；受伤 8 小时内入院；无多发伤或 GCS<13 的颅脑损伤	尼莫地平：N=27，0.015 mg/（kg·h）静脉滴注 2 小时，随后 0.03 mg/（kg·h）静脉滴注 7 天；MP：N=27，1 小时内 30 mg/kg 静脉推注，随后 23 小时内 5.4 mg/（kg·h）静脉滴注；尼莫地平+MP：N=27	无特殊治疗：N=25	ASIA 分级；ASIA 运动和感觉觉评分	四组间 ASIA 评分均无显著改善；MP 治疗患者感染发生率更高；早期手术（<8 小时）对神经功能恢复无显著作用
Tadie 等[25]（加环利定）	280（31 个中心）	急性 SCI；年龄：18~65 岁；体重<110 kg；最严重的一侧下肢 ASIA 运动评分≤15 分；意识正常（记录 GCS 评分）；受伤后 2 小时内可第一次注射加环利定治疗；受伤后 8 小时内可接受手术减压治疗；药物注射前血压控制良好；收缩压不小于 90 mmHg，维持至少 15 分钟	加环利定：0.005 mg/kg（N=70），0.010 mg/kg（N=71），0.020 mg/kg（N=70），2 次静脉推注间隔 4 小时；第一次在损伤后 2 小时内尽快推注，第二次在第一次注射后 4 小时推注	安慰剂：N=69	ASIA 分级；ASIA 运动和感觉觉评分；FIM	1 年时组间 ASIA 评分无显著差异
Vaccaro 等[30]（手术）	62（单中心）	急性颈椎 SCI（C3~T1）；ASIA 分级 A~D 级；年龄：15~75 岁	早期手术（<72 小时）N=34	延迟手术（>5 天）N=28	ASIA 分级；Frankel 分级；ASIA 运动评分	早期手术（平均 1.8 天）vs 延迟手术（平均 16.8 天）；手术后 ICU 住院时间无显著差异；康复后住院时间无显著差异；AISA 分级或运动评分无显著差异
Casha 等[29]（米诺环素）	52（单中心）	年龄≥16 岁；急性 SCI；ASIA 损伤平面在 C0~T11；受伤后 12 小时内随机分组并给予研究药物治疗	米诺环素：N=27；200 mg 或 400 mg 静脉推注 2 次，维持 7 天	安慰剂：N=25；等量的生理盐水，维持 7 天	ASIA 运动评分	米诺环素 vs 安慰剂；运动功能评分恢复 6 分（95% CI：3~14，P=0.20）；胸椎 SCI 运动评分恢复无差异；颈椎 SCI 患者运动评分恢复 14 分，差异接近显著值（95% CI：0~28，P=0.05）

缩写：ASIA，美国脊髓损伤协会；BP，血压；CI：置信区间；FIM：功能独立指数；GCS：格拉斯哥评分；ICU：重症监护室；IV：静脉推注；MP：甲泼尼龙；NASCIS：美国国家急性脊髓损伤协会；RR：危险比；SBP：收缩压；SCI：脊髓损伤；TRH：甲状腺激素释放激素。

规使用糖皮质激素的做法提出了质疑。尽管如此，缺乏安慰剂对照组意味着这项研究几乎无法证明 MP 在急性脊髓损伤中的安全性和有效性。此外，动物实验数据表明使用高剂量治疗方案后血清 MP 浓度峰值不足以产生神经保护作用[5]。

NASCIS Ⅱ 期试验

NASCIS Ⅰ 期试验的不足促使 NASCIS Ⅱ 期试验于 1985 年 5 月开始[6]。NASCIS Ⅰ 期试验的结果推翻了普遍流行的观点，因此使得在 NASCIS Ⅱ 期试验中可以加入安慰剂对照组。患者被随机分配到 MP 组、阿片受体阻滞剂纳洛酮组或安慰剂组。NASCIS Ⅱ 期试验使用更高剂量的 MP，即入院时 30 mg/kg 静脉注射，随后 23 小时内 5.4 mg/（kg·h）静脉滴注。纳洛酮组 5.4 mg/kg 静脉推注，随后 23 小时内 4.0 mg/（kg·h）静脉滴注。NASCIS Ⅱ 期试验的结果发表于 1990 年，共有 487 例患者被随机分组。对 6 个月时患者神经功能恢复情况的初期结果显示，接受 MP 治疗的患者针刺感和轻触感有所改善，但在运动恢复方面没有差异。然而分层分析结果显示，与安慰剂相比，在受伤后 8 小时内接受 MP 治疗的患者运动和感觉恢复明显更好，该结果适用于完全性损伤和不完全性损伤。MP 组的运动评分改善值较安慰剂组改善值提高了 4.8 分（$P=0.03$）。三个治疗组的发病率和死亡率相似，但与安慰剂组（3.6%）相比，MP 组（7.1%）伤口感染率有所增加，但无统计学差异。这是一篇具有里程碑意义的论文，这些结果的发表和传播使得急性 SCI 的"NASCIS Ⅱ 期试验方案"被广泛采用，这几乎被认为是治疗标准[7]。然而该试验结果一直存在重大争议，包括研究分析不透明和对结果分析有误[7-10]。针对 NASCIS Ⅱ 期试验的一致批评是，其主要分析结果是阴性的并且仅在亚组分析中看到治疗益处[11]。此外如下文所述，后续研究未能成功重复 NASCIS Ⅱ 期试验的结果，尽管这些研究如同我们已经发表的文献那样受到了重要的方法学限制[5]。

NASCIS Ⅲ 期试验

NASCIS Ⅲ 期试验[12]源于尚无明确的 MP 治疗的最佳持续时间和对应的临床前期数据，该研究提高了我们对 SCI 后继发性损伤机制持续时间的认识。其问题在于较长时间的 MP 治疗（48 小时）是否比标准的 24 小时方案提供更好的神经保护效果并且同时保持安全性。鉴于 NASCIS Ⅱ 期试验的阳性结果，NASCIS Ⅲ 期试验没有设置安慰剂组。共有 499 例患者被随机分配到三组中：①48 小时 MP 方案［30 mg/kg 静脉推注，然后 5.4 mg/（kg·h）静脉滴注］；②24 小时 MP 方案［30 mg/kg 推注，然后 5.4 mg/（kg·h）静脉滴注］；③每 6 小时一次 2.5 mg/kg 静脉推注替拉扎特（一种在动物研究中显示具有神经保护潜力的 24- 氨基类固醇），持续 48 小时。总体分析显示，与其他组相比，48 小时 MP 组在 6 个月时运动能力有所恢复，无统计学意义（$P=0.07$），死亡率无差别。然而，48 小时组患严重肺炎（$P=0.02$）和严重败血症（$P=0.07$）的风险显著高于其他组。在考虑了时间因素的二次分析中，在受伤后 3～8 小时开始接受治疗的患者中，48 小时 MP 组患者在 6 个月时运动恢复改善值较 24 小时组高 6 分（$P=0.01$）。作者得出结论，在 3 小时内接受 MP 的患者应维持 MP 治疗 24 小时，而那些在受伤后 3～8 小时开始治疗的患者应接受 48 小时方案，尽管其感染并发症潜在风险更大，但仍值得去应用。

其他 MP 方案

在日本的一项研究中，Otani 等[13]将 158 例患者随机分配到 NASCIS Ⅱ 期试验 MP 方案中，在受伤后 8 小时内开始治疗或接受标准治疗。结果显示与对照组相比，接受 MP 治疗的患者运动评分改善值平均增加了 3.9 分，尽管并没有达到统计学意义。然而失访和盲法不足降低了这些发现的可靠性[5]。Matsumoto 等评估了 46 例随机接受 NASCIS Ⅱ 期试验 MP 方案或安慰剂的颈椎 SCI 患者的并发症发生率[14]，结果显示 MP 组的肺部（$P=0.009$）和胃肠道（$P=0.036$）并发症发生率显著增高。对该试验的批评是分组不均，安慰剂组中不太严重的损伤（Frankel D）比例过高。

GM1 神经节苷脂

GM1（单唾液酸四己糖基神经节苷脂）神经节苷脂的初次试验于 1991 年发表[15]。这是一项单中心、随机、双盲、安慰剂对照的试验性研究，评估了 GM1 神经节苷脂作为急性 SCI 神经保护剂的安全性和有效性。1986 年至 1987 年间共有 34 例患者被纳入该研究。患者每天接受 100 mg GM1 神经节苷脂或安慰剂静脉推注，共 18~32 剂，第一剂在受伤后 72 小时内给药。作者发现 GM1 神经节苷脂组在 1 年随访中的 Frankel 评分（$P = 0.034$）和美国脊髓损伤协会（ASIA）运动评分（$P = 0.047$）改善值显著高于安慰剂对照组，且两组间不良事件发生率无显著差异。这项单中心试点研究为后来的 GM1 神经节苷脂多中心试验奠定了基础[16]。这项研究从 1992 年到 1997 年共招募了 ASIA A~D 级损伤的患者共 760 例。患者损伤后 72 小时内开始随机服用 100 mg GM1 神经节苷脂、200 mg GM1 神经节苷脂或安慰剂，每天服用，共持续 56 天，"显著恢复"定义为在 26 周时改良 Benzel 量表改进 2 个级别。尽管 ASIA B 级损伤患者有无统计学差异的功能改善趋势，但主要分析结果仍为阴性。有趣的是，GM1 神经节苷脂组的功能恢复更早，因此在 8 周（治疗结束时）的主要结局更支持治疗组。然而，对照组在随访过程中功能恢复程度有追赶的趋势。

促甲状腺激素释放激素

临床试验前期数据表明，SCI 后使用促甲状腺激素释放激素（TRH）有利于长期行为功能的恢复[17]。Pitts 等[18]对 20 例 SCI 患者在损伤后 12 小时内随机给予 TRH 和安慰剂治疗。该试验为双盲，按完全性损伤或不完全性损伤将患者分组。治疗组 TRH 0.2 mg/kg 静脉推注，随后在 6 小时内以 0.2 mg/（kg·h）滴注；安慰剂组注射等量的生理盐水。作者发现 TRH 对完全性损伤组无治疗效果，而在不完全 SCI 患者中，接受 TRH 治疗的患者的运动、感觉和 Sunnybrook 评分显著高于安慰剂组。然而，该试验结果未能在其他实验中被重复。

尼莫地平

SCI 中常见的终末病理生理机制之一是脊髓缺血和相关血管变化。尼莫地平（Nimodipine）是一种具有血管扩张作用的钙通道阻滞剂。SCI 动物模型结果提示尼莫地平可缓解创伤病灶附近脊髓的血流量减少[19, 20]，为尼莫地平在人类 SCI 中的临床试验提供了依据。在法国的一项研究中，106 例 SCI 患者被随机分配到以下四组：尼莫地平组 ［0.015 mg/（kg·h）静脉滴注，持续 2 小时，随后 0.03 mg/（kg·h）静脉滴注，持续 7 天］、MP 组（NASCIS Ⅱ 期试验剂量）、尼莫地平加 MP 组、空白对照组[21]。对于需要手术减压的患者则尽早治疗。该试验的结果于 2000 年发表，未观察到尼莫地平有更好的疗效，所有治疗组的神经功能恢复（根据 ASIA 评分衡量）与安慰剂组相似。与 NASCIS 研究类似，该试验发现 MP 组感染并发症较多。早期手术（伤后 8 小时内）相对于伤后 8~24 小时手术不会影响神经功能转归，尽管该研究并未根据手术时间将患者随机分组。

加环利定

另一项法国研究评估了加环利定（Gacyclidine）在 SCI 中的疗效。SCI 继发性损伤机制之一是神经元释放兴奋性毒性谷氨酸，导致 Ca^{2+} 流入水平异常，最终导致局部细胞死亡[22, 23]。加环利定是一种 N- 甲基-D- 天冬氨酸（谷氨酸受体）拮抗剂，能够防止谷氨酸诱导的神经元死亡[24]。一项关于加环利定治疗 SCI 的临床试验结果于 2003 年发表[25]，该研究具有严格的排除标准，纳入标准包括：男性或未怀孕女性，年龄在 18~65 岁，体重 <110 kg，功能损伤最严重的一侧肢体 ASIA 运动评分不超过 15 分，意识正常，有格拉斯哥昏迷量表（GCS）评分，伤后 2 小时内能接受首次加

环利定注射，8小时内能进行减压手术，注射药物前血压控制良好（收缩压不低于90 mmHg 超过15分钟）。患者被随机分配到四组：0.005 mg/kg、0.010 mg/kg、0.020 mg/kg 加环利定组和安慰剂组，在受伤后2小时内尽早注射药物，并在第一次注射4小时后再次给药。1年随访时，四组间 ASIA 评级或功能独特性评定（FIM）评分无显著差异。

米诺环素

临床前期实验表明抗生素米诺环素具有神经保护作用[26]。在 SCI 中，米诺环素可通过减少少突胶质细胞和小胶质细胞凋亡改善神经功能[27, 28]。Casha 等[29] 开展了 Ⅱ 期双盲、随机、安慰剂对照的米诺环素治疗急性 SCI 试验。27例患者随机接受静脉注射米诺环素，25例患者随机接受安慰剂治疗。1年随访时，与安慰剂相比，接受米诺环素治疗的患者运动评分改善值提高了6分，尽管差异无统计学意义。胸椎 SCI 患者中未观察到显著性差异，而颈椎 SCI 病例中观察到米诺环素有改善神经功能的作用，改善值较对照组增加14分。未来需通过 Ⅲ 期临床试验研究米诺环素的疗效。

25.1.2 手术

迄今为止已有一项关于 SCI 手术的 RCT 研究，探究减压时间的选择。

手术减压的时机

目前 SCI 治疗中治疗的一个关键话题是早期手术减压的意义。Vaccaro 等[30] 以随机试验形式评估了早期（<72小时）与延迟（>5天）手术减压治疗颈椎 SCI 的效果。纳入的患者年龄为15~75岁，ASIA 评级为 A~D 级，神经损伤平面为 C3~T1，受伤后48小时内入院以便在72小时内接受手术，并且影像学检查显示脊髓有来自急性创伤的压迫。早期手术组纳入34例患者，平均手术时间伤后1.8天；延迟手术组纳入28例患者，平均手术时间伤后16.8天。两组随访1年，研究结果显示，两组在 ICU 住院时间、住院康复时间、ASIA 评级或运动评分改善方面无显著差异。这项研究一方面由于样本量较小、价值有限，另一方面早期手术定为72小时以内的时间窗太宽，许多学者认为早期手术应在24小时内。

尽管为非随机分组，我们认为急性脊髓损伤手术时机研究（surgical timing in acute spinal cord injury study，STASCIS）值得关注[31]。该研究为多中心、国际化、前瞻性的队列研究，是同类型研究中规模最大的，旨在解决急性 SCI 手术减压时机选择问题。2002年至2009年间，该研究在6个北美地区中心共纳入313例16~80岁的颈椎 SCI 患者。其中182例在受伤后平均14.2小时内接受了早期手术（<24小时），其余131例患者接受了延迟手术（>24小时），平均为28.3小时。22例患者受伤后6个月进行了随访。与延迟手术（8.8%）相比，早期手术的患者中有更多的患者（19.8%）获得了2个或更多 ASIA 等级的改善。由于初始损伤的严重程度不同，恢复的可能性存在异质性，作者进行了多变量分析，调整了术前神经状态和糖皮质激素给药。尽管如此在接受早期手术而非延迟手术的患者中，ASIA 等级提高2级或更高的概率要高出2.8倍。这是一项关键研究，改变了临床实践，为 SCI 的早期手术干预提供了有力的证据。

25.2 经验总结

25.2.1 临床试验设计

RCT 是研究设计的金标准。在这里，我们很少关注 Ⅰ 期和 Ⅱ 期试验。Ⅰ 期试验旨在测试安全性和毒性，这些试验通常以非随机方式招募十几名患者。Ⅱ期试验评估治疗策略的可行性和可能的疗效，这些通常招募多达 50 例患者，无安慰剂对照组[8]。Ⅲ期试验旨在评估治疗的有效性，通常采用随机的形式。严格随机对照试验的目的是消除或至少减少潜在偏倚。尤其对于疗效未经证实的治疗方案，设置安慰剂组十分重要，这一点在 NASCIS Ⅰ期试验中有所体现。随机分组应确保治疗分组保密，患者和研究人员（即结果评估者）应不知道治疗分组情况。一些作者提倡在 SCI 的 RCT 中使用自适应随机化策略[8]。这种方式采用贝叶斯统计方法（Bayesian statisting），反复重新评估累积的数据以更新患者分组，其优点是通过更小的样本量来提高试验的效率。这在 SCI 试验中尤为重要，因为北美每年只有 11 000 例新病例，实验所需样本量大是对实验设计的重大挑战[32]。

25.2.2　SCI 的异质性

人类 SCI 的异质性加大了研究的难度。这些病例在种群、损伤机制和损伤严重程度存在差异，这些对治疗效果有影响作用。例如，ASIA 评分 A 级（即完全性）损伤的患者受伤严重，脊髓出现空洞和坏死后很难对治疗起反应。此外，一些学者认为就康复的潜力而言，这些患者实际上与那些不完全性损伤的患者相比是更同质的群体[33]。此前几项临床试验忽视了这种异质性，可能是这些研究试图找到一种"万能"的疗法。然而，这种异质性不仅会降低研究的外部有效性，还会降低其内部有效性。例如，在 Matsumoto 团队发表的 MP 试验中[14]，治疗组和安慰剂组在损伤严重程度方面存在差异，更多损伤较轻的患者被分配到安慰剂组。这种偏倚使人们难以相信研究结果的有效性。

在 RCT 设计中解决这种异质性有两种选择。首先是选择相对同质的人群，例如选择 ASIA A 级且损伤平面位于 C4~C8 间的成人患者。该方法的优势在于可以用有针对性的治疗方法以减少由异质人群产生的"噪音"。缺点是研究结果仅适用于总体 SCI 人群中的一小部分（即外部有效性有限），并且由于严格的纳入排除标准，患者的招募速度将更慢。第二种选择是采用区组设计，按变量重要性（例如 ASIA 等级和受伤程度）对患者随机化分组。这确保了两个治疗组之间重要混杂因素的平均分配，保留了研究结果的普遍适用，但仍然有可能在异质性较高的研究人群所产生的干扰中发生偏倚。

25.2.3　研究对象的选择

与上述关于 SCI 异质性的讨论有关，精确定义纳入和排除标准至关重要。临床试验应从明确定义的研究问题开始。PICOT 格式很有用：P，人口；I，干预；C，对照组；O，结果；T，时间。

在患者选择方面，除了年龄限制之外，还需要考虑的重要问题是损伤的平面和严重程度。胸椎损伤很少见，仅占 SCI 的 10%~15%[32]。尽管如此，考虑到安全性，Ⅰ期试验往往仅限于（通常完全限于）胸椎损伤，因为胸椎 ASIA A 级损伤中的任何并发症对功能恢复的影响都很小。当然，样本量的因素可能使患者纳入研究的速度较慢。另一方面，颈椎损伤虽然更为常见，但由于其存在损伤平面上升的风险，无论 ASIA 等级如何，与治疗相关的不良事件都可能造成严重后果。由于任何潜在事故都可能导致呼吸功能损害，试验纳入对象最高损伤平面通常为 C4 或 C5。重要的是要考虑检查 ASIA A 级患者的研究需要非常有效的治疗或大量患者来检测任何神经功能恢复。许多患有 ASIA B 级到 D 级损伤的患者可自发改善，这意味着需要招募大量患者以辨别治疗方案对这些损伤的自然病程是否有效[34]。

与疾病病程相关的治疗时机取决于治疗的本质和所解决的问题。一般而言，神经保护策略应选择 SCI 急性期（<72 小时）的患者，因为这是继发性损伤的时期。神经再生疗法试验应选择亚急性期（72 小时至 2 周）的患者。康复实验应选择慢性期（12 个月以上）的患者[8]。

25.2.4　神经功能恢复的评估

准确、可靠以及与临床密切相关的神经系统评估对任何 SCI 试验都至关重要。多年来已有许多系统评估方案被开发和应用。第一个是 Frankel 分级，包括五个等级：A 级，神经功能完全性损伤；B 级，仅保留感觉功能，无运动功能；C 级，仅保留某些肌肉运动功能，无有用的功能；D 级，保留部分功能性运动功能；E 级，运动功能正常[35]。该评分系统的主要优点是简单、易用。通过分析 Frankel 等级的变化使研究人员能够以直观且容易理解的方式评估大量患者的神经功能恢复情况。Frankel 分级的真正缺点是对 A 级、C 级和 D 级损伤的定义不精确，后来 ASIA 分级对其进行了改进。在 TRH 临床试验中应用的 Sunnybrook 系统也被开发[36,18]。与 Frankel 分级相比，该系统通过根据损伤严重程度划分 10 个等级以及 17 种神经功能可以改善或恶化的形式，改进了急性 SCI 的临床分级和患者恢复的量化方法。NASCIS Ⅰ 期试验中使用的 NASCIS 系统结合了运动和感觉功能的数字评分系统，该系统是从 Lucas 和 Ducker 设计的运动评分系统演变而来的[37]，然而这个系统令人难以理解。ASIA 标准于 1982 年首次制订，此后经过多次修订［最终成为脊髓损伤神经学分级国际标准（ISNCSCI）］，其对运动和感觉评分方法进行了很大改进[38]。该系统更准确地定义了"完全性损伤"（基于骶区神经功能）、C 级和 D 级损伤（基于损伤平面以下的运动评分）。然而，C 级和 D 级损伤具有天花板效应，即患者很少能充分改善进入下一个等级。在 GM1 神经节苷脂试验中使用的改良 Benzel 系统将根据损伤程度定义为 7 个等级[15,16]，并结合了括约肌控制和行走能力评估。然而，由于在 SCI 的急性期通常无法评估步行能力，因此其在评估患者运动恢复方面的应用受到限制。

NASCIS 试验使用了一个复杂且难以理解的方案，包括扩展的运动（70 分）和感觉（58 分）评分，仅分析了右侧肢体数据。该方案包含五个运动和五个感觉分类、三个广泛的完整性分类和五个按级别的完整性分类，但没有根据节段进行分类[39]。评估方法难以理解一直是 NASCIS 试验结果能否被接受的重要争论点。考虑到评估方法中可能存在的无数组合，部分批评者认为 NASCIS 试验结果为选择性报道[39]。该研究作者未准确定义哪些参数需要优先评估。尽管他们报道了部分测量的可能性，但并未展示所有的研究数据，实际上 NASCIS 试验的结果应该是独立的。这一点表明 SCI 试验中应使用一致和标准化的评估方案。这不仅可以提高全球对试验结果的接受度，还可以比较来自不同试验的不同疗法的治疗效果。因此，ISNCSCI/ASIA 标准的开发、完善和国际认可具有重要意义。

25.2.5　功能评估

在 SCI 试验早期阶段，包括 NASCIS Ⅰ 期试验、NASCIS Ⅱ 期试验和第一个 GM1 神经节苷脂试验在内仅评估了神经改善与否，而没有评估功能。这样做的局限性显而易见。例如，NASCIS Ⅱ 期试验的作者很难解释扩展运动评分提高 5 分或 6 分对患者功能的影响。NASCIS Ⅲ 期试验是第一个除损伤评估之外将活动能力评估纳入研究的试验。FIM 是评估残疾人的整体独立程度，包括饮食、梳洗和行走能力。FIM 最初是应用于许多非 SCI 疾病[40]。后期又开发了其他功能评估，包括脊髓损伤测量（spinal cord injury measure）和脊髓损伤行走指数（walking index in spinal cord injury）[41-44]。

25.2.6　生活质量评估

患者评估报告越来越多应用于各类医学临床试验，包括脊柱手术研究[45]。因此，除了衡量神经功能和独立功能外，SCI 试验还需要使用经过验证的调查工具来评估生活质量结局。例如，健康调查量表 36（short-form 36，SF-36）[46]、Euroqol 五维量表（EuroQoL five dimensions，EQ-5D）[47]，或六维健康调查量表（short-form six dimensions，SF-6D）[48]，这些提供了对患者自我感知健康状况的全面评估。例如，SF-36 的评估项目包括躯体功能、躯体疼痛、心理健康、生理功能、情感职能、社会职能、活力和总体健康感。目前大部分 SCI 研究都重点关注寻找能够客观改善运动和感觉功能的疗法。如果没有这一点，人们会认为对生活质量的影响将是无关紧要的。但除了治疗的客观效果之外，研究 SCI 对患者自我感知生活质量的影响也极其重要，因为它可以让临床医生、家庭，最重要的是让患者了解他们对生活质量的期望。

25.2.7 影像学评估

近年来，受伤脊髓高分辨率成像取得了重大进展，尤其是 MRI。我们研究团队开发了临床上可行的显微结构 MRI 方案，以使用弥散张量成像（diffusion tensor imaging，DTI）、磁化转移（magnetization transfer，MT）和 T$_2$ 加权像量化颈脊髓组织损伤程度[49]。我们发现 T$_2$ 加权像中白质与灰质的信号强度比是白质损伤的有效生物标记，其与局部运动和感觉功能损害的相关性较横截面积、各向异性分数和 MT 更强[50]。未来 SCI 试验很可能使用这些技术作为评估预后或功能的基本状态。

25.2.8 主要结果和次要结果的定义

任何临床试验都应事先对结果做精准定义，这对结果的解释很重要。例如，NASCIS II 期试验中仅在亚组分析中可见与时间相关的治疗效果，而总体分析显示没有益处[6]，因此 NASCIS II 期试验结果被认为是"阴性"[11]。另一个例子是多中心 GM1 神经节苷脂研究[16]，26 周时修正的 Benzel 量表结果表明，"显著恢复"率无显著差异，因此试验结果为阴性。然而如果结果被预先定义约定在治疗结束时测量，作者认为该试验结果可能为"阳性"。当然，与任何短期治疗效果相比，我们对长期治疗效果更感兴趣，但这个例子说明了临床试验中结果的定义是如何影响对其结果的分析。

在 SCI 试验中评估神经功能预后的另一个问题是，由于 SCI 的异质性，患者在康复能力方面存在差异。在 NASCIS III 期试验中[12]，将基线分数作为协变量纳入方差分析（ANOVA）以调整基线分数对神经功能预后评估的影响。同样，一些学者主张在研究中使用 ASIA 运动或感觉分数的百分比变化，而不是绝对变化[8]。

25.2.9 结果评估方法

任何 RCT 研究结果的有效性都取决于结果评估方法的可靠性。然而，SCI 患者的神经系统检查存在一些挑战，特别是在急性损伤状态下。例如，在中毒、头部受伤导致意识水平改变或存在神经源性休克的情况下，检查可能难以执行，并且结果不可靠。对于多发伤患者通常可进行插管和药物镇静。评估人员需要经过严格培训，多次评估，并且具有高度评估一致性。在此方面，多中心 GM1 神经节苷脂研究是同类研究中第一个提供 ISNCSCI 考试培训并对评估人员进行可靠性评估的研究[39, 51]。

许多研究团队对受伤后获得准确可靠检查的最佳间隔时间提出质疑[52]。Burns 等[34]报道在受伤后 24~48 小时，预测 ASIA A 级患者的准确率可以达到 97.4%。真正的问题与不完全性损伤患者神经系统检查基本情况的"不稳定性"有关，这些患者中的许多人经历了早期评分等级的变化。事实上，约 60% 的 ASIA B~D 级损伤的患者会改善到更高级别。这可能是由于脊髓固有的恢复能力，如急性损伤事件的缓解、损伤的继发机制以及再生能力。最终，Burns 等[34]建议将 ASIA B 级或更高级别的损伤从早期试验中排除。其他学者建议，急性损伤研究应从受伤后 24~48 小时开始；神经功能的准确评分在 24 小时内开始的研究中是必不可少的[8]。

25.3 未来和正在进行的临床试验

25.3.1 RISCIS（利鲁唑，Riluzole）

利鲁唑是一种苯并噻唑类抗惊厥药，已获 FDA 批准用于治疗肌萎缩侧索硬化症（ALS），可通过调节兴奋性神经传递和神经保护作用来提高患者生存率[53]。在 SCI 继发性损伤级联过程中，电压门控 Na^+ 通道的被激活，导致细胞内 Na^+ 浓度增加[54]。这通过逆转渗透梯度导致细胞肿胀，以及细胞内酸中毒[54, 55]。此外，Na^+ 的流入促进 Ca^{2+} 通过 Na^+-Ca^{2+} 转运体转入，导致兴奋性神经递质谷氨酸的细胞外释放[55]。随后细胞毒性水肿、细胞内酸中毒和谷氨酰胺能兴奋性毒性可导致局部细胞死亡。利鲁唑通过阻断钠通道和减轻谷氨酸毒性以发挥其神经保护作用。在 SCI 的动物模型中，Fehlings 小组发现利鲁唑可以阻止钠离子的异常释放和谷氨酸失衡，进而促进神经功能回复[56, 57]。评价利鲁唑在急性 SCI 治疗中的安全性和药代动力学的 I 期临床试验于 2011 年完成（ClinicalTrials.gov NCT00876889）[58]。与北美临床试验网络（North American Clinical Trials Network，NACTN）SCI 试验相比，该试验中患者 ASIA 运动评分改善更多而并发症却类似。该试验的结果为 IIb/III 期 RCT 提供了动力，即利鲁唑用于急性脊髓损伤研究（RISCIS），该研究于 2014 年 1 月开始，目前正在进行中（ClinicalTrials.gov NCT01597518）[59]。该试验的结果将为利鲁唑对急性 SCI 的治疗提供 1 级证据。本章讨论的许多要点在 RISCIS 的设计中都得到了体现。我们以此为平台总结和进一步讨论 SCI 试验设计中的一些关键问题和考虑因素。

RISCIS 遵循双盲、安慰剂对照、RCT 设计。共 28 个中心（美国 19 个，加拿大 4 个，澳大利亚 3 个，新西兰 2 个）参与。患者以 1 : 1 的比例随机分配到利鲁唑或安慰剂组。随机序列按地点分组，并按区组大小 2 和 4 进行随机排列。通过不透明信封隐藏分组情况，该信封包含一个唯一编号，该编号对应于装有利鲁唑或安慰剂的预先储存的药物容器上的编号。受试者、治疗医生和数据收集者不了解研究对象分组情况。

利鲁唑在急性 SCI 中的神经保护潜在作用的相关研究得到科学证据支持，有几个临床前期模型证明了其对创伤性和非创伤性（即退行性脊髓型颈椎病）SCI 的治疗作用[60-63]。此外，该药物在 ALS 患者中的使用已有明确的安全性[64]。RISCIS 有一个明确的研究问题：根据 ASIA 运动评分从基线到 SCI 后 180 天的变化来作为评估项目[65]，与安慰剂相比，利鲁唑是否能改善成年急性 SCI 患者的神经功能恢复情况，使用 PICOT 公式将会很有用。

研究纳入研究对象为 18~75 岁（含）的成年人，该试验侧重于更同质的颈椎 SCI 人群。所有患者均为急性 SCI，ASIA 等级为 A 级、B 级或 C 级，神经损伤平面为 C4~C8。患者必须能够在受伤后 12 小时内接受研究药物治疗，同时能够配合完成 ASIA（ISNCSCI）标准的神经系统检查。如前所述，有几个因素会影响 SCI 患者神经系统检查的准确性（例如，中毒、镇静、头部受伤）。因此，事先需要排除伴有严重颅脑损伤（GCS<14）或先前存在的神经或精神疾病的患者，因为这些患者可能会影响准确的评估和随访。

在干预方面，实验组的患者在受伤后的前 24 小时内每 12 小时接受 2 次 100 mg 利鲁唑治疗，在随后 13 天接受每天 2 次、每次 50 mg 的利鲁唑治疗方案。通过口服或通过鼻胃管给药。对照组按相同的时间表使用形状、大小和颜色与利鲁唑胶囊相同的安慰剂胶囊。

在结果方面，评估神经功能、残疾、功能结局和生活质量结局等关注点。主要衡量指标是

ASIA 运动评分从基线到 180 天的变化，这用于计算所需样本量的大小。经计算，316 例的样本量来检测 ASIA 运动评分变化 9 分的差异具有 90% 的功效，单尾 α = 0.025。RISCIS 的目标是招募 351 例患者以弥补失访数量（估计为 10%）。次要疗效包括 ASIA 等级从基线到 180 天的变化以及 180 天时脊髓独立测量（spinal cord independence measure，SCIM）Ⅲ 的评分[65]。SCIM 是一个综合评分量表，用于评估 SCI 患者日常活动的能力，并提供功能结局的衡量标准。另一个功能结局为上肢感觉运动功能，通过 GRASSP 上肢功能评价量表评估。通过数字疼痛量表（numeric pain rating scale）评估伤残疼痛[66]，通过 SF-36 和 EQ-5D 量表评估患者生活质量[46, 47]。根据既往研究，在 180 天时评估主要功能恢复情况[58]。在整个试验过程中持续记录所有不良事件。鉴于神经功能恢复潜力的异质性，按患者 ASIA 等级划分亚组以分析研究结果。

时间点方面，基于临床前期数据，利鲁唑（或安慰剂）应在受伤后 12 小时内给药。在严重颈椎 SCI 的鼠模型中，Fehlings 团队发现在损伤后 1 小时和 3 小时给予利鲁唑有助于改善感觉运动功能和轴突状况，并可以减少神经元细胞炎症和凋亡[57]。由于鼠脊髓损伤后病理性改变达到峰值的速度是人类的 4 倍，因此在人类中利鲁唑最佳给药时间是在 SCI 后 12 小时内。

25.3.2　Spring（Vx-210/ 赛生灵）

众所周知，轴突生长和再生在中枢神经系统损伤后受阻。几种生长抑制途径在向细胞内 GTP 酶 Rho 蛋白发出信号时交汇[67]。Rho 和 Rho 下游相关激酶的激活导致肌球蛋白轻链磷酸化状态失衡，从而导致生长锥支架的塌陷和轴突生长停滞[68]。C3 转移酶是一种源自肉毒杆菌的酶，通过将 RhoA 锁定在非活性状态来抑制 Rho 信号传导。既往研究表明 C3 转移酶可以在体外和体内促进轴突生长，但野生型 C3 转移酶的细胞穿透力很差[67, 69]。BA-210［商品名 Cethrin（赛生灵）］是 C3 转移酶的重组蛋白，它较易穿过脊髓硬膜并以受体非依赖性机制渗透穿过细胞膜[69]。动物实验表明，将 BA-210 局部递送至胸椎脊髓挫伤大鼠的损伤部位可灭活 RhoA、减少脊髓损伤程度并改善运动功能[69]。Ⅰ/Ⅱa 期临床试验纳入 48 例 ASIA A 级颈椎或胸椎 SCI 患者，术中将 0.3~9 mg 的赛生灵局部覆盖于受伤脊髓的前部或后部硬脊膜表面[68]。所有胸椎 SCI 患者的 ASIA 运动评分变化均较低（1.8 ± 5.1），而颈椎 SCI 患者的变化较大（18.6 ± 19.3）。药代动力学分析发现该药物的全身分布水平较低。接受 3 mg Cethrin 治疗的颈椎 SCI 患者在 1 年时 ASIA 运动评分改善程度最大（27.3 ± 13.3），31% 的颈椎 SCI 患者从 ASIA A 级转为 C 级或 D 级。基于这些结果，针对赛生灵的Ⅱb/Ⅲ期双盲、随机、安慰剂对照、多中心试验正在进行中（ClinicalTrials.gov NCT02669849）。符合条件的患者年龄为 14~75 岁，为 ASIA A 级或 B 级外伤性颈椎 SCI，计划在受伤后 72 小时内接受手术。

25.3.3　神经脊髓支架（Inspire）

神经脊髓支架是一种多孔的生物可吸收聚合物支架，可促进脊髓对位愈合、节省白质、减少创伤后囊肿的形成，并使脑实质内组织压力正常化[70]。该聚合物由聚（L-赖氨酸）与聚（乳酸-乙醇酸）共价结合。在 SCI 的动物半切模型中，植入神经干细胞聚合物支架后动物神经功能得到恢复[71, 72]。目前正在进行一项评估植入神经脊髓支架的安全性和可行性的试点研究（ClinicalTrials.gov NCT02138110）。纳入标准包括年龄 16~70 岁、损伤平面为 T2~T12/L1 的 ASIA A 级创伤性 SCI、能够在受伤后 6 小时内接受支架以及 MRI 显示直径不小于 4 mm 的非穿透性挫伤损伤。第一个接受该支架植入的报告已经发表[70]，患者是 1 例 25 岁男性患者，在一次越野摩托车事故中发生 T11/T12 骨折脱位，导致 T11 水平 ASIA A 级 SCI。通过手术将一个 2 mm × 10 mm 的支架直接植入

T12 脊髓实质的创伤空腔内。3 个月时，神经功能改善为 L1 水平 ASIA C 级不完全性损伤。6 个月随访时未发现支架植入相关并发症或安全问题。

25.3.4 人类胚胎干细胞（SCiStar）

由神经保护转向再生策略，科学家和公众都对在创伤性 SCI 中使用人类胚胎干细胞（human embryonic stem cell, hESC）产生了极大的兴趣。既往已有小规模相关研究被开展[73-75]。hESC 的第一个 Ⅰ 期人体临床试验于 2009 年开展，被称为 Geron 试验。虽然第一个队列已有 5 例患者完成实验，但由于资金短缺，该试验不得不中止[76, 77]。但是 Asterias Biotechnology 通过 FDA 批准在 SCI 中使用 hESC，该公司购买了 Geron 的专利，在人体进行 hESC 临床试验。Geron 的原始产品 GRNOPC1 更名为 AST-OPC-1，主要由少突胶质祖细胞组成。该产品目前正在进行 Ⅰ/Ⅱa 期试验，旨在评估 AST-OPC-1 递增剂量对 18~69 岁的完全性颈椎 SCI 患者的安全性和活性（ClinicalTrials. gov NCT02302157）。

StemCells 公司开发并测试了一款产品 HuCNS-SC，该产品由通过流式细胞仪分离和扩增人类胎儿前脑神经干细胞[78]。该产品在针对胸椎 ASIA A 级到 C 级损伤患者的 Ⅰ/Ⅱ 期研究（ClinicalTrials.gov NCT01321333）和针对颈椎（C5~C7）ASIA B 级或 C 级 SCI 患者的 Ⅰ/Ⅱ 期试验（ClinicalTrials.gov NCT02163876）中进行了测试。试验结果未表明有与细胞或人工髓内注射有关的安全问题[79, 80]。

一些研究测试了自体骨髓（BMC）移植和粒细胞巨噬细胞集落刺激因子（GM-CSF）给药的安全性和有效性[73, 81]。Yoon 等[81]对完全性 SCI 患者进行了 Ⅰ/Ⅱ 期开放标签和非随机研究，该研究向 35 例 SCI 患者损伤部位注射 BMC 和 GM-CSF，结果未发现与 BMC 移植和 GM-CSF 给药相关的严重不良事件。在急性或亚急性期治疗的患者中有 30.4% 的 ASIA 分级有所改善，但在慢性治疗组中未观察到显著改善。

25.3.5 低温疗法

系统性低温已被评价为急性创伤性 SCI 的神经保护策略[82-84]。Dididze 等[84]报道了 35 例接受中度血管内低温（33℃）48 小时的急性颈椎 SCI 患者。所有患者入院时均为完全性损伤，但有 4 例患者在受伤后 24 小时内改善为 ASIA B 级，15 例患者（43%）在最近一次随访时 ASIA 评分至少改进了一级，血栓栓塞并发症的风险为 14.2%。目前正在进行一项针对 18~70 岁的 ASIA A 级、B 级或 C 级急性创伤性 SCI 患者的多中心随机试验（ClinicalTrials.gov NCT02991690）。实验组将通过将导管插入股静脉对患者实施低温治疗。使患者以最高（2~2.5）℃/h 的速度降温，直至达到 33℃，并维持 48 小时。然后以 0.1℃/h 的速度对患者进行复温，直至达到正常体温（37℃），对照组接受标准治疗。主要测量结果是 ASIA 等级和运动评分的改善，该试验的目标人群是 120 例患者。

25.4 结论

SCI 的临床试验近年来发生了巨大的变化，包括标准化神经系统评分系统、功能评估和生活质量指数的开发、验证和广泛采用允许进行更强有力的试验设计。以上连同成像技术的进步和对 SCI 继发性损伤机制的深入理解，以及从实验室到临床的转化，为 SCI 研究的未来带来了希望。SCI 试验设计方面应重点考虑的问题包括明确的研究目标、应用减少选择偏倚的方法（即随机分组、分配隐蔽和盲法）、使用方法以减少 SCI 严重程度和损伤平面的异质性（即研究人群的定义或损伤严重性和平面的分层）、使用被广泛验证的评估方法（包括神经分级系统、功能和生活质量评估）以及预先对主要和次要结果的准确定义。其他试验设计也可以考虑，如使用改良随机分组、对大规模队列或 RCT 研究进行倾向匹配分析。未来需要进一步合作努力，例如 NACTN 和 AO 学习小组等研究团体将在研究中起重要引领作用。

参考文献

[1] Tator CH. Biology of neurological recovery and functional restoration after spinal cord injury. Neurosurgery. 1998; 42(4): 696-707, discussion 707-708 PubMed

[2] Sekhon LH, Fehlings MG. Epidemiology, demographics, and pathophysiology of acute spinal cord injury. Spine. 2001; 26(24) Suppl: S2-S12 PubMed

[3] Hall ED, Braughler JM. Effects of intravenous methylprednisolone on spinal cord lipid peroxidation and Na$^+$ K$^+$ - ATPase activity. Dose-response analysis during 1st hour after contusion injury in the cat. J Neurosurg. 1982; 57(2): 247-253 PubMed

[4] Bracken MB, Collins WF, Freeman DF, et al. Efficacy of methylprednisolone in acute spinal cord injury. JAMA. 1984; 251(1): 45-52 PubMed

[5] Fehlings MG, Wilson JR, Cho N. Methylprednisolone for the treatment of acute spinal cord injury: counterpoint. Neurosurgery. 2014; 61 Suppl 1: 36-42 PubMed

[6] Bracken MB, Shepard MJ, Collins WF, et al. A randomized, controlled trial of methylprednisolone or naloxone in the treatment of acute spinal-cord injury. Results of the Second National Acute Spinal Cord Injury Study. N Engl J Med. 1990; 322(20): 1405-1411 PubMed

[7] Hugenholtz H. Methylprednisolone for acute spinal cord injury: not a standard of care. CMAJ. 2003; 168(9): 1145-1146 PubMed

[8] Tator CH. Review of treatment trials in human spinal cord injury: issues, difficulties, and recommendations. Neurosurgery. 2006; 59(5): 957-982, discussion 982-987 PubMed

[9] Coleman WP, Benzel D, Cahill DW, et al. A critical appraisal of the reporting of the National Acute Spinal Cord Injury Studies (II and III) of methylprednisolone in acute spinal cord injury. J Spinal Disord. 2000; 13(3): 185-199 PubMed

[10] Nesathurai S. Steroids and spinal cord injury: revisiting the NASCIS 2 and NASCIS 3 trials. J Trauma. 1998; 45(6): 1088-1093 PubMed

[11] Hugenholtz H, Cass DE, Dvorak MF, et al. High-dose methylprednisolone for acute closed spinal cord injury-only a treatment option. Can J Neurol Sci. 2002; 29(3): 227-235 PubMed

[12] Bracken MB, Shepard MJ, Holford TR, et al. Administration of methylprednisolone for 24 or 48 hours or tirilazad mesylate for 48 hours in the treatment of acute spinal cord injury. Results of the Third National Acute Spinal Cord Injury Randomized Controlled Trial. National Acute Spinal Cord Injury Study. JAMA. 1997; 277(20): 1597-1604 PubMed

[13] Otani K, Abe H, Kadoya S. Beneficial effect of methylprednisolone sodium succinate in the treatment of acute spinal cord injury. Sekitsui Sekizui J. 1994; 7: 633-647 PubMed

[14] Matsumoto T, Tamaki T, Kawakami M, Yoshida M, Ando M, Yamada H. Early complications of high-dose methylprednisolone sodium succinate treatment in the follow-up of acute cervical spinal cord injury. Spine. 2001; 26(4): 426-430 PubMed

[15] Geisler FH, Dorsey FC, Coleman WP. Recovery of motor function after spinal-cord injury–a randomized, placebocontrolled trial with GM-1 ganglioside. N Engl J Med. 1991; 324(26): 1829-1838 PubMed

[16] Geisler FH, Coleman WP, Grieco G, Poonian D, Sygen Study Group. The Sygen multicenter acute spinal cord injury study. Spine. 2001; 26(24) Suppl: S87-S98 PubMed

[17] Faden AI, Jacobs TP, Smith MT. Thyrotropin-releasing hormone in experimental spinal injury: dose response and late treatment. Neurology. 1984; 34(10): 1280-1284 PubMed

[18] Pitts LH, Ross A, Chase GA, Faden AI. Treatment with thyrotropin-releasing hormone (TRH) in patients with traumatic spinal cord injuries. J Neurotrauma. 1995; 12(3): 235-243 PubMed

[19] Fehlings MG, Tator CH, Linden RD. The effect of nimodipine and dextran on axonal function and blood flow following experimental spinal cord injury. J Neurosurg. 1989; 71(3): 403-416 PubMed

[20] Guha A, Tator CH, Smith CR, Piper I. Improvement in post-traumatic spinal cord blood flow with a combination of a calcium channel blocker and a vasopressor. J Trauma. 1989; 29(10): 1440-1447 PubMed

[21] Pointillart V, Petitjean ME, Wiart L, et al. Pharmacological therapy of spinal cord injury during the acute phase. Spinal Cord. 2000; 38(2): 71-76 PubMed

[22] Li S, Mealing GA, Morley P, Stys PK. Novel injury mechanism in anoxia and trauma of spinal cord white matter: glutamate release via reverse Na^+-dependent glutamate transport. J Neurosci. 1999; 19(14): RC16 PubMed

[23] Taylor CP, Geer JJ, Burke SP. Endogenous extracellular glutamate accumulation in rat neocortical cultures by reversal of the transmembrane sodium gradient. Neurosci Lett. 1992; 145(2): 197-200 PubMed

[24] Hirbec H, Gaviria M, Vignon J. Gacyclidine: a new neuroprotective agent acting at the N-methyl-D-aspartate receptor. CNS Drug Rev. 2001; 7(2): 172-198 PubMed

[25] Tadie M, Gaviria M, Mathe J-F, et al. Early care and treatment with a neuroprotective drug, gacyclidine, in patients with acute spinal cord injury. Rachis. 2003; 15: 363-376 PubMed

[26] Yrjänheikki J, Keinänen R, Pellikka M, Hökfelt T, Koistinaho J. Tetracyclines inhibit microglial activation and are neuroprotective in global brain ischemia. Proc Natl Acad Sci U S A. 1998; 95(26): 15769-15774 PubMed

[27] Lee SM, Yune TY, Kim SJ, et al. Minocycline reduces cell death and improves functional recovery after traumatic spinal cord injury in the rat. J Neurotrauma. 2003; 20(10): 1017-1027 PubMed

[28] Wells JE, Hurlbert RJ, Fehlings MG, Yong VW. Neuroprotection by minocycline facilitates significant recovery from spinal cord injury in mice. Brain. 2003; 126(Pt 7): 1628-1637 PubMed

[29] Casha S, Zygun D, McGowan MD, Bains I, Yong VW, Hurlbert RJ. Results of a phase II placebo-controlled randomized trial of minocycline in acute spinal cord injury. Brain. 2012; 135(Pt 4): 1224-1236 PubMed

[30] Vaccaro AR, Daugherty RJ, Sheehan TP, et al. Neurologic outcome of early versus late surgery for cervical spinal cord injury. Spine. 1997; 22(22): 2609-2613 PubMed

[31] Fehlings MG, Vaccaro A, Wilson JR, et al. Early versus delayed decompression for traumatic cervical spinal cord injury: results of the Surgical Timing in Acute Spinal Cord Injury Study (STASCIS). PLoS One. 2012; 7(2): e32037 PubMed

[32] Tator CH. Epidemiology and general characteristics of the spinal cord injured patient. In: Tator CH, Benzel E, eds. Contemporary Management of Spinal Cord Injury: From Impact to Rehabilitation. Park Ridge, IL: American Association of Neurological Surgeons; 2000:15-19

[33] Ragnarsson KT, Wuermser LA, Cardenas DD, Marino RJ. Spinal cord injury clinical trials for neurologic restoration: improving care through clinical research. Am J Phys Med Rehabil. 2005; 84(11) Suppl: S77-S97, quiz S98-S100 PubMed

[34] Burns AS, Lee BS, Ditunno JFJr, Tessler A. Patient selection for clinical trials: the reliability of the early spinal cord injury examination. J Neurotrauma. 2003; 20(5): 477-482 PubMed

[35] Frankel HL, Hancock DO, Hyslop G, et al. The value of postural reduction in the initial management of closed injuries of the spine with paraplegia and tetraplegia. I. Paraplegia. 1969; 7(3): 179-192 PubMed

[36] Tator CH, Rowed DW, Schwartz ML. Sunnybrook cord injury scales for assessing neurological injury and recovery. In: Tator CH, ed. Early Management of Acute Spinal Cord Injury. New York, NY: Raven Press; 1982:7-24

[37] Lucas JT, Ducker TB. Motor classification of spinal cord injuries with mobility, morbidity and recovery indices. Am Surg. 1979; 45(3): 151-158 PubMed

[38] Kirshblum SC, Burns SP, Biering-Sorensen F, et al. International standards for neurological classification of spinal cord injury (revised 2011). J Spinal Cord Med. 2011; 34(6): 535-546 PubMed

[39] Lammertse DP. Clinical trials in spinal cord injury: lessons learned on the path to translation. The 2011 International Spinal Cord Society Sir Ludwig Guttmann Lecture. Spinal Cord. 2013; 51(1): 2-9 PubMed

[40] Keith RA, Granger CV, Hamilton BB, Sherwin FS. The functional independence measure: a new tool for rehabilitation. Adv Clin Rehabil. 1987; 1: 6-18 PubMed

[41] Catz A, Itzkovich M, Agranov E, Ring H, Tamir A. The spinal cord independence measure (SCIM): sensitivity to functional changes in subgroups of spinal cord lesion patients. Spinal Cord. 2001; 39(2): 97-100 PubMed

[42] Catz A, Itzkovich M, Steinberg F, et al. The Catz-Itzkovich SCIM: a revised version of the Spinal Cord Independence Measure. Disabil Rehabil. 2001; 23(6): 263-268 PubMed

[43] Ditunno JFJr, Ditunno PL, Scivoletto G, et al. The Walking Index for Spinal Cord Injury (WISCI/WISCI II): nature, metric properties, use and misuse. Spinal Cord. 2013; 51(5): 346-355 PubMed

[44] Ditunno JFJr, Ditunno PL, Graziani V, et al. Walking index for spinal cord injury (WISCI): an international multicenter validity and reliability study. Spinal Cord. 2000; 38(4): 234-243 PubMed

[45] Witiw CD, Mansouri A, Mathieu F, Nassiri F, Badhiwala JH, Fessler RG. Exploring the expectation-actuality discrepancy: a systematic review of the impact of preoperative expectations on satisfaction and patient

reported outcomes in spinal surgery. Neurosurg Rev. 2018; 41(1): 19-30 PubMed

[46] McHorney CA, Ware JEJr, Raczek AE. The MOS 36-Item Short-Form Health Survey (SF-36): II. Psychometric and clinical tests of validity in measuring physical and mental health constructs. Med Care. 1993; 31(3): 247-263 PubMed

[47] Rabin R, de Charro F. EQ-5D: a measure of health status from the EuroQol Group. Ann Med. 2001; 33(5): 337-343 PubMed

[48] Brazier J, Roberts J, Deverill M. The estimation of a preference-based measure of health from the SF-36. J Health Econ. 2002; 21(2): 271-292 PubMed

[49] Martin AR, De Leener B, Cohen-Adad J, et al. Clinically feasible microstructural MRI to quantify cervical spinal cord tissue injury using DTI, MT, and T2*-weighted imaging: assessment of normative data and reliability. AJNR Am J Neuroradiol. 2017; 38(6): 1257-1265 PubMed

[50] Martin AR, De Leener B, Cohen-Adad J, et al. A novel MRI biomarker of spinal cord white matter injury: T2*-weighted white matter to gray matter signal intensity ratio. AJNR Am J Neuroradiol. 2017; 38(6): 1266-1273 PubMed

[51] Harrop JS, Maltenfort MG, Geisler FH, et al. Traumatic thoracic ASIA A examinations and potential for clinical trials. Spine. 2009; 34(23): 2525-2529 PubMed

[52] Marino RJ, Ditunno JFJr, Donovan WH, Maynard FJr. Neurologic recovery after traumatic spinal cord injury: data from the Model Spinal Cord Injury Systems. Arch Phys Med Rehabil. 1999; 80(11): 1391-1396 PubMed

[53] Miller RG, Mitchell JD, Moore DH. Riluzole for amyotrophic lateral sclerosis (ALS)/motor neuron disease (MND). Cochrane Database Syst Rev. 2012(3): CD001447 PubMed

[54] Agrawal SK, Fehlings MG. Mechanisms of secondary injury to spinal cord axons in vitro: role of Na^+, $Na^{(+)}$-$K^{(+)}$ - ATPase, the $Na^{(+)}$-H+ exchanger, and the $Na^{(+)}$-Ca^{2+} exchanger. J Neurosci. 1996; 16(2): 545-552 PubMed

[55] Stys PK, Sontheimer H, Ransom BR, Waxman SG. Noninactivating, tetrodotoxin-sensitive Na^+ conductance in rat optic nerve axons. Proc Natl Acad Sci U S A. 1993; 90(15): 6976-6980 PubMed

[56] Schwartz G, Fehlings MG. Evaluation of the neuroprotective effects of sodium channel blockers after spinal cord injury: improved behavioral and neuroanatomical recovery with riluzole. J Neurosurg. 2001; 94(2) Suppl: 245-256 PubMed

[57] Wu Y, Satkunendrarajah K, Teng Y, Chow DS, Buttigieg J, Fehlings MG. Delayed post-injury administration of riluzole is neuroprotective in a preclinical rodent model of cervical spinal cord injury. J Neurotrauma. 2013; 30(6): 441-452 PubMed

[58] Grossman RG, Fehlings MG, Frankowski RF, et al. A prospective, multicenter, phase I matched-comparison group trial of safety, pharmacokinetics, and preliminary efficacy of riluzole in patients with traumatic spinal cord injury. J Neurotrauma. 2014; 31(3): 239-255 PubMed

[59] Fehlings MG, Nakashima H, Nagoshi N, Chow DS, Grossman RG, Kopjar B. Rationale, design and critical end points for the Riluzole in Acute Spinal Cord Injury Study (RISCIS): a randomized, double-blinded, placebo-controlled parallel multi-center trial. Spinal Cord. 2016; 54(1): 8-15 PubMed

[60] Vasconcelos NL, Gomes ED, Oliveira EP, et al. Combining neuroprotective agents: effect of riluzole and magnesium in a rat model of thoracic spinal cord injury. Spine J. 2016; 16(8): 1015-1024 PubMed

[61] Satkunendrarajah K, Nassiri F, Karadimas SK, Lip A, Yao G, Fehlings MG. Riluzole promotes motor and respiratory recovery associated with enhanced neuronal survival and function following high cervical spinal hemisection. Exp Neurol. 2016; 276: 59-71 PubMed

[62] Karadimas SK, Laliberte AM, Tetreault L, et al. Riluzole blocks perioperative ischemia-reperfusion injury and enhances postdecompression outcomes in cervical spondylotic myelopathy. Sci Transl Med. 2015; 7(316): 316ra194 PubMed

[63] Nagoshi N, Nakashima H, Fehlings MG. Riluzole as a neuroprotective drug for spinal cord injury: from bench to bedside. Molecules. 2015; 20(5): 7775-7789 PubMed

[64] Lacomblez L, Bensimon G, Leigh PN, et al. ALS Study Groups I and II. Long-term safety of riluzole in amyotrophic lateral sclerosis. Amyotroph Lateral Scler Other Motor Neuron Disord. 2002; 3(1): 23-29 PubMed

[65] Catz A. Spinal cord independence measure. In: Kreutzer JS, DeLuca J, Caplan B, eds. Encyclopedia of Clinical Neuropsychology. New York, NY: Springer; 2011:2351-2353

[66] Kalsi-Ryan S, Curt A, Verrier MC, Fehlings MG. Development of the Graded Redefined Assessment of Strength, Sensibility and Prehension (GRASSP): reviewing measurement specific to the upper limb in tetraplegia. J Neurosurg Spine. 2012; 17(1) Suppl: 65-76 PubMed

[67] Dubreuil CI, Winton MJ, McKerracher L. Rho activation patterns after spinal cord injury and the role of

activated Rho in apoptosis in the central nervous system. J Cell Biol. 2003; 162(2): 233-243 PubMed

[68] Fehlings MG, Theodore N, Harrop J, et al. A phase I/IIa clinical trial of a recombinant Rho protein antagonist in acute spinal cord injury. J Neurotrauma. 2011; 28(5): 787-796 PubMed

[69] Lord-Fontaine S, Yang F, Diep Q, et al. Local inhibition of Rho signaling by cell-permeable recombinant protein BA-210 prevents secondary damage and promotes functional recovery following acute spinal cord injury. J Neurotrauma. 2008; 25(11): 1309-1322 PubMed

[70] Theodore N, Hlubek R, Danielson J, et al. First human implantation of a bioresorbable polymer scaffold for acute traumatic spinal cord injury: a clinical pilot study for safety and feasibility. Neurosurgery. 2016; 79(2): E305-E312 PubMed

[71] Teng YD, Lavik EB, Qu X, et al. Functional recovery following traumatic spinal cord injury mediated by a unique polymer scaffold seeded with neural stem cells. Proc Natl Acad Sci USA. 2002; 99(5): 3024-3029 PubMed

[72] Pritchard CD, Slotkin JR, Yu D, et al. Establishing a model spinal cord injury in the African green monkey for the preclinical evaluation of biodegradable polymer scaffolds seeded with human neural stem cells. J Neurosci Methods. 2010; 188(2): 258-269 PubMed

[73] Park HC, Shim YS, Ha Y, et al. Treatment of complete spinal cord injury patients by autologous bone marrow cell transplantation and administration of granulocyte-macrophage colony stimulating factor. Tissue Eng. 2005; 11(5-6): 913-922 PubMed

[74] Lima C, Escada P, Pratas-Vital J, et al. Olfactory mucosal autografts and rehabilitation for chronic traumatic spinal cord injury. Neurorehabil Neural Repair. 2010; 24(1): 10-22 PubMed

[75] Kang KS, Kim SW, Oh YH, et al. A 37-year-old spinal cord-injured female patient, transplanted of multipotent stem cells from human UC blood, with improved sensory perception and mobility, both functionally and morphologically: a case study. Cytotherapy. 2005; 7(4): 368-373 PubMed

[76] Lukovic D, Stojkovic M, Moreno-Manzano V, Bhattacharya SS, Erceg S. Perspectives and future directions of human pluripotent stem cell-based therapies: lessons from Geron's clinical trial for spinal cord injury. Stem Cells Dev. 2014; 23(1): 1-4 PubMed

[77] Geron Completes Divestiture of Stem Cell Assets. Geron Corporation. 2013. Available at: http://ir.geron.com/phoenix.zhtml?c=67323&p=irol-newsArticle&ID=1860364

[78] Irion S, Zabierowski SE, Tomishima MJ. Bringing neural cell therapies to the clinic: past and future strategies. Mol Ther Methods Clin Dev. 2016; 4: 72-82 PubMed

[79] Levi AD, Okonkwo DO, Park P, et al. Emerging safety of intramedullary transplantation of human neural stem cells in chronic cervical and thoracic spinal cord injury. Neurosurgery. 2018; 82(4): 562-575 PubMed

[80] Phase I/II clinical trial of HuCNS-SC cells in chronic thoracic spinal cord injury — interim analysis. 2014. Available at: http://www.stemcellsinc.com/Presentations/ASIA_FINAL.pdf

[81] Yoon SH, Shim YS, Park YH, et al. Complete spinal cord injury treatment using autologous bone marrow cell transplantation and bone marrow stimulation with granulocyte macrophage-colony stimulating factor: phase I/II clinical trial. Stem Cells. 2007; 25(8): 2066-2073 PubMed

[82] Levi AD, Casella G, Green BA, et al. Clinical outcomes using modest intravascular hypothermia after acute cervical spinal cord injury. Neurosurgery. 2010; 66(4): 670-677 PubMed

[83] Levi AD, Green BA, Wang MY, et al. Clinical application of modest hypothermia after spinal cord injury. J Neurotrauma. 2009; 26(3): 407-415 PubMed

[84] Dididze M, Green BA, Dietrich WD, Vanni S, Wang MY, Levi AD. Systemic hypothermia in acute cervical spinal cord injury: a case-controlled study. Spinal Cord. 2013; 51(5): 395-400 PubMed

26 脊髓损伤的药物治疗

Swetha J. Sundar, Michael P. Steinmetz

摘要

脊髓损伤（SCI）对神经元通路和结构造成不可逆损伤，既可以是损伤本身造成（又称原发损伤），双可以通过一系列复杂的生物化学反应加重原始损伤（又称继发性损伤）。继发性损伤的机制包括缺血性损伤、脂质过氧化、内源性阿片肽类物质释放、炎症反应和氧自由基改变等，以上这些都可作为机体神经修复的潜在靶点。本章我们讨论用于减轻 SCI 继发性损伤药物的使用，例如糖皮质激素、利鲁唑、锂、格列本脲、神经节苷脂、纳洛酮、信号蛋白和四环素等。此外，我们还将讨论控制血压和低温治疗在减轻 SCI 继发性损伤中的作用。

关键词 脊髓损伤 继发性损伤 糖皮质激素 神经修复

26.1 引言

创伤性脊髓损伤（SCI）通过多种病理生理学机制对神经元通路造成不可逆损伤。在美国每年约有 25 000 例患者遭受 SCI，每年病死率约为 6.3%，致死率和致残率极高，每年因此产生的医疗费用约 1000 万美元[1-3]。神经元的不可逆损伤可发生在损伤后 1 小时内并持续数天。神经功能、年龄、呼吸功能以及意识状态是预测患者生存和治疗转归的因素。SCI 患者死亡通常的原因是由于神经损伤和长期住院产生的并发症，包括呼吸衰竭、心脏骤停、败血症、肺栓塞或自杀[4-6]。以上并发症中约一半在 SCI 后 1 周内出现，75% 并发症在损伤后 2 周内出现，这表明了早期处理 SCI 损伤的重要性。

26.2 病理生理学

急性创伤后的脊髓生理生化进程导致了神经功能的损害。原发性损伤由撞击的机械力直接导致[7]，其脊髓受压可能为暂时性的，如患有进展性颈椎退变性疾病患者（椎管前后径即刻减少）遭受颈椎过伸性损伤，或者持续性损伤（例如椎体爆裂伤或骨折脱位）。脊髓持续受压的患者在立即接受神经减压手术后便可获得较好疗效[8, 9]。原发性损伤也可以是严重的牵张性损伤、穿透性损伤或椎管内尖锐碎骨片压迫导致的脊髓撕裂或脊髓横断。穿透性创伤能量传导至脊髓可通过影响血管供应造成脊髓缺血[10, 11]。机械力可损伤灰质，使之在急性损伤后 1 小时内发生不可逆损伤[7]。手术可以对脊髓减压以阻止原发性损伤进展，但除此之外，要想最大程度减小创伤性损伤只能通过避免受伤本身来实现。

原发性损伤后数分钟至数小时内，一系列复杂、级联的生物化学通路被激活，进而造成继发性脊髓损伤[12, 13]。这些过程将通过脊髓缺血、自由基损伤、脂质过氧化、神经元凋亡、电解质紊乱、炎性反应和神经源性休克等机制加重初期损伤。继发性损伤具有时间敏感性，可进一步加重损伤程度，限制机体神经修复。微血管损伤可造成缺血和出血，造成局部缺血梗死、乳酸增加和水肿。创伤导致的内源性阿片类物质释放可造成低血压和加重脊髓缺血。微循环自我调节能力紊乱，可导致梗死病灶出现再灌注损伤[14, 15]。神经功能受损可能由细胞内 K^+ 浓度增加造成，该过程导致细胞膜去极化，同时减少能量物质 ATP 生成。缺血性损伤产生异常浓度的氧化自由基，通过脂质过氧化对细胞膜产生级联氧化损伤，该过程中细胞内 Ca^{2+} 浓度上升，同时也激活 Ca^{2+} 依赖酶。线粒体因氧化应激受损，以上生化过程的结果是细胞坏死和凋亡[16]。了解这些通路有助于脊髓损伤的治疗，特别是针对原发性神经元损伤和功能丧失机制的相关治疗方法。

26.3 ICU 环境下的医疗管理

降低继发性损伤是 SCI 治疗的焦点，此类患者最好在重症监护室（ICU）中进行严格的血压控制和呼吸功能监测。

26.4 维持血流灌注

SCI 患者通常表现为低血压，不仅与创伤导致的急性血容量丢失有关，同时也可能与交感神经功能失调、微血管损伤、炎症和自我调节能力降低有关。初期表现为低血压的患者远期预后较血压正常者差[10, 17-20]，提高脊髓供血氧合与血流灌注是 SCI 患者恢复的迫切目标。研究表明 SCI 患者平均动脉压（MAP）应保持在 85 mmHg 以上[17, 21-24]，如果液体复苏和或补充胶体不能成功维持 MAP，患者应当使用加压器提升血压。对急性颈椎 SCI 患者建议 MAP 控制在 85 mmHg 以上并维持 1 周，此时脊髓的自我调节功能最易发生紊乱[25]。增加血流灌注可能增加出血和血肿的风险，必须权衡两者利弊。此外，高位颈椎损伤的患者可能因呼吸功能受损、膈肌麻痹、呼吸肌功能丢失或气道直接损伤而缺氧，在以上情况下应考虑早期气管插管[26]。

26.5 低温治疗

低温治疗被证明对水肿和氧化应激介导的神经元损伤（如心脏骤停、卒中和创伤性脑损伤等）具有保护作用[27-31]。在创伤性 SCI 动物模型中，低温治疗可能有效改善中重度 SCI 损伤的预后[32]。低温（32~34℃）可减少 SCI 患者氧化应激、限制细胞凋亡、减少神经元水肿和抑制炎症反应。但是患者的损伤和治疗目标都需要考虑到，因为低温也可能增加感染性并发症和呼吸功能损伤的可能[33]。

26.6 药物制剂

26.6.1 甲泼尼龙

SCI 中糖皮质激素的使用在动物和人类模型中已经被反复研究，目前仍存在争议。甲泼尼龙（Methylprednisolone，MP）属于糖皮质激素，其在继发性损伤治疗中的作用机制可能是保护脂质膜、提高 Na^+/Ka^+-ATP 酶活性、减少炎症反应和清除氧自由基以最小化脂质过氧化。当过量 Ca^{2+} 内流停止后，溶酶体和蛋白酶的释放即被终止[34-38]。

SCI 后是否使用 MP 产生的争论部分可能是由动物和人体试验结果的差异性所致。许多研究表明使用 MP 后不同时间点的脂质过氧化反应减少，而动物实验认为使用 MP 后功能恢复无明显改善[39-47]。MP 的使用并非没有风险，其不良反应包括高血糖、胃肠道出血、感染风险增加和肌病，当使用 MP 时必须要考虑患者的创伤程度与合并的基础疾病[48]。

目前有三项重要的临床试验研究了 MP 在急性 SCI 中的应用，即美国国家急性脊髓损伤研究（NASCIS）。NASCIS Ⅰ 期试验为随机对照试验，该研究在损伤 48 小时内给予 MP 治疗，按 10 天内每天服用 100 mg 或 10 天内每天服用 1000 mg[49, 50] 随机分组。在治疗 6 周和 6 个月时对疗效进行分析，结果表明两组间疗效无显著差异，而每天服用 1000 mg MP 治疗组伤口感染比例更高。

NASCIS Ⅰ 期试验的不足主要是 MP 剂量过低以至于无法体现其疗效。在 NASCIS Ⅱ 期试验中对其进行了相关调整，该研究为前瞻性随机对照试验，患者分别服用 MP、纳洛酮和安慰剂。MP 组患者接受初始量为 30 mg/kg 的静脉注射，随后进行 5.4 mg/（kg·h）的静脉滴注，持续 23 小时。虽然总体上 MP 治疗组没有表现出显著的优势，但在非穿透性损伤后 8 小时内接受 MP 治疗的患者，与安慰剂组相比，运动和感觉功能改善程度有所增加。NASCIS Ⅱ 期试验的研究结果使得 MP 在 20 世纪 90 年代急性 SCI 处理中被广泛应用[51, 52]。

NASCIS Ⅲ 期试验将患者分为 MP 治疗 24 小时组、MP 治疗 48 小时组和甲磺酸替拉扎特 48 小时组。接受 MP 治疗 48 小时的患者在脊髓损伤后 6 周和 6 个月时运动功能改善，尤其是在损伤后 8 小时内接受 MP 治疗的患者，其结果与 NASCIS Ⅱ 期试验的类似。然而 MP 治疗 48 小时组较治疗 24 小时组切口感染率有所增加。在非穿透伤患者中使用 MP 无任何益处[53]。

NASCIS Ⅱ 期试验和 NASCIS Ⅲ 期试验的研究结果自发表以来进行了多次重新重复研究，NASCIS Ⅰ 期试验研究设计和亚组分析存在缺陷，NASCIS Ⅲ 期试验中各组运动功能恢复无显著差异。这些临床试验并未证明 MP 治疗的相关优势，并且反复提示 MP 使用后感染并发症的风险增加。MP 治疗在急性脊髓损伤中的应用仍可以作为一种选择，但不应作为治疗的金标准，需要仔细考虑创伤性损伤的类型和并发症。目前不推荐 MP 在急性脊髓损伤中使用，证据等级为 Ⅰ 级，并且 MP 未被 FDA 批准[54-56]。

26.6.2 利鲁唑

利鲁唑（Riluzole）被 FDA 批准作为治疗肌萎缩侧索硬化症（amyotrophic lateral sclerosis, ALS）的药物，可以通过阻断病理性钠离子内流和抑制谷氨酸能异常传递以减少运动神经元变性。在 Ⅰ 期临床试验中，36 例急性 SCI 患者在受伤后 12 小时内服用 50 mg 利鲁唑治疗，随后每 12 小时给药一次，共使用 28 剂。颈椎 SCI 患者 AISA 运动评分较对照组改善程度更明显[57]，其中 ASIA B 级患者改善最显著。目前正在进行的利鲁唑治疗脊髓损伤研究（Riluzolein spinal cord injury, RISCIS）为多中心、双盲、有安慰剂对照的 RCT 研究，纳入了急性损伤 12 小时内接受利鲁唑治疗的急性颈椎 SCI 患者[58, 59]。

26.6.3 赛生灵

Rho 蛋白是一种小分子的鸟苷三磷酸酶（GTPase），可下调多种肌动蛋白介导的信号通路，包括内吞、吞噬、运动和形态发生，这些过程对轴突生长至关重要。研究表明，Rho 介导的通路在 SCI 后被激活，表明脊髓自我保护机制可通过 Rho 减轻继发性损伤[60-63]。赛生灵（Cethrin）是一种商业化的重组 Rho 蛋白抑制剂，可在手术中作为纤维蛋白胶直接放置到原发性损伤部位。近期一项研究显示，急性颈椎和胸椎 SCI 患者在 7 日内随机接受不同剂量的赛生灵治疗，其中颈椎损伤患者的运动评分有所改善[64]。其结果令人鼓舞，但是在推荐 SCI 患者使用赛生灵治疗之前还需要对其疗效和安全性作进一步研究。

26.6.4 米诺环素

米诺环素（Minocycline）是四环素的衍生物，常用于治疗寻常性痤疮，在帕金森病、多发性硬化症、脑卒中和 ALS 的动物研究中显示出神经保护作用[37, 65]。脊髓损伤的动物模型也表明米诺环素可以通过中和自由基、稳定线粒体膜、抑制小胶质细胞增殖和减少细胞凋亡来减轻继发性损伤[66]。在一项随机对照试验中，与对照组相比，在最初受伤后 12 小时内静脉注射米诺环素 1 周的颈椎 SCI 患者的运动评分有所改善，但胸椎 SCI 患者的运动评分无明显差异。然而，这些改善无统计学意义，只显示了改善趋势[66]。目前尚不能就 SCI 患者是否使用米诺环素得出结论或提出建议，还需要进一步研究。

26.6.5 锂

锂（Lithium）被认为有再生特性，可刺激干细胞增殖[67]。其在慢性 SCI 疼痛管理中的作用已被研究。在一项双盲、随机分组、安慰剂对照的临床试验中，共纳入 40 例慢性 SCI 患者（受伤后至少 6 个月内 AISA 等级保持不变）。其中锂治疗组与安慰剂组相比神经功能无明显变化，但接受锂治疗的患者的视觉模拟疼痛评分（VAS）显著改善[67]。未来需进一步研究锂在急性和慢性 SCI 患者中的作用，尤其是在疼痛控制方面的应用。

26.6.6 格列本脲

格列本脲（Glyburide）是一种常用于治疗 2 型糖尿病的口服药物，可通过抑制磺酰脲受体 1（SUR1）调节的 ATP 通道来增加胰岛素释放。动物研究表明，SCI 时（特别是脊髓挫伤）血糖升高会导致组织损伤增加和功能恢复不佳[68]。在 SCI 患者中使用格列本脲可减轻 SCI 继发性出血和进行性出血性坏死的影响。一项 Ⅰ / Ⅱ 期试验目前正在进行中，入组的急性 SCI（ASIA A～C 级）患者将在受伤后 8 小时内开始口服格列本脲，并继续进行 72 小时的口服治疗，未来的结果将有助于指导 SCI 的治疗。

26.6.7 GM1 神经节苷脂

神经元细胞膜的外表面含有称为神经节苷脂的复杂糖鞘脂。实验结果表明神经节苷脂有助于神经元存活并减少创伤后细胞凋亡[69-71]。在马里兰州关于 GM1 的一项前瞻性、双盲随机对照临床试验研究中，急性颈椎和胸椎 SCI 患者在受伤后的 72 小时之内肌内注射 100 mg GM1，持续 30 天。随访 1 年结果显示，与安慰剂相比，治疗组的运动评分显著提高[72]。随后开展的 Sygen GM1 研究观察了近 800 例随机接受安慰剂、低剂量 GM1 或高剂量 GM1 治疗的患者，所有参与的患者也接受了 MP 治疗。该多中心研究各组间没有显示任何显著差异，但 GM1 有改善肠道和膀胱功能的趋势[73]。在该试验中对所有患者使用 MP 使研究结果更难以解释。目前不建议将 GM1 用于急性 SCI 患者。

26.6.8 纳洛酮

急性 SCI 后发生的生化级联反应（继发性损伤阶段的一部分）会释放内源性阿片类物质[74]。纳洛酮（Naloxone）是一种用于快速逆转阿片类物质过量的药物。已对其在 SCI 中的作用进行了研究，结果显示，对纳洛酮治疗 SCI 还有争议。纳洛酮已在 NASCIS Ⅱ 试验中被研究[75]，然而人体试验并未表明该药物可显著改善 SCI 患者预后[51]。目前尚不清楚给予纳洛酮是否足以抵消内源性阿片类物质的有害影响，以及是否可以靶向运输至指定部位发挥作用。因此，目前不建议使用纳洛酮来减少急性 SCI 的继发性损伤。

26.6.9　促甲状腺激素释放激素

促甲状腺激素释放激素（thyrotropin-releasing hormone，TRH）对 SCI 的治疗作用目前已被研究。在一项纳入 20 例患者的双盲、安慰剂对照研究中，实验组接受了 6 小时的 TRH 输注，与对照组在临床转归方面无显著差异。对于不完全性损伤的 SCI，TRH 在随访早期表现出一些优势。然而，由于样本量有限和患者失访，需要进一步研究 TRH 在 SCI 中的治疗作用[76]。

26.7　结论

创伤性 SCI 导致神经元不可逆损伤，对患者造成极大的疾病负担，许多生理病理机制在其中发挥作用。有必要通过多方面具有时间敏感性的方法应对 SCI 复杂的生化过程，以便在急性期将损伤程度减至最低。ICU 中的患者必须密切监测血压以保持脊髓良好的血流灌注并避免体温过低。NASCIS 临床试验评估了糖皮质激素在 SCI 患者中的使用效果，因研究设计不佳而饱受争议，最终结果未证实糖皮质激素治疗 SCI 的有效性，却提示感染并发症的风险增加。因此，目前指南 I 级推荐意见反对将糖皮质激素用于急性 SCI 治疗。由于研究设计存在缺陷、混杂因素多以及对预后改善不明显等因素，目前不推荐其他靶向的治疗方法，例如 GM1 神经节苷脂或纳洛酮。目前正在研究的几种药物已在前期临床试验中证明了其对 SCI 的改善效果，包括利鲁唑、赛生灵、米诺环素、格列本脲和锂。最终还需要进一步研究来证实这些药物的安全性和有效性，然后才能广泛推荐作为 SCI 的治疗方法。鉴于 SCI 患者面临的高发病率和死亡率以及医保系统成本的增加，未来几年需密切关注此类临床试验研究。SCI 的药理学治疗为神经修复提供了一个舞台，可极大改善患者的生活质量。

参考文献

[1]　DeVivo MJ, Rutt RD, Black KJ, Go BK, Stover SL. Trends in spinal cord injury demographics and treatment outcomes between 1973 and 1986. Arch Phys Med Rehabil. 1992; 73(5): 424-430 PubMed

[2]　Berkowitz M, O'Learly P, Kruse D, et al. Spinal Cord Injury: An Analysis of Medical and Social Costs. New York, NY: Demos Medical; 1998

[3]　Wyndaele M, Wyndaele JJ. Incidence, prevalence and epidemiology of spinal cord injury: what learns a worldwide literature survey? Spinal Cord. 2006; 44(9): 523-529 PubMed

[4]　DeVivo MJ, Stover SL, Black KJ. Prognostic factors for 12-year survival after spinal cord injury. Arch Phys Med Rehabil. 1992; 73(2): 156-162 PubMed

[5]　Daverat P, Gagnon M, Dartigues JF, Mazaux JM, Barat M. Initial factors predicting survival in patients with a spinal cord injury. J Neurol Neurosurg Psychiatry. 1989; 52(3): 403-406 PubMed

[6]　Krause JS, Kjorsvig JM. Mortality after spinal cord injury: a four-year prospective study. Arch Phys Med Rehabil. 1992; 73(6): 558-563 PubMed

[7]　Dumont RJ, Okonkwo DO, Verma S, et al. Acute spinal cord injury, part I: pathophysiologic mechanisms. Clin Neuropharmacol. 2001; 24(5): 254-264 PubMed

[8]　Tator CH. Pathophysiology and Pathology of Spinal Cord Injury. Baltimore, MD: Williams & Wilkins; 1996

[9]　Tator CH. Spinal Cord Syndromes with Physiological and Anatomic Correlations. New York, NY: McGraw-Hill; 1996

[10]　Amar AP, Levy ML. Pathogenesis and pharmacological strategies for mitigating secondary damage in acute

spinal cord injury. Neurosurgery. 1999; 44(5): 1027-1039, discussion 1039-1040 PubMed

[11] Anderson DK, Hall ED. Pathophysiology of spinal cord trauma. Ann Emerg Med. 1993; 22(6): 987-992 PubMed

[12] Juurlink BH, Paterson PG. Review of oxidative stress in brain and spinal cord injury: suggestions for pharmacological and nutritional management strategies. J Spinal Cord Med. 1998; 21(4): 309-334 PubMed

[13] Carlson SL, Parrish ME, Springer JE, Doty K, Dossett L. Acute inflammatory response in spinal cord following impact injury. Exp Neurol. 1998; 151(1): 77-88 PubMed

[14] Kwon BK, Tetzlaff W, Grauer JN, Beiner J, Vaccaro AR. Pathophysiology and pharmacologic treatment of acute spinal cord injury. Spine J. 2004; 4(4): 451-464 PubMed

[15] Faden AI, Simon RP. A potential role for excitotoxins in the pathophysiology of spinal cord injury. Ann Neurol. 1988; 23(6): 623-626 PubMed

[16] Cuzzocrea S, Riley DP, Caputi AP, Salvemini D. Antioxidant therapy: a new pharmacological approach in shock, inflammation, and ischemia/reperfusion injury. Pharmacol Rev. 2001; 53(1): 135-159 PubMed

[17] Sandler AN, Tator CH. Effect of acute spinal cord compression injury on regional spinal cord blood flow in primates. J Neurosurg. 1976; 45(6): 660-676 PubMed

[18] McMichan JC, Michel L, Westbrook PR. Pulmonary dysfunction following traumatic quadriplegia. Recognition, prevention, and treatment. JAMA. 1980; 243(6): 528-531 PubMed

[19] Dolan EJ, Tator CH. The effect of blood transfusion, dopamine, and gamma hydroxybutyrate on posttraumatic ischemia of the spinal cord. J Neurosurg. 1982; 56(3): 350-358 PubMed

[20] Levi L, Wolf A, Belzberg H. Hemodynamic parameters in patients with acute cervical cord trauma: description, intervention, and prediction of outcome. Neurosurgery. 1993; 33(6): 1007-1016, discussion 1016-1017 PubMed

[21] Hickey R, Albin MS, Bunegin L, Gelineau J. Autoregulation of spinal cord blood flow: is the cord a microcosm of the brain? Stroke. 1986; 17(6): 1183-1189 PubMed

[22] Griffiths IR. Spinal cord blood flow in dogs. 2. The effect of the blood gases. J Neurol Neurosurg Psychiatry. 1973; 36(1): 42-49 PubMed

[23] Griffiths IR. Spinal cord blood flow after acute impact injury. In: Harper AM, ed. Blood Flow and Metabolism in the Brain: Proceedings of the 7th International Symposium on Cerebral Blood Flow and Metabolism; Aviemore, Scotland; June 17-20. New York, NY: Churchill-Livingstone; 1975:427-429

[24] Guha A, Tator CH, Rochon J. Spinal cord blood flow and systemic blood pressure after experimental spinal cord injury in rats. Stroke. 1989; 20(3): 372-377 PubMed

[25] Walters BC, Hadley MN, Hurlbert RJ, et al. American Association of Neurological Surgeons, Congress of Neurological Surgeons. Guidelines for the management of acute cervical spine and spinal cord injuries: 2013 update. Neurosurgery. 2013; 60 Suppl 1: 82-91 PubMed

[26] Como JJ, Sutton ER, McCunn M, et al. Characterizing the need for mechanical ventilation following cervical spinal cord injury with neurologic deficit. J Trauma. 2005; 59(4): 912-916, discussion 916 PubMed

[27] Bernard SA, Gray TW, Buist MD, et al. Treatment of comatose survivors of out-of-hospital cardiac arrest with induced hypothermia. N Engl J Med. 2002; 346(8): 557-563 PubMed

[28] Steinberg GK, Ogilvy CS, Shuer LM, et al. Comparison of endovascular and surface cooling during unruptured cerebral aneurysm repair. Neurosurgery. 2004; 55(2): 307-314, discussion 314-315 PubMed

[29] Conrad MF, Crawford RS, Davison JK, Cambria RP. Thoracoabdominal aneurysm repair: a 20-year perspective. Ann Thorac Surg. 2007; 83(2): S856-S861, discussion S890-S892 PubMed

[30] Fehrenbacher JW, Hart DW, Huddleston E, Siderys H, Rice C. Optimal end-organ protection for thoracic and thoracoabdominal aortic aneurysm repair using deep hypothermic circulatory arrest. Ann Thorac Surg. 2007; 83(3): 1041-1046 PubMed

[31] Marion D, Bullock MR. Current and future role of therapeutic hypothermia. J Neurotrauma. 2009; 26(3): 455-467 PubMed

[32] Parsa AT, Miller JI. Neurosurgical diseases of the spine and spinal cord: Surgical considerations. In: Cottrell JE, Smith DS, eds. Anesthesia and Neurosurgery. 4th ed. St. Louis, MO: Mosby; 2001:531-555

[33] Levi AD, Casella G, Green BA, et al. Clinical outcomes using modest intravascular hypothermia after acute cervical spinal cord injury. Neurosurgery. 2010; 66(4): 670-677 PubMed

[34] Hall ED. The neuroprotective pharmacology of methylprednisolone. J Neurosurg. 1992; 76(1): 13-22 PubMed

[35] Oudega M, Vargas CG, Weber AB, Kleitman N, Bunge MB. Long-term effects of methylprednisolone following transection of adult rat spinal cord. Eur J Neurosci. 1999; 11(7): 2453-2464 PubMed

[36] Young W. Molecular and Cellular Mechanisms of Spinal Cord Injury Therapies. Totowa, NJ: Humana Press; 2000

[37] Hawryluk GW, Rowland J, Kwon BK, Fehlings MG. Protection and repair of the injured spinal cord: a review of completed, ongoing, and planned clinical trials for acute spinal cord injury. Neurosurg Focus. 2008; 25(5): E14 PubMed

[38] Bracken MB, Shepard MJ, Holford TR, et al. Administration of methylprednisolone for 24 or 48 hours or tirilazad mesylate for 48 hours in the treatment of acute spinal cord injury. Results of the Third National Acute Spinal Cord Injury Randomized Controlled Trial. National Acute Spinal Cord Injury Study. JAMA. 1997; 277(20): 1597-1604 PubMed

[39] Kaptanoglu E, Tuncel M, Palaoglu S, Konan A, Demirpençe E, Kilinç K. Comparison of the effects of melatonin and methylprednisolone in experimental spinal cord injury. J Neurosurg. 2000; 93(1) Suppl: 77-84 PubMed

[40] Taoka Y, Okajima K, Uchiba M, Johno M. Methylprednisolone reduces spinal cord injury in rats without affecting tumor necrosis factor-alpha production. J Neurotrauma. 2001; 18(5): 533-543 PubMed

[41] Braughler JM, Hall ED. Correlation of methylprednisolone levels in cat spinal cord with its effects on (Na^+ -K^+)- ATPase, lipid peroxidation, and alpha motor neuron function. J Neurosurg. 1982; 56(6): 838-844 PubMed

[42] Kaptanoglu E, Caner HH, Sürücü HS, Akbiyik F. Effect of mexiletine on lipid peroxidation and early ultrastructural findings in experimental spinal cord injury. J Neurosurg. 1999; 91(2) Suppl: 200-204 PubMed

[43] Koc RK, Akdemir H, Karakücük EI, Oktem IS, Menkü A. Effect of methylprednisolone, tirilazad mesylate and vitamin E on lipid peroxidation after experimental spinal cord injury. Spinal Cord. 1999; 37(1): 29-32 PubMed

[44] Diaz-Ruiz A, Rios C, Duarte I, et al. Lipid peroxidation inhibition in spinal cord injury: cyclosporin-A vs methylprednisolone. Neuroreport. 2000; 11(8): 1765-1767 PubMed

[45] Mu X, Azbill RD, Springer JE. Riluzole improves measures of oxidative stress following traumatic spinal cord injury. Brain Res. 2000; 870(1-2): 66-72 PubMed

[46] Rabchevsky AG, Fugaccia I, Sullivan PG, Blades DA, Scheff SW. Efficacy of methylprednisolone therapy for the injured rat spinal cord. J Neurosci Res. 2002; 68(1): 7-18 PubMed

[47] Haghighi SS, Agrawal SK, Surdell DJr, et al. Effects of methylprednisolone and MK-801 on functional recovery after experimental chronic spinal cord injury. Spinal Cord. 2000; 38(12): 733-740 PubMed

[48] Qian T, Campagnolo D, Kirshblum S. High-dose methylprednisolone may do more harm for spinal cord injury. Med Hypotheses. 2000; 55(5): 452-453 PubMed

[49] Bracken MB, Collins WF, Freeman DF, et al. Efficacy of methylprednisolone in acute spinal cord injury. JAMA. 1984; 251(1): 45-52 PubMed

[50] Bracken MB, Shepard MJ, Hellenbrand KG, et al. Methylprednisolone and neurological function 1 year after spinal cord injury. Results of the National Acute Spinal Cord Injury Study. J Neurosurg. 1985; 63(5): 704-713 PubMed

[51] Bracken MB, Shepard MJ, Collins WF, et al. A randomized, controlled trial of methylprednisolone or naloxone in the treatment of acute spinal-cord injury. Results of the Second National Acute Spinal Cord Injury Study. N Engl J Med. 1990; 322(20): 1405-1411 PubMed

[52] Bracken MB, Shepard MJ, Collins WFJr, et al. Methylprednisolone or naloxone treatment after acute spinal cord injury: 1-year follow-up data. Results of the second National Acute Spinal Cord Injury Study. J Neurosurg. 1992; 76(1): 23-31 PubMed

[53] Levy ML, Gans W, Wijesinghe HS, SooHoo WE, Adkins RH, Stillerman CB. Use of methylprednisolone as an adjunct in the management of patients with penetrating spinal cord injury: outcome analysis. Neurosurgery. 1996; 39(6): 1141-1148, discussion 1148-1149 PubMed

[54] Hurlbert RJ. Methylprednisolone for acute spinal cord injury: an inappropriate standard of care. J Neurosurg. 2000; 93(1) Suppl: 1-7 PubMed

[55] Hadley MN, Walters BC, Grabb PA, et al. Management of acute central cervical spinal cord injuries. Neurosurgery. 2002; 50(3) Suppl: S166-S172 PubMed

[56] Early Acute Management in Adults with Spinal Cord Injury. A Clinical Practice Guideline for Health-Care Providers. Washington, DC: Paralyzed Veterans of America; 2007

[57] Fehlings MG, Wilson JR, Frankowski RF, et al. Riluzole for the treatment of acute traumatic spinal cord injury: rationale for and design of the NACTN Phase I clinical trial. J Neurosurg Spine. 2012; 17(1) Suppl: 151-156 PubMed

[58] Fehlings M, Kopjar B. A multi-center, randomized, placebo controlled, double-blinded, trial of efficacy and safety of riluzole in acute spinal cord injury. Available at: https://clinicaltrials.gov/ct2/show/NCT01597518

[59] Fehlings MG, Nakashima H, Nagoshi N, Chow DS, Grossman RG, Kopjar B. Rationale, design and critical

end points for the Riluzole in Acute Spinal Cord Injury Study (RISCIS): a randomized, double-blinded, placebo-controlled parallel multi-center trial. Spinal Cord. 2016; 54(1): 8-15 PubMed

[60] Hall A. Rho family GTPases. Biochem Soc Trans. 2012; 40(6): 1378-1382 PubMed

[61] Forgione N, Fehlings MG. Rho-ROCK inhibition in the treatment of spinal cord injury. World Neurosurg. 2014; 82(3-4): E535-E539 PubMed

[62] Dubreuil CI, Winton MJ, McKerracher L. Rho activation patterns after spinal cord injury and the role of activated Rho in apoptosis in the central nervous system. J Cell Biol. 2003; 162(2): 233-243 PubMed

[63] Madura T, Yamashita T, Kubo T, Fujitani M, Hosokawa K, Tohyama M. Activation of Rho in the injured axons following spinal cord injury. EMBO Rep. 2004; 5(4): 412-417 PubMed

[64] Fehlings MG, Theodore N, Harrop J, et al. A phase I/IIa clinical trial of a recombinant Rho protein antagonist in acute spinal cord injury. J Neurotrauma. 2011; 28(5): 787-796 PubMed

[65] Yong VW, Wells J, Giuliani F, Casha S, Power C, Metz LM. The promise of minocycline in neurology. Lancet Neurol. 2004; 3(12): 744-751 PubMed

[66] Casha S, Zygun D, McGowan MD, Bains I, Yong VW, Hurlbert RJ. Results of a phase II placebo-controlled randomized trial of minocycline in acute spinal cord injury. Brain. 2012; 135(Pt 4): 1224-1236 PubMed

[67] Yang ML, Li JJ, So KF, et al. Efficacy and safety of lithium carbonate treatment of chronic spinal cord injuries: a double-blind, randomized, placebo-controlled clinical trial. Spinal Cord. 2012; 50(2): 141-146 PubMed

[68] Kobayakawa K, Kumamaru H, Saiwai H, et al. Acute hyperglycemia impairs functional improvement after spinal cord injury in mice and humans. Sci Transl Med. 2014; 6(256): 256ra137 PubMed

[69] Skaper SD, Leon A. Monosialogangliosides, neuroprotection, and neuronal repair processes. J Neurotrauma. 1992; 9 Suppl 2: S507-S516 PubMed

[70] Imanaka T, Hukuda S, Maeda T. The role of GM1-ganglioside in the injured spinal cord of rats: an immunohistochemical study using GM1-antisera. J Neurotrauma. 1996; 13(3): 163-170 PubMed

[71] Ferrari G, Greene LA. Promotion of neuronal survival by GM1 ganglioside. Phenomenology and mechanism of action. Ann N Y Acad Sci. 1998; 845: 263-273 PubMed

[72] Geisler FH, Dorsey FC, Coleman WP. Correction: recovery of motor function after spinal-cord injury – a randomized, placebo-controlled trial with GM1 ganglioside. N Engl J Med. 1991; 325(23): 1659-1660 PubMed

[73] Geisler FH, Coleman WP, Grieco G, Poonian D, Sygen Study Group. The Sygen multicenter acute spinal cord injury study. Spine. 2001; 26(24) Suppl: S87-S98 PubMed

[74] Faden AI, Molineaux CJ, Rosenberger JG, Jacobs TP, Cox BM. Endogenous opioid immunoreactivity in rat spinal cord following traumatic injury. Ann Neurol. 1985; 17(4): 386-390 PubMed

[75] Bracken MB, Holford TR. Effects of timing of methylprednisolone or naloxone administration on recovery of segmental and long-tract neurological function in NASCIS 2. J Neurosurg. 1993; 79(4): 500-507 PubMed

[76] Pitts LH, Ross A, Chase GA, Faden AI. Treatment with thyrotropin-releasing hormone (TRH) in patients with traumatic spinal cord injuries. J Neurotrauma. 1995; 12(3): 235-243 PubMed

索 引